全国百姓放心示范医院

2016 医疗数据统计分析报告

Statistical Analysis Report of Medical Data

中国医院协会
全国百姓放心示范医院管理评价办公室 组织编写

U0397352

东南大学出版社
SOUTHEAST UNIVERSITY PRESS
·南京·

图书在版编目（CIP）数据

全国百姓放心示范医院. 2016医疗数据统计分析报
告/中国医院协会，全国百姓放心示范医院管理评价办公
室组织编写. ——南京：东南大学出版社，2016.10（2017.4重印）
ISBN 978-7-5641-6781-3

Ⅰ. ①全… Ⅱ. ①中… ②全… Ⅲ. ①医院－质量
管理–统计资料–中国–2016–年鉴 Ⅳ. ①R197.32–66

中国版本图书馆CIP数据核字（2016）第 232060 号

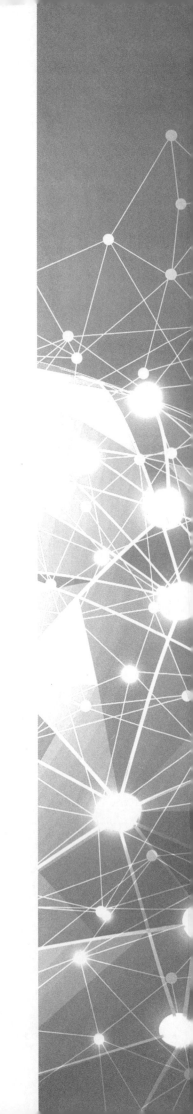

全国百姓放心示范医院　2016医疗数据统计分析报告

编　　写	中国医院协会	
	全国百姓放心示范医院管理评价办公室	
出版发行	东南大学出版社	
地　　址	南京市四牌楼 2 号（邮编：210096）	
出版人	江建中	
网　　址	http://www.seupress.com	
经　　销	全国各地新华书店	
印　　刷	江苏扬中印刷有限公司	
开　　本	889 mm × 1194 mm　1/16	
印　　张	26.25	
字　　数	680 千	
版　　次	2016 年 10 月第 1 版	
印　　次	2017 年 4 月第 2 次印刷	
书　　号	ISBN 978-7-5641-6781-3	
定　　价	150.00 元	

本社图书若有印装质量问题，请直接与营销部联系，电话：025-83791830

全国百姓放心示范医院
2016 医疗数据统计分析报告
Statistical Analysis Report of Medical Data

编委会

主任委员：黄洁夫

主　　审：薛晓林

副主任委员：王玲玲　赵　淳　贾晓莉　哈　敏　陈晓红

编　　委（按姓氏汉语拼音排序）

巴海燕　陈东风　陈晓红　代桂兰　戴志强　丁　滨　郭天康
哈　敏　贾惊雷　贾晓莉　李　兵　李光明　李镜波　李宁宁
李长春　欧利民　曲　巍　申宝忠　苏学峰　滕春霞　王　竞
王玲玲　王隆雁　王　强　薛　峰　杨　燕　叶玉泉　余飞跃
张　彬　赵　淳　赵慧智　赵　丽　郑　筠　朱瑞武　祝日杰
邹福生

编者名单（按姓氏汉语拼音排序）

主　　编：陈晓红

副主编：戴志强　滕春霞　王　竞　薛　峰　赵慧智　郑　筠

编写人员：白媛媛　陈晓红　陈　雪　戴志强　丁　滨　杜云霄
　　　　　　冯晓飞　哈　敏　贾惊雷　李巍巍　曲　巍　宋申博
　　　　　　滕春霞　王　竞　王　珊　王韶卿　魏　聪　魏　凌
　　　　　　薛　峰　杨　燕　赵　淳　赵慧智　赵　军　郑　筠
　　　　　　周　璇　祝日杰

前 言
PREFACE

  创建全国百姓放心示范医院活动是中国医院协会在单位会员中开展的大型行业自律活动。这项活动开展 16 年来，坚持以病人为中心，促进了医院的发展，产生了较好的社会影响。2015 年，全国百姓放心示范医院创建活动被国家卫生计生委列入《进一步改善医疗服务行动计划》宣传方案，进一步促进了百姓放心示范医院不断加强医疗服务管理，提高医疗服务水平，改善人民群众看病就医感受。

  百姓放心示范医院创建活动坚持过程管理，在第五周期活动中，通过网络直报，获得 600 家全国百姓放心示范医院 2015 年 2000 万出院人次的病案首页信息，累计医疗数据量 45 亿。此数据覆盖面积大，内容复杂，上报医院有公立医院也有民营医院，有三级医院也有二级医院，有综合医院也有专科医院。

  在中国医院协会有关领导和全国百姓放心示范医院管理评价办公室领导下，放心示范医院数据评价组对所有数据进行了全面的分析统计，对综合医院和专科医院的 1 万多个数量与质量的单项指标进行了三级医院和二级医院四分位值的分析统计，并由此做出了七大项近 7 万个单项评价指标的参考数据尺。数据具备了大样本数据的特性：2000 万例出院病案首页足以找出数据间的相关性。

  本书统计得出的近 7 万个单项指标参考数据尺，适用于全国公立医院与民营医院。任何医院都可以用自己的单项数据与同级同类医院的数据尺作对应比较，从而了解自己医院的医疗能力、医疗效率、医疗质量处于什么水平，使医院的管理效果数据化，评价更为客观可信。

说 明

INSTRUCTION

1. 数据来源：本报告使用的数据来自 600 家全国百姓放心示范医院 2015 年 1 月 1 日至 2015 年 12 月 31 日的出院患者《住院病案首页》。

2. 参考标准：指标设置参考《中国卫生和计划生育统计年鉴》、《三级综合医院评审标准实施细则 (2011 版)》、《三级综合医院医疗质量管理与控制指标（2011 版）》、《三级医院医疗服务能力标准（综合医院）》及卫生计生委相关文件。采用国际疾病分类（ICD-10）编码亚目种类和 ICD-9-CM-3 细目编码对医院收治病种及所实施的手术及操作进行统计分析。

重点疾病、重点手术依据《三级综合医院评审标准（2011 版）》中关于重点疾病和重点手术的定义及定位。代表病种和疑难病种参照《三级医院医疗服务能力标准（综合医院）》中临床专科医疗服务能力，通过分析代表病种和疑难重症相关指标，对其中 21 个学科进行评估。主要疾病按住院病案首页主要诊断 ICD-10 编码亚目提取出院人次排名前二十位的疾病诊断名称进行对比分析。

3. 报告内容：本报告分为数据综述篇、综合医院数据统计篇和专科医院数据统计篇三大项。综述篇包括病案首页填写质量评价和对全国百姓放心示范医院全样本病案首页数据分析后进行的医疗质量综合评估，所有数据以平均值形式呈现。综合医院数据统计篇涉及医院能力、质量、效率、重点疾病和手术、医院代表病种和疑难病种七方面，数据以分位值形式呈现，作为各医院数据与同级同类医院数据对照的基础。专科医院受本身专业及不同级别医院数量限制，数据只能以平均值形式呈现。

4. 异常值处理：对于异常的高值或低值经与医院核实后，根据不同情况区别对待。若为导出数据出错则重新提供数据；确实为填写质量问题，相关数据计算时予以剔除。

5. 指标解释：数据结果的呈现分为高优指标和低优指标。病死率、平均住院日、平均住院费用、药占比、耗材占比、抗菌药物使用率、2~31 天内再住院率、重返手术室发生率、安全事件发生率等多为低优指标，评价时注意与高优指标区别。需要注意的是，一些低优指标结果如病死率、抗菌药物使用率、安全事件发生率等，直接受到病案首页填写质量的影响，虽然对异常值进行了判断，但仍难免遗漏。

6. 符号使用说明：表格中的"-"代表无此项数据。

数据评价组首次尝试性采用代表病种和疑难病种的诊治能力对医院各个学科进行评估，虽本着可行可及原则对各项指标进行甄选、优化，希望能为各医院自身临床专科医疗服务能力评估提供借鉴，但受现阶段病案首页填写质量限制，数据难免存在瑕疵，且编写人员知识有限，时间仓促，考虑不周之处还需读者多多批评指正。

目 录
CONTENTS

七、疑难病种医疗质量和效率数据　149

1　疑难病种汇总分析　149

2　疑难病种详细分析　161

第一篇 数据综述篇

本篇包括病案首页填写质量评价及对全国百姓放心示范医院全样本病案首页数据分析后进行的医疗质量综合评估。

病案首页是医疗数据的重要来源，为提高病案首页数据利用率，实现病案首页数据规范化、同质化管理，国家卫计委连发两文——《住院病案首页数据填写质量规范（暂行）》和《住院病案首页数据质量管理与控制指标（2016版）》，对加强医院病案首页数据质量的管理提出明确要求。本篇将病案首页填写质量评价置于篇首，完全契合文件精神，并从完整性、标准性、规范性、逻辑性等方面对病案首页的填写质量进行定性定量分析。

对病案首页数据进行的综合评估，包括三方面评价内容：医疗服务能力、医疗服务质量和医疗服务效率。同时对重点疾病和重点手术、代表病种和疑难病种、主要疾病等指标进行提纲挈领地解读。本篇所有数据以平均值形式呈现。

1. 重点疾病与重点手术：参考《三级综合医院评审标准实施细则（2011版）》第七章相关规定。

2. 代表病种与疑难病种：参考《三级医院医疗服务能力标准（综合医院）》中的临床专科医疗服务能力，通过分析代表病种和疑难重症相关指标，对其中21个临床综合的医疗服务能力进行评估。二级综合医院有关指标未单独整理，一并按照三级综合医院标准同时分析。

3. 主要疾病：按住院病案首页主要诊断ICD-10编码亚目提取出院人次排名前20位的疾病诊断名称。

一、病案首页填写质量评价

医疗数据来源的基础是住院病案首页，填报质量直接影响统计结果。为提高病案首页质量，国家卫计委印发了《住院病案首页数据填写质量规范（暂行）》和《住院病案首页数据质量管理与控制指标（2016版）》，对病案首页如何填写做了详尽说明，并指出"大量病案首页数据质量较差，无法满足统计使用，病案首页数据价值未能充分体现，严重阻碍了医疗行业信息化进程"。随着医疗付费方式改革的推进，诊断相关分组（DRGs）和单病种质控等将进一步深入开展，病案首页质量显得愈发重要。

我们对全国百姓放心示范医院全样本病案首页数据进行医疗质量分析前，首先对填报的数据质量进行检测，发现诸多问题影响了用数据评价医疗质量的准确性。因此，本篇针对病案首页数据的填写质量问题进行归纳和整理，分别从完整性、标准性、规范性、逻辑性和准确性五个方面进行定性定量分析与阐述，旨在使医院提高病案首页填报质量，发挥医院数据的潜在价值。

1 完整性

对上报数据填写是否完整的检测，主要包括上报的数据时间、疾病诊断、手术及操作、部分单字段四项内容。

疾病诊断与手术操作的完整率和填写率对质量评价和DRGs分组有直接影响。质量评价中的安全事件和DRGs分组需综合考虑病例的主要诊断、其他诊断、手术、合并症和并发症、年龄等。

1.1 时间完整性

要求数据在统计时间段内完整。本次统计2015年全年数据，故1~12月任何月份数据缺失均视为不完整。本次检测全年数据完整的医院占93.46%。

1.2 疾病诊断完整性

指同一患者在同次住院中病案首页每一项诊断的完整检测，即疾病名称、ICD-10编码及入院病情同时填写为完整，缺一项视为不完整。上报数据中主要诊断三项全部填报完整的医院仅占45.98%，不完整的医院中缺少疾病诊断名称的占25.40%，缺少疾病编码的占28.62%，缺少入院病情的占53.05%。影响多数医院疾病诊断完整率的原因在于未重视入院病情的正确填写。部分医院填写入院病情不准确，如胸腰椎骨质增生、结节性甲状腺肿、肾结石、肾囊肿、脂肪肝等入院病情不可能为"无"。另外，主要诊断平均完整率为93.11%，其他诊断完整率随诊断顺序依次下降（其他诊断1完整率86.51%，其他诊断15仅47.08%），说明填报者对其他诊断的填报不够重视。《住院病案首页数据填写质量规范（暂行）》第十九条规定，填写其他诊断时，先填写主要疾病并发症，后填写合并症；先填写病情较重的疾病，后填写病情较轻的疾病；先填写已治疗的疾病，后填写未治疗的疾病。检测发现4.28%的医院其他诊断1填写不完整或全部为空，这样的医院无法进行后续的质量评价和DRGs分组。

全部医院疾病诊断完整率检测汇总表（%）

项目名称	完整率 100%	完整率 90%~99%	完整率 80%~89%	完整率 40%~79%	完整率 <40%
主要诊断	45.98	42.12	2.57	4.82	4.50
其他诊断 1	36.33	41.16	3.86	9.00	9.65
其他诊断 2	36.33	39.55	2.57	7.72	13.83
其他诊断 3	38.26	37.94	2.89	7.72	13.18
其他诊断 4	37.62	32.80	4.82	5.79	18.97
其他诊断 5	38.59	30.23	3.22	6.11	21.86
其他诊断 6	35.05	19.94	4.18	7.40	33.44
其他诊断 7	41.48	22.51	1.93	3.86	30.23
其他诊断 8	36.33	27.01	4.82	3.54	28.30
其他诊断 9	40.19	25.72	3.54	4.50	26.05
其他诊断 10	41.16	22.83	2.89	5.79	27.33
其他诊断 11	39.87	19.94	3.22	4.18	32.80
其他诊断 12	39.23	15.11	2.25	5.14	38.26
其他诊断 13	36.33	13.83	1.29	4.18	44.37
其他诊断 14	35.69	11.90	1.29	3.54	47.59
其他诊断 15	34.41	9.97	0.96	3.22	51.45

1.3　手术及操作完整性

包括完整率和填写率两项指标。手术及操作名称、ICD-9-CM-3编码和手术日期三项同时填写认为完整。

患者进行手术治疗，必须填写手术名称、ICD-9-CM-3编码和日期，严格来讲还应包括手术分级、麻醉方式，此处仅统计手术及操作名称、ICD-9-CM-3编码、手术及操作日期，三项同时完整的视为合格记录。手术及操作三项同时填报完整的医院仅占44.05%，与疾病诊断相同，手术及操作完整率随手术顺序依次下降。

全部医院手术及操作完整率检测汇总表（%）

项目名称	完整率 100%	完整率 90%~99%	完整率 80%~89%	完整率 40%~79%	完整率 <40%
第 1 手术	44.05	31.83	1.93	7.40	14.79
第 2 手术	45.02	23.15	1.61	9.00	21.22
第 3 手术	49.52	17.68	3.86	7.40	21.54
第 4 手术	52.73	11.25	2.57	6.75	26.69
第 5 手术	54.66	7.07	1.29	4.18	32.80
第 6 手术	48.87	5.47	2.25	3.22	40.19
第 7 手术	45.34	3.54	1.61	2.57	46.95

1.4　其他部分单字段完整性

住院病案首页填报完整率是衡量病案首页数据质量的基础指标，也是客观评价医院服务能力和医疗质量的工作基础。《住院病案首页数据质量管理与控制指标（2016版）》将其定义为首页必填项目完整填报的病案份数占同期出院病案总数的比例，以此反映医院填报住院病案首页的总体情况。本报告对病案首页所有字段均做了单项完整性检测，并对主要诊断外的其他20个必填字段的完整性进行分析，见下表。"完整"是指必填字段记录数等于总记录数；"不完整"指缺失整个字段或是缺失部分记录，亦即记录数不等于总记录数。检测结果显示，20个字段全部完整的医院仅占0.96%。

病案首页必填字段完整性情况一览表（%）

字段名称	医院填报不完整率	数据填报不完整率
机构名称	1.29	0.8629
医疗付款方式	9.32	0.3297
住院次数	4.50	0.5394
病案号	4.50	0.1296
姓名	5.47	0.0143
性别	4.82	0.0061
出生日期	14.15	0.1184
年龄	27.65	7.8155
入院途径	39.87	3.6050
入院时间	0.96	0.0001
入院科别	33.12	5.4998
入院病房	70.74	34.5983
出院时间	0	0
出院科别	30.23	5.2506
出院病房	75.56	31.5409
门(急)诊诊断	50.80	2.5187
门(急)诊疾病编码	57.88	1.8979
离院方式	29.58	2.7919
是否有出院31天内再住院计划	44.69	9.2379
住院费用(元)：总费用	9.97	0.6107

2　标准性

检测填报数据是否按照相关说明或字典表的规定填写。应用标准字典表可以使数据归类更加清晰、准确，保证数据内容标准化表达，尤其在采集原始数据时，对数据的辨析、抽取、清洗可达到事半功倍的效果。

本报告结果显示，按照字典标准填报标准化程度最高的字段是性别，93.25%的医院填报符合标准；最低的是出院科室，只有24.44%的医院填报符合标准。

　　疾病编码填报情况有些复杂，目前医院使用的ICD-10疾病编码有北京版与全国版两个版本。无论采用哪个版本的编码，医院在实际填写过程中编码和名称其中任意一项不规范，即可导致医院编码与标准编码无法完全匹配。分析常见医院编码和标准编码不匹配的原因：同一行填写多个疾病名称或多个编码，部分医院使用类目、亚目或在6位代码后自行扩展尾码等。上报数据显示，采用北京版ICD-9-CM-3手术及操作编码的医院占64.08%，基于半数以上医院采用该版本，故将所有医院编码与北京版编码进行匹配，以此对比医院手术及操作编码标准率。发现编码与名称完全匹配的医院仅占2.89%。造成手术及操作编码匹配率低的原因：一是医院并未采用北京版编码，二是编码或名称任意一项不规范。

病案首页字典标准性检测汇总表

字段名称	标准编码	医院编码与标准编码匹配率为 N%的医院比例（%）		
		匹配率 100%	匹配率 80%～99%	匹配率＜80%
医疗付款方式	01，02，03，04，05，06，07，08，99	72.03	4.82	23.15
性别	0，1，2，9	93.25	0.00	6.75
职业	11，13，17，21，24，27，31，37，51，54，70，80，90	82.64	3.54	13.83
婚姻	10，20，30，40，90	74.28	4.18	21.54
入院途径	1，2，3，9	84.24	2.89	12.86
主要诊断入院病情	1，2，3，4	88.10	2.57	9.32
血型	1，2，3，4，5，6	84.24	5.79	9.97
Rh	1，2，3，4	79.10	4.18	16.72
病案质量	1，2，3	79.74	0.00	20.26
手术级别	1，2，3，4	75.24	6.43	18.33
切口等级	1，2，3，4	63.99	3.54	32.48
切口愈合类别	1，2，3，4	64.95	4.18	30.87
麻醉方式	1，11，12，13，2，21，22，3，31，32，33，34，35，36，4，41，42，43，44，45，9	60.45	1.29	38.26
离院方式	1，2，3，4，5，9	88.42	4.50	7.07
是否有出院 31 天内再住院计划	1，2	83.28	0.00	16.72
标准诊疗科目名录与本院出院科室编码匹配率（%）	略	24.44	43.73	31.83
北京版标准与本院主要疾病（编码与名称）匹配率	略	0.00	16.72	83.28
北京版标准与本院主要疾病（编码）匹配率	略	2.25	24.44	73.31
全国版标准与本院主要疾病（编码与名称）匹配率	略	0.00	0.32	99.68

字段名称	标准编码	医院编码与标准编码匹配率为 N%的医院比例（%）		
		匹配率 100%	匹配率 80%～99%	匹配率＜80%
全国版标准与本院主要疾病（编码）匹配率	略	0.00	42.44	57.56
北京版标准与第一手术（编码与名称）匹配率	略	2.89	32.15	64.95
北京版标准与第一手术（编码）匹配率	略	11.90	38.26	49.84

3 规范性

是对没有字典标准的单项数据进行检测，这部分数据填报虽然没有统一标准，但应规范。本报告对106个单项数据进行了规范性检测，仅有5项数据全部医院填写规范，其余101项数据都有不规范情况发生，其中最基础的姓名、年龄不符合规范的医院高达82.64%和82.32%，新生儿入院、出生体重超过50%的医院填报不规范，其他最常见不规范填报项目为疾病编码、手术及操作编码，而疾病编码、手术及操作编码不规范直接影响与上述标准编码的匹配率。

病案首页部分不规范项目统计表（前 15 位）

项目名称	不规范医院占比(%)
年龄	82.64
姓名	82.32
门(急)诊诊断疾病编码	55.63
新生儿入院体重(克)	51.45
新生儿出生体重(克)	51.45
(年龄不足 1 周岁的)年龄(月)	48.23
主要诊断疾病编码	45.98
疾病编码 1	44.69
疾病编码 2	40.19
手术及操作编码 1	37.30
损伤中毒的外部原因_疾病编码	35.69
疾病编码 3	32.48
疾病编码 4	31.51
疾病编码 5	29.90

4 逻辑性

病案首页记录了大量的信息，各指标相互联系构成一个整体。病案首页逻辑性检测是对多个有关联的字段，通过相互间的逻辑关系检测出填报的错误。如男性患者出现编码为女性的疾病、同一病人多个病案号、手术日期小于入院日期、住院总费用小于单项费用、相同疾病名称多个编码、相同编码多个疾病名称等，显然都是不符合逻辑的。本报告检测了60项相关内容，其中高达99.36%的医院存在病案号不唯一的情况,其次为婴儿年龄、相同疾病名称多个编码、相同编码多个疾病名称及总费用与分项费用的逻辑错误,发生错误的医院分别高达89.71%、87.78%、84.89%及71.70%。

病案首页部分不符合逻辑项目统计表（%）

项目名称	问题医院比例	问题数据比例
同一病人病案号不唯一	99.36	17.38
婴儿年龄有未填数据	89.71	2.66
相同疾病名称多个编码	87.78	3.05
相同编码多个疾病名称	84.89	7.86
总费用与分项费用逻辑错误	71.70	9.42
31日内再住院目的填写错误	69.77	8.89
医嘱转院、转社区、卫生院机构名称填写不完整	67.52	0.31
相同编码多个手术名称	66.88	1.48
相同手术名称多个编码（同上）	65.27	0.44
质控日期不合理	63.02	3.12
新生儿入院体重有未填数据	45.98	0.30
新生儿出生体重有未填数据	44.69	0.31
手术及操作日期1/出院日期	23.47	0.17
手术及操作日期1/入院日期	21.54	0.19
住院总费用与自付金额逻辑错误	17.04	0.78
出院日期/入院日期	5.79	0.04
非手术治疗项目费与临床物理治疗费逻辑错误	3.86	0.52
入院日期不合理	0.64	<0.005
男性患者疾病诊断ICD-10编码有误	0.32	<0.005

5　准确性

检测主要诊断和主要手术选择的准确性。医院医疗质量水平的高低,关键体现在病案首页主要诊断和主要手术操作的填写质量。尤其DRGs分组对于疾病主要诊断的选择要求很高,主要诊断是分组的最基础数据,其选择正确与否,直接关系到DRGs分组结果,继而对医院绩效评估造成很大影响。

怎样才能正确选择主要诊断和主要手术?本次探索性利用大数据对主要诊断选择的正确性进行逻辑性判断。《住院病案首页数据填写质量规范（暂行）》明确指出了主要诊断选择的一般原则,其中第十四条规定,产科的主要诊断应当选择产科的主要并发症或合并症。没有并发症或合并症的,主要诊断应当由妊娠、分娩情况构成,包括宫内妊娠周数、胎数（G）、产次（P）、胎方位、胎儿和分娩情况等。以"妊娠与分娩"为例,选择全样本中产科的主要并发症或合并症（O10-O84,O98,O99）为主要诊断的有208327例,选择Z37分娩结局为主要诊断的有1164例,正向比例为178.9750,反向比例为0.0056。当然,虽然有大数据支持,是否能够以此解决主要诊断的选择问题,全国百姓放心示范医院数据评价中心将对此方法的科学性进行论证与实践。

病案首页信息是医疗数据统计的重要来源，病案首页填写的完整、准确、规范是保证数据统计质量的前提。本次上报的住院病案首页数据填写质量不尽如人意，在一定程度上影响了数据统计结果，对我们将要进行的DRGs分组和各种综合统计排名影响较大。故此，不断提高病案首页数据质量，以便实现对病案首页数据的最大化利用，应成为各医院信息化管理的重点之一。

二、医疗服务能力评价

国家卫计委颁发的《二、三级医院医疗服务能力标准（综合医院）》（以下简称《医疗服务能力标准》）将医疗服务能力定义为以病人和一定社会人群为主要服务对象，以医学技术、设备、诊疗环境为基础服务手段，能够最大限度地提供医疗服务。通常通过疾病病种与手术及操作覆盖率来反映医院疾病诊治能力的广度和深度，即医院诊治疾病病种和手术及操作数量占ICD-10及ICD-9-CM-3中全部病种和手术及操作的比例，是检验综合医院医疗服务能力的重要指标之一。此标准要求三级综合医院收治病种数量≥2000种，二级综合医院为1500～2000种，以主要诊断的国际分类疾病编码（ICD-10）亚目编码汇总计算。本研究报告疾病以主要诊断的国际疾病分类（ICD-10）亚目编码汇总，手术及操作按ICD-9-CM-3细目编码汇总。

1 疾病谱覆盖率

经汇总分析，三级甲等综合医院中收治病种数最多的3292种，最少的591种，相差近4.6倍。综合其他指标结果，各等级综合医院中疾病谱覆盖率较高的医院，其出院人次、手术人次及代表病种和疑难病种覆盖率等均高于同级其他医院。

1.1 不同等级综合医院疾病覆盖达标率

不同等级综合医院疾病覆盖达标率统计结果显示，收治病种数量达标即病种覆盖超过2000种的三级综合医院占36.03%，超过1500种的二级综合医院占16.42%。由此可见，63.97%的三级综合医院和83.58%的二级综合医院疾病病种覆盖未达标。

不同等级综合医院疾病病种覆盖达标情况比较

病种覆盖数量	三级综合医院（%）	二级综合医院（%）
＜1000	6.76	41.79
1000～1499	26.13	41.79
1500～1999	31.08	16.42
2000～2499	24.77	0.00
≥2500	11.26	0.00

1.2 不同等级综合医院各系统疾病谱覆盖率

不同等级综合医院各系统疾病（系统分类及排序根据ICD-10亚目编码）覆盖率统计结果显示，三级综合医院病种覆盖率排名前三位的疾病系统为消化系统疾病、循环系统疾病和呼吸系统疾病，均在35%左右；二级综合医院病种覆盖率排名前三位的疾病系统为消化系统疾病、呼吸系统疾病和循环系统疾病，均在23%左右。三级综合医院与二级综合医院覆盖率排在前三位的系统疾病相同，见下表。

不同等级综合医院各系统疾病谱覆盖率

ICD-10 名称	标准病种数量	三级综合医院		二级综合医院	
		病种数量	覆盖率（%）	病种数量	覆盖率（%）
某些传染病和寄生虫病	779	68	8.79	43	5.53
肿瘤	740	223	30.15	109	14.80
血液及造血器官疾病和涉及免疫机制的某些疾患	166	33	19.93	16	9.74
内分泌、营养和代谢疾病	355	65	18.31	36	10.12
精神和行为障碍	390	25	6.35	13	3.24
神经系统疾病	335	76	22.76	41	12.26
眼和附器疾病	262	61	23.36	32	12.12
耳和乳突疾病	113	25	21.86	15	13.53
循环系统疾病	385	135	35.13	83	21.59
呼吸系统疾病	232	77	33.18	55	23.74
消化系统疾病	419	159	37.92	109	26.06
皮肤和皮下组织疾病	342	51	14.82	26	7.72
肌肉骨骼系统和结缔组织疾病	544	106	19.53	56	10.34
泌尿生殖系统疾病	434	125	28.72	81	18.74
妊娠、分娩和产褥期	418	92	21.90	60	14.27
起源于围生期的某些情况	336	32	9.51	21	6.15
先天性畸形、变形和染色体异常	619	56	9.06	18	2.93
症状、体征和临床与实验室异常所见，不可归类在他处者	338	67	19.78	46	13.58
损伤、中毒和外因的某些其他后果	1275	282	22.08	196	15.36
影响健康状态和与保健机构接触的因素	629	43	6.78	23	3.61

2　手术及操作覆盖率

《医疗服务能力标准》虽未对手术及操作覆盖数做出要求，但提出三级综合医院年手术及操作人次占出院人次比例应≥35%，二级综合医院此比例应≥20%。为更详尽了解各级医院诊疗能力，本报告在上述标准之外，参照ICD-9-CM-3进行了手术及操作覆盖率统计分析。

2.1　不同等级综合医院手术及操作人次占出院人次比例

由下表可以看出，2015年手术及操作人次占出院人次比例≥35%的三级综合医院占41.20%，≥20%的二级综合医院占58.73%，二级综合医院达标率高于三级综合医院。

不同等级综合医院手术及操作人次占出院人次比例达标率（%）

手术及操作人次占出院人次比例（%）	三级综合医院	二级综合医院
＜20	13.89	41.27
20～25	12.96	31.75
25～30	18.52	15.87
30～35	13.43	6.35
35～40	17.13	1.59
≥40	24.07	3.17

2.2 不同等级综合医院各系统手术谱覆盖率

不同等级综合医院各系统手术及操作（系统分类及排序根据ICD-9-CM-3细目编码）覆盖率统计结果显示，三级和二级综合医院各系统手术及操作覆盖率居前三位的均为女性生殖器手术、体被系统手术和消化系统手术。

不同等级综合医院各系统手术及操作覆盖率

ICD-9-CM-3 名称	标准术种数量	三级综合医院		二级综合医院	
		术种数量	覆盖率（%）	术种数量	覆盖率（%）
操作和介入	77	9	11.69	2	2.60
神经系统手术	139	26	18.71	11	7.91
内分泌系统手术	73	11	15.07	4	5.48
眼的手术	284	54	19.01	21	7.39
其他各类诊断性和治疗性操作	33	3	9.09	0	0.00
耳部手术	59	12	20.34	4	6.78
鼻、口、咽手术	179	49	27.37	22	12.29
呼吸系统手术	135	33	24.44	11	8.15
心血管系统手术	289	53	18.34	12	4.15
血液和淋巴系统手术	52	12	23.08	4	7.69
消化系统手术	471	137	29.09	61	12.95
泌尿系统手术	161	41	25.47	19	11.80
男性生殖器手术	104	22	21.15	13	12.50
女性生殖器手术	196	63	32.14	35	17.86
产科操作	64	10	15.63	7	10.94
肌肉骨骼系统手术	669	153	22.87	75	11.21
体被系统手术	108	32	29.63	17	15.74
各种诊断性和治疗性操作	783	46	5.87	16	2.04

三级综合医院覆盖率排名前三位的手术分别是：女性生殖器手术（32.14%）、消化系统手术（29.09%）、体被系统手术（27.78%）；二级综合医院覆盖率排名前三位的手术同样是女性生殖器手

术（17.86%）、体被系统手术（14.81%）、消化系统手术（12.95%）。三级综合医院与二级综合医院排名前三位的手术相同。

不同等级综合医院各系统手术覆盖率

ICD-9-CM-3 名称	标准术种数量	三级综合医院		二级综合医院	
		术种数量	覆盖率（%）	术种数量	覆盖率（%）
操作和介入	77	9	11.69	2	2.60
神经系统手术	139	26	18.71	11	7.91
内分泌系统手术	73	11	15.07	4	5.48
眼的手术	284	54	19.01	21	7.39
耳部手术	59	12	20.34	4	6.78
鼻、口、咽手术	179	49	27.37	22	12.29
呼吸系统手术	135	33	24.44	11	8.15
心血管系统手术	289	53	18.34	12	4.15
血液和淋巴系统手术	52	12	23.08	4	7.69
消化系统手术	471	137	29.09	61	12.95
泌尿系统手术	161	41	25.47	19	11.80
男性生殖器手术	104	22	21.15	13	12.50
女性生殖器手术	196	63	32.14	35	17.86
产科操作	64	10	15.63	7	10.94
肌肉骨骼系统手术	669	153	22.87	75	11.21
体被系统手术	108	30	27.78	16	14.81

三、医疗服务质量评价

《三级综合医院评审标准实施细则（2011版）》规定住院医疗质量方面的监测指标，以重返率（再住院与再手术）、死亡率（住院死亡与手术死亡）、安全指标（并发症与患者安全）三个结果质量为重点。本报告亦采纳这三类指标评价医院医疗质量。

1　重返类指标

《中国医疗质量指标体系（CHQIS）》将重返类指标定义为：患者在短时间内非计划再入院、手术患者在短时间内重返手术室等情况。一般而言，诊断明确的病例，按照医疗常规进行治疗，经病情评估达到出院要求时出院，不应在短时间内因同种疾病再次入院。发生短时间内再入院和再手术的情况，说明诊疗过程可能没有达到医疗质量管理的要求。

1.1　再住院率

患者出院后短期内再住院率是国际上普遍使用的评价医疗质量指标，体现了住院医疗服务质量对患者预后的影响。短期内再住院是导致患者负担加重和社会卫生资源浪费的重要原因。

目前，部分发达国家医院质量管理中已广泛应用了30天内再住院率这个评价指标，但在我国医疗服务质量评价指标体系中尚未广泛应用。本报告汲取国际医疗质量评价的相关进展，结合我国国情，将再住院率分为三个阶段统计，即当天再住院率、第2~31天再住院率、31天以上再住院率。各阶段再住院情况又按照有无再住院计划、主要诊断类目是否相同进行细分。

全国百姓放心示范医院2015年全样本医疗数据结果显示，三级综合医院总体再住院率中，第2~31天再住院率高于31天后再住院率；非计划再住院率中，则31天后再住院率高于第2~31天再住院率；同一疾病再住院率，无论是否非计划再住院率，均为第2~31天高于31天后。其中，非计划再住院率占总再住院率的74.24%，31天内再住院率占总体再住院率的53.21%，此数据虽不能完全说明医疗过程存在问题，但确实应该引起医院管理者的重视。

二级综合医院除第2~31天再住院率低于31天后再住院率，其他与三级综合医院基本相同。其中，非计划再住院率占总体再住院率的75.44%，31天内再住院率占总体再住院率的43.40%。

三级综合医院与二级综合医院相比，非计划再住院率占总体再住院率的比例接近，但31天内再住院率及其占总体再住院率的比例均高于二级综合医院，考虑与部分二级综合医院患者面临再次住院情况可能会选择高一级别医院有关。

不同等级综合医院不同时间段再住院情况

指标名称	三级综合医院	二级综合医院
再住院次数最大值（次）	49	49
总体再住院率（%）	17.78	14.01
同一类疾病再住院率（%）	9.50	6.65
非计划再住院率（%）	13.20	10.57
同一类疾病非计划再住院率（%）	6.63	4.86
当天再住院率（%）	0.99	0.57
同一类疾病当天再住院率（%）	0.56	0.32
当天非计划再住院率（%）	0.79	0.45
同一类疾病当天非计划再住院率（%）	0.46	0.25
第2~31天再住院率（%）	8.49	5.51
同一类疾病第2~31天再住院率（%）	5.04	2.85
第2~31天非计划再住院率（%）	5.66	4.08
同一类疾病第2~31天非计划再住院率（%）	3.14	2.08
31天后再住院率（%）	7.47	7.03
同一类疾病31天后再住院率（%）	3.09	2.62
31天后非计划再住院率（%）	6.18	5.51
同一类疾病31天后非计划再住院率（%）	2.48	2.03

1.2　重返手术室率

非计划重返手术室，也称非计划再次手术。指患者同次住院期间重返手术室再次手术，被认为是与医疗结果高度相关的指标，也是评价住院患者手术总体治疗质量的重要指标。

由于单凭病案首页数据无法精确定位是否非计划重返手术室，但对于手术安全事件导致的重返手术室情况，可作为非计划重返手术室的重点研究对象，从中找出规律性的问题，然后结合实际进行验证。对出院患者重返手术室数据的分析结果显示，三级综合医院重返手术室率平均3.53%，最高20.67%，最低0.31%。二级综合医院重返手术室率平均2.23%，最高6.06%，最低0.09%。对手术安全事件重返手术室率分析显示，三级综合医院为0.07%，占总体重返手术室率的1.98；二级综合医院为0.04%，占总体重返手术室率的1.79%。三级综合医院总体重返手术室率以及手术安全事件重返手术室率均高于二级综合医院，考虑与手术术种、等级有关，其中手术等级为重返手术室尤其非计划重返手术室的重要影响因素。

结合住院日和住院费用，发现重返手术室患者其平均住院日及平均住院费用均高于未发生重返手术室的患者。

2　安全类指标

医疗质量与患者安全临床指标监测能够准确发现医疗服务中存在的问题及原因，从而有的放矢地持续改进医疗服务的结构和过程，对于改善医疗服务具有十分重要的意义。医疗安全类指标主要通过住院安全和手术安全两方面探讨。

2.1　住院安全事件

三级综合医院住院患者安全事件总体发生率为0.21%，发生率最高的安全事件是医院获得性肺炎，平均发生率0.16%。二级综合医院住院患者安全事件总体发生率为0.15%，发生率最高的安全事件同样是医院获得性肺炎，平均发生率0.11%。

无论三级综合医院还是二级综合医院，新生儿产伤发生率均是最低，说明随着产前检查的加强及产科技术的提高，新生儿产伤发生率已明显下降。除新生儿产伤外，三级综合医院其他住院安全事件发生率、死亡率均高于二级综合医院，考虑与三级综合医院收治危重患者较多有关。

不同等级综合医院出院患者安全事件发生率（%）

住院安全事件名称	三级综合医院	二级综合医院
合计	0.2135	0.1456
压疮	0.0031	0.0030
败血症	0.0201	0.0095
医院获得性肺炎	0.1576	0.1116
静脉炎和血栓性静脉炎	0.0132	0.0114
新生儿产伤	0.0008	0.0009
新生儿医院感染	0.0186	0.0093

2.2 手术安全事件

三级综合医院手术安全事件总体发生率为0.49%，重返手术室率为14.17%，三项指标均略高于二级综合医院的0.34%、6.26%、11.23%。发生频次居前十位的手术安全事件分别为手术后操作并发症、手术患者肺部感染、骨折、手术后呼吸衰竭、与手术相关医院感染、手术后消化道出血、手术后败血症、手术后肺栓塞、消化系统的操作后疾患不可归类在他处者、手术后出血或血肿，共占三级综合医院所有手术安全事件的92.37%和二级综合医院的90.46%，其平均发生率见下表。

不同等级综合医院出院患者前十位手术安全事件发生率（%）

手术安全事件名称	三级综合医院	二级综合医院
合计	0.4538	0.3100
手术后操作并发症	0.2237	0.0893
手术患者肺部感染	0.0668	0.0574
骨折	0.0443	0.0819
手术后呼吸衰竭	0.0379	0.0297
与手术相关医院感染	0.0308	0.0220
手术后消化道出血	0.0161	0.0110
手术后败血症	0.0132	0.0085
手术后肺栓塞	0.0077	0.0049
消化系统的操作后疾患，不可归类在他处者	0.0070	0.0033
手术后出血或血肿	0.0063	0.0019

3 死亡类指标

出院患者死亡率的高低直接体现医院医疗水平和患者安全管理到位与否，故研究影响住院患者死亡率的因素具有重要意义。国家卫计委下发的《医疗服务能力标准》根据行业平均水平的客观数据，规定了三级综合医院住院患者死亡率≤0.8%、住院手术死亡率≤0.14%；二级综合医院住院患者死亡率≤0.4%、住院手术死亡率≤0.028%。同时特别强调死亡率是引导性指标、参考性标准，而非强制性指标。原因在于各医院实际收治的危重患者和普通患者的构成比不同，不同级别的医院、同一级别医院不同医疗水平均导致死亡率差距较大。加之不同医院某一疾病的死亡率没有根据疾病的基线进行校正，因此无法判断住院死亡率高是病情严重导致，还是医疗质量确实存在问题。本研究报告所列死亡类指标数据同样仅供医院参考，至于不同疾病医院的合理死亡率水平尚需进一步研究探讨。

3.1 患者总体死亡率

三级综合医院患者病死率低于行业平均水平，二级综合医院则高于行业平均水平；三级综合医院和二级综合医院手术患者死亡率均高于行业平均水平。三级综合医院患者总体病死率、新生儿患者病死率、手术患者死亡率均明显高于二级综合医院，与三级综合医院承担更多疑难危重患者的诊治高度相关。

不同等级综合医院出院患者死亡率(%)

指标名称	三级综合医院	二级综合医院
患者总体死亡率	0.70	0.47
新生儿患者死亡率	0.50	0.12
手术患者死亡率	0.32	0.24

3.2　恶性肿瘤患者住院病死率

从目前医学统计资料看,恶性肿瘤的发病率和病死率都有所提升并引发社会各阶层的重视。本报告对2015年全国百姓放心示范医院的全样本出院患者恶性肿瘤病死率进行了统计,并结合出院人次从中选择十种常见恶性肿瘤。结果显示,三级综合医院恶性肿瘤病死率居前三位的分别是胰恶性肿瘤、肺恶性肿瘤、肝恶性肿瘤;二级综合医院居前三位的依次为胰腺恶性肿瘤、肝恶性肿瘤和食管恶性肿瘤。乳腺癌在三级医院和二级医院均为病死率最低的恶性肿瘤。

不同等级综合医院恶性肿瘤出院患者病死率（%）

诊断名称	三级综合医院	二级综合医院
支气管和肺恶性肿瘤	4.94	2.86
肝和肝内胆管恶性肿瘤	4.54	4.53
胃恶性肿瘤	2.66	2.27
食管恶性肿瘤	2.85	3.40
结直肠恶性肿瘤	2.48	1.99
胰腺恶性肿瘤	7.53	5.54
乳房恶性肿瘤	1.04	0.65
白血病	3.31	3.36
恶性淋巴瘤	2.56	1.68
前列腺恶性肿瘤	2.26	1.54

四、医疗服务效率评价

医疗服务效率是各国政府追求的重要政策目标,也是卫生经济学评价的重要内容,更是当前备受关注的学术问题。本研究报告选择部分与病案首页信息相关的医疗服务效率指标进行评价,包括平均住院日、平均住院费用、药占比、耗材占比、抗菌药物使用率等。

平均住院日能综合反映医院医疗资源利用情况和总体医疗服务质量,是集中表现医院管理、医院效率和效益较重要而敏感的指标。在确保医院服务质量的前提下,有效缩短平均住院日能使医院在实现资源成本最小化的同时,减少患者的直接和间接费用,达到医院综合效益的最大化。但平均住院日常受多因素影响,因此目前尚无公开统一的标准作为考核医院的重要依据。即便有了规定的标准,也很难用于衡量不同类别、不同等级医院的所有学科。

对于药占比、耗材占比两项指标,国家卫计委等5部门联合印发了《关于控制公立医院医疗费用不合理增长的若干意见》，力争到2017年试点城市公立医院药占比（不含中药饮片）总体降到30%左右；百元医疗收入中消耗的卫生材料降到20元以下。

从下表可以看出，三级综合医院平均住院日、平均住院费用均高于二级综合医院，与其收治病种种类有关。三级综合医院平均药占比为35.76%，耗材占比为12.44%。二级综合医院平均药占比为34.93%，耗材占比为9.01%。三级综合医院和二级综合医院抗菌药物使用率分别为37.75%、36.80%。

不同等级综合医院医疗效率指标

指标名称	三级综合医院	二级综合医院
平均住院日(天)	10.05	8.33
平均住院费用(元)	12549.96	5905.83
平均住院药费（元）	4487.33	2062.83
药占比（%）	35.76	34.93
抗菌药物费用占药费总额比（%）	15.13	14.93
抗菌药物使用率（%）	37.75	36.80
耗材占比（%）	12.44	9.01

五、重点疾病和重点手术医疗质量与效率评价

重点疾病和重点手术质量评价是卫生部等级医院评审标准中制定的内容。《三级综合医院评审标准实施细则（2011版）》规定18种重点疾病和18类重点手术是住院患者医疗质量与安全要求重点监测的指标，是全过程的质量管理，可以进行纵向（医院内部）和横向（医院之间）比较，也是评价医院医疗能力的一个重要途径。本研究报告参考上述文件，并根据统计需要将恶性肿瘤术后化疗与恶性肿瘤维持性化疗合并为恶性肿瘤化学治疗。

1 重点疾病

1.1 病种覆盖率

本报告以病种覆盖情况对同级同类医院进行横向比较。统计结果显示，重点疾病覆盖率达到100%的三级综合医院占同级医院总数的46.19%，二级综合医院占11.94%。三级综合医院能够完全覆盖的病种有8种，分别为脑出血和脑梗死、创伤性颅脑损伤、消化道出血、肺炎、慢性阻塞性肺疾病、肾衰竭、高血压病和急性胰腺炎。二级综合医院能够完全覆盖的病种有4种，分别为脑出血和脑梗死、肺炎、慢性阻塞性肺疾病、高血压病。三级综合医院和二级综合医院均以结节性甲状腺肿覆盖率最低。

综合医院出院患者重点疾病全覆盖医院占比（％）

重点疾病名称	三级综合医院	二级综合医院
急性心肌梗死	99.55	97.01
心力衰竭	99.10	97.01
脑出血和脑梗死	100	100
创伤性颅脑损伤	100	97.01
消化道出血	100	97.01
累及身体多个部位的损伤	99.10	97.01
肺炎	100	100
慢性阻塞性肺疾病	100	100
糖尿病伴短期与长期并发症	99.55	98.51
结节性甲状腺肿	50.22	14.93
急性阑尾炎伴弥漫性腹膜炎及脓肿	99.55	95.52
前列腺增生	99.10	95.52
肾衰竭	100	95.52
败血症	92.38	76.12
高血压病	100	100
急性胰腺炎	100	97.01
恶性肿瘤化学治疗	94.62	70.15

1.2 医疗质量

重点疾病在三级综合医院的总体疾病构成比为24.15%，总体病死率为1.09%，其中疾病构成排名前三位的是脑出血和脑梗死、恶性肿瘤化学治疗及肺炎。二级综合医院总体疾病构成比为21.97%，总体病死率为0.62%，其中疾病构成排名前三位的是脑出血和脑梗死、肺炎和慢性阻塞性肺疾病。

综合医院出院患者重点疾病医疗质量指标

重点疾病名称	三级综合医院			二级综合医院		
	疾病构成（％）	病死率（％）	主要诊断类目相同第2~31天非计划再住院率（％）	疾病构成（％）	病死率（％）	主要诊断类目相同第2~31天非计划再住院率（％）
急性心肌梗死	0.79	4.48	0.81	0.35	5.08	0.49
心力衰竭	0.39	2.66	2.60	0.49	1.48	3.25
脑出血和脑梗死	5.48	1.49	1.14	6.01	0.68	1.47
创伤性颅脑损伤	0.86	3.70	0.24	1.36	1.86	0.15
消化道出血	0.63	2.15	1.47	0.67	1.02	1.28
累及身体多个部位的损伤	0.21	1.92	0.09	0.43	0.24	0.04
肺炎	3.60	0.95	1.52	4.80	0.25	1.32
慢性阻塞性肺疾病	1.52	1.26	3.24	2.47	0.47	3.48
糖尿病伴短期与长期并发症	1.31	0.24	1.23	0.60	0.30	0.85

重点疾病名称	三级综合医院			二级综合医院		
	疾病构成（%）	病死率（%）	主要诊断类目相同第2~31天非计划再住院率（%）	疾病构成（%）	病死率（%）	主要诊断类目相同第2~31天非计划再住院率（%）
结节性甲状腺肿	0.03	0.03	0.10	0.00	0.00	0.00
急性阑尾炎伴弥漫性腹膜炎及脓肿	0.22	0.06	0.13	0.35	0.00	0.31
前列腺增生	0.39	0.14	1.11	0.34	0.03	2.21
肾衰竭	1.08	1.10	7.26	0.66	0.83	10.12
败血症	0.20	2.99	0.49	0.24	0.56	0.88
高血压病	1.45	0.25	0.93	1.34	0.07	0.89
急性胰腺炎	0.39	0.61	1.58	0.36	0.23	1.30
恶性肿瘤化学治疗	5.40	0.04	21.26	1.27	0.11	17.11

1.3 医疗效率

除结节性甲状腺肿、肾衰竭以外，三级综合医院重点疾病的平均住院日均明显高于二级综合医院；同一病种平均住院费用也是三级综合医院远远多于二级综合医院，仅结节性甲状腺肿例外。即便如此三级综合医院重点疾病总体疾病构成仍明显高于二级综合医院，充分体现出患者趋向于高级别医院的就医行为。

综合医院出院患者重点疾病医疗效率指标

重点疾病名称	三级综合医院		二级综合医院	
	平均住院日（天）	平均住院费用（元）	平均住院日（天）	平均住院费用（元）
急性心肌梗死	10.09	32984.43	9.33	18756.10
心力衰竭	10.44	11076.89	9.36	6069.83
脑出血和脑梗死	13.04	17776.58	11.57	9032.78
创伤性颅脑损伤	16.55	27403.12	13.51	11747.55
消化道出血	8.93	12681.82	7.50	6818.77
累及身体多个部位的损伤	16.26	25933.90	9.20	5230.84
肺炎	8.83	7993.70	7.22	3440.08
慢性阻塞性肺疾病	11.30	13184.97	9.95	7633.66
糖尿病伴短期与长期并发症	11.72	10190.40	10.59	6909.55
结节性甲状腺肿	8.03	11956.64	9.84	12042.19
急性阑尾炎伴弥漫性腹膜炎及脓肿	8.24	11282.04	7.61	6791.69
前列腺增生	12.12	13794.99	10.54	7991.10
肾衰竭	14.70	17625.85	20.57	8711.64
败血症	8.50	13386.99	5.64	3804.08
高血压病	9.20	8123.63	8.78	5099.17

重点疾病名称	三级综合医院		二级综合医院	
	平均住院日(天)	平均住院费用(元)	平均住院日(天)	平均住院费用(元)
急性胰腺炎	11.23	21023.78	8.95	9859.22
恶性肿瘤化学治疗	8.00	10682.45	7.76	7006.32

2 重点手术

2.1 术种覆盖率

18个重点手术覆盖率达到100%的三级综合医院占同级医院总数的42.08%,二级综合医院占3.17%。三级综合医院覆盖率最高的前五类术种分别是椎板切除术或脊柱融合相关手术、恶性肿瘤手术、肾与前列腺相关手术、子宫切除术、胃切除术;二级综合医院覆盖率最高的前五类术种是恶性肿瘤手术、子宫切除术、剖宫产、肾与前列腺相关手术、椎板切除术或脊柱融合相关手术。三级综合医院和二级综合医院覆盖率最低的术种均是冠状动脉旁路移植术。

综合医院出院患者重点手术全覆盖医院占比（%）

重点手术名称	三级综合医院	二级综合医院
髋、膝关节置换术	89.69	64.18
椎板切除术或脊柱融合相关手术	99.10	86.57
胰腺切除手术	75.34	23.88
食管切除手术	84.30	46.27
腹腔镜下胆囊切除术	86.55	64.18
冠状动脉旁路移植术	56.05	10.45
经皮冠状动脉介入治疗	87.00	38.81
颅脑手术	95.07	82.09
子宫切除术	98.21	91.04
剖宫产	96.86	91.04
阴道分娩	90.13	82.09
乳腺手术	96.41	77.61
肺切除术	85.65	41.79
胃切除术	97.31	83.58
直肠切除术	96.86	79.10
肾与前列腺相关手术	98.65	88.06
血管内修补术	74.89	16.42
恶性肿瘤手术	99.10	92.54

2.2 医疗质量

重点手术在三级综合医院的总体手术构成比为42.34%，手术死亡率为0.45%，手术构成比最高的是恶性肿瘤手术，为11.73%；二级综合医院总体手术构成比为37.56%，手术死亡率为0.23%，手术构成比最高的是剖宫产，为17.25%。三级综合医院和二级综合医院手术死亡率及重返手术室率最高的均是颅脑手术。

综合医院出院患者重点手术医疗质量指标

重点手术名称	三级综合医院			二级综合医院		
	手术构成（%）	手术死亡率（%）	重返手术室率（%）	手术构成（%）	手术死亡率（%）	重返手术室率（%）
髋、膝关节置换术	1.07	0.22	3.79	0.50	0.37	1.83
椎板切除术或脊柱融合相关手术	2.30	0.16	2.35	1.13	0.19	6.67
胰腺切除手术	0.07	1.77	5.83	0.01	0.00	2.78
食管切除手术	0.25	0.70	3.51	0.08	0.82	6.05
腹腔镜下胆囊切除术	2.81	0.03	1.33	2.09	0.01	0.67
冠状动脉旁路移植术	0.22	2.50	3.29	0.06	0.52	3.88
经皮冠状动脉介入治疗	1.72	0.52	1.17	0.07	0.59	7.11
颅脑手术	2.22	4.46	10.02	1.23	5.58	9.01
子宫切除术	2.48	0.10	3.26	1.61	0.03	2.10
剖宫产	8.55	0.20	0.88	17.25	0.01	0.23
阴道分娩	2.75	0.01	2.86	3.85	0.01	1.26
乳腺手术	0.91	0.12	6.65	0.30	0.10	6.26
肺切除术	0.28	0.28	3.09	0.02	0.00	6.25
胃切除术	0.76	0.48	2.25	0.26	0.12	1.37
直肠切除术	0.58	0.17	2.75	0.31	0.20	2.46
肾与前列腺相关手术	1.35	0.38	3.28	0.68	0.11	3.54
血管内修补术	0.05	1.74	9.88	0.00	0.00	0.00
恶性肿瘤手术	11.73	0.20	2.78	5.31	0.07	2.15

2.3 医疗效率

从下表可以看出，三级综合医院与二级综合医院相比，平均住院费用远远高于二级医院。除肺切除术、经皮冠状动脉介入治疗、乳腺手术、血管内手术等8类手术平均住院日略低外，其他术种的平均住院日均较二级综合医院长。

综合医院出院患者重点手术医疗效率指标

重点手术名称	三级综合医院		二级综合医院	
	平均住院日（天）	平均住院费用（元）	平均住院日（天）	平均住院费用（元）
髋、膝关节置换术	18.10	57570.47	18.78	42399.15
椎板切除术或脊柱融合相关手术	16.71	45406.88	16.29	28875.41
胰腺切除手术	31.36	91187.02	31.09	58468.97
食管切除手术	24.08	62630.16	24.18	44593.55
腹腔镜下胆囊切除术	8.80	16480.70	8.58	10134.54
冠状动脉旁路移植术	26.15	107348.66	13.26	24135.54
经皮冠状动脉介入治疗	9.51	49054.77	11.13	41894.78
颅脑手术	23.49	62309.20	23.77	45457.79
子宫切除术	12.26	17525.08	11.19	9901.89
剖宫产	6.65	8743.16	6.25	5871.43
阴道分娩	4.34	4120.12	4.39	3240.84
乳腺手术	16.85	22081.84	18.69	16505.46
肺切除术	19.68	54549.78	23.08	40074.89
胃切除术	21.42	56008.43	20.67	33232.60
直肠切除术	19.87	43873.46	16.40	21421.04
肾与前列腺相关手术	16.04	25655.65	14.74	14442.29
血管内修补术	17.01	137959.07	19.98	121968.76
恶性肿瘤手术	12.50	22835.09	11.22	11763.13

六、代表病种和疑难病种医疗质量与效率评价

　　国家卫计委发布的《国务院办公厅关于推进分级诊疗制度建设的指导意见》（以下简称《指导意见》）明确了各级各类医疗机构诊疗服务的功能定位，其中对于城市三级综合医院的功能定位是主要提供急危重症和疑难复杂疾病的诊疗服务。本报告参照《医疗服务能力标准》中的临床专科医疗服务能力，首次尝试通过分析代表病种和疑难病种相关指标，对其中21个学科进行评估，以期用客观医疗数据评价三级综合医院的真实水平，借此对其综合服务能力进行定位。鉴于目前使用该方法评估学科能力的指标体系尚不完善，因此有关代表病种和疑难病种的数据仅供医院参考。二级综合医院有关指标未单独整理，一并按照三级综合医院标准同时分析。经汇总并作微调后，共有676个病种的质量和效率指标，其中代表病种281个，疑难病种395个。下面分别对代表病种和疑难病种进行分析。

1 代表病种

1.1 病种覆盖率

三级综合医院21个学科代表病种平均覆盖率为80.79%，二级综合医院平均覆盖率为62.37%。三级综合医院代表病种覆盖率排名前五位的学科分别是消化内科、妇科、胸外科、呼吸内科、心血管内科；二级综合医院代表病种覆盖率排名前五位的学科与三级综合医院基本相同。

综合医院部分科室代表病种覆盖情况（%）

科室名称	标准病种数量	平均覆盖率	
		三级综合医院	二级综合医院
呼吸内科	9	94.29	86.40
消化内科	9	98.70	95.69
神经内科	20	75.32	50.45
心血管内科	13	93.28	83.70
血液内科	9	91.96	75.38
肾脏病科	9	84.51	63.35
内分泌科	9	90.70	71.81
普通外科	23	87.19	73.98
神经外科	8	92.70	76.95
骨科	23	64.59	51.19
泌尿外科	10	88.42	81.82
胸外科	6	95.80	85.35
大血管外科	12	62.50	28.89
妇科	10	97.51	92.00
产科	9	83.38	73.61
儿科	36	77.10	60.24
新生儿科	10	76.86	62.79
眼科	10	76.65	57.78
耳鼻喉科	28	77.79	53.35
口腔科	10	79.50	54.60
肿瘤科	8	77.50	50.56

1.2 医疗质量

三级综合医院各学科代表病种平均疾病构成最高的是神经内科（9.71%）、心血管内科（6.26%）以及呼吸内科（5.53%），病死率最高的科室是胸外科（3.60%）、神经外科（2.67%）和大血管外科（2.45%）等外科科室。二级综合医院平均疾病构成最高的是神经内科（13.60%）、呼吸内科（8.59%）和心血管内科（6.98%），病死率最高的科室是大血管外科（2.08%）、肿瘤科（1.87%）及神经外科（1.62%）。

综合医院部分科室代表病种医疗质量指标

科室名称	三级综合医院		二级综合医院	
	疾病构成（%）	病死率（%）	疾病构成（%）	病死率（%）
呼吸内科	5.53	0.95	8.59	0.41
消化内科	3.52	0.67	4.45	0.23
神经内科	9.71	0.72	13.60	0.24
心血管内科	6.26	1.19	6.98	0.75
血液内科	0.74	1.36	0.38	0.84
肾脏病科	1.93	0.69	1.39	0.41
内分泌科	2.58	0.31	1.99	0.18
普通外科	5.26	1.19	5.56	0.56
神经外科	0.53	2.67	0.36	1.62
骨科	1.90	0.14	2.39	0.04
泌尿外科	1.52	0.41	1.78	0.15
胸外科	1.14	3.60	1.27	1.51
大血管外科	0.21	2.45	0.06	2.08
妇科	1.83	0.31	1.51	0.10
产科	2.19	0.01	5.01	0.00
儿科	2.22	0.28	6.03	0.00
新生儿科	0.31	0.37	0.20	0.06
眼科	1.55	0.03	1.58	0.00
耳鼻喉科	1.49	0.11	1.20	0.05
口腔科	0.28	0.12	0.15	0.00
肿瘤科	3.80	1.26	1.67	1.87

1.3 医疗效率

三级综合医院平均住院日最长和平均住院费用最多的代表病种多分布在外科，如平均住院日最长的是神经外科、骨科及胸外科，平均住院费用最多的科室是大血管外科、神经外科、骨科。二级综合医院平均住院日最长的是肾脏病科，其次是神经外科以及骨科；平均住院费用最多的科室是神经外科、骨科、胸外科。

综合医院部分科室代表病种医疗效率指标

科室名称	三级综合医院		二级综合医院	
	平均住院日（天）	平均住院费用（元）	平均住院日（天）	平均住院费用（元）
呼吸内科	10.02	9927.28	8.47	5269.00
消化内科	9.20	10475.21	7.71	5520.95
神经内科	11.67	13102.38	10.07	6918.47
心血管内科	9.30	14982.07	8.58	6907.32

科室名称	三级综合医院		二级综合医院	
	平均住院日（天）	平均住院费用（元）	平均住院日（天）	平均住院费用（元）
血液内科	11.05	13374.13	7.63	4815.65
肾脏病科	13.09	13252.21	15.27	6795.71
内分泌科	11.46	9002.00	9.78	6129.18
普通外科	10.07	16196.22	8.21	7500.10
神经外科	15.64	36742.01	14.31	17957.67
骨科	14.22	22011.07	12.92	11724.73
泌尿外科	10.59	13313.40	7.88	6619.22
胸外科	13.79	18765.77	11.74	8728.45
大血管外科	12.57	41371.99	7.40	7300.51
妇科	9.18	11931.99	8.17	7526.46
产科	4.91	5506.74	4.34	3431.97
儿科	6.43	3746.33	5.84	1874.96
新生儿科	8.94	11273.52	5.33	4170.44
眼科	6.20	7255.40	4.98	4772.85
耳鼻喉科	8.22	8828.65	7.10	4576.98
口腔科	8.15	7761.28	7.30	4832.62
肿瘤科	9.81	13317.05	10.03	8490.95

2 疑难病种

2.1 病种覆盖率

三级综合医院疑难病种平均覆盖率为35.07%，二级综合医院疑难病种平均覆盖率为22.15%。疑难病种相较于代表病种少见且诊治难度增加，因此同级同类医院疑难病种的平均覆盖率均较代表病种低。根据《指导意见》建议疑难病种覆盖率较低的三级综合医院，巩固落实诊治疑难重症和急危重症的功能定位。

综合医院部分科室疑难病种总体情况

科室名称	标准病种数量	平均覆盖率	
		三级综合医院	二级综合医院
呼吸内科	10	48.17	29.83
消化内科	15	46.73	32.60
神经内科	27	28.45	13.11
心血管内科	15	37.27	16.72
血液内科	13	18.39	13.87
肾脏病科	9	24.24	11.11
内分泌科	12	13.11	8.33
普通外科	21	58.25	34.24

科室名称	标准病种数量	平均覆盖率	
		三级综合医院	二级综合医院
神经外科	22	32.73	14.77
骨科	30	28.18	12.83
泌尿外科	16	46.89	24.20
胸外科	9	21.47	15.38
大血管外科	24	23.56	7.29
妇科	9	36.61	18.37
产科	14	62.76	48.59
儿科	51	7.30	3.66
新生儿科	14	8.47	7.14
眼科	14	26.82	14.29
耳鼻喉科	37	28.35	13.66
口腔科	17	23.90	10.49
肿瘤科	16	88.44	73.46

2.2　医疗质量

三级综合医院和二级综合医院各学科疑难病种平均疾病构成最高的均是肿瘤科，疾病构成比分别为2.79%、1.87%；病死率最高的科室均是呼吸内科，病死率分别为6.46%、5.02%。

综合医院部分科室疑难病种医疗质量指标

科室名称	三级综合医院		二级综合医院	
	疾病构成（%）	病死率（%）	疾病构成（%）	病死率（%）
呼吸内科	0.14	6.46	0.06	5.02
消化内科	0.96	1.40	1.13	0.68
神经内科	0.10	0.61	0.03	0.18
心血管内科	0.55	0.90	0.17	0.54
血液内科	0.10	1.84	0.05	1.45
肾脏病科	0.00	4.48	0.00	0.00
内分泌科	0.00	0.00	0.00	0.00
普通外科	0.71	0.46	0.21	0.20
神经外科	0.38	0.44	0.27	0.48
骨科	0.28	0.07	0.15	0.04
泌尿外科	0.22	0.12	0.14	0.00
胸外科	0.04	0.59	0.01	0.00
大血管外科	0.25	0.76	0.05	0.13
妇科	0.14	0.07	0.05	0.00
产科	0.60	0.07	0.70	0.03
儿科	0.05	0.04	0.10	0.00
新生儿科	0.00	0.37	0.00	0.00

科室名称	三级综合医院		二级综合医院	
	疾病构成（%）	病死率（%）	疾病构成（%）	病死率（%）
眼科	0.06	0.00	0.02	0.00
耳鼻喉科	0.25	0.41	0.09	0.69
口腔科	0.05	0.10	0.01	0.00
肿瘤科	2.79	3.32	1.87	2.65

2.3 医疗效率

　　三级综合医院各学科疑难病种平均住院日最长的是肾脏病科、胸外科以及普通外科，平均住院费用最多的科室是大血管外科、胸外科、普通外科。二级综合医院平均住院日最长的是肾脏病科、普通外科以及内分泌科，平均住院费用最多的科室与三级综合医院相同。

综合医院部分科室疑难病种医疗效率指标

科室名称	三级综合医院		二级综合医院	
	平均住院日（天）	平均住院费用(元)	平均住院日（天）	平均住院费用(元)
呼吸内科	13.74	26230.22	11.37	12136.51
消化内科	9.98	14309.26	7.96	7548.18
神经内科	14.31	32633.58	13.52	13050.95
心血管内科	10.95	41418.31	9.24	22483.03
血液内科	11.81	14447.42	8.72	5818.62
肾脏病科	24.64	29734.39	28.00	18875.62
内分泌科	12.33	15721.27	19.50	20437.41
普通外科	19.60	41597.71	19.67	26010.69
神经外科	9.84	19477.98	7.44	9468.90
骨科	16.09	38576.27	16.56	24521.68
泌尿外科	14.00	22002.48	11.39	12231.97
胸外科	20.72	49901.52	17.97	30364.45
大血管外科	14.53	56344.67	10.78	38702.91
妇科	16.78	24542.91	15.48	15044.07
产科	6.45	7978.27	5.59	5002.95
儿科	6.89	6288.56	4.47	1746.79
新生儿科	8.70	9538.86	2.75	1873.03
眼科	9.05	10264.43	6.54	5021.85
耳鼻喉科	13.30	17500.38	9.72	7965.98
口腔科	13.74	20504.30	17.70	19439.72
肿瘤科	14.53	22936.73	11.99	10264.31

七、主要疾病的医疗质量与效率评价

本报告所指主要疾病是按照住院病案首页主要诊断ICD-10编码亚目提取出院人次排名前20位的疾病,参照重点疾病相关指标对其进行医疗质量评价。

从以下两表可以看出,三级综合医院与二级综合医院排名前20位的主要疾病70%相同。三级综合医院主要疾病总体构成比为28.36%,病死率为0.65%。二级综合医院主要疾病总体构成比和病死率分别为32.29%、0.23%。

三级综合医院主要疾病中病死率最高的病种是未特指的支气管或肺恶性肿瘤,病死率达到5.19%,平均住院日最长的也是该病,平均花费最多的是慢性肾衰竭。二级综合医院主要疾病中病死率最高的是肺的其他疾患,病死率为1.62%,同时其平均住院费用也最多,但平均住院日最长的是未特指的脑梗死。

三级综合医院主要疾病相关指标

主要疾病名称	疾病构成（%）	病死率（%）	平均住院日（天）	平均住院费用（元）
为肿瘤化学治疗疗程	5.45	0.04	8.00	10682.45
未特指的脑梗死	3.97	0.78	12.16	13441.63
动脉硬化性心脏病	2.54	1.21	9.62	13314.62
未特指的支气管肺炎	1.77	0.10	7.33	4132.70
不稳定性心绞痛	1.56	0.13	8.63	18305.54
特发性(原发性)高血压	1.33	0.18	9.05	7906.28
椎基底动脉综合征	1.29	0.19	9.64	8350.79
未特指的肺炎	1.27	1.89	10.26	12405.81
非胰岛素依赖型糖尿病不伴有并发症	1.27	0.42	12.09	8584.72
未特指的慢性阻塞性肺病伴有急性加重	1.18	1.20	11.16	13046.28
未特指的急性上呼吸道感染	0.80	0.30	5.01	3457.69
未特指的支气管或肺恶性肿瘤	0.76	5.19	13.87	18162.14
肺的其他疾患	0.75	2.01	11.90	16403.62
其他特指的脑血管疾病	0.74	0.18	9.71	8994.36
未特指的急性支气管炎	0.71	0.24	6.60	3960.09
头位顺产	0.64	0.00	3.87	3630.98
其他特指的椎间盘移位	0.60	0.02	11.93	14698.67
未特指的老年性白内障	0.60	0.04	4.88	7036.19
未特指的慢性肾衰竭	0.58	1.10%	14.00	19716.24
未特指的子宫平滑肌瘤	0.56	0.14	9.20	12556.93

二级综合医院主要疾病相关指标

主要疾病名称	疾病构成（%）	病死率（%）	平均住院日（天）	平均住院费用（元）
未特指的脑梗死	4.35	0.29	10.75	7297.26
动脉硬化性心脏病	3.56	0.55	8.75	6687.09
未特指的支气管肺炎	3.18	0.02	6.44	2361.22
未特指的慢性阻塞性肺病伴有急性加重	1.80	0.35	10.00	7791.33
未特指的急性支气管炎	1.73	0.05	6.45	2630.97
未特指的急性上呼吸道感染	1.70	0.00	5.10	1644.02
未特指的单胎顺产	1.53	0.00	3.76	2309.19
头位顺产	1.47	0.00	3.71	2813.24
椎基底动脉综合征	1.45	0.01	8.05	5233.15
肺的其他疾患	1.33	1.62	10.62	7934.27
为肿瘤化学治疗疗程	1.28	0.11	7.76	7006.32
特发性(原发性)高血压	1.28	0.06	8.68	5033.84
其他特指的脑血管疾病	1.27	0.03	8.64	6192.77
未特指的肺炎	1.16	0.68	8.32	5462.49
非胰岛素依赖型糖尿病不伴有并发症	1.13	0.11	9.87	5658.55
未特指的非感染性胃肠炎和结肠炎	1.03	0.01	4.87	2198.67
未特指的急性扁桃体炎	0.86	0.00	4.99	1727.46
其他特指的椎间盘移位	0.76	0.00	10.57	5975.56
未特指的急性阑尾炎	0.72	0.00	6.26	5663.49
单侧或未特指的腹股沟疝,不伴有梗阻或坏疽	0.69	0.01	6.86	5014.54

第二篇　综合医院数据统计篇

本篇所有指标参考了《中国卫生和计划生育统计年鉴》、《三级综合医院评审标准实施细则(2011 版)》、《三级综合医院医疗质量管理与控制指标（2011 版）》、《三级医院医疗服务能力标准（综合医院）》及国家卫计委相关文件。所有医院数据经清洗、标准化并去除无效数值后，以分位值形式呈现，以便各医院进行定位分析。但受现阶段病案首页填写质量限制，数据难免存在瑕疵。

1. 重点疾病和重点手术医疗质量评价指标参照《三级综合医院评审标准实施细则（2011 版）》第七章相关规定。

2. 代表病种和疑难病种根据《三级医院医疗服务能力标准（综合医院）》中临床专科医疗服务能力，对其中 21 个学科进行评估，本着可行可及原则对各项指标进行甄选、优化，完善百姓放心示范医院医疗质量评价体系。同时，也为各医院自身临床专科医疗服务能力评估提供借鉴。

3. 疾病谱覆盖情况以主要诊断的国际疾病分类（ICD-10）编码亚目汇总计算，手术谱覆盖情况以第一手术的 ICD-9-CM-3 细目汇总计算。重点疾病项下同一类重点疾病第 2~31 天非计划再住院率指类目相同，重点手术项下同一类重点手术第 2~31 天非计划再住院率指细目相同。

4. 数据结果的呈现分高优指标和低优指标。病死率、平均住院日、平均住院费用、药占比、耗材占比、抗菌药物使用率、2~31 天内再住院率、重返手术室发生率、安全事件发生率等多为低优指标，评价时注意与高优指标区别。

5. 疑难病种按照两种方法分别计算并给出结果：方法一，仅考虑疑难病种疾病编码；方法二，同时考虑疾病和治疗方法中手术及操作的编码，表题中有"（疾病合并治疗方法）"字样。

6. 表格中的"-"代表无此项数据。

一、医疗能力

1 工作数量

1.1 出院人次

综合医院出院人次统计表

指标名称	三级综合医院			二级综合医院		
	25 分位	50 分位	75 分位	25 分位	50 分位	75 分位
出院人次	28167	42755	61834	11894	20920	36638
住院人头	23181	35514	51359	11090	18343	30662
新生儿患者出院人次	193	610	1191	122	413	699
住院人次人头比（%）	1.15	1.20	1.26	1.10	1.16	1.20

1.2 手术及操作人次

综合医院出院患者手术及操作人次

指标名称	三级综合医院			二级综合医院		
	25 分位	50 分位	75 分位	25 分位	50 分位	75 分位
手术及操作人次	8022	12147	22555	2234	4248	7756
手术及操作人次占出院人次比（%）	23.99	32.96	39.80	15.97	20.22	25.65
手术人次	5925	9623	16985	1919	3727	6750

2 疾病谱覆盖情况

2.1 亚目病种数量

综合医院出院患者各系统亚目病种数量

ICD-10 名称	三级综合医院			二级综合医院		
	25 分位	50 分位	75 分位	25 分位	50 分位	75 分位
总数	1363	1761	2208	835	1072	1319
某些传染病和寄生虫病	46	64	88	26	40	59
肿瘤	154	218	281	80	104	148
血液及造血器官疾病和涉及免疫机制的某些疾患	24	34	42	10	16	24
内分泌、营养和代谢疾病	49	62	81	28	36	46
精神和行为障碍	14	21	30	8	12	17
神经系统疾病	54	73	94	28	41	54
眼和附器疾病	43	61	82	15	26	44
耳和乳突疾病	18	25	31	9	14	21

ICD-10 名称	三级综合医院			二级综合医院		
	25 分位	50 分位	75 分位	25 分位	50 分位	75 分位
循环系统疾病	107	137	163	67	86	103
呼吸系统疾病	65	77	89	47	57	67
消化系统疾病	132	162	185	93	115	137
皮肤和皮下组织疾病	31	47	69	19	27	34
肌肉骨骼系统和结缔组织疾病	78	100	133	41	53	71
泌尿生殖系统疾病	102	124	149	66	83	99
妊娠、分娩和产褥期	68	95	115	42	53	76
起源于围生期的某些情况	20	32	46	12	22	27
先天性畸形、变形和染色体异常	27	43	76	10	18	25
症状、体征和临床与实验室异常所见，不可归类在他处者	53	66	80	32	49	58
损伤、中毒和外因的某些其他后果	223	280	336	149	188	236
影响健康状态和与保健机构接触的因素	30	41	54	14	21	29

2.2 出院人次

综合医院出院患者各系统疾病出院人次

ICD-10 名称	三级综合医院			二级综合医院		
	25 分位	50 分位	75 分位	25 分位	50 分位	75 分位
某些传染病和寄生虫病	435	937	2042	128	591	1324
肿瘤	1302	2926	5426	407	751	1381
血液及造血器官疾病和涉及免疫机制的某些疾患	166	419	744	48	106	202
内分泌、营养和代谢疾病	1090	1588	2639	274	562	1033
精神和行为障碍	89	167	334	27	77	128
神经系统疾病	770	1428	2322	270	572	1150
眼和附器疾病	356	795	1446	91	268	595
耳和乳突疾病	193	333	601	43	107	310
循环系统疾病	4585	7561	10446	2416	3333	6126
呼吸系统疾病	3449	5011	7208	1747	3839	5871
消化系统疾病	2592	4372	6515	1118	2168	3563
皮肤和皮下组织疾病	123	294	529	53	112	175
肌肉骨骼系统和结缔组织疾病	747	1343	2495	287	490	883
泌尿生殖系统疾病	1509	2426	3829	412	947	1861
妊娠、分娩和产褥期	1392	2624	4030	745	2086	3869
起源于围生期的某些情况	208	618	1145	127	426	790
先天性畸形、变形和染色体异常	92	215	494	20	47	87

ICD-10 名称	三级综合医院			二级综合医院		
	25 分位	50 分位	75 分位	25 分位	50 分位	75 分位
症状、体征和临床与实验室异常所见，不可归类在他处者	408	705	1178	152	340	627
损伤、中毒和外因的某些其他后果	1812	3232	4307	972	1922	3507
影响健康状态和与保健机构接触的因素	1178	2562	6432	188	558	1403

2.3 疾病构成

综合医院出院患者各系统疾病构成（%）

ICD-10 名称	三级综合医院			二级综合医院		
	25 分位	50 分位	75 分位	25 分位	50 分位	75 分位
某些传染病和寄生虫病	1.38	2.31	3.44	1.41	2.63	4.00
肿瘤	4.40	6.91	9.09	2.45	3.68	4.58
血液及造血器官疾病和涉及免疫机制的某些疾患	0.61	0.90	1.20	0.35	0.48	0.64
内分泌、营养和代谢疾病	3.03	3.71	4.86	1.83	2.51	3.45
精神和行为障碍	0.25	0.40	0.66	0.16	0.37	0.55
神经系统疾病	2.38	3.26	4.70	1.61	2.86	4.19
眼和附器疾病	1.01	1.76	2.67	0.53	1.29	2.60
耳和乳突疾病	0.45	0.81	1.20	0.30	0.50	1.11
循环系统疾病	13.61	16.61	20.87	13.04	17.60	24.37
呼吸系统疾病	8.96	11.41	15.12	13.38	17.32	20.61
消化系统疾病	8.61	9.70	11.07	8.25	9.60	11.12
皮肤和皮下组织疾病	0.41	0.66	0.98	0.32	0.44	0.68
肌肉骨骼系统和结缔组织疾病	2.15	3.35	4.61	1.57	2.31	3.56
泌尿生殖系统疾病	4.84	5.59	6.62	3.21	4.58	6.07
妊娠、分娩和产褥期	3.62	5.90	8.26	6.05	9.06	11.08
起源于围生期的某些情况	0.65	1.43	2.05	0.97	1.59	2.42
先天性畸形、变形和染色体异常	0.30	0.52	0.77	0.14	0.19	0.27
症状、体征和临床与实验室异常所见，不可归类在他处者	1.25	1.60	2.11	1.07	1.53	1.97
损伤、中毒和外因的某些其他后果	5.10	7.06	9.54	7.30	9.21	11.55
影响健康状态和与保健机构接触的因素	3.68	6.44	10.98	1.26	2.54	4.25

2.4　病死率

综合医院出院患者各系统疾病病死率（%）

ICD-10 名称	三级综合医院			二级综合医院		
	25 分位	50 分位	75 分位	25 分位	50 分位	75 分位
某些传染病和寄生虫病	0.00	0.24	0.57	0.00	0.00	0.13
肿瘤	0.52	1.77	4.06	0.16	0.74	1.92
血液及造血器官疾病和涉及免疫机制的某些疾患	0.00	0.21	0.60	0.00	0.00	0.46
内分泌、营养和代谢疾病	0.05	0.15	0.34	0.00	0.00	0.40
精神和行为障碍	0.00	0.00	0.00	0.00	0.00	0.00
神经系统疾病	0.09	0.27	0.62	0.00	0.04	0.25
眼和附器疾病	0.00	0.00	0.00	0.00	0.00	0.00
耳和乳突疾病	0.00	0.00	0.00	0.00	0.00	0.00
循环系统疾病	0.56	1.00	1.56	0.16	0.52	0.94
呼吸系统疾病	0.28	0.67	1.33	0.05	0.13	0.51
消化系统疾病	0.13	0.30	0.61	0.00	0.12	0.29
皮肤和皮下组织疾病	0.00	0.00	0.08	0.00	0.00	0.00
肌肉骨骼系统和结缔组织疾病	0.00	0.02	0.10	0.00	0.00	0.00
泌尿生殖系统疾病	0.05	0.17	0.38	0.00	0.08	0.18
妊娠、分娩和产褥期	0.00	0.00	0.02	0.00	0.00	0.00
起源于围生期的某些情况	0.00	0.07	0.28	0.00	0.00	0.00
先天性畸形、变形和染色体异常	0.00	0.00	0.37	0.00	0.00	0.00
症状、体征和临床与实验室异常所见，不可归类在他处者	0.68	1.40	3.13	0.17	1.08	2.28
损伤、中毒和外因的某些其他后果	0.41	0.70	1.07	0.09	0.35	0.65
影响健康状态和与保健机构接触的因素	0.00	0.02	0.18	0.00	0.00	0.21

2.5　平均住院日

综合医院出院患者各系统疾病平均住院日（天）

ICD-10 名称	三级综合医院			二级综合医院		
	25 分位	50 分位	75 分位	25 分位	50 分位	75 分位
某些传染病和寄生虫病	8.56	9.86	11.71	6.30	8.12	10.09
肿瘤	11.33	13.08	14.81	9.03	10.71	11.92
血液及造血器官疾病和涉及免疫机制的某些疾患	7.71	9.23	10.64	5.72	6.95	7.77
内分泌、营养和代谢疾病	9.43	10.49	11.77	8.22	9.29	11.00
精神和行为障碍	7.35	9.23	12.62	4.65	6.42	9.41
神经系统疾病	9.03	10.39	11.90	7.11	8.18	9.93

ICD-10 名称	三级综合医院			二级综合医院		
	25 分位	50 分位	75 分位	25 分位	50 分位	75 分位
眼和附器疾病	5.92	6.81	8.53	4.69	5.96	7.46
耳和乳突疾病	8.17	9.29	10.52	6.33	7.58	8.97
循环系统疾病	10.15	11.06	12.27	8.91	9.39	11.13
呼吸系统疾病	8.09	9.00	10.07	6.88	7.61	9.00
消化系统疾病	8.01	8.95	9.88	6.46	7.56	8.36
皮肤和皮下组织疾病	9.27	10.96	13.07	7.37	8.63	10.83
肌肉骨骼系统和结缔组织疾病	10.56	11.85	13.11	8.48	9.68	11.67
泌尿生殖系统疾病	8.98	9.92	11.08	6.94	7.86	9.20
妊娠、分娩和产褥期	4.98	5.75	6.53	4.41	4.88	5.35
起源于围生期的某些情况	5.80	7.45	9.16	4.31	5.25	6.40
先天性畸形、变形和染色体异常	8.06	9.00	10.26	6.04	7.44	8.41
症状、体征和临床与实验室异常所见，不可归类在他处者	6.87	7.93	9.18	5.59	6.03	7.05
损伤、中毒和外因的某些其他后果	12.09	13.80	16.02	9.70	11.01	12.89
影响健康状态和与保健机构接触的因素	8.08	9.32	10.85	7.00	7.97	8.88

2.6 平均住院费用

综合医院出院患者各系统疾病平均住院费用（元）

ICD-10 名称	三级综合医院			二级综合医院		
	25 分位	50 分位	75 分位	25 分位	50 分位	75 分位
某些传染病和寄生虫病	5416.45	7527.53	10293.82	2453.91	3261.41	4850.95
肿瘤	13050.06	15891.41	20627.09	6091.19	7379.23	11414.99
血液及造血器官疾病和涉及免疫机制的某些疾患	6229.15	8097.51	10004.75	3172.15	4168.84	5234.01
内分泌、营养和代谢疾病	7122.94	8584.08	10704.03	4148.31	5396.26	7229.99
精神和行为障碍	5687.86	7361.31	9245.81	2487.03	3650.01	5604.19
神经系统疾病	7376.84	9009.79	11544.12	3815.59	4498.90	6534.36
眼和附器疾病	4917.68	6237.09	7690.96	2945.11	3864.44	5548.42
耳和乳突疾病	5375.58	6488.03	8445.24	2857.69	3477.75	4377.04
循环系统疾病	11186.57	14359.76	18466.28	5389.90	6462.40	8732.15
呼吸系统疾病	6125.99	7930.46	11065.01	2810.77	4081.51	5311.24
消化系统疾病	7872.28	9747.04	12155.66	4294.01	5093.55	6865.33
皮肤和皮下组织疾病	5250.13	6850.84	9065.59	2940.54	3562.37	5346.55
肌肉骨骼系统和结缔组织疾病	9092.82	13338.40	17304.34	5003.27	6370.01	9123.67
泌尿生殖系统疾病	7880.09	9380.52	11229.78	4184.21	5355.47	6835.24
妊娠、分娩和产褥期	4633.09	5443.46	6429.29	2719.28	3364.21	4420.19

ICD-10 名称	三级综合医院			二级综合医院		
	25 分位	50 分位	75 分位	25 分位	50 分位	75 分位
起源于围生期的某些情况	4920.69	7296.04	10619.09	2256.66	3771.84	5123.19
先天性畸形、变形和染色体异常	7490.52	9537.58	13294.12	3672.14	4458.01	5694.50
症状、体征和临床与实验室异常所见，不可归类在他处者	6407.54	8291.02	10670.42	3436.75	4125.84	5624.66
损伤、中毒和外因的某些其他后果	12412.82	17606.01	22245.29	6145.39	8193.14	10873.63
影响健康状态和与保健机构接触的因素	7918.54	9805.91	12348.24	3926.17	5933.50	7457.92

2.7 药占比

综合医院出院患者各系统疾病药占比（%）

ICD-10 名称	三级综合医院			二级综合医院		
	25 分位	50 分位	75 分位	25 分位	50 分位	75 分位
某些传染病和寄生虫病	36.64	43.22	49.01	37.26	42.22	47.43
肿瘤	31.75	37.47	42.76	30.63	37.89	43.93
血液及造血器官疾病和涉及免疫机制的某些疾患	32.14	39.69	45.68	25.51	31.84	36.46
内分泌、营养和代谢疾病	31.68	37.72	43.33	33.34	41.20	47.10
精神和行为障碍	28.44	36.24	42.77	28.30	37.14	45.57
神经系统疾病	34.80	41.38	46.29	35.13	43.08	47.11
眼和附器疾病	11.35	17.97	26.39	9.50	13.78	26.15
耳和乳突疾病	32.31	40.65	50.21	34.41	42.01	49.24
循环系统疾病	29.13	36.00	42.46	37.64	42.54	47.48
呼吸系统疾病	37.35	43.46	48.03	37.58	43.18	48.41
消化系统疾病	33.96	39.84	44.53	31.17	37.40	42.17
皮肤和皮下组织疾病	30.08	37.05	44.25	28.32	37.41	42.38
肌肉骨骼系统和结缔组织疾病	20.23	26.34	33.40	19.45	25.92	34.78
泌尿生殖系统疾病	27.11	33.28	38.24	24.33	31.04	35.91
妊娠、分娩和产褥期	16.38	21.49	28.05	10.16	16.66	22.07
起源于围生期的某些情况	13.48	20.71	26.99	11.28	16.47	24.17
先天性畸形、变形和染色体异常	19.59	24.51	29.43	20.02	25.59	32.01
症状、体征和临床与实验室异常所见，不可归类在他处者	30.28	36.07	40.41	28.88	34.46	39.24
损伤、中毒和外因的某些其他后果	27.72	33.13	38.14	25.12	31.63	36.83
影响健康状态和与保健机构接触的因素	39.96	50.16	55.58	25.95	42.24	49.48

2.8 耗材占比

综合医院出院患者各系统疾病耗材占比（%）

ICD-10 名称	三级综合医院			二级综合医院		
	25 分位	50 分位	75 分位	25 分位	50 分位	75 分位
某些传染病和寄生虫病	0.91	4.97	9.01	0.33	3.90	6.64
肿瘤	2.96	12.25	16.55	2.38	6.97	11.56
血液及造血器官疾病和涉及免疫机制的某些疾患	0.94	3.23	5.66	0.19	2.61	4.57
内分泌、营养和代谢疾病	1.10	5.55	8.53	0.62	3.65	5.96
精神和行为障碍	0.55	4.53	7.35	0.54	3.01	7.27
神经系统疾病	0.66	4.95	8.26	0.42	2.71	4.83
眼和附器疾病	4.60	20.97	29.91	1.91	13.37	24.20
耳和乳突疾病	0.57	3.01	5.73	0.36	2.20	3.89
循环系统疾病	3.81	16.82	25.58	1.37	5.20	8.94
呼吸系统疾病	1.24	5.96	8.88	0.85	4.26	6.54
消化系统疾病	3.09	10.66	15.24	2.37	7.23	11.81
皮肤和皮下组织疾病	1.16	6.64	10.90	1.02	5.40	9.29
肌肉骨骼系统和结缔组织疾病	2.31	22.90	36.03	1.60	12.43	29.53
泌尿生殖系统疾病	2.44	10.68	15.57	1.51	7.20	10.64
妊娠、分娩和产褥期	3.29	10.99	17.31	1.26	8.41	15.61
起源于围生期的某些情况	0.48	6.34	10.28	0.85	5.65	9.91
先天性畸形、变形和染色体异常	3.17	18.47	27.69	2.04	7.13	14.74
症状、体征和临床与实验室异常所见，不可归类在他处者	2.32	8.15	11.79	1.54	5.55	8.85
损伤、中毒和外因的某些其他后果	4.55	23.75	29.56	3.38	19.42	26.23
影响健康状态和与保健机构接触的因素	1.98	6.20	8.95	1.60	7.60	12.40

2.9 抗菌药物使用率

综合医院出院患者各系统疾病抗菌药物使用率（%）

ICD-10 名称	三级综合医院			二级综合医院		
	25 分位	50 分位	75 分位	25 分位	50 分位	75 分位
某些传染病和寄生虫病	37.54	51.63	65.46	23.11	48.00	60.87
肿瘤	32.19	43.82	53.67	23.63	40.49	50.99
血液及造血器官疾病和涉及免疫机制的某些疾患	19.29	28.77	37.20	13.50	21.91	33.33
内分泌、营养和代谢疾病	10.06	15.58	20.85	13.81	16.26	27.08
精神和行为障碍	3.90	6.88	11.56	1.64	8.94	16.67
神经系统疾病	8.24	12.86	18.41	6.45	10.76	17.91

ICD-10 名称	三级综合医院			二级综合医院		
	25 分位	50 分位	75 分位	25 分位	50 分位	75 分位
眼和附器疾病	3.84	10.62	25.26	0.56	16.54	49.91
耳和乳突疾病	10.00	21.43	32.45	2.82	15.63	25.68
循环系统疾病	14.56	20.36	25.93	13.36	20.30	24.75
呼吸系统疾病	60.62	82.08	91.17	58.73	80.62	90.84
消化系统疾病	39.61	48.15	60.02	41.12	50.67	61.08
皮肤和皮下组织疾病	37.40	54.39	68.14	33.05	54.82	73.56
肌肉骨骼系统和结缔组织疾病	12.82	22.52	35.07	9.03	16.61	26.21
泌尿生殖系统疾病	37.99	53.82	66.13	32.69	53.83	70.00
妊娠、分娩和产褥期	13.47	43.99	63.67	7.46	35.87	54.65
起源于围生期的某些情况	30.34	50.00	73.30	17.99	45.27	65.21
先天性畸形、变形和染色体异常	18.40	35.11	48.90	22.81	34.21	45.83
症状、体征和临床与实验室异常所见，不可归类在他处者	28.03	37.66	48.94	29.02	41.76	50.78
损伤、中毒和外因的某些其他后果	31.62	52.76	65.85	22.78	39.30	61.33
影响健康状态和与保健机构接触的因素	7.61	11.96	18.33	9.38	15.60	23.05

3　手术谱覆盖情况

3.1　手术及操作种类

综合医院出院患者各系统手术及操作种类（种）

ICD-9-CM-3 名称	三级综合医院			二级综合医院		
	25 分位	50 分位	75 分位	25 分位	50 分位	75 分位
总数	548	751	1019	208	324	478
操作和介入	2	8	15	0	0	2
神经系统手术	18	26	34	5	12	17
内分泌系统手术	7	11	16	2	5	7
眼的手术	29	49	78	8	19	32
其他各类诊断性和治疗性操作	0	3	6	0	0	1
耳部手术	7	12	17	2	4	7
鼻、口、咽手术	32	46	65	11	21	35
呼吸系统手术	21	32	44	4	9	17
心血管系统手术	28	47	76	3	8	18
血液和淋巴系统手术	9	12	16	2	5	7
消化系统手术	98	137	176	40	58	83
泌尿系统手术	29	42	54	10	19	29
男性生殖器手术	17	23	28	10	13	19
女性生殖器手术	48	65	80	26	36	48

ICD-9-CM-3 名称	三级综合医院			二级综合医院		
	25 分位	50 分位	75 分位	25 分位	50 分位	75 分位
产科操作	7	10	15	4	7	11
肌肉骨骼系统手术	100	149	198	40	73	119
体被系统手术	24	33	41	11	17	24
各种诊断性和治疗性操作	23	38	59	4	11	21

3.2 手术种类

综合医院出院患者各系统手术种类（种）

ICD-9-CM-3 名称	三级综合医院			二级综合医院		
	25 分位	50 分位	75 分位	25 分位	50 分位	75 分位
总数	457	632	827	194	281	427
操作和介入	1	4	7	0	0	1
神经系统手术	17	24	31	5	11	16
内分泌系统手术	7	11	15	2	5	7
眼的手术	28	48	75	7	19	31
耳部手术	7	12	17	1	4	7
鼻、口、咽手术	31	44	59	11	20	33
呼吸系统手术	16	26	35	3	8	14
心血管系统手术	17	30	52	2	5	12
血液和淋巴系统手术	7	10	13	2	4	6
消化系统手术	88	119	151	36	53	77
泌尿系统手术	25	35	45	10	16	25
男性生殖器手术	17	22	27	10	13	18
女性生殖器手术	44	60	73	23	33	45
产科操作	4	6	8	3	4	6
肌肉骨骼系统手术	99	147	195	39	73	117
体被系统手术	23	31	38	11	16	23

3.3 手术及操作人次

综合医院出院患者各系统手术及操作人次

ICD-9-CM-3 名称	三级综合医院			二级综合医院		
	25 分位	50 分位	75 分位	25 分位	50 分位	75 分位
操作和介入	2	72	675	0	0	6
神经系统手术	193	478	1062	16	70	218
内分泌系统手术	108	245	474	5	35	97
眼的手术	348	843	2017	46	269	565

ICD-9-CM-3 名称	三级综合医院			二级综合医院		
	25 分位	50 分位	75 分位	25 分位	50 分位	75 分位
其他各类诊断性和治疗性操作	0	6	35	0	0	1
耳部手术	30	72	207	2	10	36
鼻、口、咽手术	325	703	1377	30	134	359
呼吸系统手术	248	500	1040	17	69	191
心血管系统手术	369	956	2089	15	49	217
血液和淋巴系统手术	64	188	722	4	12	47
消化系统手术	1552	2866	5531	414	807	1317
泌尿系统手术	217	488	1032	24	91	202
男性生殖器手术	156	315	562	28	93	182
女性生殖器手术	894	1593	2811	147	458	1153
产科操作	676	1499	2318	381	753	1762
肌肉骨骼系统手术	883	1660	3269	255	555	1292
体被系统手术	468	859	1562	88	275	517
各种诊断性和治疗性操作	416	1178	2638	8	69	286

3.4　手术人次

综合医院出院患者各系统手术人次

ICD-9-CM-3 名称	三级综合医院			二级综合医院		
	25 分位	50 分位	75 分位	25 分位	50 分位	75 分位
操作和介入	1	27	253	0	0	2
神经系统手术	162	357	704	12	61	157
内分泌系统手术	107	244	469	5	35	97
眼的手术	348	821	1977	46	269	563
其他各类诊断性和治疗性操作	0	6	35	0	0	1
耳部手术	29	71	207	2	10	36
鼻、口、咽手术	319	686	1322	30	130	308
呼吸系统手术	176	371	717	12	52	129
心血管系统手术	164	329	801	15	37	94
血液和淋巴系统手术	31	84	195	3	9	28
消化系统手术	1140	2203	3948	381	670	1228
泌尿系统手术	186	378	795	23	88	175
男性生殖器手术	156	313	545	28	93	171
女性生殖器手术	770	1495	2665	144	416	1090
产科操作	569	1295	2095	335	729	1603
肌肉骨骼系统手术	883	1645	2886	253	548	1276
体被系统手术	466	836	1483	88	271	515
各种诊断性和治疗性操作	0	0	0	0	0	0

二、医疗质量

1 重返类

1.1 再住院情况

综合医院出院患者再住院情况

指标名称	三级综合医院			二级综合医院		
	25 分位	50 分位	75 分位	25 分位	50 分位	75 分位
再住院次数最大值	14	17	24	8	12	18
再住院率（%）	13.08	16.64	21.29	9.49	13.64	16.64
当天再住院率（%）	0.30	0.54	0.94	0.15	0.27	0.62
第 2~31 天再住院率（%）	5.77	7.93	10.96	3.47	4.83	6.96
第 2~31 天因同一类疾病再住院率（%）	3.01	4.35	6.48	1.45	2.49	3.67
第 2~31 天非计划再住院率（%）	3.51	5.21	7.39	1.21	3.87	5.96
第 2-31 天因同一类疾病非计划再住院率（%）	1.77	2.69	4.03	0.57	1.88	2.94
31 天后再住院率（%）	5.91	7.29	9.03	4.99	6.96	8.66

1.2 重返手术室情况

综合医院出院患者重返手术室情况

指标名称	三级综合医院			二级综合医院		
	25 分位	50 分位	75 分位	25 分位	50 分位	75 分位
重返手术室次数	148	341	752	22	59	150
重返手术室率（%）	1.97	2.92	4.04	0.65	1.45	2.75

2 住院患者安全类

2.1 住院安全事件发生率

综合医院出院患者住院安全事件发生率（%）

安全事件名称	三级综合医院			二级综合医院		
	25 分位	50 分位	75 分位	25 分位	50 分位	75 分位
压疮	0.0000	0.0011	0.0044	0.0000	0.0000	0.0037
败血症	0.0000	0.0065	0.0220	0.0000	0.0000	0.0054
医院获得性肺炎	0.0507	0.1286	0.2155	0.0070	0.0391	0.1461
静脉炎和血栓性静脉炎	0.0000	0.0072	0.0160	0.0000	0.0000	0.0121
新生儿产伤	0.0000	0.0000	0.0000	0.0000	0.0000	0.0000
新生儿医院感染（除外宫内感染）	0.0011	0.0087	0.0251	0.0000	0.0000	0.0093

2.2 手术安全事件发生率

综合医院出院患者手术安全事件发生率（%）

手术安全事件名称	三级综合医院			二级综合医院		
	25 分位	50 分位	75 分位	25 分位	50 分位	75 分位
消化系统的操作后疾患，不可归类在他处者	0.0000	0.0000	0.0078	0.0000	0.0000	0.0000
与手术相关医院感染	0.0000	0.0160	0.0642	0.0000	0.0000	0.0165
手术患者肺部感染	0.0000	0.0544	0.1385	0.0000	0.0000	0.0514
手术后操作并发症	0.0000	0.0079	0.0789	0.0000	0.0000	0.0379
手术后肺栓塞	0.0000	0.0000	0.0129	0.0000	0.0000	0.0000
手术后深静脉血栓	0.0000	0.0000	0.0034	0.0000	0.0000	0.0000
手术后败血症	0.0000	0.0000	0.0178	0.0000	0.0000	0.0000
手术后出血或血肿	0.0000	0.0000	0.0100	0.0000	0.0000	0.0000
手术后伤口裂开	0.0000	0.0000	0.0089	0.0000	0.0000	0.0000
手术后呼吸衰竭	0.0000	0.0351	0.0788	0.0000	0.0000	0.0285
骨折	0.0000	0.0134	0.0436	0.0000	0.0000	0.0446
手术后消化道出血	0.0000	0.0113	0.0331	0.0000	0.0000	0.0000
手术后急性溃疡	0.0000	0.0000	0.0030	0.0000	0.0000	0.0000

3 死亡类

3.1 病死率

综合医院出院患者病死率（%）

指标名称	三级综合医院			二级综合医院		
	25 分位	50 分位	75 分位	25 分位	50 分位	75 分位
病死率	0.31	0.57	0.98	0.10	0.26	0.57
新生儿患者病死率	0.00	0.10	0.40	0.00	0.00	0.10
手术患者死亡率	0.14	0.28	0.45	0.00	0.09	0.28
住院安全事件死亡率	0.00	5.56	13.70	0.00	0.00	4.22
手术安全事件死亡率	0.00	4.44	12.12	0.00	0.00	0.00

3.2 恶性肿瘤出院患者病死率

综合医院恶性肿瘤出院患者病死率（%）

指标名称	三级综合医院			二级综合医院		
	25 分位	50 分位	75 分位	25 分位	50 分位	75 分位
支气管和肺恶性肿瘤	1.14	4.46	9.91	0.00	0.37	5.06
肝和肝内胆管恶性肿瘤	0.96	4.71	12.20	0.00	0.81	8.33

指标名称	三级综合医院			二级综合医院		
	25分位	50分位	75分位	25分位	50分位	75分位
胃恶性肿瘤	0.35	2.07	5.95	0.00	0.00	2.44
食管恶性肿瘤	0.00	2.33	7.69	0.00	0.00	3.33
结肠恶性肿瘤	0.26	1.67	5.38	0.00	0.00	2.53
胰恶性肿瘤	0.00	6.61	15.15	0.00	0.00	9.80
乳房恶性肿瘤	0.00	0.42	2.27	0.00	0.00	0.00
白血病	0.00	2.56	6.88	0.00	0.00	5.62
恶性淋巴瘤	0.00	1.60	5.95	0.00	0.00	0.00
前列腺恶性肿瘤	0.00	0.00	4.55	0.00	0.00	0.00

三、医疗效率

综合医院医疗效率指标统计表

指标名称	三级综合医院			二级综合医院		
	25分位	50分位	75分位	25分位	50分位	75分位
平均住院日（天）	9.24	10.22	11.24	7.47	8.26	9.63
住院日中位数（天）	7	8	9	6	7	7
平均住院费用（元）	8826.06	10886.40	13736.44	4391.69	5152.36	7134.00
住院费用中位数（元）	5939.70	6996.39	8396.93	3069.67	3575.92	4816.68
平均住院药费（元）	2875.03	4040.40	5115.57	1501.29	1877.17	2768.43
药占比（%）	32.40	37.36	41.69	30.19	37.49	40.44
抗菌药物费用占药费总额比（%）	10.10	13.18	16.65	9.66	14.60	19.21
抗菌药物使用率（%）	28.83	39.92	45.89	26.90	39.73	50.60
耗材占比（%）	3.61	13.52	18.96	2.79	8.45	13.46

四、重点疾病医疗质量和效率数据

1 重点疾病出院人次

综合医院出院患者重点疾病出院人次

重点疾病名称	三级综合医院			二级综合医院		
	25分位	50分位	75分位	25分位	50分位	75分位
急性心肌梗死	69	258	514	9	30	124
心力衰竭	30	97	290	12	26	103
脑出血与脑梗死	1294	2097	3307	717	1166	2056
创伤性颅脑损伤	185	339	618	108	266	542

重点疾病名称	三级综合医院			二级综合医院		
	25分位	50分位	75分位	25分位	50分位	75分位
消化道出血(无并发症)	160	267	409	69	142	248
累及身体多个部位的损伤	18	54	125	20	61	202
肺炎	863	1465	2233	446	1072	1864
慢性阻塞性肺疾病	381	646	995	191	419	803
糖尿病伴短期与长期并发症	121	501	1039	14	42	143
结节性甲状腺肿	1	4	14	1	4	6
急性阑尾炎伴弥漫性腹膜炎及脓肿	41	83	164	20	52	126
前列腺增生	102	174	264	37	60	125
肾衰竭	225	431	696	24	72	215
败血症（成人）	8	28	101	3	8	19
高血压病（成人）	321	566	1028	119	260	532
急性胰腺炎	97	155	254	42	68	114
恶性肿瘤化学治疗	370	1227	3675	21	247	576

2 重点疾病构成

综合医院出院患者重点疾病构成（%）

重点疾病名称	三级综合医院			二级综合医院		
	25分位	50分位	75分位	25分位	50分位	75分位
急性心肌梗死	0.26	0.64	1.08	0.05	0.20	0.42
心力衰竭	0.07	0.21	0.67	0.06	0.14	0.47
脑出血与脑梗死	3.50	4.92	6.76	4.03	5.42	9.31
创伤性颅脑损伤	0.48	0.79	1.26	0.65	1.23	1.93
消化道出血(无并发症)	0.46	0.60	0.82	0.44	0.58	0.89
累及身体多个部位的损伤	0.05	0.11	0.29	0.08	0.28	0.57
肺炎	2.35	3.48	5.06	2.85	4.92	6.62
慢性阻塞性肺疾病	0.97	1.44	2.15	1.27	2.19	3.31
糖尿病伴短期与长期并发症	0.30	1.06	1.93	0.09	0.23	0.51
结节性甲状腺肿	0.00	0.01	0.03	0.01	0.02	0.04
急性阑尾炎伴弥漫性腹膜炎及脓肿	0.10	0.18	0.34	0.10	0.23	0.53
前列腺增生	0.28	0.39	0.53	0.20	0.31	0.43
肾衰竭	0.59	1.01	1.30	0.11	0.39	0.66
败血症（成人）	0.02	0.06	0.17	0.01	0.03	0.07
高血压病（成人）	0.76	1.31	2.27	0.72	1.31	1.96
急性胰腺炎	0.27	0.36	0.51	0.23	0.35	0.45
恶性肿瘤化学治疗	1.30	3.11	6.49	0.08	0.87	1.89

3 重点疾病病死率

综合医院出院患者重点疾病病死率（%）

重点疾病名称	三级综合医院			二级综合医院		
	25 分位	50 分位	75 分位	25 分位	50 分位	75 分位
急性心肌梗死	2.26	4.35	7.46	0.00	2.78	7.79
心力衰竭	0.75	2.76	5.56	0.00	1.15	4.23
脑出血与脑梗死	0.55	1.22	2.15	0.06	0.36	0.97
创伤性颅脑损伤	1.93	3.36	4.91	0.00	1.51	2.57
消化道出血(无并发症)	0.45	1.56	2.98	0.00	0.26	1.82
累及身体多个部位的损伤	0.00	0.00	2.86	0.00	0.00	0.00
肺炎	0.13	0.49	1.49	0.00	0.03	0.42
慢性阻塞性肺疾病	0.19	0.99	1.98	0.00	0.19	0.74
糖尿病伴短期与长期并发症	0.00	0.11	0.45	0.00	0.00	0.21
结节性甲状腺肿	0.00	0.00	0.00	0.00	0.00	0.00
急性阑尾炎伴弥漫性腹膜炎及脓肿	0.00	0.00	0.00	0.00	0.00	0.00
前列腺增生	0.00	0.00	0.00	0.00	0.00	0.00
肾衰竭	0.21	0.96	1.82	0.00	0.00	1.19
败血症（成人）	0.00	1.64	10.00	0.00	0.00	0.00
高血压病（成人）	0.00	0.00	0.17	0.00	0.00	0.00
急性胰腺炎	0.00	0.00	0.74	0.00	0.00	0.00
恶性肿瘤化学治疗	0.00	0.00	0.03	0.00	0.00	0.00

4 重点疾病平均住院日

综合医院出院患者重点疾病平均住院日（天）

重点疾病名称	三级综合医院			二级综合医院		
	25 分位	50 分位	75 分位	25 分位	50 分位	75 分位
急性心肌梗死	8.91	10.28	11.75	5.50	7.58	10.35
心力衰竭	8.98	10.30	11.84	7.48	8.59	10.06
脑出血与脑梗死	12.08	13.57	15.19	10.55	11.61	13.50
创伤性颅脑损伤	14.44	16.67	19.75	10.18	13.07	15.00
消化道出血(无并发症)	8.09	9.07	10.13	6.76	7.54	8.95
累及身体多个部位的损伤	11.79	16.81	21.84	7.00	8.38	10.67
肺炎	8.15	9.13	10.38	6.66	7.49	8.79
慢性阻塞性肺疾病	10.22	11.15	12.22	8.62	9.83	11.48
糖尿病伴短期与长期并发症	10.41	12.14	13.37	8.40	10.73	13.58
结节性甲状腺肿	7.00	8.00	9.68	6.33	7.00	9.00
急性阑尾炎伴弥漫性腹膜炎及脓肿	7.71	8.78	10.44	7.30	8.21	9.26

重点疾病名称	三级综合医院			二级综合医院		
	25 分位	50 分位	75 分位	25 分位	50 分位	75 分位
前列腺增生	11.17	12.08	13.76	8.92	9.96	11.85
肾衰竭	11.30	13.38	16.51	8.58	11.41	15.67
败血症（成人）	7.85	10.33	14.35	5.92	8.75	12.00
高血压病（成人）	7.92	8.96	10.32	6.94	7.95	10.20
急性胰腺炎	9.66	11.36	12.90	7.63	8.99	10.22
恶性肿瘤化学治疗	7.00	8.45	10.26	6.08	7.78	8.82

5 重点疾病平均住院费用

综合医院出院患者重点疾病平均住院费用（元）

重点疾病名称	三级综合医院			二级综合医院		
	25 分位	50 分位	75 分位	25 分位	50 分位	75 分位
急性心肌梗死	22320.88	29693.30	37308.37	5266.04	10781.51	15314.27
心力衰竭	8640.36	11668.62	15716.59	4594.95	5489.15	7787.78
脑出血与脑梗死	12519.32	16759.92	22259.66	6197.92	8239.11	11403.09
创伤性颅脑损伤	17376.69	25520.45	36328.09	6728.48	10908.68	13725.28
消化道出血(无并发症)	9165.69	11234.32	14340.67	4915.35	6607.92	8460.94
累及身体多个部位的损伤	11483.81	24642.03	39976.41	2839.87	4385.59	6183.42
肺炎	5246.39	6872.08	10178.63	2405.39	3344.32	4558.21
慢性阻塞性肺疾病	9626.93	12504.40	16146.17	5107.52	6638.78	9142.09
糖尿病伴短期与长期并发症	7642.21	9503.89	11893.25	4540.75	6277.73	8426.27
结节性甲状腺肿	6783.04	10723.97	13158.01	7993.66	8570.06	11374.74
急性阑尾炎伴弥漫性腹膜炎及脓肿	8757.42	10860.64	13332.92	4869.78	6629.44	8532.75
前列腺增生	10530.46	12664.71	15220.82	5491.31	7019.88	9067.47
肾衰竭	10121.98	12894.84	16118.29	4822.01	7421.03	9785.90
败血症（成人）	8274.54	15354.86	30661.86	3472.35	6836.08	11839.82
高血压病（成人）	5959.92	7152.95	8754.67	3672.41	4398.25	5639.52
急性胰腺炎	13252.70	16960.14	22765.23	6188.70	7802.27	11251.12
恶性肿瘤化学治疗	7915.78	9796.39	12258.70	4558.57	6407.49	8541.94

6 重点疾病药占比

综合医院出院患者重点疾病药占比（%）

重点疾病名称	三级综合医院			二级综合医院		
	25 分位	50 分位	75 分位	25 分位	50 分位	75 分位
急性心肌梗死	15.44	22.01	28.26	23.94	32.23	42.70
心力衰竭	33.02	40.82	46.18	32.50	40.22	46.81
脑出血与脑梗死	39.24	45.61	52.22	39.36	44.05	52.54
创伤性颅脑损伤	37.13	46.83	52.50	35.22	41.73	48.87
消化道出血(无并发症)	40.29	46.16	50.95	38.09	42.64	49.56
累及身体多个部位的损伤	26.88	33.73	39.32	26.06	37.41	44.94
肺炎	37.28	44.59	50.60	37.53	42.61	46.23
慢性阻塞性肺疾病	41.29	48.59	54.40	41.92	47.60	53.54
糖尿病伴短期与长期并发症	34.85	41.55	46.01	35.61	42.69	50.27
结节性甲状腺肿	14.88	23.37	28.54	12.26	21.25	24.83
急性阑尾炎伴弥漫性腹膜炎及脓肿	32.54	40.02	47.30	29.47	35.94	43.36
前列腺增生	25.50	33.43	39.91	25.08	34.32	43.71
肾衰竭	31.74	37.67	44.51	26.62	34.13	42.29
败血症（成人）	33.80	41.89	48.58	28.76	38.51	47.32
高血压病（成人）	32.34	40.21	45.60	36.92	42.92	50.36
急性胰腺炎	48.34	56.15	61.57	49.95	54.83	63.75
恶性肿瘤化学治疗	56.57	63.94	70.67	56.03	62.87	71.37

7 重点疾病耗材占比

综合医院出院患者重点疾病耗材占比（%）

重点疾病名称	三级综合医院			二级综合医院		
	25 分位	50 分位	75 分位	25 分位	50 分位	75 分位
急性心肌梗死	4.45	37.14	47.63	1.02	5.94	16.57
心力衰竭	1.67	7.18	11.58	0.79	4.02	7.14
脑出血与脑梗死	1.66	7.72	12.54	1.08	3.64	6.55
创伤性颅脑损伤	1.75	10.58	14.69	1.18	6.63	11.14
消化道出血(无并发症)	1.84	6.10	9.72	0.39	3.49	6.25
累及身体多个部位的损伤	2.71	18.33	27.68	0.78	4.07	7.76
肺炎	1.69	5.39	7.75	0.72	3.71	7.34
慢性阻塞性肺疾病	0.84	4.12	6.38	0.43	3.35	5.51
糖尿病伴短期与长期并发症	0.83	4.43	8.50	0.23	3.18	5.33
结节性甲状腺肿	0.60	7.95	15.75	0.00	4.91	13.85

重点疾病名称	三级综合医院			二级综合医院		
	25 分位	50 分位	75 分位	25 分位	50 分位	75 分位
急性阑尾炎伴弥漫性腹膜炎及脓肿	1.70	10.39	17.70	2.18	7.62	12.25
前列腺增生	1.86	11.21	17.59	1.61	6.61	12.07
肾衰竭	2.53	7.90	11.68	1.24	4.46	8.72
败血症（成人）	0.92	5.61	9.18	0.12	4.03	7.20
高血压病（成人）	0.89	4.25	7.13	0.43	2.18	4.61
急性胰腺炎	1.68	6.17	9.19	0.88	3.42	6.34
恶性肿瘤化学治疗	1.04	3.54	5.17	0.14	2.29	4.63

8 重点疾病抗菌药物使用率

综合医院出院患者重点疾病抗菌药物使用率（%）

重点疾病名称	三级综合医院			二级综合医院		
	25 分位	50 分位	75 分位	25 分位	50 分位	75 分位
急性心肌梗死	14.64	21.23	30.10	12.39	20.71	36.15
心力衰竭	27.09	41.67	57.35	30.77	44.62	60.00
脑出血与脑梗死	12.48	20.19	27.38	11.97	16.33	22.07
创伤性颅脑损伤	21.74	40.64	56.41	13.39	35.12	49.35
消化道出血(无并发症)	18.75	31.81	39.76	17.23	24.78	39.46
累及身体多个部位的损伤	26.83	51.43	70.14	4.04	36.59	59.05
肺炎	66.88	90.46	97.16	54.55	88.12	95.03
慢性阻塞性肺疾病	71.58	88.44	96.20	67.78	87.39	95.62
糖尿病伴短期与长期并发症	13.52	21.18	29.41	15.16	23.78	32.14
结节性甲状腺肿	0.00	0.00	13.33	0.00	0.00	0.00
急性阑尾炎伴弥漫性腹膜炎及脓肿	79.37	97.92	100.00	80.00	93.10	100.00
前列腺增生	60.00	80.95	89.41	43.37	80.38	90.63
肾衰竭	22.35	34.22	41.27	12.00	30.16	39.49
败血症（成人）	78.28	96.00	100.00	61.54	87.50	100.00
高血压病（成人）	5.42	9.20	13.72	6.20	10.18	18.03
急性胰腺炎	64.94	86.16	93.58	67.24	86.30	94.39
恶性肿瘤化学治疗	3.26	6.89	10.47	4.44	10.32	16.00

9 重点疾病重返类数据

9.1 重点疾病当天再住院率

综合医院出院患者重点疾病当天再住院率（%）

重点疾病名称	三级综合医院			二级综合医院		
	25分位	50分位	75分位	25分位	50分位	75分位
急性心肌梗死	0.00	0.00	0.48	0.00	0.00	0.00
心力衰竭	0.00	0.00	0.27	0.00	0.00	0.00
脑出血与脑梗死	0.12	0.35	0.96	0.00	0.16	0.69
创伤性颅脑损伤	0.00	0.00	0.44	0.00	0.00	0.08
消化道出血(无并发症)	0.00	0.00	0.31	0.00	0.00	0.00
累及身体多个部位的损伤	0.00	0.00	0.00	0.00	0.00	0.00
肺炎	0.03	0.17	0.43	0.00	0.00	0.14
慢性阻塞性肺疾病	0.00	0.34	1.11	0.00	0.00	0.31
糖尿病伴短期与长期并发症	0.00	0.00	0.45	0.00	0.00	0.00
结节性甲状腺肿	0.00	0.00	0.00	0.00	0.00	0.00
急性阑尾炎伴弥漫性腹膜炎及脓肿	0.00	0.00	0.00	0.00	0.00	0.00
前列腺增生	0.00	0.00	0.00	0.00	0.00	0.00
肾衰竭	0.00	0.50	1.92	0.00	0.00	1.65
败血症（成人）	0.00	0.00	0.00	0.00	0.00	0.00
高血压病（成人）	0.00	0.00	0.26	0.00	0.00	0.00
急性胰腺炎	0.00	0.00	0.42	0.00	0.00	0.00
恶性肿瘤化学治疗	0.00	0.03	0.26	0.00	0.00	0.00

9.2 重点疾病第 2~31 天再住院率

综合医院出院患者重点疾病第 2~31 天再住院率（%）

重点疾病名称	三级综合医院			二级综合医院		
	25分位	50分位	75分位	25分位	50分位	75分位
急性心肌梗死	0.00	1.06	2.15	0.00	0.00	1.08
心力衰竭	0.00	1.94	4.27	0.00	0.00	3.45
脑出血与脑梗死	0.89	1.35	2.12	0.88	1.47	2.51
创伤性颅脑损伤	0.00	0.13	0.45	0.00	0.00	0.39
消化道出血(无并发症)	0.79	1.63	3.03	0.40	1.52	3.70
累及身体多个部位的损伤	0.00	0.00	0.00	0.00	0.00	0.00
肺炎	1.15	1.91	2.72	1.16	2.02	2.81
慢性阻塞性肺疾病	2.51	4.24	6.27	2.63	4.76	6.64
糖尿病伴短期与长期并发症	0.60	1.45	2.38	0.00	0.00	1.96

重点疾病名称	三级综合医院			二级综合医院		
	25 分位	50 分位	75 分位	25 分位	50 分位	75 分位
结节性甲状腺肿	0.00	0.00	0.00	0.00	0.00	0.00
急性阑尾炎伴弥漫性腹膜炎及脓肿	0.00	0.00	0.00	0.00	0.00	0.77
前列腺增生	0.45	1.22	2.08	0.00	2.02	4.05
肾衰竭	6.43	9.54	13.54	0.00	6.92	13.22
败血症（成人）	0.00	0.00	0.98	0.00	0.00	0.00
高血压病（成人）	0.40	0.89	1.84	0.00	0.96	2.42
急性胰腺炎	1.22	2.16	3.45	0.00	1.85	4.00
恶性肿瘤化学治疗	39.27	47.96	56.47	8.44	31.59	50.00

9.3 同一类重点疾病第 2~31 天非计划再住院率

综合医院出院患者同一类重点疾病第 2~31 天非计划再住院率（%）

重点疾病名称	三级综合医院			二级综合医院		
	25 分位	50 分位	75 分位	25 分位	50 分位	75 分位
急性心肌梗死	0.00	0.25	0.86	0.00	0.00	0.00
心力衰竭	0.00	0.52	2.45	0.00	0.00	2.35
脑出血与脑梗死	0.43	0.77	1.34	0.10	0.76	1.27
创伤性颅脑损伤	0.00	0.00	0.32	0.00	0.00	0.21
消化道出血(无并发症)	0.00	1.00	2.05	0.00	0.50	2.47
累及身体多个部位的损伤	0.00	0.00	0.00	0.00	0.00	0.00
肺炎	0.57	1.04	1.80	0.23	0.89	2.05
慢性阻塞性肺疾病	1.00	2.55	4.60	0.00	2.36	4.17
糖尿病伴短期与长期并发症	0.00	0.76	1.55	0.00	0.00	0.70
结节性甲状腺肿	0.00	0.00	0.00	0.00	0.00	0.00
急性阑尾炎伴弥漫性腹膜炎及脓肿	0.00	0.00	0.00	0.00	0.00	0.00
前列腺增生	0.00	0.73	1.55	0.00	0.39	2.31
肾衰竭	2.27	5.15	8.59	0.00	2.70	8.57
败血症（成人）	0.00	0.00	0.00	0.00	0.00	0.00
高血压病（成人）	0.00	0.46	1.16	0.00	0.35	1.14
急性胰腺炎	0.00	1.16	2.09	0.00	0.00	2.15
恶性肿瘤化学治疗	7.34	15.01	28.04	0.00	12.64	19.08

五、重点手术医疗质量和效率数据

1 重点手术出院人次

综合医院出院患者重点手术出院人次

重点手术名称	三级综合医院			二级综合医院		
	25 分位	50 分位	75 分位	25 分位	50 分位	75 分位
髋、膝关节置换术	34	90	202	6	20	53
椎板切除术或脊柱融合相关手术	56	162	366	8	36	91
胰腺切除手术	2	4	11	0	1	2
食管切除手术	3	10	39	1	3	9
腹腔镜下胆囊切除术	106	277	579	18	70	229
冠状动脉旁路移植术	3	15	39	0	0	4
经皮冠状动脉介入治疗	49	206	498	3	14	71
颅脑手术	78	165	354	16	45	91
子宫切除术	103	257	502	29	68	157
剖宫产	458	987	1536	336	675	1299
阴道分娩	91	290	554	5	64	406
乳腺手术	19	59	151	3	10	25
肺切除术	4	13	36	1	2	3
胃切除术	15	46	114	4	7	16
直肠切除术	13	39	99	2	5	16
肾与前列腺相关手术	62	126	236	10	30	59
血管内修补术	5	17	51	0	1	3
恶性肿瘤手术	421	989	2109	69	228	422

2 重点手术构成

综合医院出院患者重点手术构成（%）

重点手术名称	三级综合医院			二级综合医院		
	25 分位	50 分位	75 分位	25 分位	50 分位	75 分位
髋、膝关节置换术	0.10	0.21	0.36	0.03	0.09	0.16
椎板切除术或脊柱融合相关手术	0.18	0.37	0.70	0.07	0.15	0.30
胰腺切除手术	0.00	0.01	0.02	0.00	0.00	0.01
食管切除手术	0.01	0.03	0.07	0.00	0.01	0.02
腹腔镜下胆囊切除术	0.31	0.60	1.05	0.08	0.42	0.68
冠状动脉旁路移植术	0.01	0.02	0.06	0.00	0.00	0.01
经皮冠状动脉介入治疗	0.14	0.46	0.93	0.01	0.07	0.19

重点手术名称	三级综合医院			二级综合医院		
	25 分位	50 分位	75 分位	25 分位	50 分位	75 分位
颅脑手术	0.28	0.42	0.68	0.07	0.23	0.39
子宫切除术	0.34	0.56	0.89	0.17	0.30	0.56
剖宫产	1.27	2.17	3.22	2.05	3.16	4.14
阴道分娩	0.23	0.66	1.34	0.02	0.43	1.56
乳腺手术	0.07	0.14	0.26	0.02	0.05	0.08
肺切除术	0.01	0.03	0.06	0.00	0.01	0.01
胃切除术	0.05	0.11	0.19	0.02	0.04	0.06
直肠切除术	0.04	0.09	0.15	0.01	0.03	0.05
肾与前列腺相关手术	0.19	0.29	0.44	0.08	0.13	0.22
血管内修补术	0.01	0.04	0.08	0.00	0.00	0.01
恶性肿瘤手术	1.39	2.32	3.48	0.37	1.02	1.37

3 重点手术死亡率

综合医院出院患者重点手术死亡率（%）

重点手术名称	三级综合医院			二级综合医院		
	25 分位	50 分位	75 分位	25 分位	50 分位	75 分位
髋、膝关节置换术	0.00	0.00	0.00	0.00	0.00	0.00
椎板切除术或脊柱融合相关手术	0.00	0.00	0.15	0.00	0.00	0.00
胰腺切除手术	0.00	0.00	0.00	0.00	0.00	0.00
食管切除手术	0.00	0.00	0.00	0.00	0.00	0.00
腹腔镜下胆囊切除术	0.00	0.00	0.00	0.00	0.00	0.00
冠状动脉旁路移植术	0.00	0.00	3.80	0.00	0.00	0.00
经皮冠状动脉介入治疗	0.00	0.20	0.82	0.00	0.00	0.47
颅脑手术	2.31	5.14	8.47	0.00	3.76	7.32
子宫切除术	0.00	0.00	0.00	0.00	0.00	0.00
剖宫产	0.00	0.00	0.00	0.00	0.00	0.00
阴道分娩	0.00	0.00	0.00	0.00	0.00	0.00
乳腺手术	0.00	0.00	0.00	0.00	0.00	0.00
肺切除术	0.00	0.00	0.00	0.00	0.00	0.00
胃切除术	0.00	0.00	0.21	0.00	0.00	0.00
直肠切除术	0.00	0.00	0.00	0.00	0.00	0.00
肾与前列腺相关手术	0.00	0.00	0.00	0.00	0.00	0.00
血管内修补术	0.00	0.00	2.11	0.00	0.00	0.00
恶性肿瘤手术	0.00	0.07	0.20	0.00	0.00	0.00

4 重点手术平均住院日

综合医院出院患者重点手术平均住院日（天）

重点手术名称	三级综合医院			二级综合医院		
	25 分位	50 分位	75 分位	25 分位	50 分位	75 分位
髋、膝关节置换术	17.50	19.90	22.32	16.23	20.09	22.33
椎板切除术或脊柱融合相关手术	15.16	18.57	22.33	13.33	16.98	20.58
胰腺切除手术	27.18	31.55	37.75	22.33	29.00	39.00
食管切除手术	22.02	26.00	30.30	18.20	24.75	27.20
腹腔镜下胆囊切除术	8.03	9.41	10.77	8.00	9.18	9.89
冠状动脉旁路移植术	23.10	27.60	35.24	11.71	29.00	39.00
经皮冠状动脉介入治疗	9.04	10.63	12.30	9.33	11.00	13.28
颅脑手术	20.36	24.04	29.11	15.97	22.36	25.19
子宫切除术	11.09	12.67	14.63	9.63	10.97	13.10
剖宫产	6.00	6.78	7.59	5.70	6.33	7.33
阴道分娩	4.12	4.78	5.61	3.99	4.62	5.11
乳腺手术	14.78	18.50	23.33	15.36	18.60	22.96
肺切除术	19.58	23.15	26.89	20.20	22.00	29.00
胃切除术	20.35	23.93	27.43	18.51	20.82	24.75
直肠切除术	19.80	22.96	27.71	16.45	20.67	24.00
肾与前列腺相关手术	14.21	16.26	18.53	12.31	15.47	17.88
血管内修补术	15.93	18.74	22.76	16.00	20.50	23.77
恶性肿瘤手术	11.33	12.98	14.66	10.27	11.16	12.79

5 重点手术平均住院费用

综合医院出院患者重点手术平均住院费用（元）

重点手术名称	三级综合医院			二级综合医院		
	25 分位	50 分位	75 分位	25 分位	50 分位	75 分位
髋、膝关节置换术	44274.22	53317.91	61945.73	32568.92	41069.33	51558.75
椎板切除术或脊柱融合相关手术	33094.88	41490.78	51816.02	24122.23	30092.28	38031.33
胰腺切除手术	61590.58	72731.90	96427.61	37850.66	44617.53	61342.42
食管切除手术	47593.37	60143.73	74673.60	24305.19	36270.92	52851.56
腹腔镜下胆囊切除术	12384.74	15692.74	19731.63	8233.09	11212.42	15104.74
冠状动脉旁路移植术	79799.81	92318.95	110753.26	45085.37	69973.21	96318.00
经皮冠状动脉介入治疗	41701.58	47368.74	52920.71	36553.98	40836.82	49790.36
颅脑手术	45017.60	57295.64	70142.30	26789.36	38786.37	51348.58
子宫切除术	12320.45	15260.34	19898.40	7755.76	9264.25	13160.40

重点手术名称	三级综合医院			二级综合医院		
	25 分位	50 分位	75 分位	25 分位	50 分位	75 分位
剖宫产	6871.66	8433.72	9707.21	4653.02	5552.39	8004.30
阴道分娩	3452.11	4239.47	5182.76	2191.44	2747.88	4025.93
乳腺手术	16618.13	19765.19	25479.43	10483.75	13017.94	20858.49
肺切除术	38979.52	47708.02	57159.13	25567.99	38358.00	49010.27
胃切除术	41104.93	50584.94	61760.45	23337.45	30545.65	42180.37
直肠切除术	32422.35	40964.68	54170.64	20060.80	25346.21	32923.63
肾与前列腺相关手术	16835.43	20120.07	24818.50	11265.86	13811.71	17344.10
血管内修补术	113640.30	132500.00	152303.98	36966.38	113621.97	138078.97
恶性肿瘤手术	14767.45	18024.66	22966.30	7892.44	9635.68	15902.02

6　重点手术药占比

综合医院出院患者重点手术药占比（%）

重点手术名称	三级综合医院			二级综合医院		
	25 分位	50 分位	75 分位	25 分位	50 分位	75 分位
髋、膝关节置换术	11.94	15.22	19.40	9.58	14.39	17.17
椎板切除术或脊柱融合相关手术	15.49	20.04	26.09	11.01	14.27	19.23
胰腺切除手术	34.65	42.58	47.13	32.30	37.47	44.65
食管切除手术	26.96	33.54	40.53	26.70	31.87	36.36
腹腔镜下胆囊切除术	25.62	30.93	35.50	20.46	24.52	30.59
冠状动脉旁路移植术	17.65	24.73	29.33	7.90	14.92	23.70
经皮冠状动脉介入治疗	10.20	13.41	16.46	9.66	11.59	13.78
颅脑手术	30.66	37.58	42.90	25.39	32.62	36.38
子宫切除术	20.61	26.23	31.84	15.27	21.21	25.85
剖宫产	17.56	23.69	28.67	11.88	19.55	26.24
阴道分娩	8.84	15.40	22.65	5.83	13.96	18.01
乳腺手术	25.28	34.12	41.52	24.42	31.59	41.83
肺切除术	21.14	25.79	32.01	21.63	29.28	33.55
胃切除术	30.40	35.91	41.02	25.40	32.17	39.33
直肠切除术	27.30	33.47	40.01	25.94	31.09	37.80
肾与前列腺相关手术	25.68	32.15	37.89	22.41	28.54	36.45
血管内修补术	9.94	13.36	18.41	6.34	13.01	24.96
恶性肿瘤手术	24.14	30.65	34.74	19.04	24.40	29.77

7 重点手术耗材占比

综合医院出院患者重点手术耗材占比（%）

重点手术名称	三级综合医院			二级综合医院		
	25 分位	50 分位	75 分位	25 分位	50 分位	75 分位
髋、膝关节置换术	7.71	56.05	64.45	1.43	56.47	68.58
椎板切除术或脊柱融合相关手术	6.75	44.33	53.33	7.27	52.46	58.39
胰腺切除手术	3.12	15.95	22.75	10.45	15.36	21.16
食管切除手术	4.17	23.57	30.72	5.94	16.45	28.82
腹腔镜下胆囊切除术	5.10	16.96	24.04	7.01	15.13	23.86
冠状动脉旁路移植术	7.09	30.96	38.96	5.46	19.22	45.89
经皮冠状动脉介入治疗	18.70	58.83	65.53	1.72	58.32	66.14
颅脑手术	4.49	18.21	23.87	3.85	16.38	25.12
子宫切除术	2.22	11.76	18.27	1.69	9.21	14.17
剖宫产	3.24	12.81	20.65	1.90	9.14	18.85
阴道分娩	2.07	7.70	12.71	1.76	7.13	13.33
乳腺手术	2.73	10.26	16.47	0.89	8.53	13.79
肺切除术	4.00	30.43	39.60	3.43	17.69	31.59
胃切除术	8.11	23.47	29.36	3.31	19.59	27.98
直肠切除术	6.31	23.12	29.76	6.09	20.78	28.17
肾与前列腺相关手术	3.18	15.75	20.94	2.70	9.57	16.59
血管内修补术	12.06	61.76	71.69	2.92	17.88	68.74
恶性肿瘤手术	4.16	17.11	23.51	3.68	11.50	17.39

8 重点手术抗菌药物使用率

综合医院出院患者重点手术抗菌药物使用率（%）

重点手术名称	三级综合医院			二级综合医院		
	25 分位	50 分位	75 分位	25 分位	50 分位	75 分位
髋、膝关节置换术	52.63	84.51	98.81	40.30	66.02	100.00
椎板切除术或脊柱融合相关手术	33.26	61.25	83.13	17.49	53.85	83.33
胰腺切除手术	88.24	100.00	100.00	100.00	100.00	100.00
食管切除手术	76.47	100.00	100.00	100.00	100.00	100.00
腹腔镜下胆囊切除术	38.60	79.21	95.98	16.67	78.05	95.15
冠状动脉旁路移植术	52.00	96.43	100.00	0.00	11.56	100.00
经皮冠状动脉介入治疗	5.41	9.93	14.60	7.91	16.67	25.00
颅脑手术	63.58	79.10	93.33	34.15	73.58	93.10
子宫切除术	59.72	94.62	99.58	50.62	80.89	98.92

重点手术名称	三级综合医院			二级综合医院		
	25 分位	50 分位	75 分位	25 分位	50 分位	75 分位
剖宫产	20.18	71.05	98.17	4.41	72.71	96.67
阴道分娩	5.35	23.58	67.82	0.00	15.63	44.93
乳腺手术	4.58	13.24	32.87	11.11	26.67	66.67
肺切除术	85.00	100.00	100.00	86.67	100.00	100.00
胃切除术	76.32	98.33	100.00	83.33	95.65	100.00
直肠切除术	77.63	98.16	100.00	77.78	97.62	100.00
肾与前列腺相关手术	73.86	96.72	100.00	62.16	97.73	100.00
血管内修补术	30.52	53.85	75.00	0.00	50.00	75.00
恶性肿瘤手术	31.43	43.24	55.13	34.39	43.14	55.67

9　重点手术重返类数据

9.1　重点手术第 2~31 天再住院率

综合医院出院患者重点手术第 2~31 天再住院率（%）

重点手术名称	三级综合医院			二级综合医院		
	25 分位	50 分位	75 分位	25 分位	50 分位	75 分位
髋、膝关节置换术	0.00	0.00	0.00	0.00	0.00	0.00
椎板切除术或脊柱融合相关手术	0.00	0.00	0.00	0.00	0.00	0.00
胰腺切除手术	0.00	0.00	0.00	0.00	0.00	0.00
食管切除手术	0.00	0.00	0.00	0.00	0.00	0.00
腹腔镜下胆囊切除术	0.00	0.00	0.00	0.00	0.00	0.00
冠状动脉旁路移植术	0.00	0.00	0.00	0.00	0.00	0.00
经皮冠状动脉介入治疗	0.00	0.61	1.65	0.00	0.00	0.00
颅脑手术	0.00	0.00	0.68	0.00	0.00	0.00
子宫切除术	0.00	71.00	98.00	4.00	72.00	96.00
剖宫产	0.00	0.00	0.00	0.00	0.00	0.00
阴道分娩	0.00	0.00	0.00	0.00	0.00	0.00
乳腺手术	0.00	0.00	0.00	0.00	0.00	0.00
肺切除术	0.00	0.00	0.00	0.00	0.00	0.00
胃切除术	0.00	0.00	0.00	0.00	0.00	0.00
直肠切除术	0.00	0.00	0.00	0.00	0.00	0.00
肾与前列腺相关手术	0.00	0.00	0.00	0.00	0.00	0.00
血管内修补术	0.00	0.00	0.00	0.00	0.00	0.00
恶性肿瘤手术	0.00	0.08	0.19	0.00	0.00	0.00

9.2 同一类重点手术第 2~31 天非计划再住院率

综合医院出院患者同一类重点手术第 2~31 天非计划再住院率（%）

重点手术名称	三级综合医院			二级综合医院		
	25 分位	50 分位	75 分位	25 分位	50 分位	75 分位
髋、膝关节置换术	0.00	0.00	0.00	0.00	0.00	0.00
椎板切除术或脊柱融合相关手术	0.00	0.00	0.00	0.00	0.00	0.00
胰腺切除手术	0.00	0.00	0.00	0.00	0.00	0.00
食管切除手术	0.00	0.00	0.00	0.00	0.00	0.00
腹腔镜下胆囊切除术	0.00	0.00	0.00	0.00	0.00	0.00
冠状动脉旁路移植术	0.00	0.00	0.00	0.00	0.00	0.00
经皮冠状动脉介入治疗	0.00	0.00	0.65	0.00	0.00	0.00
颅脑手术	0.00	0.00	0.09	0.00	0.00	0.00
子宫切除术	0.00	0.00	0.00	0.00	0.00	0.00
剖宫产	0.00	0.00	0.00	0.00	0.00	0.00
阴道分娩	0.00	0.00	0.00	0.00	0.00	0.00
乳腺手术	0.00	0.00	0.00	0.00	0.00	0.00
肺切除术	0.00	0.00	0.00	0.00	0.00	0.00
胃切除术	0.00	0.00	0.00	0.00	0.00	0.00
直肠切除术	0.00	0.00	0.00	0.00	0.00	0.00
肾与前列腺相关手术	0.00	0.00	0.00	0.00	0.00	0.00
血管内修补术	0.00	0.00	0.00	0.00	0.00	0.00
恶性肿瘤手术	0.00	0.00	0.02	0.00	0.00	0.00

9.3 重点手术重返手术室发生率

综合医院出院患者重点手术重返手术室发生率（%）

重点手术名称	三级综合医院			二级综合医院		
	25 分位	50 分位	75 分位	25 分位	50 分位	75 分位
髋、膝关节置换术	0.00	2.56	4.94	0.00	0.00	2.50
椎板切除术或脊柱融合相关手术	0.97	2.21	3.96	0.00	0.60	3.51
胰腺切除手术	0.00	0.00	7.69	0.00	0.00	0.00
食管切除手术	0.00	0.42	5.22	0.00	0.00	0.00
腹腔镜下胆囊切除术	0.00	0.63	1.48	0.00	0.00	0.52
冠状动脉旁路移植术	0.00	1.47	5.41	0.00	0.00	12.50
经皮冠状动脉介入治疗	0.00	0.00	1.01	0.00	0.00	0.00
颅脑手术	5.47	8.98	12.30	1.33	7.50	10.90
子宫切除术	0.49	1.46	3.83	0.00	0.25	4.55
剖宫产	0.00	0.15	0.36	0.00	0.00	0.13

重点手术名称	三级综合医院			二级综合医院		
	25 分位	50 分位	75 分位	25 分位	50 分位	75 分位
阴道分娩	0.00	0.33	1.98	0.00	0.00	0.00
乳腺手术	1.13	3.70	8.00	0.00	0.00	7.14
肺切除术	0.00	0.00	3.23	0.00	0.00	0.00
胃切除术	0.00	1.22	3.88	0.00	0.00	0.00
直肠切除术	0.00	1.67	3.92	0.00	0.00	1.64
肾与前列腺相关手术	0.78	2.28	4.14	0.00	1.06	5.71
血管内修补术	0.00	0.00	10.00	0.00	0.00	0.00
恶性肿瘤手术	1.16	2.15	3.32	0.29	1.86	3.77

六、代表病种医疗质量和效率数据

1　代表病种汇总分析

1.1　出院人次

综合医院部分科室代表病种出院人次

科室名称	三级综合医院			二级综合医院		
	25 分位	50 分位	75 分位	25 分位	50 分位	75 分位
呼吸内科	1830	2850	3925	874	1738	3026
消化内科	1097	1767	2590	573	907	1475
神经内科	2665	4469	6986	1948	2625	4725
心血管内科	2071	3109	4404	993	1536	2319
血液内科	106	317	531	25	55	139
肾脏病科	498	830	1342	108	180	440
内分泌科	813	1264	1938	143	345	691
普通外科	1452	2697	3758	805	1316	1878
神经外科	108	201	377	30	68	128
骨科	565	909	1361	245	450	924
泌尿外科	442	697	1159	168	335	597
胸外科	323	503	790	141	245	481
大血管外科	15	42	118	2	7	17
妇科	414	912	1393	151	289	565
产科	451	986	1676	383	949	2050
儿科	0	754	1973	0	538	2765
新生儿科	0	0	151	0	0	0
眼科	229	535	1045	62	246	486
耳鼻喉科	328	679	1089	70	232	429

科室名称	三级综合医院			二级综合医院		
	25 分位	50 分位	75 分位	25 分位	50 分位	75 分位
口腔科	38	99	193	7	21	43
肿瘤科	389	1049	2771	76	253	537

1.2 疾病构成

综合医院部分科室代表病种疾病构成（%）

科室名称	三级综合医院			二级综合医院		
	25 分位	50 分位	75 分位	25 分位	50 分位	75 分位
呼吸内科	5.21	6.60	9.25	6.38	8.89	10.93
消化内科	3.45	4.21	5.19	3.29	4.37	5.55
神经内科	7.53	10.83	14.73	9.57	13.04	21.38
心血管内科	5.61	7.44	9.87	5.81	6.97	10.17
血液内科	0.42	0.72	1.07	0.17	0.29	0.44
肾脏病科	1.53	2.08	2.68	0.58	0.98	1.47
内分泌科	2.35	3.20	4.09	1.01	1.73	2.86
普通外科	5.24	6.07	7.25	4.40	5.53	6.52
神经外科	0.35	0.52	0.75	0.19	0.30	0.48
骨科	1.51	2.03	3.08	1.68	2.23	2.93
泌尿外科	1.38	1.84	2.24	0.90	1.48	2.43
胸外科	0.97	1.32	1.62	0.75	1.10	1.50
大血管外科	0.05	0.10	0.22	0.02	0.03	0.07
妇科	1.46	2.06	2.71	0.85	1.30	1.64
产科	1.19	2.39	3.85	2.01	4.82	6.05
儿科	0.00	1.94	5.35	0.00	4.54	8.38
新生儿科	0.00	0.00	0.37	0.00	0.00	0.00
眼科	0.74	1.29	2.03	0.44	1.03	2.16
耳鼻喉科	1.09	1.59	2.09	0.48	0.95	1.39
口腔科	0.13	0.23	0.37	0.05	0.11	0.18
肿瘤科	1.40	2.58	5.05	0.53	1.15	2.02

1.3 病死率

综合医院部分科室代表病种病死率（%）

科室名称	三级综合医院			二级综合医院		
	25 分位	50 分位	75 分位	25 分位	50 分位	75 分位
呼吸内科	0.21	0.67	1.53	0.03	0.13	0.73
消化内科	0.19	0.45	0.82	0.00	0.09	0.36

科室名称	三级综合医院			二级综合医院		
	25分位	50分位	75分位	25分位	50分位	75分位
神经内科	0.16	0.48	0.98	0.00	0.08	0.31
心血管内科	0.49	0.89	1.39	0.22	0.64	1.17
血液内科	0.00	0.94	2.50	0.00	0.00	1.44
肾脏病科	0.12	0.47	1.04	0.00	0.00	0.57
内分泌科	0.00	0.09	0.26	0.00	0.00	0.22
普通外科	0.25	0.87	1.87	0.00	0.18	0.63
神经外科	0.66	2.11	4.29	0.00	0.78	2.13
骨科	0.00	0.00	0.10	0.00	0.00	0.00
泌尿外科	0.00	0.17	0.57	0.00	0.00	0.12
胸外科	0.69	2.99	6.14	0.00	0.42	1.63
大血管外科	0.00	1.68	4.55	0.00	0.00	1.27
妇科	0.00	0.08	0.32	0.00	0.00	0.00
产科	0.00	0.00	0.00	0.00	0.00	0.00
儿科	0.00	0.00	0.05	0.00	0.00	0.00
新生儿科	0.00	0.00	0.36	0.00	0.00	0.00
眼科	0.00	0.00	0.00	0.00	0.00	0.00
耳鼻喉科	0.00	0.00	0.13	0.00	0.00	0.00
口腔科	0.00	0.00	0.00	0.00	0.00	0.00
肿瘤科	0.37	1.21	3.85	0.00	0.38	2.38

1.4　平均住院日

综合医院部分科室代表病种平均住院日（天）

科室名称	三级综合医院			二级综合医院		
	25分位	50分位	75分位	25分位	50分位	75分位
呼吸内科	9.10	9.98	11.23	7.83	8.68	9.92
消化内科	8.18	9.07	10.29	6.80	7.72	8.84
神经内科	10.52	11.63	13.12	8.96	9.97	11.61
心血管内科	8.23	9.28	10.41	7.56	8.35	10.06
血液内科	8.67	10.98	12.79	6.35	7.09	9.64
肾脏病科	10.32	12.41	14.60	8.18	9.62	12.88
内分泌科	9.72	10.97	12.48	8.02	9.73	11.47
普通外科	8.99	10.00	11.25	7.54	8.23	9.01
神经外科	13.36	15.31	17.53	10.84	13.00	15.59
骨科	12.68	14.28	17.13	11.30	12.97	14.74
泌尿外科	9.33	10.67	12.07	6.68	8.05	9.29
胸外科	12.16	13.86	15.43	10.18	11.66	13.03

科室名称	三级综合医院			二级综合医院		
	25 分位	50 分位	75 分位	25 分位	50 分位	75 分位
大血管外科	8.08	10.98	12.92	4.17	6.13	9.20
妇科	8.18	9.34	10.37	7.22	8.05	9.36
产科	4.45	5.19	5.98	3.95	4.47	5.22
儿科	5.85	6.42	7.58	4.97	5.50	6.60
新生儿科	6.36	8.19	9.72	3.20	4.98	5.24
眼科	5.53	6.38	7.86	4.32	5.33	6.81
耳鼻喉科	7.63	8.52	9.76	5.85	7.36	8.22
口腔科	6.90	8.28	9.47	5.42	6.47	8.15
肿瘤科	9.20	10.99	13.54	8.87	10.43	12.20

1.5 平均住院费用

综合医院部分科室代表病种平均住院费用（元）

科室名称	三级综合医院			二级综合医院		
	25 分位	50 分位	75 分位	25 分位	50 分位	75 分位
呼吸内科	6797.15	9001.08	11949.20	3486.43	4739.39	6690.07
消化内科	7679.78	9504.26	12044.72	4272.16	5304.46	6824.30
神经内科	9264.06	11818.62	15368.42	5027.79	6147.99	8690.73
心血管内科	10015.23	12905.30	17086.27	4503.50	5918.51	7634.55
血液内科	7592.01	10788.42	14205.94	3393.30	4860.40	6154.93
肾脏病科	8182.06	10476.64	12690.90	3949.61	6155.88	8860.54
内分泌科	6990.56	8371.16	10396.02	4320.64	5705.43	7769.44
普通外科	10989.85	13761.95	17175.21	5427.39	6915.86	9707.74
神经外科	22172.15	29532.29	37521.48	8776.07	12803.19	19894.02
骨科	15608.93	21065.56	25972.86	9466.47	11533.90	14846.98
泌尿外科	9330.28	11577.07	14491.16	4650.40	5934.00	7796.16
胸外科	12410.45	15386.70	20529.46	5893.09	7370.93	11629.95
大血管外科	10873.29	25516.35	37508.19	3369.72	4946.56	7993.53
妇科	8935.46	10662.04	13108.59	5791.85	7065.25	9309.57
产科	3930.57	5140.62	6319.22	2376.89	3369.99	4453.42
儿科	2613.12	3093.63	3994.04	1411.84	1747.55	2277.20
新生儿科	6076.30	8756.38	11130.07	3301.46	3848.51	4596.02
眼科	5196.75	6569.08	8092.36	3277.67	4493.25	5923.66
耳鼻喉科	6029.55	7570.23	9806.24	3514.72	4321.51	5505.37
口腔科	5623.57	7023.11	8737.57	2717.87	4049.85	5873.69
肿瘤科	10232.42	12660.86	16087.49	5775.38	7786.04	11104.81

1.6　药占比

综合医院部分科室代表病种药占比（%）

科室名称	三级综合医院			二级综合医院		
	25分位	50分位	75分位	25分位	50分位	75分位
呼吸内科	40.81	45.54	50.56	40.78	45.38	50.47
消化内科	37.63	43.99	48.54	38.73	43.97	49.50
神经内科	39.49	45.99	52.67	40.73	47.83	54.42
心血管内科	21.95	29.07	36.04	32.59	40.50	47.95
血液内科	37.16	44.52	51.70	30.36	36.90	46.11
肾脏病科	34.28	39.89	45.87	35.41	40.68	47.42
内分泌科	33.21	40.00	44.96	35.02	43.13	48.64
普通外科	33.95	38.93	43.55	29.52	37.99	41.63
神经外科	30.26	36.51	43.24	28.80	37.19	42.54
骨科	18.33	23.43	29.76	16.61	23.37	30.28
泌尿外科	25.97	32.44	38.72	26.25	32.92	40.45
胸外科	33.90	40.81	47.14	36.16	41.96	49.32
大血管外科	15.65	21.36	28.51	18.80	28.90	36.79
妇科	20.71	27.24	32.26	17.32	21.96	26.73
产科	13.43	19.55	25.63	8.89	14.77	19.37
儿科	30.95	40.22	46.69	33.60	38.75	45.21
新生儿科	14.88	21.07	27.28	10.16	22.28	25.08
眼科	7.28	11.79	19.49	5.66	8.37	16.92
耳鼻喉科	26.23	33.05	37.78	22.24	29.45	36.07
口腔科	20.49	26.91	34.26	17.69	23.18	30.16
肿瘤科	43.27	50.44	55.87	43.09	51.24	56.30

1.7　耗材占比

综合医院部分科室代表病种耗材占比（%）

科室名称	三级综合医院			二级综合医院		
	25分位	50分位	75分位	25分位	50分位	75分位
呼吸内科	1.51	4.92	7.60	0.90	3.99	6.32
消化内科	1.99	6.82	10.54	1.33	4.84	7.30
神经内科	1.23	5.09	9.72	0.64	2.00	4.61
心血管内科	6.64	21.76	33.19	1.11	4.09	13.89
血液内科	1.06	3.50	5.61	0.47	3.12	4.49
肾脏病科	2.14	6.36	9.77	0.71	3.75	7.20
内分泌科	0.72	4.65	7.90	1.15	3.64	5.38
普通外科	3.73	13.42	19.52	3.27	9.80	14.66

科室名称	三级综合医院			二级综合医院		
	25 分位	50 分位	75 分位	25 分位	50 分位	75 分位
神经外科	3.34	17.26	25.33	2.20	8.94	15.28
骨科	5.82	36.94	46.46	3.73	30.33	43.45
泌尿外科	2.77	12.69	19.71	1.72	7.97	11.77
胸外科	2.47	10.59	16.40	2.02	5.31	11.14
大血管外科	2.28	24.77	47.16	0.48	3.09	7.34
妇科	2.47	11.85	17.98	3.28	9.48	14.35
产科	3.15	10.77	16.97	1.45	8.05	14.35
儿科	0.06	4.80	7.91	0.75	6.08	8.70
新生儿科	1.79	6.02	10.24	0.02	2.23	6.18
眼科	5.44	28.60	36.26	3.24	17.14	30.26
耳鼻喉科	1.22	7.31	13.64	0.59	4.07	7.98
口腔科	1.82	10.70	17.40	1.07	6.23	10.73
肿瘤科	1.66	6.52	9.14	1.18	4.62	7.46

1.8 抗菌药物使用率

综合医院部分科室代表病种抗菌药物使用率（%）

科室名称	三级综合医院			二级综合医院		
	25 分位	50 分位	75 分位	25 分位	50 分位	75 分位
呼吸内科	67.59	87.25	94.58	65.22	87.90	94.19
消化内科	25.52	34.82	46.19	28.12	41.35	50.37
神经内科	8.01	12.54	17.80	8.73	11.20	16.79
心血管内科	10.24	15.81	21.30	14.86	20.05	30.81
血液内科	24.14	34.00	45.83	19.35	30.37	40.85
肾脏病科	28.27	40.14	49.73	28.28	45.52	64.18
内分泌科	9.33	15.80	21.08	12.50	16.64	27.61
普通外科	45.09	54.91	62.76	45.42	52.10	66.03
神经外科	28.51	40.00	53.10	16.67	33.54	49.59
骨科	17.43	35.13	53.71	18.60	31.87	38.84
泌尿外科	46.80	71.34	79.46	37.97	57.14	75.91
胸外科	39.28	53.10	65.91	33.97	52.56	67.65
大血管外科	24.68	42.86	53.85	9.52	25.00	38.46
妇科	34.26	61.78	82.62	29.41	65.08	82.65
产科	9.24	41.02	68.35	2.68	30.07	40.14
儿科	53.17	70.35	88.56	27.29	54.37	81.39
新生儿科	39.61	57.95	80.00	19.41	28.57	34.62
眼科	2.34	6.91	21.70	0.56	6.91	27.27

科室名称	三级综合医院			二级综合医院		
	25 分位	50 分位	75 分位	25 分位	50 分位	75 分位
耳鼻喉科	23.99	62.33	78.16	16.67	55.30	70.63
口腔科	16.10	50.00	66.35	11.11	39.53	58.62
肿瘤科	13.17	20.15	29.93	21.58	31.75	54.93

2 代表病种详细分析

2.1 呼吸内科

2.1.1 出院人次

综合医院呼吸内科代表病种出院人次

代表病种名称	三级综合医院			二级综合医院		
	25 分位	50 分位	75 分位	25 分位	50 分位	75 分位
肺炎	893	1455	2140	440	1072	1864
慢性阻塞性肺疾病	381	629	968	219	420	888
支气管哮喘	64	110	178	29	59	91
支气管扩张	45	87	143	22	35	75
肺部感染	4	66	321	41	137	414
胸腔积液	21	41	69	9	19	40
结核性胸膜炎	9	25	51	4	9	22
肺结核	12	33	119	4	20	120
肺间质纤维化	5	15	38	1	5	15

2.1.2 疾病构成

综合医院呼吸内科代表病种疾病构成（%）

代表病种名称	三级综合医院			二级综合医院		
	25 分位	50 分位	75 分位	25 分位	50 分位	75 分位
肺炎	2.49	3.52	5.06	2.72	4.66	6.06
慢性阻塞性肺疾病	1.00	1.46	2.28	1.39	2.21	3.39
支气管哮喘	0.19	0.27	0.40	0.18	0.27	0.49
支气管扩张	0.15	0.21	0.29	0.10	0.18	0.29
肺部感染	0.01	0.16	0.69	0.17	0.78	1.41
胸腔积液	0.06	0.10	0.15	0.05	0.09	0.12
结核性胸膜炎	0.03	0.06	0.11	0.02	0.04	0.08
肺结核	0.04	0.07	0.28	0.03	0.06	0.58
肺间质纤维化	0.01	0.04	0.08	0.01	0.02	0.05

2.1.3 病死率

综合医院呼吸内科代表病种病死率（%）

代表病种名称	三级综合医院			二级综合医院		
	25分位	50分位	75分位	25分位	50分位	75分位
肺炎	0.11	0.47	1.45	0.00	0.03	0.42
慢性阻塞性肺疾病	0.16	0.98	1.92	0.00	0.19	0.74
支气管哮喘	0.00	0.00	0.00	0.00	0.00	0.00
支气管扩张	0.00	0.00	0.38	0.00	0.00	0.00
肺部感染	0.00	0.25	3.32	0.00	0.17	2.89
胸腔积液	0.00	0.00	0.00	0.00	0.00	0.00
结核性胸膜炎	0.00	0.00	0.00	0.00	0.00	0.00
肺结核	0.00	0.00	0.00	0.00	0.00	0.19
肺间质纤维化	0.00	0.00	5.71	0.00	0.00	0.00

2.1.4 平均住院日

综合医院呼吸内科代表病种平均住院日（天）

代表病种名称	三级综合医院			二级综合医院		
	25分位	50分位	75分位	25分位	50分位	75分位
肺炎	8.02	8.94	10.34	6.70	7.64	8.75
慢性阻塞性肺疾病	10.23	11.07	12.00	8.77	9.83	11.42
支气管哮喘	7.62	8.49	9.33	6.58	7.75	9.08
支气管扩张	9.75	10.76	11.76	8.60	9.58	10.88
肺部感染	10.31	12.03	14.75	8.71	10.57	14.91
胸腔积液	9.97	11.53	13.35	7.94	9.08	11.03
结核性胸膜炎	9.69	12.05	15.00	8.36	11.63	14.78
肺结核	6.92	9.89	13.08	6.00	9.17	12.30
肺间质纤维化	9.90	12.00	13.80	7.53	9.75	12.40

2.1.5 平均住院费用

综合医院呼吸内科代表病种平均住院费用（元）

代表病种名称	三级综合医院			二级综合医院		
	25分位	50分位	75分位	25分位	50分位	75分位
肺炎	5189.82	6615.56	10015.52	2452.48	3415.59	5063.95
慢性阻塞性肺疾病	9545.03	12462.50	16146.17	5107.52	6789.49	9986.26
支气管哮喘	5556.50	7317.02	9301.57	3622.56	4411.26	6738.68
支气管扩张	7919.62	9716.73	13004.02	4320.96	5276.60	7667.47
肺部感染	9917.83	14130.30	21789.35	4835.68	8109.41	13371.39

代表病种名称	三级综合医院			二级综合医院		
	25 分位	50 分位	75 分位	25 分位	50 分位	75 分位
胸腔积液	8436.05	10555.39	13504.94	4376.08	5690.13	8012.22
结核性胸膜炎	6994.37	8919.41	11350.04	4014.18	5276.41	7118.76
肺结核	6933.47	9214.39	12470.84	3565.83	5257.46	7233.09
肺间质纤维化	8652.94	12599.18	18057.66	4589.27	7162.95	11623.99

2.1.6 药占比

综合医院呼吸内科代表病种药占比（%）

代表病种名称	三级综合医院			二级综合医院		
	25 分位	50 分位	75 分位	25 分位	50 分位	75 分位
肺炎	38.26	43.34	49.40	38.68	42.72	46.73
慢性阻塞性肺疾病	41.24	48.47	54.03	41.92	47.60	52.64
支气管哮喘	39.41	46.55	52.71	39.78	45.66	51.96
支气管扩张	39.61	46.39	52.87	41.66	48.63	54.89
肺部感染	33.76	44.68	51.45	40.33	46.30	51.44
胸腔积液	33.03	39.28	45.57	30.43	36.64	42.23
结核性胸膜炎	28.19	35.41	41.94	26.55	34.39	42.50
肺结核	27.39	35.63	44.11	30.57	37.62	44.11
肺间质纤维化	35.78	43.55	51.07	38.32	44.51	52.97

2.1.7 耗材占比

综合医院呼吸内科代表病种耗材占比（%）

代表病种名称	三级综合医院			二级综合医院		
	25 分位	50 分位	75 分位	25 分位	50 分位	75 分位
肺炎	1.69	5.44	7.86	0.92	3.71	7.34
慢性阻塞性肺疾病	0.89	4.10	6.58	0.56	3.37	5.60
支气管哮喘	0.61	3.18	5.37	0.55	2.90	5.32
支气管扩张	1.21	4.43	8.96	0.35	2.56	5.23
肺部感染	0.35	4.84	8.26	1.02	4.78	6.61
胸腔积液	1.86	6.64	9.53	1.04	4.83	7.73
结核性胸膜炎	1.42	5.19	7.50	0.36	4.04	7.16
肺结核	0.84	5.15	12.61	0.23	3.15	5.52
肺间质纤维化	0.82	3.70	7.64	0.03	2.82	5.17

2.1.8 抗菌药物使用率

综合医院呼吸内科代表病种抗菌药物使用率（%）

代表病种名称	三级综合医院			二级综合医院		
	25 分位	50 分位	75 分位	25 分位	50 分位	75 分位
肺炎	66.88	89.31	97.16	64.85	88.86	96.08
慢性阻塞性肺疾病	67.87	88.41	96.36	70.57	90.79	95.74
支气管哮喘	50.00	76.96	90.24	50.00	72.22	92.50
支气管扩张	75.13	93.15	97.78	83.33	94.30	98.43
肺部感染	68.42	93.97	98.38	59.15	94.03	95.90
胸腔积液	48.39	64.79	77.97	44.00	69.23	77.50
结核性胸膜炎	48.15	78.26	95.00	50.00	78.00	100.00
肺结核	53.19	76.67	90.12	40.00	66.67	84.62
肺间质纤维化	55.00	80.77	95.83	66.67	90.91	100.00

2.2 消化内科

2.2.1 出院人次

综合医院消化内科代表病种出院人次

代表病种名称	三级综合医院			二级综合医院		
	25 分位	50 分位	75 分位	25 分位	50 分位	75 分位
消化道出血	103	176	283	47	111	203
肝硬化	94	181	325	31	63	205
胃溃疡	41	66	113	17	35	85
急性胰腺炎	97	150	243	42	69	125
十二指肠溃疡	46	82	135	16	37	106
消化道息肉	104	213	465	19	51	123
胆囊炎	43	72	144	30	50	104
慢性消化道炎症	331	540	819	211	342	691
糜烂性胃炎	7	18	48	3	8	27

2.2.2 疾病构成

综合医院消化内科代表病种疾病构成（%）

代表病种名称	三级综合医院			二级综合医院		
	25 分位	50 分位	75 分位	25 分位	50 分位	75 分位
消化道出血	0.28	0.42	0.63	0.33	0.46	0.77
肝硬化	0.29	0.45	0.67	0.17	0.30	0.54
胃溃疡	0.11	0.17	0.24	0.12	0.17	0.26

代表病种名称	三级综合医院			二级综合医院		
	25分位	50分位	75分位	25分位	50分位	75分位
急性胰腺炎	0.27	0.36	0.52	0.25	0.35	0.47
十二指肠溃疡	0.12	0.19	0.32	0.09	0.20	0.34
消化道息肉	0.30	0.54	0.87	0.08	0.18	0.55
胆囊炎	0.11	0.18	0.31	0.13	0.22	0.46
慢性消化道炎症	0.84	1.25	1.81	1.13	1.63	2.55
糜烂性胃炎	0.02	0.04	0.11	0.02	0.04	0.14

2.2.3 病死率

综合医院消化内科代表病种病死率（%）

代表病种名称	三级综合医院			二级综合医院		
	25分位	50分位	75分位	25分位	50分位	75分位
消化道出血	0.53	2.07	4.20	0.00	0.38	2.11
肝硬化	0.00	0.99	2.60	0.00		0.49
胃溃疡	0.00	0.00	0.00	0.00	0.00	0.00
急性胰腺炎	0.00	0.00	0.74	0.00	0.00	0.00
十二指肠溃疡	0.00	0.00	0.00	0.00	0.00	0.00
消化道息肉	0.00	0.00	0.00	0.00	0.00	0.00
胆囊炎	0.00	0.00	0.00	0.00	0.00	0.00
慢性消化道炎症	0.00	0.00	0.00	0.00	0.00	0.00
糜烂性胃炎	0.00	0.00	0.00	0.00	0.00	0.00

2.2.4 平均住院日

综合医院消化内科代表病种平均住院日（天）

代表病种名称	三级综合医院			二级综合医院		
	25分位	50分位	75分位	25分位	50分位	75分位
消化道出血	8.04	8.98	10.06	6.54	7.52	8.56
肝硬化	11.12	12.56	14.55	9.33	10.77	12.82
胃溃疡	8.76	10.05	11.53	7.85	9.09	10.69
急性胰腺炎	9.59	11.24	12.72	7.68	9.23	10.40
十二指肠溃疡	8.18	9.25	10.46	7.14	8.13	9.67
消化道息肉	6.10	6.92	8.35	5.24	6.30	7.36
胆囊炎	7.79	8.80	9.93	6.57	7.82	9.03
慢性消化道炎症	7.05	7.99	9.40	5.86	6.66	8.14
糜烂性胃炎	6.92	8.29	10.09	6.25	7.60	9.56

2.2.5 平均住院费用

综合医院消化内科代表病种平均住院费用（元）

代表病种名称	三级综合医院			二级综合医院		
	25分位	50分位	75分位	25分位	50分位	75分位
消化道出血	9365.91	11208.33	15298.40	5046.82	6766.72	8712.10
肝硬化	9477.42	12464.38	16228.23	5536.89	7100.52	8628.82
胃溃疡	8383.38	11452.07	14080.58	5508.68	6647.33	8395.33
急性胰腺炎	13252.70	16872.97	22423.19	6288.42	7816.53	11344.98
十二指肠溃疡	7514.07	9973.81	13048.38	4182.39	6043.33	8716.74
消化道息肉	5950.12	7233.46	8777.54	3906.00	5389.21	6327.34
胆囊炎	7945.33	10007.18	13477.14	4191.08	5510.70	7572.96
慢性消化道炎症	4832.30	5966.46	7322.17	2777.75	3401.45	4678.07
糜烂性胃炎	5101.64	6372.48	7998.86	2995.32	4050.56	5089.37

2.2.6 药占比

综合医院消化内科代表病种药占比（%）

代表病种名称	三级综合医院			二级综合医院		
	25分位	50分位	75分位	25分位	50分位	75分位
消化道出血	40.15	45.57	50.45	37.59	42.09	48.46
肝硬化	40.95	46.97	54.37	39.80	46.69	52.89
胃溃疡	37.97	45.09	49.12	35.22	40.26	47.59
急性胰腺炎	48.09	56.00	61.71	50.18	54.43	62.24
十二指肠溃疡	40.24	46.72	50.89	35.96	43.17	51.54
消化道息肉	19.08	27.13	31.86	21.63	26.13	31.79
胆囊炎	34.02	42.71	47.49	34.69	40.96	49.74
慢性消化道炎症	31.14	38.40	44.77	32.77	40.56	47.98
糜烂性胃炎	30.49	38.51	45.03	33.70	43.01	55.07

2.2.7 耗材占比

综合医院消化内科代表病种耗材占比（%）

代表病种名称	三级综合医院			二级综合医院		
	25分位	50分位	75分位	25分位	50分位	75分位
消化道出血	1.70	5.87	9.32	0.77	3.75	6.18
肝硬化	1.23	4.95	8.37	0.52	2.77	5.10
胃溃疡	1.95	7.23	11.90	1.64	6.23	8.86
急性胰腺炎	1.69	5.95	9.41	1.22	3.51	6.54
十二指肠溃疡	2.01	6.30	11.23	0.60	3.83	8.45

代表病种名称	三级综合医院			二级综合医院		
	25 分位	50 分位	75 分位	25 分位	50 分位	75 分位
消化道息肉	2.59	11.88	19.03	1.42	8.87	15.65
胆囊炎	2.15	8.44	12.50	1.98	5.17	9.52
慢性消化道炎症	1.17	4.25	7.03	0.69	3.90	5.84
糜烂性胃炎	0.59	3.06	5.96	0.36	1.99	4.72

2.2.8　抗菌药物使用率

综合医院消化内科代表病种抗菌药物使用率（%）

代表病种名称	三级综合医院			二级综合医院		
	25 分位	50 分位	75 分位	25 分位	50 分位	75 分位
消化道出血	20.31	32.69	44.79	17.19	26.12	43.84
肝硬化	19.76	31.76	45.36	17.80	25.00	37.50
胃溃疡	21.50	32.22	45.45	22.86	33.33	50.00
急性胰腺炎	60.82	87.10	93.72	70.48	86.30	94.39
十二指肠溃疡	22.41	34.15	49.32	16.67	31.13	50.00
消化道息肉	9.27	16.88	32.78	9.57	45.16	66.47
胆囊炎	56.49	80.00	89.23	68.63	83.54	93.02
慢性消化道炎症	15.33	24.83	35.81	20.25	25.92	44.60
糜烂性胃炎	0.00	13.64	21.21	0.00	22.22	40.00

2.3　神经内科

2.3.1　出院人次

综合医院神经内科代表病种出院人次

代表病种名称	三级综合医院			二级综合医院		
	25 分位	50 分位	75 分位	25 分位	50 分位	75 分位
脑梗死	951	1472	2417	610	963	1723
缺血性脑血管病	1163	2002	3093	890	1328	2254
短暂性脑缺血发作	259	551	1128	106	309	637
偏头痛	5	10	23	2	5	15
单纯疱疹病毒性脑炎	1	1	2	1	1	1
急性脊髓炎	2	4	8	1	2	3
脊髓亚急性联合变性	1	3	7	2	2	3
结核性脑膜炎	2	3	11	1	2	3
病毒性脑膜炎	3	7	15	1	2	5
癫痫持续状态	4	9	17	2	3	8
帕金森病	14	28	58	3	9	23

代表病种名称	三级综合医院			二级综合医院		
	25 分位	50 分位	75 分位	25 分位	50 分位	75 分位
重症肌无力	3	6	12	1	2	3
蛛网膜下腔出血	26	51	95	13	21	45
多发性硬化	2	4	8	1	1	3
视神经脊髓炎	1	3	6	1	1	1
肝豆状核变性	1	2	3	1	1	3
运动神经元病	2	5	8	1	2	3
多系统萎缩	1	3	6	1	1	1
特发性震颤	1	3	5	1	2	3
共济失调	1	3	6	1	1	2

2.3.2 疾病构成

综合医院神经内科代表病种疾病构成（%）

代表病种名称	三级综合医院			二级综合医院		
	25 分位	50 分位	75 分位	25 分位	50 分位	75 分位
脑梗死	2.61	3.76	5.21	3.08	4.27	7.10
缺血性脑血管病	3.40	4.74	6.39	4.23	6.24	11.12
短暂性脑缺血发作	0.65	1.60	2.88	0.69	1.57	2.41
偏头痛	0.01	0.03	0.05	0.01	0.02	0.06
单纯疱疹病毒性脑炎	0.00	0.00	0.00	0.00	0.00	0.00
急性脊髓炎	0.00	0.01	0.02	0.00	0.01	0.01
脊髓亚急性联合变性	0.00	0.01	0.01	0.00	0.00	0.02
结核性脑膜炎	0.00	0.01	0.02	0.00	0.01	0.01
病毒性脑膜炎	0.01	0.02	0.03	0.00	0.01	0.02
癫痫持续状态	0.01	0.02	0.04	0.01	0.02	0.03
帕金森病	0.04	0.07	0.11	0.02	0.04	0.08
重症肌无力	0.01	0.01	0.03	0.00	0.01	0.01
蛛网膜下腔出血	0.08	0.13	0.19	0.07	0.10	0.14
多发性硬化	0.01	0.01	0.02	0.00	0.00	0.01
视神经脊髓炎	0.00	0.01	0.01	0.00	0.00	0.00
肝豆状核变性	0.00	0.00	0.00	0.00	0.00	0.00
运动神经元病	0.01	0.01	0.02	0.00	0.01	0.01
多系统萎缩	0.00	0.01	0.01	0.00	0.00	0.01
特发性震颤	0.00	0.01	0.01	0.01	0.01	0.01
共济失调	0.00	0.01	0.01	0.00	0.00	0.01

2.3.3 病死率

综合医院神经内科代表病种病死率（%）

代表病种名称	三级综合医院			二级综合医院		
	25分位	50分位	75分位	25分位	50分位	75分位
脑梗死	0.17	0.57	1.18	0.00	0.12	0.37
缺血性脑血管病	0.16	0.47	1.08	0.00	0.08	0.29
短暂性脑缺血发作	0.00	0.00	0.00	0.00	0.00	0.00
偏头痛	0.00	0.00	0.00	0.00	0.00	0.00
单纯疱疹病毒性脑炎	0.00	0.00	0.00	0.00	0.00	0.00
急性脊髓炎	0.00	0.00	0.00	0.00	0.00	0.00
脊髓亚急性联合变性	0.00	0.00	0.00	0.00	0.00	0.00
结核性脑膜炎	0.00	0.00	0.00	0.00	0.00	0.00
病毒性脑膜炎	0.00	0.00	0.00	0.00	0.00	0.00
癫痫持续状态	0.00	0.00	0.00	0.00	0.00	0.00
帕金森病	0.00	0.00	0.00	0.00	0.00	0.00
重症肌无力	0.00	0.00	0.00	0.00	0.00	0.00
蛛网膜下腔出血	0.00	3.33	7.84	0.00	0.00	2.13
多发性硬化	0.00	0.00	0.00	0.00	0.00	0.00
视神经脊髓炎	0.00	0.00	0.00	0.00	0.00	0.00
肝豆状核变性	0.00	0.00	0.00	0.00	0.00	0.00
运动神经元病	0.00	0.00	0.00	0.00	0.00	0.00
多系统萎缩	0.00	0.00	0.00	0.00	0.00	0.00
特发性震颤	0.00	0.00	0.00	0.00	0.00	0.00
共济失调	0.00	0.00	0.00	0.00	0.00	0.00

2.3.4 平均住院日

综合医院神经内科代表病种平均住院日（天）

代表病种名称	三级综合医院			二级综合医院		
	25分位	50分位	75分位	25分位	50分位	75分位
脑梗死	11.02	12.31	14.04	9.52	10.98	12.91
缺血性脑血管病	10.87	11.89	13.60	9.30	10.37	12.32
短暂性脑缺血发作	7.89	9.15	10.39	6.75	7.88	9.55
偏头痛	5.77	7.40	9.00	5.38	6.67	8.00
单纯疱疹病毒性脑炎	8.00	14.40	20.00	2.00	3.00	5.00
急性脊髓炎	8.00	13.00	19.00	3.50	7.67	19.00
脊髓亚急性联合变性	9.29	10.95	15.33	8.00	8.00	10.67
结核性脑膜炎	6.50	12.00	19.38	4.50	7.33	16.88
病毒性脑膜炎	9.00	11.24	13.50	5.00	7.33	12.50

代表病种名称	三级综合医院			二级综合医院		
	25 分位	50 分位	75 分位	25 分位	50 分位	75 分位
癫痫持续状态	6.00	7.95	10.00	4.50	6.31	9.00
帕金森病	8.86	10.50	12.50	8.10	10.33	12.00
重症肌无力	7.89	10.30	13.40	5.00	7.50	11.00
蛛网膜下腔出血	10.92	13.50	16.09	7.36	9.77	12.95
多发性硬化	9.00	11.89	15.00	5.00	10.00	16.00
视神经脊髓炎	11.00	15.00	18.88	11.00	12.00	17.00
肝豆状核变性	6.00	9.00	12.00	4.00	10.00	11.00
运动神经元病	8.00	10.33	15.00	4.00	9.00	15.00
多系统萎缩	8.00	10.25	12.80	6.00	8.00	12.00
特发性震颤	7.00	9.00	11.00	4.50	6.33	8.50
共济失调	6.83	9.00	11.50	7.00	9.40	12.00

2.3.5 平均住院费用

综合医院神经内科代表病种平均住院费用（元）

代表病种名称	三级综合医院			二级综合医院		
	25 分位	50 分位	75 分位	25 分位	50 分位	75 分位
脑梗死	9754.54	12037.17	15997.96	5462.28	6677.46	10191.78
缺血性脑血管病	9394.56	12403.30	16336.94	5074.02	6159.29	8576.79
短暂性脑缺血发作	6248.26	7554.38	9991.99	3735.91	4698.78	6085.22
偏头痛	4414.21	5595.26	7005.96	2697.26	3501.34	4689.31
单纯疱疹病毒性脑炎	9959.63	14883.52	22469.00	3748.78	4576.96	5134.55
急性脊髓炎	7000.51	12829.11	21838.09	4225.32	6107.91	13375.50
脊髓亚急性联合变性	8293.41	9785.32	13005.78	8425.99	8425.99	10457.04
结核性脑膜炎	7857.00	11961.35	20415.12	2116.62	6168.91	10372.57
病毒性脑膜炎	5881.06	8911.44	11719.07	2437.58	3533.75	6035.20
癫痫持续状态	7303.90	10794.09	18257.87	2795.56	4974.45	9577.69
帕金森病	6270.78	8293.22	10876.01	3918.57	5095.95	8081.60
重症肌无力	6472.06	10515.61	16719.29	2497.70	4919.33	8426.08
蛛网膜下腔出血	24584.03	42722.29	58848.41	7036.24	10002.18	18464.85
多发性硬化	7049.54	10052.83	14629.20	2706.92	4394.01	10892.78
视神经脊髓炎	8446.80	13085.54	20146.22	4970.63	5607.42	10517.66
肝豆状核变性	4668.06	7251.49	12146.67	3144.09	4633.09	5652.46
运动神经元病	6354.43	10216.78	17804.86	2507.78	4485.25	10542.51
多系统萎缩	6138.22	8474.53	13431.30	5248.18	6101.07	8003.70
特发性震颤	5106.97	6530.76	8386.05	2762.23	3987.28	5055.63
共济失调	4899.72	7094.13	9750.46	4215.52	5166.05	7783.05

2.3.6 药占比

综合医院神经内科代表病种药占比（%）

代表病种名称	三级综合医院			二级综合医院		
	25 分位	50 分位	75 分位	25 分位	50 分位	75 分位
脑梗死	41.99	49.02	55.07	41.62	48.54	55.08
缺血性脑血管病	40.66	46.67	53.06	41.58	48.84	54.86
短暂性脑缺血发作	36.55	43.17	50.00	39.63	46.36	51.91
偏头痛	26.79	34.49	44.43	28.54	37.35	44.47
单纯疱疹病毒性脑炎	25.17	44.26	52.43	0.16	19.56	39.00
急性脊髓炎	31.65	44.33	53.64	21.46	33.64	46.28
脊髓亚急性联合变性	31.11	43.14	49.53	29.12	29.12	41.42
结核性脑膜炎	27.05	39.66	50.86	26.27	40.55	47.20
病毒性脑膜炎	31.18	40.71	49.87	22.95	36.63	45.38
癫痫持续状态	31.42	39.53	46.82	25.64	36.73	44.08
帕金森病	38.80	48.40	55.52	40.13	45.33	55.39
重症肌无力	26.77	37.15	47.91	20.77	33.67	46.75
蛛网膜下腔出血	22.52	29.76	37.61	29.54	35.10	41.72
多发性硬化	35.32	49.49	58.18	29.40	44.66	60.13
视神经脊髓炎	37.28	49.67	59.21	33.71	45.70	50.89
肝豆状核变性	26.91	37.15	47.94	31.45	36.30	57.18
运动神经元病	27.91	39.72	49.99	23.20	40.61	49.10
多系统萎缩	35.57	47.58	56.86	26.93	43.21	51.69
特发性震颤	25.49	33.76	44.99	34.59	45.05	52.76
共济失调	25.17	37.34	46.90	22.41	37.03	49.86

2.3.7 耗材占比

综合医院神经内科代表病种耗材占比（%）

代表病种名称	三级综合医院			二级综合医院		
	25 分位	50 分位	75 分位	25 分位	50 分位	75 分位
脑梗死	0.72	3.58	5.59	0.45	2.00	4.35
缺血性脑血管病	1.18	4.87	8.68	0.46	2.02	4.56
短暂性脑缺血发作	0.54	2.79	4.76	0.38	1.67	3.64
偏头痛	0.10	1.87	4.04	0.08	2.23	4.28
单纯疱疹病毒性脑炎	0.00	3.47	7.31	3.98	5.68	10.79
急性脊髓炎	0.32	2.43	5.29	0.81	2.69	9.49
脊髓亚急性联合变性	0.27	1.69	3.62	0.00	0.00	5.32
结核性脑膜炎	0.30	3.79	7.29	1.33	4.08	11.27
病毒性脑膜炎	0.38	3.20	6.22	0.09	2.83	6.63

代表病种名称	三级综合医院			二级综合医院		
	25 分位	50 分位	75 分位	25 分位	50 分位	75 分位
癫痫持续状态	1.35	5.10	9.32	0.23	4.95	7.64
帕金森病	0.19	2.01	3.75	0.39	1.70	3.78
重症肌无力	0.41	3.30	6.90	0.00	1.40	5.93
蛛网膜下腔出血	2.73	26.11	42.12	0.91	5.12	12.25
多发性硬化	0.09	1.47	3.20	0.86	1.45	3.29
视神经脊髓炎	0.01	1.70	3.47	0.05	1.49	2.58
肝豆状核变性	0.22	2.30	5.49	0.82	5.42	8.35
运动神经元病	0.08	2.25	5.24	0.00	2.24	5.62
多系统萎缩	0.00	1.39	3.16	0.00	1.54	3.44
特发性震颤	0.00	1.30	2.72	0.00	0.64	3.34
共济失调	0.00	1.39	3.05	0.09	1.32	4.39

2.3.8 抗菌药物使用率

综合医院神经内科代表病种抗菌药物使用率（%）

代表病种名称	三级综合医院			二级综合医院		
	25 分位	50 分位	75 分位	25 分位	50 分位	75 分位
脑梗死	8.73	13.00	19.40	9.64	12.14	17.59
缺血性脑血管病	8.51	13.04	18.35	8.95	11.12	16.96
短暂性脑缺血发作	2.33	5.26	8.05	3.57	7.46	12.35
偏头痛	0.00	0.00	5.26	0.00	0.00	12.50
单纯疱疹病毒性脑炎	0.00	40.00	100.00	0.00	0.00	0.00
急性脊髓炎	0.00	33.33	60.00	0.00	33.33	50.00
脊髓亚急性联合变性	0.00	0.00	0.00	0.00	0.00	0.00
结核性脑膜炎	33.33	66.67	100.00	50.00	87.50	100.00
病毒性脑膜炎	11.11	42.86	74.07	0.00	46.43	83.33
癫痫持续状态	17.86	44.44	62.50	16.67	25.00	50.00
帕金森病	2.38	8.33	16.22	0.00	8.70	14.29
重症肌无力	0.00	18.75	37.50	0.00	0.00	66.67
蛛网膜下腔出血	20.69	33.33	47.06	14.29	28.57	40.43
多发性硬化	0.00	0.00	14.29	0.00	0.00	0.00
视神经脊髓炎	0.00	0.00	23.53	0.00	0.00	0.00
肝豆状核变性	0.00	0.00	50.00	0.00	0.00	33.33
运动神经元病	0.00	15.38	37.50	0.00	0.00	50.00
多系统萎缩	0.00	0.00	25.00	0.00	0.00	0.00
特发性震颤	0.00	0.00	0.00	0.00	0.00	25.00
共济失调	0.00	0.00	3.57	0.00	0.00	0.00

2.4　心血管内科

2.4.1　出院人次

综合医院心血管内科代表病种出院人次

代表病种名称	三级综合医院			二级综合医院		
	25分位	50分位	75分位	25分位	50分位	75分位
高血压病	267	496	867	116	256	526
冠状动脉粥样硬化性心脏病	335	816	1545	301	697	1199
急性冠状动脉综合征	6	14	51	3	7	18
不稳定性心绞痛	66	299	875	3	20	199
急性ST段抬高性心肌梗死	37	123	278	4	13	71
心律失常	140	276	471	43	98	173
阵发性室上性心动过速	8	24	54	4	12	24
心房纤颤	9	31	80	4	11	26
室性心动过速	2	4	8	1	2	4
心功能不全（心功能Ⅲ、Ⅳ级）	29	97	290	12	34	140
扩张型心肌病	29	64	113	9	24	47
风湿性心脏瓣膜病	25	49	88	12	36	72
肥厚性心肌病	4	8	15	2	3	6

2.4.2　疾病构成

综合医院心血管内科代表病种疾病构成（%）

代表病种名称	三级综合医院			二级综合医院		
	25分位	50分位	75分位	25分位	50分位	75分位
高血压病	0.67	1.22	2.14	0.69	1.25	1.87
冠状动脉粥样硬化性心脏病	0.81	1.87	3.86	1.68	3.79	6.26
急性冠状动脉综合征	0.02	0.04	0.09	0.02	0.03	0.06
不稳定性心绞痛	0.15	0.84	2.14	0.01	0.09	0.66
急性ST段抬高性心肌梗死	0.11	0.29	0.65	0.02	0.08	0.25
心律失常	0.47	0.66	0.97	0.28	0.39	0.76
阵发性室上性心动过速	0.03	0.06	0.11	0.02	0.04	0.08
心房纤颤	0.03	0.09	0.17	0.02	0.04	0.11
室性心动过速	0.00	0.01	0.02	0.00	0.01	0.01
心功能不全（心功能Ⅲ、Ⅳ级）	0.07	0.23	0.69	0.06	0.14	0.47
扩张型心肌病	0.09	0.15	0.21	0.07	0.12	0.19
风湿性心脏瓣膜病	0.08	0.13	0.19	0.08	0.16	0.22
肥厚性心肌病	0.01	0.02	0.03	0.01	0.01	0.02

2.4.3 病死率

综合医院心血管内科代表病种病死率（%）

代表病种名称	三级综合医院			二级综合医院		
	25 分位	50 分位	75 分位	25 分位	50 分位	75 分位
高血压病	0.00	0.00	0.00	0.00	0.00	0.00
冠状动脉粥样硬化性心脏病	0.13	0.49	1.02	0.00	0.41	0.67
急性冠状动脉综合征	0.00	0.00	4.76	0.00	0.00	0.00
不稳定性心绞痛	0.00	0.00	0.14	0.00	0.00	0.00
急性 ST 段抬高性心肌梗死	1.28	3.47	6.82	0.00	0.00	4.39
心律失常	0.75	1.79	3.93	0.00	2.20	4.55
阵发性室上性心动过速	0.00	0.00	0.00	0.00	0.00	0.00
心房纤颤	0.00	0.00	0.00	0.00	0.00	0.00
室性心动过速	0.00	0.00	0.00	0.00	0.00	0.00
心功能不全（心功能Ⅲ、Ⅳ级）	0.71	2.79	5.63	0.00	1.18	4.76
扩张型心肌病	0.00	0.00	1.40	0.00	0.00	0.00
风湿性心脏瓣膜病	0.00	0.00	2.11	0.00	0.00	0.00
肥厚性心肌病	0.00	0.00	0.00	0.00	0.00	0.00

2.4.4 平均住院日

综合医院心血管内科代表病种平均住院日（天）

代表病种名称	三级综合医院			二级综合医院		
	25 分位	50 分位	75 分位	25 分位	50 分位	75 分位
高血压病	7.64	8.78	10.07	6.85	7.95	10.06
冠状动脉粥样硬化性心脏病	8.25	9.39	10.80	7.57	8.52	10.47
急性冠状动脉综合征	6.66	8.44	9.97	4.17	6.40	8.67
不稳定性心绞痛	7.65	8.97	10.33	7.19	8.80	10.50
急性 ST 段抬高性心肌梗死	8.58	10.49	11.76	5.75	7.89	10.37
心律失常	6.98	8.01	9.27	5.37	6.59	7.86
阵发性室上性心动过速	4.20	5.06	6.56	3.39	4.44	5.72
心房纤颤	7.00	8.20	9.47	5.33	6.55	8.31
室性心动过速	5.31	7.33	9.29	3.00	5.00	7.00
心功能不全（心功能Ⅲ、Ⅳ级）	8.84	10.25	11.82	7.47	8.73	10.25
扩张型心肌病	8.90	10.00	11.27	7.71	8.95	10.50
风湿性心脏瓣膜病	9.56	10.94	12.91	7.67	9.47	10.27
肥厚性心肌病	7.00	9.00	11.00	6.33	7.50	10.00

2.4.5 平均住院费用

综合医院心血管内科代表病种平均住院费用（元）

代表病种名称	三级综合医院			二级综合医院		
	25分位	50分位	75分位	25分位	50分位	75分位
高血压病	5657.33	6959.33	8623.28	3470.85	4364.52	6075.68
冠状动脉粥样硬化性心脏病	9328.41	12056.72	16130.79	4737.38	6466.14	8283.84
急性冠状动脉综合征	9174.50	15215.51	22451.07	4465.00	5789.19	11497.69
不稳定性心绞痛	10965.05	16503.55	21143.18	4291.48	6206.05	9487.72
急性ST段抬高性心肌梗死	25095.28	33168.85	41153.21	4829.67	9701.09	18778.40
心律失常	8993.44	12981.16	17538.11	3653.82	5106.30	6755.78
阵发性室上性心动过速	7208.42	14006.37	20571.43	2333.72	3346.74	4753.84
心房纤颤	5706.03	7853.09	12194.71	3294.40	4245.04	5248.47
室性心动过速	6455.81	11128.48	20755.20	2781.07	3822.21	5913.49
心功能不全（心功能Ⅲ、Ⅳ级）	8509.16	11656.00	15716.59	4699.60	5538.36	8240.96
扩张型心肌病	7167.67	9174.31	12798.85	4398.27	5273.78	6990.94
风湿性心脏瓣膜病	7732.47	11339.03	21759.37	4101.65	5115.72	6639.21
肥厚性心肌病	6096.71	8380.37	12137.22	3303.16	4708.81	6104.26

2.4.6 药占比

综合医院心血管内科代表病种药占比（%）

代表病种名称	三级综合医院			二级综合医院		
	25分位	50分位	75分位	25分位	50分位	75分位
高血压病	32.77	39.25	45.70	37.18	42.53	50.65
冠状动脉粥样硬化性心脏病	25.76	32.56	37.49	32.96	41.87	48.04
急性冠状动脉综合征	21.72	29.48	37.86	22.10	34.63	44.96
不稳定性心绞痛	16.85	26.24	35.43	33.60	40.90	48.15
急性ST段抬高性心肌梗死	14.64	20.33	26.32	20.78	28.72	41.63
心律失常	14.82	20.77	28.65	29.54	34.95	41.66
阵发性室上性心动过速	4.19	9.03	18.34	17.98	30.86	40.21
心房纤颤	21.62	33.02	41.82	32.06	40.95	46.46
室性心动过速	8.75	19.53	32.95	7.54	28.28	34.63
心功能不全（心功能Ⅲ、Ⅳ级）	32.67	40.79	46.19	32.60	40.22	46.19
扩张型心肌病	27.74	40.84	48.55	34.77	43.42	48.57
风湿性心脏瓣膜病	25.72	35.26	44.65	35.80	42.20	48.01
肥厚性心肌病	27.30	36.52	45.74	35.09	45.51	51.10

2.4.7 耗材占比

综合医院心血管内科代表病种耗材占比（%）

代表病种名称	三级综合医院			二级综合医院		
	25分位	50分位	75分位	25分位	50分位	75分位
高血压病	0.87	4.02	6.58	0.45	2.24	4.68
冠状动脉粥样硬化性心脏病	3.27	17.05	27.94	1.10	4.53	13.12
急性冠状动脉综合征	2.27	13.08	31.66	0.22	3.46	12.64
不稳定性心绞痛	3.19	27.30	41.88	0.54	3.01	12.39
急性ST段抬高性心肌梗死	4.03	40.80	52.09	1.11	5.87	20.48
心律失常	3.48	29.15	45.93	0.71	5.14	14.33
阵发性室上性心动过速	2.37	35.96	62.45	0.25	3.75	8.26
心房纤颤	0.66	6.03	20.00	0.23	3.06	6.40
室性心动过速	0.68	8.27	42.17	0.00	2.04	5.43
心功能不全（心功能Ⅲ、Ⅳ级）	1.59	7.06	11.50	1.20	4.03	7.14
扩张型心肌病	1.18	5.88	12.59	0.50	3.13	6.84
风湿性心脏瓣膜病	1.10	6.80	23.11	0.68	2.18	5.09
肥厚性心肌病	0.39	4.66	11.24	0.00	1.58	3.69

2.4.8 抗菌药物使用率

综合医院心血管内科代表病种抗菌药物使用率（%）

代表病种名称	三级综合医院			二级综合医院		
	25分位	50分位	75分位	25分位	50分位	75分位
高血压病	3.82	7.53	13.14	6.25	9.87	18.14
冠状动脉粥样硬化性心脏病	8.04	15.17	21.13	15.63	23.92	32.53
急性冠状动脉综合征	1.82	16.22	25.00	0.00	8.70	16.67
不稳定性心绞痛	5.31	9.16	16.67	0.00	12.02	25.49
急性ST段抬高性心肌梗死	10.00	18.13	24.72	0.00	15.63	34.00
心律失常	9.36	15.59	22.14	7.28	15.82	22.22
阵发性室上性心动过速	0.95	5.71	12.31	0.00	4.35	18.18
心房纤颤	4.76	11.48	20.39	6.45	15.00	25.68
室性心动过速	0.00	0.00	20.00	0.00	0.00	14.29
心功能不全（心功能Ⅲ、Ⅳ级）	26.32	41.12	57.35	31.14	44.62	60.00
扩张型心肌病	13.79	27.03	38.05	8.97	30.26	44.53
风湿性心脏瓣膜病	24.59	38.10	49.54	24.32	43.24	50.94
肥厚性心肌病	0.00	13.64	25.00	0.00	12.50	25.00

2.5　血液内科

2.5.1　出院人次

综合医院血液内科代表病种出院人次

代表病种名称	三级综合医院			二级综合医院		
	25 分位	50 分位	75 分位	25 分位	50 分位	75 分位
多发性骨髓瘤	8	22	57	3	5	13
骨髓增生异常综合征	11	30	62	3	7	21
再生障碍性贫血	21	56	100	6	13	36
血小板减少症	8	21	46	2	4	10
非霍奇金淋巴瘤	14	39	81	5	10	21
急性淋巴细胞性白血病	6	13	33	1	2	5
慢性粒细胞性白血病	2	8	18	1	2	4
全血细胞减少	4	11	21	1	2	5
过敏性紫癜	22	59	123	6	21	42

2.5.2　疾病构成

综合医院血液内科代表病种疾病构成（%）

代表病种名称	三级综合医院			二级综合医院		
	25 分位	50 分位	75 分位	25 分位	50 分位	75 分位
多发性骨髓瘤	0.03	0.05	0.10	0.01	0.02	0.03
骨髓增生异常综合征	0.03	0.07	0.12	0.01	0.03	0.06
再生障碍性贫血	0.07	0.14	0.22	0.03	0.05	0.11
血小板减少症	0.02	0.05	0.09	0.01	0.02	0.03
非霍奇金淋巴瘤	0.05	0.09	0.15	0.03	0.04	0.09
急性淋巴细胞性白血病	0.02	0.03	0.06	0.01	0.01	0.02
慢性粒细胞性白血病	0.01	0.02	0.03	0.00	0.01	0.02
全血细胞减少	0.01	0.03	0.05	0.01	0.01	0.02
过敏性紫癜	0.07	0.14	0.21	0.04	0.08	0.12

2.5.3　病死率

综合医院血液内科代表病种病死率（%）

代表病种名称	三级综合医院			二级综合医院		
	25 分位	50 分位	75 分位	25 分位	50 分位	75 分位
多发性骨髓瘤	0.00	0.00	4.55	0.00	0.00	0.00
骨髓增生异常综合征	0.00	0.00	2.38	0.00	0.00	0.00
再生障碍性贫血	0.00	0.00	1.03	0.00	0.00	0.00

代表病种名称	三级综合医院			二级综合医院		
	25 分位	50 分位	75 分位	25 分位	50 分位	75 分位
血小板减少症	0.00	0.00	0.00	0.00	0.00	0.00
非霍奇金淋巴瘤	0.00	1.54	6.25	0.00	0.00	0.00
急性淋巴细胞性白血病	0.00	0.00	7.14	0.00	0.00	0.00
慢性粒细胞性白血病	0.00	0.00	0.00	0.00	0.00	0.00
全血细胞减少	0.00	0.00	0.00	0.00	0.00	0.00
过敏性紫癜	0.00	0.00	0.00	0.00	0.00	0.00

2.5.4 平均住院日

综合医院血液内科代表病种平均住院日（天）

代表病种名称	三级综合医院			二级综合医院		
	25 分位	50 分位	75 分位	25 分位	50 分位	75 分位
多发性骨髓瘤	10.95	14.17	18.48	5.80	9.00	12.40
骨髓增生异常综合征	7.71	11.58	14.87	4.00	6.00	8.44
再生障碍性贫血	5.96	8.40	11.09	3.17	5.00	6.97
血小板减少症	6.94	8.82	10.76	4.00	5.89	7.60
非霍奇金淋巴瘤	10.71	13.88	17.67	7.50	9.85	12.59
急性淋巴细胞性白血病	10.53	15.17	20.73	3.33	6.11	11.00
慢性粒细胞性白血病	9.06	12.50	15.88	4.00	7.56	15.00
全血细胞减少	6.67	8.89	11.86	2.00	5.00	9.00
过敏性紫癜	7.60	8.97	10.33	6.36	7.08	9.00

2.5.5 平均住院费用

综合医院血液内科代表病种平均住院费用（元）

代表病种名称	三级综合医院			二级综合医院		
	25 分位	50 分位	75 分位	25 分位	50 分位	75 分位
多发性骨髓瘤	9377.48	15229.37	21639.66	3971.17	6821.98	10171.20
骨髓增生异常综合征	7527.07	13033.62	19103.73	3445.91	5186.85	7589.02
再生障碍性贫血	6174.13	9216.86	13250.46	2886.20	4366.09	6515.48
血小板减少症	6135.17	8583.99	11365.81	2772.77	4229.17	5291.84
非霍奇金淋巴瘤	11440.32	16362.64	23455.15	3986.62	7160.32	10987.20
急性淋巴细胞性白血病	10083.41	16421.76	25981.33	2984.26	5105.56	9430.43
慢性粒细胞性白血病	7136.67	10709.71	16518.99	3252.95	5839.23	8047.27
全血细胞减少	7221.61	10229.70	12953.83	2515.45	4023.50	6717.55
过敏性紫癜	3323.54	4299.57	5500.30	1813.30	2185.54	2877.19

2.5.6 药占比

综合医院血液内科代表病种药占比（%）

代表病种名称	三级综合医院			二级综合医院		
	25 分位	50 分位	75 分位	25 分位	50 分位	75 分位
多发性骨髓瘤	37.55	49.56	58.81	36.58	48.01	55.36
骨髓增生异常综合征	31.50	42.10	52.23	14.19	29.00	35.49
再生障碍性贫血	28.79	39.04	46.56	15.28	27.35	36.70
血小板减少症	26.82	40.62	50.70	15.59	29.74	41.15
非霍奇金淋巴瘤	35.79	45.52	55.27	38.31	46.64	57.26
急性淋巴细胞性白血病	35.54	46.68	55.22	21.38	31.70	43.19
慢性粒细胞性白血病	28.95	41.81	52.85	26.43	37.79	46.07
全血细胞减少	25.24	37.98	46.81	6.35	26.79	34.00
过敏性紫癜	30.87	38.89	46.27	31.66	37.06	42.74

2.5.7 耗材占比

综合医院血液内科代表病种耗材占比（%）

代表病种名称	三级综合医院			二级综合医院		
	25 分位	50 分位	75 分位	25 分位	50 分位	75 分位
多发性骨髓瘤	1.05	3.33	5.86	0.02	2.50	4.80
骨髓增生异常综合征	0.32	2.05	4.06	0.13	1.98	3.29
再生障碍性贫血	0.48	1.84	3.50	0.06	1.50	2.64
血小板减少症	0.21	2.46	4.81	0.16	1.73	4.26
非霍奇金淋巴瘤	1.44	4.70	8.68	0.10	3.57	6.64
急性淋巴细胞性白血病	0.22	2.92	5.94	0.00	2.11	5.34
慢性粒细胞性白血病	0.03	2.24	4.46	0.16	1.92	4.60
全血细胞减少	0.15	1.83	4.28	0.00	2.05	4.31
过敏性紫癜	0.67	3.22	5.86	0.28	3.74	6.07

2.5.8 抗菌药物使用率

综合医院血液内科代表病种抗菌药物使用率（%）

代表病种名称	三级综合医院			二级综合医院		
	25 分位	50 分位	75 分位	25 分位	50 分位	75 分位
多发性骨髓瘤	20.00	39.13	54.55	17.86	33.33	40.00
骨髓增生异常综合征	24.14	35.71	50.00	0.00	18.75	35.00
再生障碍性贫血	15.00	28.11	37.84	9.52	16.67	32.00
血小板减少症	12.90	28.57	46.67	0.00	11.76	42.86
非霍奇金淋巴瘤	21.88	37.14	52.38	0.00	20.93	33.33

代表病种名称	三级综合医院			二级综合医院		
	25 分位	50 分位	75 分位	25 分位	50 分位	75 分位
急性淋巴细胞性白血病	37.50	59.74	71.43	0.00	39.02	57.14
慢性粒细胞性白血病	18.18	35.71	50.00	0.00	33.33	66.67
全血细胞减少	12.50	38.46	51.69	0.00	25.00	50.00
过敏性紫癜	20.83	40.54	60.71	21.01	38.10	68.00

2.6 肾脏病科

2.6.1 出院人次

综合医院肾脏病科代表病种出院人次

代表病种名称	三级综合医院			二级综合医院		
	25 分位	50 分位	75 分位	25 分位	50 分位	75 分位
肾病综合征	32	74	159	5	10	36
肾小球肾炎	27	55	113	5	16	28
泌尿道感染	75	124	187	47	82	131
急慢性肾功能不全	223	409	655	28	84	235
急性肾盂肾炎	12	22	42	4	8	15
糖尿病肾病	14	42	99	3	8	15
慢性肾脏病 5 期	8	50	238	8	26	105
IgA 肾病	2	7	20	1	2	7
过敏性紫癜性肾炎	3	8	18	2	2	4

2.6.2 疾病构成

综合医院肾脏病科代表病种疾病构成（%）

代表病种名称	三级综合医院			二级综合医院		
	25 分位	50 分位	75 分位	25 分位	50 分位	75 分位
肾病综合征	0.10	0.17	0.30	0.03	0.06	0.09
肾小球肾炎	0.08	0.13	0.25	0.03	0.06	0.12
泌尿道感染	0.21	0.30	0.43	0.26	0.37	0.50
急慢性肾功能不全	0.59	1.01	1.30	0.16	0.40	0.70
急性肾盂肾炎	0.02	0.06	0.10	0.02	0.05	0.08
糖尿病肾病	0.04	0.10	0.20	0.02	0.04	0.11
慢性肾脏病 5 期	0.02	0.15	0.50	0.03	0.12	0.30
IgA 肾病	0.01	0.02	0.04	0.00	0.01	0.02
过敏性紫癜性肾炎	0.01	0.02	0.03	0.00	0.01	0.02

2.6.3 病死率

综合医院肾脏病科代表病种病死率（%）

代表病种名称	三级综合医院			二级综合医院		
	25 分位	50 分位	75 分位	25 分位	50 分位	75 分位
肾病综合征	0.00	0.00	0.00	0.00	0.00	0.00
肾小球肾炎	0.00	0.00	0.00	0.00	0.00	0.00
泌尿道感染	0.00	0.00	0.00	0.00	0.00	0.00
急慢性肾功能不全	0.21	0.99	1.86	0.00	0.00	1.19
急性肾盂肾炎	0.00	0.00	0.00	0.00	0.00	0.00
糖尿病肾病	0.00	0.00	0.00	0.00	0.00	0.00
慢性肾脏病 5 期	0.00	0.00	1.00	0.00	0.00	0.00
IgA 肾病	0.00	0.00	0.00	0.00	0.00	0.00
过敏性紫癜性肾炎	0.00	0.00	0.00	0.00	0.00	0.00

2.6.4 平均住院日

综合医院肾脏病科代表病种平均住院日（天）

代表病种名称	三级综合医院			二级综合医院		
	25 分位	50 分位	75 分位	25 分位	50 分位	75 分位
肾病综合征	10.11	12.60	15.42	7.00	9.79	13.14
肾小球肾炎	9.27	10.68	12.53	7.06	8.44	11.48
泌尿道感染	8.41	9.47	10.97	6.95	8.16	9.09
急慢性肾功能不全	11.29	13.46	16.67	8.58	11.41	15.68
急性肾盂肾炎	8.54	10.00	11.67	7.13	8.43	9.69
糖尿病肾病	10.91	12.61	15.13	9.21	11.42	14.80
慢性肾脏病 5 期	11.21	13.34	17.46	11.00	13.83	15.74
IgA 肾病	8.00	10.73	14.05	7.00	13.00	15.88
过敏性紫癜性肾炎	7.75	10.38	13.13	5.56	6.00	11.00

2.6.5 平均住院费用

综合医院肾脏病科代表病种平均住院费用（元）

代表病种名称	三级综合医院			二级综合医院		
	25 分位	50 分位	75 分位	25 分位	50 分位	75 分位
肾病综合征	6148.44	8014.26	10869.90	3351.86	4726.89	6519.28
肾小球肾炎	5521.49	6810.03	9203.34	3229.23	4201.75	6004.52
泌尿道感染	5566.64	6776.99	8977.62	2885.68	3977.64	5389.07
急慢性肾功能不全	10121.98	12894.84	16118.29	5333.10	7782.09	9930.24
急性肾盂肾炎	5088.80	6695.63	8652.22	2836.91	4251.87	5233.33

代表病种名称	三级综合医院			二级综合医院		
	25分位	50分位	75分位	25分位	50分位	75分位
糖尿病肾病	7996.80	10126.30	13911.72	4549.34	6225.08	8746.19
慢性肾脏病 5 期	9984.71	13504.98	17082.24	7446.00	8990.52	12473.10
IgA 肾病	4573.55	7009.52	9294.60	4103.06	5800.14	7575.60
过敏性紫癜性肾炎	4158.48	5836.04	7651.64	2224.66	2359.84	3000.31

2.6.6 药占比

综合医院肾脏病科代表病种药占比（%）

代表病种名称	三级综合医院			二级综合医院		
	25分位	50分位	75分位	25分位	50分位	75分位
肾病综合征	37.77	46.84	53.82	35.98	46.13	51.43
肾小球肾炎	31.23	41.56	48.45	30.83	39.96	49.89
泌尿道感染	35.99	43.44	48.73	37.28	45.89	52.54
急慢性肾功能不全	31.37	37.57	44.68	26.62	34.13	41.59
急性肾盂肾炎	37.27	45.44	52.71	35.08	43.59	51.88
糖尿病肾病	34.12	42.18	50.32	36.64	45.18	51.11
慢性肾脏病 5 期	26.71	35.61	44.08	21.57	34.17	39.77
IgA 肾病	29.14	41.01	50.43	20.65	51.38	58.21
过敏性紫癜性肾炎	30.09	41.86	48.72	28.65	30.89	45.18

2.6.7 耗材占比

综合医院肾脏病科代表病种耗材占比（%）

代表病种名称	三级综合医院			二级综合医院		
	25分位	50分位	75分位	25分位	50分位	75分位
肾病综合征	0.66	2.76	4.55	0.32	1.90	4.06
肾小球肾炎	0.65	3.01	5.75	0.19	2.89	6.34
泌尿道感染	1.39	4.51	7.13	0.32	2.62	5.18
急慢性肾功能不全	2.67	8.05	11.86	2.03	4.66	9.17
急性肾盂肾炎	0.24	2.45	4.77	0.03	2.36	4.97
糖尿病肾病	0.74	3.87	7.26	0.07	2.08	4.40
慢性肾脏病 5 期	1.08	7.17	12.47	1.43	5.83	11.57
IgA 肾病	0.00	2.79	5.73	0.00	0.59	6.33
过敏性紫癜性肾炎	0.15	2.37	4.94	0.12	0.27	1.23

2.6.8 抗菌药物使用率

综合医院肾脏病科代表病种抗菌药物使用率（%）

代表病种名称	三级综合医院			二级综合医院		
	25 分位	50 分位	75 分位	25 分位	50 分位	75 分位
肾病综合征	12.50	21.89	33.58	0.00	19.61	30.00
肾小球肾炎	11.11	19.77	29.79	7.14	18.92	29.63
泌尿道感染	67.57	85.99	93.55	64.35	90.20	94.87
急慢性肾功能不全	23.11	33.90	40.81	14.29	30.83	40.05
急性肾盂肾炎	77.78	95.00	100.00	42.86	100.00	100.00
糖尿病肾病	11.11	20.59	30.91	0.00	22.22	33.33
慢性肾脏病 5 期	23.79	32.54	44.39	17.94	33.64	50.00
IgA 肾病	5.00	20.00	48.00	0.00	10.00	66.67
过敏性紫癜性肾炎	0.00	25.93	60.00	0.00	11.11	33.33

2.7　内分泌科

2.7.1　出院人次

综合医院内分泌科代表病种出院人次

代表病种名称	三级综合医院			二级综合医院		
	25 分位	50 分位	75 分位	25 分位	50 分位	75 分位
2 型糖尿病	677	1080	1541	91	311	632
1 型糖尿病	13	30	58	3	8	13
甲状腺功能亢进症	22	47	105	6	12	36
甲状腺功能减退症	8	16	25	3	6	10
亚急性甲状腺炎	3	10	22	2	3	5
低钾血症	4	9	18	3	8	14
Graves 病	3	7	25	1	2	4
桥本甲状腺炎	2	6	14	1	1	2
骨质疏松症	12	42	95	6	16	58

2.7.2　疾病构成

综合医院内分泌科代表病种疾病构成（%）

代表病种名称	三级综合医院			二级综合医院		
	25 分位	50 分位	75 分位	25 分位	50 分位	75 分位
2 型糖尿病	1.83	2.58	3.41	1.00	1.49	2.48
1 型糖尿病	0.05	0.07	0.11	0.02	0.04	0.07
甲状腺功能亢进症	0.07	0.12	0.20	0.04	0.06	0.12

代表病种名称	三级综合医院			二级综合医院		
	25 分位	50 分位	75 分位	25 分位	50 分位	75 分位
甲状腺功能减退症	0.02	0.04	0.06	0.01	0.02	0.05
亚急性甲状腺炎	0.01	0.02	0.05	0.01	0.01	0.02
低钾血症	0.01	0.02	0.04	0.02	0.03	0.06
Graves 病	0.01	0.02	0.05	0.00	0.01	0.01
桥本甲状腺炎	0.01	0.02	0.03	0.00	0.00	0.01
骨质疏松症	0.04	0.09	0.21	0.03	0.09	0.20

2.7.3 病死率

综合医院内分泌科代表病种病死率（%）

代表病种名称	三级综合医院			二级综合医院		
	25 分位	50 分位	75 分位	25 分位	50 分位	75 分位
2 型糖尿病	0.00	0.09	0.27	0.00	0.00	0.22
1 型糖尿病	0.00	0.00	0.00	0.00	0.00	0.00
甲状腺功能亢进症	0.00	0.00	0.00	0.00	0.00	0.00
甲状腺功能减退症	0.00	0.00	0.00	0.00	0.00	0.00
亚急性甲状腺炎	0.00	0.00	0.00	0.00	0.00	0.00
低钾血症	0.00	0.00	0.00	0.00	0.00	0.00
Graves 病	0.00	0.00	0.00	0.00	0.00	0.00
桥本甲状腺炎	0.00	0.00	0.00	0.00	0.00	0.00
骨质疏松症	0.00	0.00	0.00	0.00	0.00	0.00

2.7.4 平均住院日

综合医院内分泌科代表病种平均住院日（天）

代表病种名称	三级综合医院			二级综合医院		
	25 分位	50 分位	75 分位	25 分位	50 分位	75 分位
2 型糖尿病	10.13	11.41	12.64	8.29	10.07	11.80
1 型糖尿病	9.00	10.09	11.89	6.89	8.10	11.50
甲状腺功能亢进症	7.63	9.00	10.65	6.68	7.57	9.66
甲状腺功能减退症	7.86	9.50	11.00	6.67	7.75	10.00
亚急性甲状腺炎	7.11	8.86	10.50	7.00	7.75	10.92
低钾血症	5.00	6.67	8.19	3.50	4.50	5.86
Graves 病	7.29	8.51	11.33	7.00	8.38	11.00
桥本甲状腺炎	7.25	8.75	10.67	5.00	5.67	7.00
骨质疏松症	8.00	10.20	12.49	7.31	9.38	11.96

2.7.5 平均住院费用

综合医院内分泌科代表病种平均住院费用（元）

代表病种名称	三级综合医院			二级综合医院		
	25 分位	50 分位	75 分位	25 分位	50 分位	75 分位
2 型糖尿病	7199.19	8498.27	10884.45	4171.85	5695.63	7889.96
1 型糖尿病	5927.75	7505.83	9084.56	3553.92	5001.35	6293.85
甲状腺功能亢进症	4599.21	5539.67	7012.18	2965.99	3566.52	5404.18
甲状腺功能减退症	4745.45	6144.80	7764.73	3066.39	4048.38	5658.38
亚急性甲状腺炎	3820.70	5074.29	6739.03	2822.27	3298.70	3994.80
低钾血症	3703.91	4714.43	7301.45	2265.95	2959.23	4362.36
Graves 病	3747.36	4906.78	6971.14	3128.02	3989.89	6217.44
桥本甲状腺炎	5160.78	8070.20	10989.24	2177.07	4609.73	7793.58
骨质疏松症	7590.60	11357.10	15905.22	4661.89	7167.42	11874.05

2.7.6 药占比

综合医院内分泌科代表病种药占比（%）

代表病种名称	三级综合医院			二级综合医院		
	25 分位	50 分位	75 分位	25 分位	50 分位	75 分位
2 型糖尿病	35.36	42.21	47.01	36.66	45.97	50.98
1 型糖尿病	29.79	36.49	42.03	31.78	38.70	44.45
甲状腺功能亢进症	26.36	34.92	39.98	30.04	35.29	43.59
甲状腺功能减退症	25.54	34.36	42.73	29.50	36.57	44.92
亚急性甲状腺炎	25.12	33.05	41.53	24.84	37.24	45.56
低钾血症	20.48	28.43	37.69	23.86	27.88	36.68
Graves 病	24.55	32.47	43.16	25.18	38.12	49.24
桥本甲状腺炎	19.37	26.50	33.40	17.50	19.78	22.61
骨质疏松症	21.37	32.10	42.45	21.02	36.42	49.88

2.7.7 耗材占比

综合医院内分泌科代表病种耗材占比（%）

代表病种名称	三级综合医院			二级综合医院		
	25 分位	50 分位	75 分位	25 分位	50 分位	75 分位
2 型糖尿病	0.61	3.60	6.30	0.56	2.39	5.00
1 型糖尿病	0.58	4.36	7.49	0.60	2.64	5.74
甲状腺功能亢进症	0.64	3.45	5.90	0.19	1.78	4.44
甲状腺功能减退症	0.25	2.06	3.76	0.28	2.03	3.45
亚急性甲状腺炎	0.10	2.80	5.08	0.00	0.89	3.48

代表病种名称	三级综合医院			二级综合医院		
	25 分位	50 分位	75 分位	25 分位	50 分位	75 分位
低钾血症	0.42	2.90	5.45	0.39	3.29	5.18
Graves 病	0.06	2.02	3.96	0.00	0.67	5.11
桥本甲状腺炎	0.03	4.23	13.18	3.45	7.92	8.53
骨质疏松症	0.41	7.09	35.61	0.69	3.17	22.15

2.7.8 抗菌药物使用率

综合医院内分泌科代表病种抗菌药物使用率（%）

代表病种名称	三级综合医院			二级综合医院		
	25 分位	50 分位	75 分位	25 分位	50 分位	75 分位
2 型糖尿病	9.58	16.19	22.00	14.32	16.47	27.60
1 型糖尿病	15.91	25.00	34.78	0.00	16.67	27.66
甲状腺功能亢进症	5.08	8.82	17.02	1.39	14.71	25.00
甲状腺功能减退症	0.00	7.69	15.38	0.00	10.00	23.08
亚急性甲状腺炎	0.00	22.22	33.33	0.00	42.86	57.14
低钾血症	0.00	11.43	25.00	0.00	10.00	25.00
Graves 病	0.00	0.00	7.14	0.00	20.00	50.00
桥本甲状腺炎	0.00	0.00	15.00	0.00	0.00	16.67
骨质疏松症	3.80	12.50	23.26	5.88	16.22	33.33

2.8 普通外科

2.8.1 出院人次

综合医院普通外科代表病种出院人次

代表病种名称	三级综合医院			二级综合医院		
	25 分位	50 分位	75 分位	25 分位	50 分位	75 分位
胆囊结石伴胆囊炎	159	314	511	66	149	283
结直肠恶性肿瘤	80	162	308	25	48	103
急慢性阑尾炎	236	343	507	158	251	389
腹股沟疝	144	265	405	87	159	314
结节性甲状腺肿	52	123	231	8	27	57
肠梗阻	119	229	325	64	100	165
胃恶性肿瘤	72	137	271	29	44	87
胆囊结石	10	22	67	7	15	38
原发性肝癌	46	108	209	20	35	88
肝门胆管癌	7	16	31	3	5	14
甲状旁腺功能亢进症	1	2	5	1	1	1

代表病种名称	三级综合医院			二级综合医院		
	25 分位	50 分位	75 分位	25 分位	50 分位	75 分位
甲状旁腺腺瘤	1	2	3	1	1	1
胰头癌	3	6	10	1	3	5
胰体尾癌	1	2	3	1	1	2
壶腹周围肿瘤	1	3	5	1	1	4
急性乳腺炎	13	24	39	4	10	24
切口疝	4	9	15	2	4	6
股疝	3	5	8	2	4	8
肝内外胆管结石	37	83	162	11	30	84
急慢性胰腺炎	102	157	251	45	75	135
消化道出血	157	268	399	80	151	268
梗阻性黄疸	8	18	39	2	4	11
腹主动脉瘤	1	3	7	1	1	2

2.8.2 疾病构成

综合医院普通外科代表病种疾病构成（%）

代表病种名称	三级综合医院			二级综合医院		
	25 分位	50 分位	75 分位	25 分位	50 分位	75 分位
胆囊结石伴胆囊炎	0.43	0.75	1.16	0.27	0.63	1.06
结直肠恶性肿瘤	0.27	0.40	0.60	0.14	0.21	0.33
急慢性阑尾炎	0.65	0.91	1.10	0.87	1.10	1.46
腹股沟疝	0.47	0.63	0.81	0.46	0.72	0.98
结节性甲状腺肿	0.17	0.31	0.45	0.04	0.12	0.19
肠梗阻	0.37	0.52	0.69	0.34	0.48	0.65
胃恶性肿瘤	0.24	0.39	0.54	0.14	0.21	0.37
胆囊结石	0.03	0.06	0.13	0.03	0.06	0.17
原发性肝癌	0.16	0.26	0.39	0.10	0.16	0.29
肝门胆管癌	0.02	0.04	0.06	0.01	0.02	0.03
甲状旁腺功能亢进症	0.00	0.00	0.01	0.00	0.00	0.00
甲状旁腺腺瘤	0.00	0.00	0.01	0.00	0.00	0.01
胰头癌	0.01	0.01	0.02	0.01	0.01	0.02
胰体尾癌	0.00	0.00	0.00	0.00	0.00	0.01
壶腹周围肿瘤	0.00	0.01	0.01	0.00	0.01	0.02
急性乳腺炎	0.03	0.06	0.09	0.03	0.05	0.08
切口疝	0.01	0.02	0.03	0.01	0.02	0.02
股疝	0.01	0.01	0.02	0.01	0.02	0.03
肝内外胆管结石	0.12	0.21	0.32	0.07	0.14	0.26
急慢性胰腺炎	0.29	0.38	0.53	0.26	0.36	0.50

代表病种名称	三级综合医院			二级综合医院		
	25 分位	50 分位	75 分位	25 分位	50 分位	75 分位
消化道出血	0.47	0.64	0.85	0.50	0.64	0.94
梗阻性黄疸	0.02	0.05	0.08	0.01	0.02	0.04
腹主动脉瘤	0.00	0.01	0.01	0.00	0.00	0.01

2.8.3 病死率

综合医院普通外科代表病种病死率（%）

代表病种名称	三级综合医院			二级综合医院		
	25 分位	50 分位	75 分位	25 分位	50 分位	75 分位
胆囊结石伴胆囊炎	0.00	0.00	0.00	0.00	0.00	0.00
结直肠恶性肿瘤	0.00	1.78	5.45	0.00	0.00	2.53
急慢性阑尾炎	0.00	0.00	0.00	0.00	0.00	0.00
腹股沟疝	0.00	0.00	0.00	0.00	0.00	0.00
结节性甲状腺肿	0.00	0.00	0.00	0.00	0.00	0.00
肠梗阻	0.00	0.00	0.88	0.00	0.00	0.26
胃恶性肿瘤	0.35	2.47	6.11	0.00	0.00	2.44
胆囊结石	0.00	0.00	0.00	0.00	0.00	0.00
原发性肝癌	0.96	5.05	12.33	0.00	1.14	8.45
肝门胆管癌	0.00	0.00	8.33	0.00	0.00	0.00
甲状旁腺功能亢进症	0.00	0.00	0.00	0.00	0.00	0.00
甲状旁腺腺瘤	0.00	0.00	0.00	0.00	0.00	0.00
胰头癌	0.00	0.00	9.09	0.00	0.00	0.00
胰体尾癌	0.00	0.00	0.00	0.00	0.00	0.00
壶腹周围肿瘤	0.00	0.00	0.00	0.00	0.00	0.00
急性乳腺炎	0.00	0.00	0.00	0.00	0.00	0.00
切口疝	0.00	0.00	0.00	0.00	0.00	0.00
股疝	0.00	0.00	0.00	0.00	0.00	0.00
肝内外胆管结石	0.00	0.00	0.00	0.00	0.00	0.00
急慢性胰腺炎	0.00	0.00	0.71	0.00	0.00	0.00
消化道出血	0.43	1.53	2.86	0.00	0.29	1.72
梗阻性黄疸	0.00	0.00	0.00	0.00	0.00	0.00
腹主动脉瘤	0.00	0.00	7.14	0.00	0.00	0.00

2.8.4 平均住院日

综合医院普通外科代表病种平均住院日（天）

代表病种名称	三级综合医院			二级综合医院		
	25分位	50分位	75分位	25分位	50分位	75分位
胆囊结石伴胆囊炎	7.88	9.01	10.19	7.19	7.93	8.74
结直肠恶性肿瘤	14.92	17.82	20.34	11.88	14.86	16.85
急慢性阑尾炎	6.64	7.25	7.95	6.08	6.99	7.82
腹股沟疝	6.28	7.45	8.83	6.47	7.37	8.59
结节性甲状腺肿	7.58	8.65	9.80	7.00	8.14	9.15
肠梗阻	7.22	8.39	9.79	5.45	6.30	7.83
胃恶性肿瘤	12.90	15.38	17.52	9.95	12.11	13.75
胆囊结石	7.00	8.33	9.67	6.53	7.64	9.44
原发性肝癌	11.07	13.00	15.14	9.82	11.56	14.76
肝门胆管癌	12.50	15.61	19.10	8.43	11.70	17.50
甲状旁腺功能亢进症	8.00	10.75	15.33	6.00	7.00	10.00
甲状旁腺腺瘤	9.67	13.00	19.00	9.00	11.00	12.00
胰头癌	10.50	14.83	19.50	7.33	12.89	16.25
胰体尾癌	11.00	15.60	21.50	4.00	11.33	20.00
壶腹周围肿瘤	9.50	17.29	22.75	7.50	16.00	24.00
急性乳腺炎	7.78	9.39	11.56	6.29	8.40	10.10
切口疝	9.33	11.43	13.24	7.00	9.00	11.00
股疝	7.00	8.75	10.50	7.33	8.30	9.75
肝内外胆管结石	10.71	11.97	13.64	8.06	10.20	12.76
急慢性胰腺炎	9.62	11.24	12.62	7.55	9.19	10.50
消化道出血	8.12	9.08	10.09	6.78	7.55	8.86
梗阻性黄疸	9.61	11.77	15.00	6.40	9.25	11.38
腹主动脉瘤	4.00	8.00	12.00	1.33	3.40	7.00

2.8.5 平均住院费用

综合医院普通外科代表病种平均住院费用（元）

代表病种名称	三级综合医院			二级综合医院		
	25分位	50分位	75分位	25分位	50分位	75分位
胆囊结石伴胆囊炎	10335.91	12758.26	15689.88	5896.71	7955.88	9917.83
结直肠恶性肿瘤	21217.29	27392.07	35609.26	7975.80	13852.11	19637.19
急慢性阑尾炎	7361.78	8923.93	11343.83	4637.05	5671.12	7330.66
腹股沟疝	6377.49	7986.45	9745.35	4182.97	5540.27	7197.64
结节性甲状腺肿	8692.25	10683.61	12870.75	5665.44	7805.83	9567.64
肠梗阻	7434.77	9957.09	12843.96	3593.95	4781.84	6566.03

代表病种名称	三级综合医院			二级综合医院		
	25 分位	50 分位	75 分位	25 分位	50 分位	75 分位
胃恶性肿瘤	17292.50	23392.87	30216.14	6887.60	10386.01	15919.83
胆囊结石	8157.41	10947.54	14015.50	5266.43	6587.17	9883.34
原发性肝癌	12592.77	16023.65	20701.09	5303.39	7568.71	11851.83
肝门胆管癌	16249.12	22744.75	32828.60	6423.55	8452.92	15211.15
甲状旁腺功能亢进症	5985.22	9618.45	16050.72	3240.38	5015.80	8658.33
甲状旁腺腺瘤	11374.61	16503.20	22518.95	10469.69	12344.11	16827.55
胰头癌	14003.05	22714.24	34985.51	4896.75	7566.78	15962.74
胰体尾癌	12392.04	21823.61	40487.49	3691.04	7091.13	16412.23
壶腹周围肿瘤	13455.38	29674.32	50203.43	6838.00	25002.51	34180.08
急性乳腺炎	4753.13	5864.22	7847.88	2998.89	3778.72	4716.31
切口疝	8731.04	12537.41	18957.31	4880.73	7010.22	10561.39
股疝	8125.15	10985.18	16119.04	4860.40	6895.40	9776.97
肝内外胆管结石	14871.01	19252.74	23448.98	7155.19	8845.55	12469.12
急慢性胰腺炎	12916.18	16718.97	22087.99	6241.38	7765.33	11122.87
消化道出血	9171.65	10869.77	14264.13	4985.49	6745.77	8531.74
梗阻性黄疸	12016.40	17738.41	25839.09	4399.52	7028.04	12154.77
腹主动脉瘤	5648.79	20961.29	76354.11	2195.12	3440.76	7068.51

2.8.6 药占比

综合医院普通外科代表病种药占比（%）

代表病种名称	三级综合医院			二级综合医院		
	25 分位	50 分位	75 分位	25 分位	50 分位	75 分位
胆囊结石伴胆囊炎	30.42	36.06	40.66	25.95	31.68	39.74
结直肠恶性肿瘤	33.23	39.25	43.96	29.92	40.97	47.07
急慢性阑尾炎	31.73	37.34	44.07	26.67	34.09	40.25
腹股沟疝	14.69	20.10	25.12	12.58	18.21	23.54
结节性甲状腺肿	16.85	22.76	27.59	16.70	22.04	26.41
肠梗阻	39.72	45.41	51.25	37.28	42.32	48.50
胃恶性肿瘤	35.48	41.54	47.57	36.29	41.68	52.48
胆囊结石	27.05	33.70	38.48	26.22	31.35	42.40
原发性肝癌	39.49	44.04	50.93	41.10	50.12	55.69
肝门胆管癌	35.82	43.93	49.80	40.09	46.67	55.11
甲状旁腺功能亢进症	13.46	23.92	36.05	0.00	0.02	20.92
甲状旁腺腺瘤	19.57	27.46	31.81	19.49	28.14	28.29
胰头癌	34.55	42.92	50.48	37.47	47.38	60.49
胰体尾癌	35.63	42.43	51.44	9.78	33.77	64.39
壶腹周围肿瘤	31.58	43.13	49.90	33.15	41.75	58.92

代表病种名称	三级综合医院			二级综合医院		
	25分位	50分位	75分位	25分位	50分位	75分位
急性乳腺炎	22.97	32.54	41.69	30.78	35.90	44.48
切口疝	17.02	24.46	32.98	17.41	24.98	31.82
股疝	18.32	27.59	36.08	16.74	24.41	31.33
肝内外胆管结石	30.32	36.86	43.40	33.02	37.07	44.13
急慢性胰腺炎	48.04	55.81	61.31	49.94	54.43	62.40
消化道出血	41.40	46.41	50.59	38.26	42.41	48.86
梗阻性黄疸	31.69	40.66	47.73	38.04	43.45	52.99
腹主动脉瘤	6.27	11.54	24.46	8.14	17.41	34.55

2.8.7 耗材占比

综合医院普通外科代表病种耗材占比（%）

代表病种名称	三级综合医院			二级综合医院		
	25分位	50分位	75分位	25分位	50分位	75分位
胆囊结石伴胆囊炎	3.52	13.31	19.24	2.40	7.83	14.93
结直肠恶性肿瘤	4.03	16.71	22.49	3.67	10.89	17.62
急慢性阑尾炎	2.52	10.84	18.02	2.43	7.12	13.46
腹股沟疝	6.78	26.33	34.39	10.27	18.26	26.92
结节性甲状腺肿	2.31	12.47	19.58	2.33	8.66	16.17
肠梗阻	1.85	7.88	11.43	1.03	5.25	9.41
胃恶性肿瘤	3.06	15.17	21.09	1.21	8.85	13.33
胆囊结石	1.22	13.34	20.88	1.51	6.41	14.01
原发性肝癌	2.30	9.43	13.51	0.94	4.62	7.78
肝门胆管癌	1.94	11.94	19.04	0.39	5.19	10.28
甲状旁腺功能亢进症	0.20	3.29	11.86	0.00	0.00	2.47
甲状旁腺腺瘤	0.34	9.73	18.89	0.00	9.64	16.45
胰头癌	1.08	9.44	20.28	0.17	3.58	7.89
胰体尾癌	0.89	6.64	15.13	0.00	3.01	5.61
壶腹周围肿瘤	0.77	9.72	20.02	6.22	9.78	26.74
急性乳腺炎	1.65	7.31	13.29	0.80	4.96	9.03
切口疝	2.31	21.16	33.95	2.57	11.02	22.14
股疝	3.81	19.77	28.16	1.78	13.57	23.90
肝内外胆管结石	3.88	14.39	23.11	1.29	6.19	11.28
急慢性胰腺炎	1.68	6.12	9.33	1.22	3.49	6.51
消化道出血	2.30	5.99	9.65	1.00	3.71	6.25
梗阻性黄疸	2.26	14.70	24.35	0.15	4.10	8.08
腹主动脉瘤	0.00	8.79	65.01	0.00	2.44	6.33

2.8.8 抗菌药物使用率

综合医院普通外科代表病种抗菌药物使用率（%）

代表病种名称	三级综合医院			二级综合医院		
	25分位	50分位	75分位	25分位	50分位	75分位
胆囊结石伴胆囊炎	51.37	81.47	93.76	60.39	80.30	92.86
结直肠恶性肿瘤	41.46	58.81	74.48	26.54	46.67	64.71
急慢性阑尾炎	73.26	95.19	97.64	72.54	87.59	97.13
腹股沟疝	7.20	15.08	23.20	6.91	14.37	23.81
结节性甲状腺肿	2.15	5.53	10.34	0.00	6.58	9.52
肠梗阻	47.97	69.57	82.37	39.13	62.82	78.57
胃恶性肿瘤	27.67	40.98	56.15	18.03	32.88	43.60
胆囊结石	27.03	55.00	78.13	50.00	68.42	83.87
原发性肝癌	21.69	31.15	45.28	17.36	27.27	50.00
肝门胆管癌	40.00	60.61	71.43	16.67	56.67	72.73
甲状旁腺功能亢进症	0.00	0.00	14.29	0.00	25.00	100.00
甲状旁腺腺瘤	0.00	0.00	50.00	0.00	0.00	0.00
胰头癌	25.00	50.00	75.00	0.00	50.00	100.00
胰体尾癌	0.00	66.67	100.00	0.00	0.00	33.33
壶腹周围肿瘤	33.33	75.00	100.00	0.00	62.50	100.00
急性乳腺炎	40.00	70.59	85.71	50.00	75.00	88.89
切口疝	14.29	37.50	58.33	7.69	33.33	60.00
股疝	0.00	38.46	57.14	0.00	25.00	66.67
肝内外胆管结石	62.50	82.76	91.67	64.29	85.19	90.91
急慢性胰腺炎	60.19	85.92	92.41	71.01	86.49	93.93
消化道出血	18.21	32.46	41.18	17.65	26.67	40.85
梗阻性黄疸	48.39	60.78	76.15	45.00	57.14	82.35
腹主动脉瘤	0.00	33.33	64.47	0.00	0.00	20.00

2.9 神经外科

2.9.1 出院人次

综合医院神经外科代表病种出院人次

代表病种名称	三级综合医院			二级综合医院		
	25分位	50分位	75分位	25分位	50分位	75分位
蛛网膜下腔出血	25	51	93	10	21	44
慢性硬膜下血肿	9	20	39	4	11	21
基底节出血	15	48	108	2	20	39
颅内占位性病变	11	22	43	4	6	12

代表病种名称	三级综合医院			二级综合医院		
	25 分位	50 分位	75 分位	25 分位	50 分位	75 分位
脑膜瘤	4	9	23	1	2	6
垂体良性肿瘤	3	8	21	1	2	3
创伤性硬膜外血肿	8	23	50	3	10	28
脑积水	4	9	22	2	4	7

2.9.2 疾病构成

综合医院神经外科代表病种疾病构成（%）

代表病种名称	三级综合医院			二级综合医院		
	25 分位	50 分位	75 分位	25 分位	50 分位	75 分位
蛛网膜下腔出血	0.08	0.12	0.18	0.06	0.09	0.14
慢性硬膜下血肿	0.03	0.05	0.08	0.02	0.05	0.08
基底节出血	0.04	0.11	0.24	0.01	0.07	0.19
颅内占位性病变	0.03	0.05	0.08	0.02	0.03	0.05
脑膜瘤	0.01	0.02	0.04	0.01	0.01	0.02
垂体良性肿瘤	0.01	0.02	0.04	0.00	0.01	0.01
创伤性硬膜外血肿	0.02	0.05	0.11	0.02	0.04	0.10
脑积水	0.01	0.02	0.05	0.01	0.02	0.02

2.9.3 病死率

综合医院神经外科代表病种病死率（%）

代表病种名称	三级综合医院			二级综合医院		
	25 分位	50 分位	75 分位	25 分位	50 分位	75 分位
蛛网膜下腔出血	0.00	3.28	7.84	0.00	0.00	2.13
慢性硬膜下血肿	0.00	0.00	0.00	0.00	0.00	0.00
基底节出血	0.00	2.65	6.92	0.00	0.00	2.53
颅内占位性病变	0.00	0.00	1.49	0.00	0.00	0.00
脑膜瘤	0.00	0.00	0.00	0.00	0.00	0.00
垂体良性肿瘤	0.00	0.00	0.00	0.00	0.00	0.00
创伤性硬膜外血肿	0.00	0.00	0.95	0.00	0.00	0.00
脑积水	0.00	0.00	0.00	0.00	0.00	0.00

2.9.4 平均住院日

综合医院神经外科代表病种平均住院日（天）

代表病种名称	三级综合医院			二级综合医院		
	25 分位	50 分位	75 分位	25 分位	50 分位	75 分位
蛛网膜下腔出血	10.92	13.39	16.08	7.14	9.72	13.05
慢性硬膜下血肿	10.39	12.31	15.16	7.54	10.92	13.50
基底节出血	15.30	19.59	23.66	11.08	17.44	20.42
颅内占位性病变	6.81	8.47	11.85	5.81	8.00	10.83
脑膜瘤	14.86	18.79	22.78	10.00	14.25	19.29
垂体良性肿瘤	10.04	13.30	16.07	4.50	8.50	15.50
创伤性硬膜外血肿	13.33	16.76	20.20	13.00	15.44	20.09
脑积水	10.75	15.67	20.94	6.67	10.80	20.83

2.9.5 平均住院费用

综合医院神经外科代表病种平均住院费用（元）

代表病种名称	三级综合医院			二级综合医院		
	25 分位	50 分位	75 分位	25 分位	50 分位	75 分位
蛛网膜下腔出血	24320.47	41099.77	58768.30	7054.26	10271.95	18216.73
慢性硬膜下血肿	12691.03	18026.23	23368.77	6778.40	10819.19	15298.24
基底节出血	27779.31	34842.28	48315.10	12590.17	19647.87	32966.03
颅内占位性病变	7398.38	9861.28	14930.07	4334.65	5919.37	9856.29
脑膜瘤	23516.26	34419.48	46814.11	4493.97	13902.67	25223.44
垂体良性肿瘤	10853.29	18995.38	28326.79	3248.81	4974.78	16864.15
创伤性硬膜外血肿	18198.22	25836.80	36135.66	10654.95	14419.87	23827.41
脑积水	11418.86	20664.53	35917.65	2872.27	5563.39	16866.18

2.9.6 药占比

综合医院神经外科代表病种药占比（%）

代表病种名称	三级综合医院			二级综合医院		
	25 分位	50 分位	75 分位	25 分位	50 分位	75 分位
蛛网膜下腔出血	23.09	29.98	38.06	29.43	35.48	41.72
慢性硬膜下血肿	33.36	41.44	48.94	25.13	34.63	39.89
基底节出血	37.45	45.17	51.43	32.29	38.62	46.22
颅内占位性病变	27.85	36.16	43.22	28.33	36.37	44.89
脑膜瘤	25.31	33.02	38.54	25.33	30.42	44.36
垂体良性肿瘤	22.16	30.65	37.34	18.68	28.12	40.71
创伤性硬膜外血肿	36.79	45.18	51.98	30.63	38.74	48.14
脑积水	27.74	36.58	44.99	22.93	36.21	47.27

2.9.7 耗材占比

综合医院神经外科代表病种耗材占比（%）

代表病种名称	三级综合医院			二级综合医院		
	25 分位	50 分位	75 分位	25 分位	50 分位	75 分位
蛛网膜下腔出血	2.73	24.34	41.87	0.86	4.98	11.34
慢性硬膜下血肿	1.20	9.29	15.48	2.28	8.45	16.81
基底节出血	2.04	9.41	13.35	3.24	7.34	10.85
颅内占位性病变	1.12	5.37	12.51	0.22	3.28	6.84
脑膜瘤	1.42	20.43	27.54	0.00	4.20	15.88
垂体良性肿瘤	0.27	9.95	18.42	0.00	3.04	8.83
创伤性硬膜外血肿	1.81	11.73	17.95	1.66	8.02	14.32
脑积水	1.17	12.18	30.04	0.28	2.01	9.23

2.9.8 抗菌药物使用率

综合医院神经外科代表病种抗菌药物使用率（%）

代表病种名称	三级综合医院			二级综合医院		
	25 分位	50 分位	75 分位	25 分位	50 分位	75 分位
蛛网膜下腔出血	21.21	33.33	46.67	10.34	28.57	40.00
慢性硬膜下血肿	23.53	58.33	78.95	10.00	55.56	70.00
基底节出血	31.63	45.33	54.93	16.67	40.51	63.64
颅内占位性病变	5.56	16.67	28.81	0.00	18.42	25.00
脑膜瘤	20.00	50.00	76.47	0.00	16.67	50.00
垂体良性肿瘤	12.50	46.15	75.00	0.00	0.00	33.33
创伤性硬膜外血肿	25.00	45.45	60.00	9.43	38.89	60.94
脑积水	11.11	33.33	58.33	0.00	25.00	50.00

2.10　骨科

2.10.1 出院人次

综合医院骨科代表病种出院人次

代表病种名称	三级综合医院			二级综合医院		
	25 分位	50 分位	75 分位	25 分位	50 分位	75 分位
腰椎间盘突出	81	198	385	38	108	260
股骨颈骨折	40	70	103	19	39	62
腰椎骨折	49	82	121	27	54	109
股骨粗隆间骨折	37	60	96	19	37	63
锁骨骨折	31	54	82	23	46	91

代表病种名称	三级综合医院			二级综合医院		
	25 分位	50 分位	75 分位	25 分位	50 分位	75 分位
颈椎病	22	66	162	7	48	115
胫骨骨折	56	99	158	34	66	114
膝骨关节病	23	67	161	4	16	38
腰椎管狭窄	8	27	57	3	6	16
胸椎骨折	26	41	64	12	24	50
膝关节韧带损伤	5	11	29	2	6	11
膝关节半月板损伤	3	9	18	1	3	8
膝关节剥脱性骨软骨炎	1	1	1	1	1	1
膝关节类风湿性关节炎	1	2	4	1	1	2
膝关节痛风性关节炎	5	14	45	2	6	21
膝关节滑膜皱襞综合征	1	1	2	1	1	1
髌骨脱位	1	2	5	1	1	2
色素沉着绒毛结节性滑膜炎	1	1	3	1	1	1
髋关节内游离体	1	1	2	2	2	2
冈上肌腱钙化性肌腱炎	1	1	2	1	1	1
肱三头肌腱断裂	1	1	1	1	1	1
肩胛下肌腱断裂	1	1	1	1	1	1
肩关节僵硬	1	2	6	–	–	–

2.10.2 疾病构成

综合医院骨科代表病种疾病构成（%）

代表病种名称	三级综合医院			二级综合医院		
	25 分位	50 分位	75 分位	25 分位	50 分位	75 分位
腰椎间盘突出	0.24	0.44	0.82	0.21	0.57	1.09
股骨颈骨折	0.12	0.16	0.22	0.10	0.17	0.22
腰椎骨折	0.14	0.20	0.28	0.18	0.24	0.35
股骨粗隆间骨折	0.10	0.16	0.22	0.11	0.17	0.22
锁骨骨折	0.08	0.13	0.20	0.14	0.19	0.28
颈椎病	0.07	0.17	0.37	0.03	0.22	0.57
胫骨骨折	0.14	0.23	0.36	0.20	0.29	0.41
膝骨关节病	0.07	0.16	0.33	0.02	0.07	0.18
腰椎管狭窄	0.03	0.06	0.12	0.01	0.02	0.06
胸椎骨折	0.07	0.10	0.14	0.07	0.11	0.15
膝关节韧带损伤	0.02	0.03	0.06	0.01	0.02	0.05
膝关节半月板损伤	0.01	0.02	0.04	0.01	0.01	0.03
膝关节剥脱性骨软骨炎	0.00	0.00	0.00	0.00	0.00	0.00
膝关节类风湿性关节炎	0.00	0.00	0.01	0.00	0.00	0.01

代表病种名称	三级综合医院			二级综合医院		
	25分位	50分位	75分位	25分位	50分位	75分位
膝关节痛风性关节炎	0.01	0.03	0.09	0.01	0.03	0.06
膝关节滑膜皱襞综合征	0.00	0.00	0.00	0.00	0.00	0.00
髌骨脱位	0.00	0.01	0.01	0.00	0.01	0.01
色素沉着绒毛结节性滑膜炎	0.00	0.00	0.00	0.00	0.00	0.01
髋关节内游离体	0.00	0.00	0.00	0.00	0.00	0.01
冈上肌腱钙化性肌腱炎	0.00	0.00	0.00	0.00	0.00	0.01
肱三头肌腱断裂	0.00	0.00	0.00	0.01	0.01	0.01
肩胛下肌腱断裂	0.00	0.00	0.00	0.00	0.00	0.00
肩关节僵硬	0.00	0.00	0.01	–	–	–

2.10.3 病死率

综合医院骨科代表病种病死率（%）

代表病种名称	三级综合医院			二级综合医院		
	25分位	50分位	75分位	25分位	50分位	75分位
腰椎间盘突出	0.00	0.00	0.00	0.00	0.00	0.00
股骨颈骨折	0.00	0.00	0.00	0.00	0.00	0.00
腰椎骨折	0.00	0.00	0.00	0.00	0.00	0.00
股骨粗隆间骨折	0.00	0.00	0.00	0.00	0.00	0.00
锁骨骨折	0.00	0.00	0.00	0.00	0.00	0.00
颈椎病	0.00	0.00	0.00	0.00	0.00	0.00
胫骨骨折	0.00	0.00	0.00	0.00	0.00	0.00
膝骨关节病	0.00	0.00	0.00	0.00	0.00	0.00
腰椎管狭窄	0.00	0.00	0.00	0.00	0.00	0.00
胸椎骨折	0.00	0.00	0.00	0.00	0.00	0.00
膝关节韧带损伤	0.00	0.00	0.00	0.00	0.00	0.00
膝关节半月板损伤	0.00	0.00	0.00	0.00	0.00	0.00
膝关节剥脱性骨软骨炎	0.00	0.00	0.00	0.00	0.00	0.00
膝关节类风湿性关节炎	0.00	0.00	0.00	0.00	0.00	0.00
膝关节痛风性关节炎	0.00	0.00	0.00	0.00	0.00	0.00
膝关节滑膜皱襞综合征	0.00	0.00	0.00	0.00	0.00	0.00
髌骨脱位	0.00	0.00	0.00	0.00	0.00	0.00
色素沉着绒毛结节性滑膜炎	0.00	0.00	0.00	0.00	0.00	0.00
髋关节内游离体	0.00	0.00	0.00	0.00	0.00	0.00
冈上肌腱钙化性肌腱炎	0.00	0.00	0.00	0.00	0.00	0.00
肱三头肌腱断裂	0.00	0.00	0.00	0.00	0.00	0.00
肩胛下肌腱断裂	0.00	0.00	0.00	0.00	0.00	0.00
肩关节僵硬	0.00	0.00	0.00	–	–	–

2.10.4 平均住院日

综合医院骨科代表病种平均住院日（天）

代表病种名称	三级综合医院			二级综合医院		
	25 分位	50 分位	75 分位	25 分位	50 分位	75 分位
腰椎间盘突出	10.40	11.67	13.10	8.70	10.49	12.61
股骨颈骨折	14.20	16.18	18.65	12.77	15.17	17.23
腰椎骨折	12.39	15.59	20.64	11.42	13.72	16.72
股骨粗隆间骨折	13.53	15.87	19.43	11.97	14.73	16.95
锁骨骨折	10.07	12.16	14.95	9.41	11.06	13.75
颈椎病	8.70	10.73	12.74	6.75	8.48	11.42
胫骨骨折	16.46	19.76	24.91	15.71	18.15	22.50
膝骨关节病	10.76	12.96	15.96	9.64	11.32	13.46
腰椎管狭窄	11.27	13.28	15.96	7.59	10.75	14.52
胸椎骨折	12.55	15.01	19.79	10.50	12.45	14.43
膝关节韧带损伤	11.42	14.73	19.21	9.25	11.17	17.25
膝关节半月板损伤	7.53	10.00	15.33	7.00	10.00	14.11
膝关节剥脱性骨软骨炎	5.00	6.00	7.60	3.00	4.00	7.00
膝关节类风湿性关节炎	10.02	17.00	22.80	5.00	10.00	15.50
膝关节痛风性关节炎	8.52	9.61	11.50	7.06	8.82	11.00
膝关节滑膜皱襞综合征	7.00	8.00	9.00	2.00	2.00	2.00
髌骨脱位	7.63	10.43	14.00	4.00	7.50	14.00
色素沉着绒毛结节性滑膜炎	9.00	11.00	16.25	6.50	10.00	12.00
髋关节内游离体	7.00	8.50	10.00	3.50	3.50	6.00
冈上肌腱钙化性肌腱炎	5.00	7.50	10.00	3.00	10.00	12.00
肱三头肌腱断裂	3.00	5.50	9.50	5.00	5.00	29.00
肩胛下肌腱断裂	4.00	8.00	14.00	4.00	4.00	4.00
肩关节僵硬	10.20	13.69	23.00	-	-	-

2.10.5 平均住院费用

综合医院骨科代表病种平均住院费用（元）

代表病种名称	三级综合医院			二级综合医院		
	25 分位	50 分位	75 分位	25 分位	50 分位	75 分位
腰椎间盘突出	8121.99	12137.20	17712.56	4440.97	5844.77	10605.11
股骨颈骨折	27060.83	32540.76	38430.50	16610.17	20055.50	26917.30
腰椎骨折	16765.05	23183.57	29673.38	7587.73	11319.13	14963.62
股骨粗隆间骨折	23607.59	28972.12	36499.44	14045.99	18367.40	23923.80
锁骨骨折	13617.45	16272.61	20617.15	7943.02	10390.31	13887.70
颈椎病	6600.86	9280.03	14141.30	3082.66	4103.96	6332.14

代表病种名称	三级综合医院			二级综合医院		
	25 分位	50 分位	75 分位	25 分位	50 分位	75 分位
胫骨骨折	22051.58	26934.16	34132.58	13379.30	16924.94	21345.51
膝骨关节病	10978.39	19541.95	37892.11	4639.18	8287.64	15740.96
腰椎管狭窄	14215.98	25542.99	35539.67	4038.13	9364.93	18471.36
胸椎骨折	14587.27	21509.94	29832.81	7198.86	9972.47	13950.11
膝关节韧带损伤	11731.38	19847.16	27872.37	3945.66	8009.54	19056.80
膝关节半月板损伤	7051.24	10453.23	13624.32	3979.03	7929.90	10881.30
膝关节剥脱性骨软骨炎	7197.56	8711.17	13803.58	1733.82	2743.69	3125.25
膝关节类风湿性关节炎	10953.18	39657.76	58959.82	3126.79	4091.37	28541.90
膝关节痛风性关节炎	4842.66	6082.42	8566.80	2861.06	4192.53	5207.33
膝关节滑膜皱襞综合征	8522.15	9874.93	11918.79	9007.58	9007.58	9007.58
髌骨脱位	5832.50	10772.50	18241.06	2027.96	2556.66	10292.94
色素沉着绒毛结节性滑膜炎	9164.79	12137.61	16342.29	1117.94	6694.76	10619.85
髋关节内游离体	7725.56	10922.31	13926.74	2860.60	2860.60	7616.01
冈上肌腱钙化性肌腱炎	5637.58	14065.90	18445.31	3962.83	4108.83	13424.07
肱三头肌腱断裂	4255.71	5743.00	8312.32	3536.31	3536.31	10951.47
肩胛下肌腱断裂	4451.99	7043.72	10920.33	2176.72	2176.72	2176.72
肩关节僵硬	3449.03	5756.95	15323.27	-	-	-

2.10.6 药占比

综合医院骨科代表病种药占比（%）

代表病种名称	三级综合医院			二级综合医院		
	25 分位	50 分位	75 分位	25 分位	50 分位	75 分位
腰椎间盘突出	18.39	24.81	33.40	22.48	30.37	38.08
股骨颈骨折	17.07	20.84	24.84	13.79	17.77	22.86
腰椎骨折	17.01	24.66	32.01	17.55	24.33	35.22
股骨粗隆间骨折	18.04	23.49	28.99	14.66	22.17	27.32
锁骨骨折	21.09	26.79	33.08	17.23	24.36	31.50
颈椎病	19.62	26.78	33.73	25.24	39.33	43.41
胫骨骨折	19.26	24.78	30.80	14.58	22.08	28.72
膝骨关节病	13.22	19.04	26.87	12.34	25.04	39.85
腰椎管狭窄	14.29	19.31	28.15	14.76	20.78	36.46
胸椎骨折	18.17	26.18	33.23	17.74	24.96	33.75
膝关节韧带损伤	13.35	19.17	27.58	14.02	24.65	31.48
膝关节半月板损伤	17.48	25.27	34.18	17.05	25.79	33.03
膝关节剥脱性骨软骨炎	8.41	15.61	26.13	7.07	20.36	74.69
膝关节类风湿性关节炎	10.74	15.03	24.69	7.28	18.26	37.28
膝关节痛风性关节炎	31.60	41.96	48.22	34.32	40.32	48.48

代表病种名称	三级综合医院			二级综合医院		
	25 分位	50 分位	75 分位	25 分位	50 分位	75 分位
膝关节滑膜皱襞综合征	15.20	18.96	29.49	8.52	8.52	8.52
髌骨脱位	12.52	18.55	30.86	15.45	23.47	29.25
色素沉着绒毛结节性滑膜炎	15.48	24.21	34.03	21.10	26.94	38.37
髋关节内游离体	15.02	23.61	32.93	20.56	20.56	25.48
冈上肌腱钙化性肌腱炎	7.53	18.10	26.77	5.70	25.39	45.60
肱三头肌腱断裂	17.44	27.62	42.16	10.87	10.87	12.00
肩胛下肌腱断裂	23.22	29.35	43.44	38.90	38.90	38.90
肩关节僵硬	10.51	23.99	32.02	–	–	–

2.10.7 耗材占比

综合医院骨科代表病种耗材占比（%）

代表病种名称	三级综合医院			二级综合医院		
	25 分位	50 分位	75 分位	25 分位	50 分位	75 分位
腰椎间盘突出	0.95	17.17	35.90	0.51	4.26	13.29
股骨颈骨折	8.31	45.96	53.09	5.38	45.95	53.40
腰椎骨折	2.20	36.06	48.24	3.00	18.28	41.77
股骨粗隆间骨折	4.57	38.21	46.51	7.45	33.43	45.13
锁骨骨折	5.85	33.46	43.76	1.62	37.24	44.60
颈椎病	0.56	6.30	25.95	0.38	1.72	3.51
胫骨骨折	5.93	38.63	48.05	4.74	37.14	47.05
膝骨关节病	1.79	32.58	56.77	0.75	6.14	48.62
腰椎管狭窄	0.52	35.75	52.13	1.15	5.14	41.14
胸椎骨折	1.45	34.30	45.66	1.40	19.85	40.39
膝关节韧带损伤	1.37	36.72	54.49	1.14	9.78	40.38
膝关节半月板损伤	0.58	8.94	27.69	1.42	6.96	11.88
膝关节剥脱性骨软骨炎	1.99	15.92	29.35	0.00	0.83	6.08
膝关节类风湿性关节炎	0.04	16.35	66.52	0.00	2.02	4.22
膝关节痛风性关节炎	0.12	2.58	4.96	0.44	2.16	4.79
膝关节滑膜皱襞综合征	0.32	10.81	29.73	7.67	7.67	7.67
髌骨脱位	0.76	15.44	41.97	0.00	3.45	13.35
色素沉着绒毛结节性滑膜炎	0.86	12.36	23.19	0.00	7.53	7.79
髋关节内游离体	0.00	6.96	20.91	0.00	0.00	15.83
冈上肌腱钙化性肌腱炎	1.69	6.99	32.79	1.31	1.57	41.92
肱三头肌腱断裂	3.29	8.91	15.85	0.00	0.00	55.12
肩胛下肌腱断裂	0.00	6.29	19.93	0.00	0.00	0.00
肩关节僵硬	0.00	1.07	5.04	–	–	–

2.10.8 抗菌药物使用率

综合医院骨科代表病种抗菌药物使用率（%）

代表病种名称	三级综合医院			二级综合医院		
	25分位	50分位	75分位	25分位	50分位	75分位
腰椎间盘突出	5.60	15.00	35.06	3.06	10.00	20.10
股骨颈骨折	42.86	65.63	81.58	31.25	52.43	72.41
腰椎骨折	14.60	33.33	45.45	12.50	23.29	36.00
股骨粗隆间骨折	40.24	63.54	79.63	31.33	51.14	74.07
锁骨骨折	22.33	56.00	75.68	17.65	50.00	64.29
颈椎病	1.79	7.41	15.49	0.00	3.74	8.00
胫骨骨折	28.33	59.28	76.58	32.35	56.67	70.59
膝骨关节病	10.00	25.53	56.70	7.84	20.00	46.15
腰椎管狭窄	11.76	36.10	51.85	0.00	17.39	38.10
胸椎骨折	11.76	26.67	40.91	11.11	25.64	35.71
膝关节韧带损伤	20.00	44.44	66.67	17.28	33.33	66.67
膝关节半月板损伤	0.00	10.53	33.33	0.00	14.29	76.92
膝关节剥脱性骨软骨炎	0.00	0.00	0.00	100.00	100.00	100.00
膝关节类风湿性关节炎	0.00	50.00	100.00	0.00	0.00	25.00
膝关节痛风性关节炎	0.00	13.33	31.82	12.50	34.00	51.22
膝关节滑膜皱襞综合征	0.00	0.00	100.00	–	–	–
髌骨脱位	0.00	12.50	66.67	0.00	0.00	20.00
色素沉着绒毛结节性滑膜炎	0.00	0.00	100.00	0.00	50.00	100.00
髋关节内游离体	0.00	0.00	0.00	0.00	0.00	50.00
冈上肌腱钙化性肌腱炎	0.00	0.00	100.00	0.00	0.00	100.00
肱三头肌腱断裂	0.00	83.33	100.00	0.00	0.00	100.00
肩胛下肌腱断裂	0.00	100.00	100.00	100.00	100.00	100.00
肩关节僵硬	0.00	0.00	28.57	–	–	–

2.11　泌尿外科

2.11.1 出院人次

综合医院泌尿外科代表病种出院人次

代表病种名称	三级综合医院			二级综合医院		
	25分位	50分位	75分位	25分位	50分位	75分位
前列腺增生	100	172	263	37	67	127
膀胱恶性肿瘤	17	38	73	4	10	19
泌尿系结石	88	175	317	24	116	359
肾囊肿	13	27	56	3	8	19

代表病种名称	三级综合医院			二级综合医院		
	25 分位	50 分位	75 分位	25 分位	50 分位	75 分位
肾积水	28	72	184	7	22	68
前列腺恶性肿瘤	17	35	63	3	9	16
精索静脉曲张	-	-	-	-	-	-
肾恶性肿瘤	10	22	45	3	7	14
泌尿道感染	15	28	49	5	13	24
鞘膜积液	19	42	76	7	17	31

2.11.2 疾病构成

综合医院泌尿外科代表病种疾病构成（%）

代表病种名称	三级综合医院			二级综合医院		
	25 分位	50 分位	75 分位	25 分位	50 分位	75 分位
前列腺增生	0.30	0.39	0.55	0.20	0.31	0.43
膀胱恶性肿瘤	0.06	0.09	0.15	0.02	0.04	0.06
泌尿系结石	0.24	0.43	0.76	0.15	0.66	1.25
肾囊肿	0.04	0.07	0.11	0.02	0.03	0.05
肾积水	0.07	0.18	0.35	0.04	0.06	0.25
前列腺恶性肿瘤	0.04	0.09	0.13	0.02	0.03	0.06
精索静脉曲张	-	-	-	-	-	-
肾恶性肿瘤	0.03	0.06	0.10	0.02	0.03	0.04
泌尿道感染	0.03	0.07	0.12	0.03	0.06	0.11
鞘膜积液	0.05	0.10	0.17	0.04	0.08	0.12

2.11.3 病死率

综合医院泌尿外科代表病种病死率（%）

代表病种名称	三级综合医院			二级综合医院		
	25 分位	50 分位	75 分位	25 分位	50 分位	75 分位
前列腺增生	0.00	0.00	0.00	0.00	0.00	0.00
膀胱恶性肿瘤	0.00	0.00	1.82	0.00	0.00	0.00
泌尿系结石	0.00	0.00	0.00	0.00	0.00	0.00
肾囊肿	0.00	0.00	0.00	0.00	0.00	0.00
肾积水	0.00	0.00	0.00	0.00	0.00	0.00
前列腺恶性肿瘤	0.00	0.00	4.60	0.00	0.00	0.00
精索静脉曲张	-	-	-	-	-	-
肾恶性肿瘤	0.00	0.00	4.76	0.00	0.00	0.00
泌尿道感染	0.00	0.00	0.00	0.00	0.00	0.00
鞘膜积液	0.00	0.00	0.00	0.00	0.00	0.00

2.11.4 平均住院日

综合医院泌尿外科代表病种平均住院日（天）

代表病种名称	三级综合医院			二级综合医院		
	25 分位	50 分位	75 分位	25 分位	50 分位	75 分位
前列腺增生	11.09	12.16	13.76	9.07	10.00	12.12
膀胱恶性肿瘤	12.46	14.79	17.28	9.43	11.67	14.90
泌尿系结石	7.60	9.16	10.77	4.63	6.25	8.10
肾囊肿	8.00	9.60	11.20	7.50	8.67	11.50
肾积水	8.25	10.11	11.28	5.73	7.27	8.76
前列腺恶性肿瘤	10.11	13.16	16.06	8.38	11.33	16.36
精索静脉曲张	–	–	–	–	–	–
肾恶性肿瘤	13.23	15.88	18.64	9.33	12.67	15.67
泌尿道感染	8.55	9.88	11.62	6.50	7.93	9.33
鞘膜积液	5.65	7.03	8.45	5.36	7.00	8.17

2.11.5 平均住院费用

综合医院泌尿外科代表病种平均住院费用（元）

代表病种名称	三级综合医院			二级综合医院		
	25 分位	50 分位	75 分位	25 分位	50 分位	75 分位
前列腺增生	10567.10	12647.28	15220.82	5495.07	7076.88	9072.48
膀胱恶性肿瘤	13586.03	18108.57	22799.45	6412.40	9704.52	13773.82
泌尿系结石	7512.94	10161.57	12581.66	3207.67	4911.44	6598.82
肾囊肿	9195.47	11434.91	14385.45	5552.84	8106.10	11593.45
肾积水	7824.86	10823.78	13892.56	3780.62	5984.03	8635.01
前列腺恶性肿瘤	10700.61	14780.53	19093.29	5154.14	8184.70	11920.86
精索静脉曲张	–	–	–	–	–	–
肾恶性肿瘤	15243.14	20239.44	27013.38	6283.79	10350.37	17586.47
泌尿道感染	5213.53	6495.77	8665.04	2829.53	3974.15	5243.90
鞘膜积液	4578.88	5685.87	7033.50	3161.34	4086.21	5315.16

2.11.6 药占比

综合医院泌尿外科代表病种药占比（%）

代表病种名称	三级综合医院			二级综合医院		
	25 分位	50 分位	75 分位	25 分位	50 分位	75 分位
前列腺增生	25.30	33.14	40.08	25.35	34.32	43.22
膀胱恶性肿瘤	29.23	37.49	45.27	30.74	37.53	47.74
泌尿系结石	22.51	30.31	36.00	23.09	30.27	37.99
肾囊肿	20.50	26.89	33.64	21.34	26.38	33.61

代表病种名称	三级综合医院			二级综合医院		
	25 分位	50 分位	75 分位	25 分位	50 分位	75 分位
肾积水	22.24	29.07	36.17	22.95	28.96	36.29
前列腺恶性肿瘤	33.41	43.30	52.94	29.29	43.86	53.21
精索静脉曲张	–	–	–	–	–	–
肾恶性肿瘤	28.22	34.70	40.85	31.95	38.38	48.74
泌尿道感染	37.05	44.38	51.07	35.08	45.31	50.65
鞘膜积液	16.97	22.25	31.04	13.53	21.81	27.91

2.11.7 耗材占比

综合医院泌尿外科代表病种耗材占比（%）

代表病种名称	三级综合医院			二级综合医院		
	25 分位	50 分位	75 分位	25 分位	50 分位	75 分位
前列腺增生	2.06	11.87	17.99	1.67	7.17	12.57
膀胱恶性肿瘤	1.96	10.27	16.50	2.27	6.39	11.39
泌尿系结石	2.03	14.01	21.20	1.05	5.92	11.85
肾囊肿	2.38	12.89	20.24	2.33	7.57	15.17
肾积水	2.08	14.92	22.58	2.94	6.61	14.65
前列腺恶性肿瘤	0.81	6.02	10.95	0.80	3.29	7.87
精索静脉曲张	–	–	–	–	–	–
肾恶性肿瘤	2.08	10.66	18.54	0.37	5.06	8.48
泌尿道感染	0.64	3.09	5.06	0.09	2.15	4.38
鞘膜积液	2.57	12.00	18.38	1.17	7.78	13.96

2.11.8 抗菌药物使用率

综合医院泌尿外科代表病种抗菌药物使用率（%）

代表病种名称	三级综合医院			二级综合医院		
	25 分位	50 分位	75 分位	25 分位	50 分位	75 分位
前列腺增生	59.81	80.95	88.89	52.17	81.97	91.63
膀胱恶性肿瘤	48.00	81.82	93.67	33.33	61.54	92.86
泌尿系结石	44.88	74.15	88.22	36.84	54.96	80.77
肾囊肿	20.37	43.33	68.42	18.75	55.56	82.93
肾积水	51.11	75.00	86.71	31.45	52.81	75.00
前列腺恶性肿瘤	32.43	51.72	73.91	12.50	50.00	62.50
精索静脉曲张	–	–	–	–	–	–
肾恶性肿瘤	35.71	61.54	81.82	20.00	37.50	66.67
泌尿道感染	67.86	88.37	95.65	40.00	83.33	100.00
鞘膜积液	5.62	16.89	41.38	11.11	28.43	42.86

2.12 胸外科

2.12.1 出院人次

综合医院胸外科代表病种出院人次

代表病种名称	三级综合医院			二级综合医院		
	25 分位	50 分位	75 分位	25 分位	50 分位	75 分位
气胸	27	51	83	12	24	47
肺良恶性肿瘤	164	290	510	50	119	257
胸腔积液	20	38	61	7	19	35
肋骨骨折	23	56	114	35	69	138
肺大泡	3	6	16	1	3	8
贲门恶性肿瘤	6	22	47	1	5	13

2.12.2 疾病构成

综合医院胸外科代表病种疾病构成（%）

代表病种名称	三级综合医院			二级综合医院		
	25 分位	50 分位	75 分位	25 分位	50 分位	75 分位
气胸	0.09	0.12	0.16	0.07	0.11	0.15
肺良恶性肿瘤	0.49	0.76	1.04	0.28	0.55	0.93
胸腔积液	0.06	0.09	0.14	0.04	0.08	0.12
肋骨骨折	0.06	0.15	0.26	0.19	0.32	0.46
肺大泡	0.01	0.01	0.03	0.00	0.01	0.02
贲门恶性肿瘤	0.02	0.05	0.11	0.01	0.03	0.05

2.12.3 病死率

综合医院胸外科代表病种病死率（%）

代表病种名称	三级综合医院			二级综合医院		
	25 分位	50 分位	75 分位	25 分位	50 分位	75 分位
气胸	0.00	0.00	0.00	0.00	0.00	0.00
肺良恶性肿瘤	1.14	4.58	10.18	0.00	0.62	3.97
胸腔积液	0.00	0.00	0.00	0.00	0.00	0.00
肋骨骨折	0.00	0.00	0.00	0.00	0.00	0.00
肺大泡	0.00	0.00	0.00	0.00	0.00	0.00
贲门恶性肿瘤	0.00	0.00	3.33	0.00	0.00	0.00

2.12.4 平均住院日

综合医院胸外科代表病种平均住院日（天）

代表病种名称	三级综合医院			二级综合医院		
	25分位	50分位	75分位	25分位	50分位	75分位
气胸	8.87	10.08	11.79	8.10	9.96	11.58
肺良恶性肿瘤	12.25	14.05	16.51	9.68	11.63	13.87
胸腔积液	9.75	11.47	13.25	7.59	9.14	10.83
肋骨骨折	11.94	14.50	17.55	11.25	13.03	14.95
肺大泡	9.60	12.73	16.29	6.60	11.90	15.29
贲门恶性肿瘤	12.53	15.59	19.41	7.80	11.50	14.50

2.12.5 平均住院费用

综合医院胸外科代表病种平均住院费用（元）

代表病种名称	三级综合医院			二级综合医院		
	25分位	50分位	75分位	25分位	50分位	75分位
气胸	8634.91	10938.39	15095.82	4800.34	6113.73	8687.10
肺良恶性肿瘤	12987.41	16068.33	21807.07	6009.55	7686.41	12169.18
胸腔积液	8318.79	10157.05	13030.55	4385.35	5492.04	7700.72
肋骨骨折	10744.84	14716.57	18813.15	5808.91	7684.83	10297.02
肺大泡	15498.75	24949.77	32479.44	3676.81	11824.25	22120.44
贲门恶性肿瘤	15772.86	23888.25	34634.00	5469.71	9723.45	18456.94

2.12.6 药占比

综合医院胸外科代表病种药占比（%）

代表病种名称	三级综合医院			二级综合医院		
	25分位	50分位	75分位	25分位	50分位	75分位
气胸	24.40	30.59	38.95	25.48	31.15	38.92
肺良恶性肿瘤	35.85	43.06	49.93	41.33	47.18	54.74
胸腔积液	31.43	38.96	45.45	30.37	37.08	42.65
肋骨骨折	34.91	42.40	50.85	33.43	39.31	49.32
肺大泡	18.87	25.27	32.84	22.57	27.02	34.54
贲门恶性肿瘤	33.23	39.83	46.21	33.37	40.74	54.56

2.12.7 耗材占比

综合医院胸外科代表病种耗材占比（%）

代表病种名称	三级综合医院			二级综合医院		
	25分位	50分位	75分位	25分位	50分位	75分位
气胸	2.19	15.45	28.21	1.68	5.93	14.50
肺良恶性肿瘤	1.78	7.37	13.26	1.18	3.82	6.69
胸腔积液	1.50	6.25	8.71	1.18	4.34	8.03
肋骨骨折	1.54	9.03	19.12	1.21	5.06	11.70
肺大泡	2.01	21.77	42.82	1.64	4.47	20.21
贲门恶性肿瘤	0.72	13.89	22.79	1.33	6.07	14.17

2.12.8 抗菌药物使用率

综合医院胸外科代表病种抗菌药物使用率（%）

代表病种名称	三级综合医院			二级综合医院		
	25分位	50分位	75分位	25分位	50分位	75分位
气胸	44.44	68.75	86.44	40.95	70.21	91.40
肺良恶性肿瘤	34.17	50.65	66.97	30.52	56.25	66.15
胸腔积液	44.19	64.58	77.27	42.86	63.64	77.78
肋骨骨折	25.00	52.94	79.31	21.97	37.04	73.15
肺大泡	50.00	90.48	100.00	25.00	75.00	100.00
贲门恶性肿瘤	26.32	40.74	57.14	16.67	25.00	50.00

2.13 大血管外科

2.13.1 出院人次

综合医院大血管外科代表病种出院人次

代表病种名称	三级综合医院			二级综合医院		
	25分位	50分位	75分位	25分位	50分位	75分位
法洛四联征	1	2	4	1	1	1
房间隔缺损	2	7	25	1	1	3
室间隔缺损	1	4	18	1	1	1
二尖瓣关闭不全	3	7	23	1	2	8
主动脉瓣狭窄	1	2	4	1	1	2
心包积液	2	5	9	1	2	4
动脉导管未闭	2	4	11	1	1	1
二尖瓣狭窄	2	4	10	1	2	11
缩窄性心包炎	1	2	4	1	2	7
主动脉瓣关闭不全	2	5	14	1	1	2

代表病种名称	三级综合医院			二级综合医院		
	25 分位	50 分位	75 分位	25 分位	50 分位	75 分位
心脏良性肿瘤	1	2	5	1	1	1
主动脉瘤	7	16	42	3	6	10

2.13.2 疾病构成

综合医院大血管外科代表病种疾病构成（%）

代表病种名称	三级综合医院			二级综合医院		
	25 分位	50 分位	75 分位	25 分位	50 分位	75 分位
法洛四联征	0.00	0.00	0.01	0.00	0.00	0.00
房间隔缺损	0.01	0.02	0.04	0.00	0.01	0.01
室间隔缺损	0.00	0.01	0.03	0.00	0.00	0.01
二尖瓣关闭不全	0.01	0.02	0.04	0.00	0.01	0.04
主动脉瓣狭窄	0.00	0.00	0.01	0.00	0.00	0.01
心包积液	0.01	0.01	0.02	0.00	0.01	0.01
动脉导管未闭	0.00	0.01	0.02	0.00	0.00	0.00
二尖瓣狭窄	0.00	0.01	0.02	0.01	0.01	0.03
缩窄性心包炎	0.00	0.00	0.01	0.00	0.01	0.01
主动脉瓣关闭不全	0.01	0.01	0.03	0.00	0.00	0.01
心脏良性肿瘤	0.00	0.00	0.01	0.00	0.00	0.00
主动脉瘤	0.02	0.04	0.07	0.01	0.02	0.04

2.13.3 病死率

综合医院大血管外科代表病种病死率（%）

代表病种名称	三级综合医院			二级综合医院		
	25 分位	50 分位	75 分位	25 分位	50 分位	75 分位
法洛四联征	0.00	0.00	0.00	0.00	0.00	0.00
房间隔缺损	0.00	0.00	0.00	0.00	0.00	0.00
室间隔缺损	0.00	0.00	0.00	0.00	0.00	0.00
二尖瓣关闭不全	0.00	0.00	0.00	0.00	0.00	0.00
主动脉瓣狭窄	0.00	0.00	0.00	0.00	0.00	0.00
心包积液	0.00	0.00	0.00	0.00	0.00	0.00
动脉导管未闭	0.00	0.00	0.00	0.00	0.00	0.00
二尖瓣狭窄	0.00	0.00	0.00	0.00	0.00	0.00
缩窄性心包炎	0.00	0.00	0.00	0.00	0.00	0.00
主动脉瓣关闭不全	0.00	0.00	0.00	0.00	0.00	0.00
心脏良性肿瘤	0.00	0.00	0.00	0.00	0.00	0.00
主动脉瘤	0.00	3.23	9.17	0.00	0.00	0.00

2.13.4 平均住院日

综合医院大血管外科代表病种平均住院日（天）

代表病种名称	三级综合医院			二级综合医院		
	25分位	50分位	75分位	25分位	50分位	75分位
法洛四联征	7.00	13.00	20.42	4.00	4.00	5.00
房间隔缺损	7.23	9.86	12.33	4.00	6.33	8.00
室间隔缺损	6.80	11.50	16.00	4.00	7.00	7.50
二尖瓣关闭不全	9.54	12.40	16.81	6.00	8.00	10.00
主动脉瓣狭窄	7.00	10.50	16.00	4.00	7.00	11.00
心包积液	7.14	9.63	12.00	3.33	5.33	9.00
动脉导管未闭	6.00	8.35	10.67	2.00	5.00	10.00
二尖瓣狭窄	8.77	11.06	14.00	6.00	8.50	10.09
缩窄性心包炎	8.50	14.00	19.75	6.57	9.75	17.00
主动脉瓣关闭不全	8.25	11.00	17.33	7.30	9.00	11.00
心脏良性肿瘤	11.75	16.80	22.00	3.00	3.00	5.00
主动脉瘤	5.50	9.08	12.33	2.75	5.08	8.00

2.13.5 平均住院费用

综合医院大血管外科代表病种平均住院费用（元）

代表病种名称	三级综合医院			二级综合医院		
	25分位	50分位	75分位	25分位	50分位	75分位
法洛四联征	4866.90	11421.40	40067.28	2258.59	3699.71	4228.70
房间隔缺损	8978.52	18902.10	27853.92	3282.44	4647.18	6731.02
室间隔缺损	9284.12	20456.57	30948.37	2570.98	4448.54	5061.56
二尖瓣关闭不全	7347.02	14154.23	42664.86	4277.76	5430.89	6385.57
主动脉瓣狭窄	6240.80	10338.35	47416.76	3369.59	4069.30	5597.87
心包积液	6829.99	9225.25	12966.59	2627.66	3796.71	5416.38
动脉导管未闭	10333.21	18310.09	24104.78	2663.17	3008.45	7903.48
二尖瓣狭窄	7078.26	11621.08	26647.56	3785.10	6026.61	6545.21
缩窄性心包炎	5917.46	15624.53	30332.27	2791.97	4374.02	8070.67
主动脉瓣关闭不全	7024.06	15053.22	44172.92	3235.56	5483.19	7078.55
心脏良性肿瘤	25123.58	42980.63	58356.50	3242.24	6257.76	6659.13
主动脉瘤	8237.60	31116.10	58258.47	3383.30	4685.91	9015.96

2.13.6 药占比

综合医院大血管外科代表病种药占比（%）

代表病种名称	三级综合医院			二级综合医院		
	25 分位	50 分位	75 分位	25 分位	50 分位	75 分位
法洛四联征	13.24	21.71	32.43	18.18	28.06	34.16
房间隔缺损	12.51	19.78	29.03	14.24	25.87	39.60
室间隔缺损	11.61	19.06	26.82	25.19	30.24	36.71
二尖瓣关闭不全	21.79	32.06	42.54	26.03	39.49	50.23
主动脉瓣狭窄	19.86	31.32	42.07	19.71	28.35	45.61
心包积液	24.53	32.21	41.24	19.69	26.21	38.24
动脉导管未闭	6.04	12.33	20.59	4.24	15.49	30.08
二尖瓣狭窄	23.59	33.95	46.29	26.44	43.96	49.96
缩窄性心包炎	25.84	37.23	45.70	28.35	46.45	49.70
主动脉瓣关闭不全	21.25	29.02	39.37	18.60	39.29	47.70
心脏良性肿瘤	19.96	26.34	34.21	0.00	9.62	29.07
主动脉瘤	10.86	16.25	24.28	15.85	24.44	31.82

2.13.7 耗材占比

综合医院大血管外科代表病种耗材占比（%）

代表病种名称	三级综合医院			二级综合医院		
	25 分位	50 分位	75 分位	25 分位	50 分位	75 分位
法洛四联征	1.21	5.47	20.61	0.00	0.08	0.21
房间隔缺损	1.46	23.66	43.35	0.00	2.48	10.01
室间隔缺损	3.01	18.07	36.32	0.00	1.54	7.84
二尖瓣关闭不全	0.82	6.66	30.38	0.00	1.44	5.98
主动脉瓣狭窄	0.46	5.50	21.37	2.32	4.30	12.44
心包积液	0.60	5.13	7.53	0.69	2.91	4.70
动脉导管未闭	1.56	27.39	57.84	5.19	7.54	13.95
二尖瓣狭窄	0.65	4.27	19.05	0.00	2.29	7.52
缩窄性心包炎	0.00	5.13	10.94	0.15	1.13	4.08
主动脉瓣关闭不全	1.65	8.58	31.63	0.00	0.43	4.82
心脏良性肿瘤	1.27	17.95	27.72	0.00	0.83	3.17
主动脉瘤	1.25	25.34	56.01	0.34	3.05	6.83

2.13.8　抗菌药物使用率

综合医院大血管外科代表病种抗菌药物使用率（%）

代表病种名称	三级综合医院			二级综合医院		
	25 分位	50 分位	75 分位	25 分位	50 分位	75 分位
法洛四联征	0.00	57.14	100.00	0.00	0.00	50.00
房间隔缺损	20.88	40.00	66.67	0.00	0.00	20.00
室间隔缺损	4.55	50.00	82.35	0.00	0.00	0.00
二尖瓣关闭不全	20.00	41.94	58.33	0.00	16.22	50.00
主动脉瓣狭窄	0.00	33.33	50.00	0.00	0.00	0.00
心包积液	25.00	50.00	66.67	0.00	50.00	83.33
动脉导管未闭	0.00	25.00	66.67	0.00	0.00	0.00
二尖瓣狭窄	18.18	50.00	65.00	0.00	0.00	18.18
缩窄性心包炎	0.00	40.00	83.33	0.00	62.50	100.00
主动脉瓣关闭不全	10.00	42.86	66.67	0.00	33.33	100.00
心脏良性肿瘤	0.00	84.62	100.00	0.00	0.00	100.00
主动脉瘤	17.65	37.50	55.56	0.00	14.29	29.17

2.14　妇科

2.14.1　出院人次

综合医院妇科代表病种出院人次

代表病种名称	三级综合医院			二级综合医院		
	25 分位	50 分位	75 分位	25 分位	50 分位	75 分位
子宫平滑肌瘤	104	259	427	40	76	153
卵巢良性肿瘤	20	53	110	5	12	32
异位妊娠	91	165	275	40	70	148
子宫内膜息肉	16	44	101	6	18	35
子宫肌腺症	19	51	86	7	16	47
卵巢囊肿	28	56	88	19	28	46
子宫颈恶性肿瘤	18	42	100	5	11	25
卵巢恶性肿瘤	13	27	59	4	9	22
子宫内膜异位	39	92	160	12	25	62
卵巢巧克力样囊肿	9	27	48	3	7	19

2.14.2 疾病构成

综合医院妇科代表病种疾病构成（%）

代表病种名称	三级综合医院			二级综合医院		
	25 分位	50 分位	75 分位	25 分位	50 分位	75 分位
子宫平滑肌瘤	0.38	0.56	0.78	0.26	0.35	0.53
卵巢良性肿瘤	0.07	0.14	0.21	0.02	0.07	0.11
异位妊娠	0.27	0.41	0.52	0.22	0.32	0.42
子宫内膜息肉	0.04	0.10	0.21	0.04	0.07	0.13
子宫肌腺症	0.07	0.11	0.17	0.04	0.08	0.13
卵巢囊肿	0.09	0.13	0.19	0.08	0.12	0.16
子宫颈恶性肿瘤	0.06	0.10	0.18	0.03	0.05	0.08
卵巢恶性肿瘤	0.04	0.07	0.11	0.02	0.04	0.07
子宫内膜异位	0.14	0.20	0.30	0.07	0.12	0.19
卵巢巧克力样囊肿	0.03	0.06	0.10	0.01	0.03	0.05

2.14.3 病死率

综合医院妇科代表病种病死率（%）

代表病种名称	三级综合医院			二级综合医院		
	25 分位	50 分位	75 分位	25 分位	50 分位	75 分位
子宫平滑肌瘤	0.00	0.00	0.00	0.00	0.00	0.00
卵巢良性肿瘤	0.00	0.00	0.00	0.00	0.00	0.00
异位妊娠	0.00	0.00	0.00	0.00	0.00	0.00
子宫内膜息肉	0.00	0.00	0.00	0.00	0.00	0.00
子宫肌腺症	0.00	0.00	0.00	0.00	0.00	0.00
卵巢囊肿	0.00	0.00	0.00	0.00	0.00	0.00
子宫颈恶性肿瘤	0.00	0.00	1.92	0.00	0.00	0.00
卵巢恶性肿瘤	0.00	0.00	3.92	0.00	0.00	0.00
子宫内膜异位	0.00	0.00	0.00	0.00	0.00	0.00
卵巢巧克力样囊肿	0.00	0.00	0.00	0.00	0.00	0.00

2.14.4 平均住院日

综合医院妇科代表病种平均住院日（天）

代表病种名称	三级综合医院			二级综合医院		
	25 分位	50 分位	75 分位	25 分位	50 分位	75 分位
子宫平滑肌瘤	8.63	9.58	10.70	7.92	9.20	10.79
卵巢良性肿瘤	7.80	8.93	10.12	7.05	8.22	9.53
异位妊娠	6.46	7.43	8.50	5.64	6.50	7.56

代表病种名称	三级综合医院			二级综合医院		
	25 分位	50 分位	75 分位	25 分位	50 分位	75 分位
子宫内膜息肉	5.62	6.91	8.36	4.00	5.20	7.33
子宫肌腺症	8.79	9.79	11.16	8.18	9.50	10.56
卵巢囊肿	6.73	7.80	8.85	6.04	7.25	8.31
子宫颈恶性肿瘤	11.38	14.68	18.54	8.29	10.93	13.51
卵巢恶性肿瘤	11.56	14.39	17.31	7.62	10.33	12.80
子宫内膜异位	8.20	9.26	10.24	7.64	8.85	10.16
卵巢巧克力样囊肿	7.45	8.52	9.92	7.00	8.15	9.40

2.14.5 平均住院费用

综合医院妇科代表病种平均住院费用（元）

代表病种名称	三级综合医院			二级综合医院		
	25 分位	50 分位	75 分位	25 分位	50 分位	75 分位
子宫平滑肌瘤	9325.34	11400.15	13567.17	6417.45	7652.15	10580.78
卵巢良性肿瘤	9696.89	11547.85	13986.54	6528.11	7593.00	10853.21
异位妊娠	7066.59	8056.48	9680.57	4826.68	5862.72	7359.98
子宫内膜息肉	5527.66	7003.89	9029.13	3519.03	4389.50	6213.70
子宫肌腺症	9506.27	11415.56	14154.74	6651.89	8032.21	10435.81
卵巢囊肿	7958.88	9886.61	11508.91	5485.98	6434.57	8855.04
子宫颈恶性肿瘤	10277.43	15467.27	21290.83	5123.39	7661.96	12474.03
卵巢恶性肿瘤	12284.27	16939.05	22546.18	5389.01	7741.37	11747.25
子宫内膜异位	9332.56	11328.19	13678.78	6519.15	7481.25	10435.81
卵巢巧克力样囊肿	9596.70	11921.12	14728.05	6611.51	7767.01	10547.41

2.14.6 药占比

综合医院妇科代表病种药占比（%）

代表病种名称	三级综合医院			二级综合医院		
	25 分位	50 分位	75 分位	25 分位	50 分位	75 分位
子宫平滑肌瘤	19.13	24.74	29.70	14.75	20.61	26.55
卵巢良性肿瘤	18.05	23.84	28.75	14.17	20.20	26.38
异位妊娠	19.13	24.50	30.58	15.75	21.37	25.77
子宫内膜息肉	15.13	21.72	27.59	11.94	17.79	21.93
子宫肌腺症	19.99	26.92	30.93	15.55	21.42	26.39
卵巢囊肿	19.70	24.66	30.89	14.13	21.10	25.82
子宫颈恶性肿瘤	24.62	31.68	37.44	19.95	30.69	42.85
卵巢恶性肿瘤	29.82	39.22	46.74	29.43	35.59	47.18
子宫内膜异位	19.61	26.53	31.22	15.80	21.42	24.82
卵巢巧克力样囊肿	19.85	25.94	31.32	15.63	21.65	26.43

2.14.7 耗材占比

综合医院妇科代表病种耗材占比（%）

代表病种名称	三级综合医院			二级综合医院		
	25 分位	50 分位	75 分位	25 分位	50 分位	75 分位
子宫平滑肌瘤	2.51	12.84	20.29	3.09	9.22	13.64
卵巢良性肿瘤	1.58	13.31	20.34	0.85	9.38	17.43
异位妊娠	2.98	12.46	19.95	2.01	9.79	16.53
子宫内膜息肉	1.23	8.92	16.83	1.10	6.79	14.17
子宫肌腺症	2.48	11.97	18.77	2.43	9.05	14.43
卵巢囊肿	2.14	12.48	19.33	1.07	8.98	13.91
子宫颈恶性肿瘤	0.94	6.39	11.59	0.65	4.76	9.87
卵巢恶性肿瘤	1.55	7.68	12.25	0.56	4.58	8.34
子宫内膜异位	2.08	12.03	19.20	2.88	9.79	14.98
卵巢巧克力样囊肿	1.64	12.36	21.30	1.34	9.61	14.67

2.14.8 抗菌药物使用率

综合医院妇科代表病种抗菌药物使用率（%）

代表病种名称	三级综合医院			二级综合医院		
	25 分位	50 分位	75 分位	25 分位	50 分位	75 分位
子宫平滑肌瘤	44.44	76.16	91.58	40.00	69.68	94.59
卵巢良性肿瘤	18.37	56.16	92.45	29.69	66.67	96.88
异位妊娠	13.73	59.62	76.92	15.79	51.22	70.00
子宫内膜息肉	19.35	74.36	91.10	30.88	60.00	92.00
子宫肌腺症	50.00	72.22	92.00	25.00	78.57	94.00
卵巢囊肿	22.50	59.42	85.47	25.00	60.42	82.61
子宫颈恶性肿瘤	27.27	53.18	72.29	27.27	65.22	81.82
卵巢恶性肿瘤	23.33	45.45	66.67	11.11	33.33	60.00
子宫内膜异位	29.20	67.48	88.24	38.33	71.11	88.89
卵巢巧克力样囊肿	26.06	66.67	95.56	44.44	73.81	94.87

2.15 产科

2.15.1 出院人次

综合医院产科代表病种出院人次

代表病种名称	三级综合医院			二级综合医院		
	25 分位	50 分位	75 分位	25 分位	50 分位	75 分位
胎膜早破	56	182	319	21	69	234
正常分娩	122	327	688	169	576	1311

代表病种名称	三级综合医院			二级综合医院		
	25 分位	50 分位	75 分位	25 分位	50 分位	75 分位
脐带绕颈	13	57	168	6	29	64
妊娠合并子宫瘢痕	35	164	372	6	77	303
无指征剖宫产单胎分娩	3	13	45	2	9	41
胎儿宫内窘迫	13	32	87	4	11	58
妊娠伴糖尿病	12	34	80	2	8	31
羊水过少	15	46	110	5	25	83
前置胎盘	9	27	55	3	7	21

2.15.2 疾病构成

综合医院产科代表病种疾病构成（%）

代表病种名称	三级综合医院			二级综合医院		
	25 分位	50 分位	75 分位	25 分位	50 分位	75 分位
胎膜早破	0.17	0.40	0.68	0.13	0.36	0.71
正常分娩	0.35	0.85	1.42	1.17	2.32	4.80
脐带绕颈	0.04	0.13	0.34	0.02	0.09	0.34
妊娠合并子宫瘢痕	0.11	0.38	0.78	0.06	0.44	0.98
无指征剖宫产单胎分娩	0.01	0.02	0.10	0.01	0.05	0.22
胎儿宫内窘迫	0.03	0.08	0.18	0.01	0.06	0.20
妊娠伴糖尿病	0.02	0.09	0.18	0.01	0.03	0.11
羊水过少	0.04	0.12	0.25	0.03	0.14	0.29
前置胎盘	0.03	0.06	0.12	0.01	0.03	0.06

2.15.3 病死率

综合医院产科代表病种病死率（%）

代表病种名称	三级综合医院			二级综合医院		
	25 分位	50 分位	75 分位	25 分位	50 分位	75 分位
胎膜早破	0.00	0.00	0.00	0.00	0.00	0.00
正常分娩	0.00	0.00	0.00	0.00	0.00	0.00
脐带绕颈	0.00	0.00	0.00	0.00	0.00	0.00
妊娠合并子宫瘢痕	0.00	0.00	0.00	0.00	0.00	0.00
无指征剖宫产单胎分娩	0.00	0.00	0.00	0.00	0.00	0.00
胎儿宫内窘迫	0.00	0.00	0.00	0.00	0.00	0.00
妊娠伴糖尿病	0.00	0.00	0.00	0.00	0.00	0.00
羊水过少	0.00	0.00	0.00	0.00	0.00	0.00
前置胎盘	0.00	0.00	0.00	0.00	0.00	0.00

2.15.4 平均住院日

综合医院产科代表病种平均住院日（天）

代表病种名称	三级综合医院			二级综合医院		
	25分位	50分位	75分位	25分位	50分位	75分位
胎膜早破	4.17	4.74	5.53	4.00	4.58	5.40
正常分娩	3.64	4.31	4.95	3.35	3.92	4.67
脐带绕颈	4.39	5.14	6.05	4.30	5.00	5.79
妊娠合并子宫瘢痕	5.33	6.15	6.95	5.13	6.00	6.50
无指征剖宫产单胎分娩	5.92	6.33	7.17	5.63	6.00	7.13
胎儿宫内窘迫	5.37	6.07	6.78	4.16	5.07	6.27
妊娠伴糖尿病	5.36	6.22	7.33	4.76	6.00	7.50
羊水过少	5.04	5.89	6.82	4.71	5.27	6.30
前置胎盘	6.38	7.88	9.37	5.00	6.00	7.89

2.15.5 平均住院费用

综合医院产科代表病种平均住院费用（元）

代表病种名称	三级综合医院			二级综合医院		
	25分位	50分位	75分位	25分位	50分位	75分位
胎膜早破	4103.84	5076.44	6393.67	2758.56	3661.61	4801.32
正常分娩	2951.00	3673.54	4573.42	2042.37	2650.03	3455.64
脐带绕颈	4196.86	5020.65	6412.76	3083.18	3709.41	4798.75
妊娠合并子宫瘢痕	6029.80	7797.62	9169.72	4165.47	5150.47	7912.07
无指征剖宫产单胎分娩	5872.58	7388.08	8779.00	4193.86	5593.19	7310.38
胎儿宫内窘迫	5039.57	6713.32	8319.84	3590.34	4517.44	5326.26
妊娠伴糖尿病	3765.83	4890.89	6240.71	2860.79	3501.65	4831.63
羊水过少	4634.04	5975.05	6963.19	2931.86	4364.82	5286.92
前置胎盘	5512.00	7570.76	9480.49	2384.45	4147.77	6500.44

2.15.6 药占比

综合医院产科代表病种药占比（%）

代表病种名称	三级综合医院			二级综合医院		
	25分位	50分位	75分位	25分位	50分位	75分位
胎膜早破	13.71	19.74	26.99	10.27	15.02	20.89
正常分娩	7.74	13.71	21.28	6.94	11.05	16.42
脐带绕颈	12.78	18.53	25.96	8.05	13.86	22.15
妊娠合并子宫瘢痕	16.31	23.22	29.93	12.53	19.91	25.47
无指征剖宫产单胎分娩	18.19	24.05	30.75	17.10	22.19	26.54

代表病种名称	三级综合医院			二级综合医院		
	25 分位	50 分位	75 分位	25 分位	50 分位	75 分位
胎儿宫内窘迫	17.51	23.87	29.89	11.08	18.48	26.64
妊娠伴糖尿病	11.75	18.38	23.85	8.82	16.39	20.33
羊水过少	16.34	21.21	27.57	9.12	16.44	23.20
前置胎盘	17.86	23.83	30.47	13.64	20.02	24.86

2.15.7 耗材占比

综合医院产科代表病种耗材占比（%）

代表病种名称	三级综合医院			二级综合医院		
	25 分位	50 分位	75 分位	25 分位	50 分位	75 分位
胎膜早破	2.92	10.08	16.09	1.22	6.71	13.23
正常分娩	2.48	7.50	13.35	1.85	8.06	13.60
脐带绕颈	3.08	10.72	17.95	0.85	7.82	13.96
妊娠合并子宫瘢痕	1.77	13.44	20.00	1.91	7.84	13.07
无指征剖宫产单胎分娩	4.67	13.61	21.43	0.75	7.80	18.93
胎儿宫内窘迫	3.42	11.88	20.58	1.63	9.77	17.57
妊娠伴糖尿病	1.01	9.16	15.65	0.96	5.46	9.47
羊水过少	2.35	12.33	18.55	1.34	7.15	14.46
前置胎盘	2.92	11.53	19.23	1.22	5.84	10.82

2.15.8 抗菌药物使用率

综合医院产科代表病种抗菌药物使用率（%）

代表病种名称	三级综合医院			二级综合医院		
	25 分位	50 分位	75 分位	25 分位	50 分位	75 分位
胎膜早破	11.11	51.08	79.76	1.19	35.90	68.25
正常分娩	1.64	11.46	43.27	0.00	7.10	31.54
脐带绕颈	4.77	30.23	71.88	0.00	30.61	70.00
妊娠合并子宫瘢痕	8.41	79.42	93.17	0.00	83.33	98.61
无指征剖宫产单胎分娩	4.26	60.00	100.00	22.22	83.70	100.00
胎儿宫内窘迫	16.67	66.67	86.02	10.00	40.00	60.00
妊娠伴糖尿病	2.86	32.81	57.69	0.00	16.67	42.86
羊水过少	9.46	47.69	75.32	0.95	37.50	66.67
前置胎盘	14.29	57.78	75.72	2.63	46.67	72.50

2.16 儿科

2.16.1 出院人次

综合医院儿科代表病种出院人次

代表病种名称	三级综合医院			二级综合医院		
	25 分位	50 分位	75 分位	25 分位	50 分位	75 分位
小叶性肺炎	256	488	1014	253	521	1350
急性支气管炎	41	142	231	21	178	533
儿童期哮喘	1	3	9	1	1	23
细支气管炎	11	33	160	9	48	233
急性上呼吸道感染	197	362	636	189	516	1008
支原体感染	3	13	62	3	48	221
疱疹性咽峡炎	17	43	87	10	39	118
癫痫	4	11	34	2	5	12
EB（人类疱疹病毒 4 型）病毒感染	1	2	10	1	1	4
病毒性脑炎	4	25	101	2	7	27
川崎病	3	9	18	1	2	3
传染性单核细胞增多症	3	9	25	1	2	8
胆汁淤积性肝炎	1	1	3	1	1	1
发热惊厥	3	18	38	5	22	75
感染性肌炎	1	1	2	1	1	1
非新生儿高胆红素血症	1	4	11	1	3	12
急性淋巴细胞性白血病 L1	1	1	4	1	2	2
急性淋巴细胞性白血病 L2	1	1	6	–	–	–
急性淋巴细胞性白血病 L3	1	1	4	–	–	–
急性肾小球肾炎	1	3	6	1	2	5
急性胃肠炎	4	16	40	7	19	109
急性早幼粒细胞性白血病	4	6	8	–	–	–
狼疮性肾炎	1	1	1	–	–	–
链球菌感染	1	2	4	1	1	2
颅内感染	4	8	27	1	4	15
轮状病毒性肠炎	5	20	36	5	8	29
泌尿道感染	3	6	15	2	5	9
面神经麻痹	1	3	5	1	1	1
脑炎（除外病毒性脑炎）	2	5	11	1	1	16
脓毒血症	2	6	32	2	5	23
神经血管性头痛	1	1	3	3	4	6
系统性红斑狼疮	1	3	8	1	1	1
心肌损害	2	3	7	1	4	13

代表病种名称	三级综合医院			二级综合医院		
	25 分位	50 分位	75 分位	25 分位	50 分位	75 分位
心内膜弹性纤维组织增生	1	1	2	–	–	–
血尿	1	2	4	1	1	1
血小板减少性紫癜、血小板减少症	3	11	24	1	2	4

2.16.2 疾病构成

综合医院儿科代表病种疾病构成（%）

代表病种名称	三级综合医院			二级综合医院		
	25 分位	50 分位	75 分位	25 分位	50 分位	75 分位
小叶性肺炎	0.55	1.31	2.83	1.16	2.42	4.27
急性支气管炎	0.10	0.28	0.72	0.11	0.63	2.26
儿童期哮喘	0.00	0.01	0.03	0.00	0.01	0.07
细支气管炎	0.02	0.10	0.34	0.05	0.25	0.55
急性上呼吸道感染	0.50	0.88	1.83	1.07	2.36	3.56
支原体感染	0.01	0.03	0.15	0.02	0.13	0.70
疱疹性咽峡炎	0.04	0.10	0.23	0.06	0.18	0.39
癫痫	0.01	0.03	0.06	0.01	0.01	0.03
EB（人类疱疹病毒 4 型）病毒感染	0.00	0.01	0.02	0.00	0.00	0.01
病毒性脑炎	0.01	0.04	0.24	0.01	0.03	0.12
川崎病	0.01	0.02	0.03	0.00	0.01	0.01
传染性单核细胞增多症	0.01	0.02	0.04	0.01	0.01	0.02
胆汁淤积性肝炎	0.00	0.00	0.01	0.01	0.01	0.01
发热惊厥	0.01	0.03	0.09	0.02	0.11	0.21
感染性肌炎	0.00	0.00	0.00	0.00	0.00	0.01
非新生儿高胆红素血症	0.00	0.01	0.02	0.00	0.01	0.05
急性淋巴细胞性白血病 L1	0.00	0.00	0.01	0.00	0.00	0.00
急性淋巴细胞性白血病 L2	0.00	0.00	0.01	–	–	–
急性淋巴细胞性白血病 L3	0.00	0.00	0.01	–	–	–
急性肾小球肾炎	0.00	0.01	0.01	0.01	0.01	0.01
急性胃肠炎	0.01	0.04	0.08	0.04	0.14	0.41
急性早幼粒细胞性白血病	0.01	0.01	0.01	–	–	–
狼疮性肾炎	0.00	0.00	0.00	–	–	–
链球菌感染	0.00	0.00	0.01	0.00	0.01	0.01
颅内感染	0.01	0.02	0.05	0.01	0.02	0.04
轮状病毒性肠炎	0.01	0.04	0.11	0.01	0.03	0.10
泌尿道感染	0.01	0.02	0.03	0.01	0.01	0.04
面神经麻痹	0.00	0.01	0.01	0.00	0.00	0.00
脑炎（除外病毒性脑炎）	0.00	0.01	0.02	0.00	0.01	0.03

代表病种名称	三级综合医院			二级综合医院		
	25 分位	50 分位	75 分位	25 分位	50 分位	75 分位
脓毒血症	0.00	0.01	0.07	0.01	0.02	0.05
神经血管性头痛	0.00	0.00	0.01	0.01	0.01	0.01
系统性红斑狼疮	0.00	0.00	0.01	0.00	0.00	0.01
心肌损害	0.00	0.01	0.01	0.00	0.01	0.04
心内膜弹性纤维组织增生	0.00	0.00	0.00	–	–	–
血尿	0.00	0.00	0.01	0.00	0.00	0.01
血小板减少性紫癜、血小板减少症	0.01	0.02	0.05	0.00	0.01	0.01

2.16.3 病死率

综合医院儿科代表病种病死率（%）

代表病种名称	三级综合医院			二级综合医院		
	25 分位	50 分位	75 分位	25 分位	50 分位	75 分位
小叶性肺炎	0.00	0.00	0.00	0.00	0.00	0.00
急性支气管炎	0.00	0.00	0.00	0.00	0.00	0.00
儿童期哮喘	0.00	0.00	0.00	0.00	0.00	0.00
细支气管炎	0.00	0.00	0.00	0.00	0.00	0.00
急性上呼吸道感染	0.00	0.00	0.00	0.00	0.00	0.00
支原体感染	0.00	0.00	0.00	0.00	0.00	0.00
疱疹性咽峡炎	0.00	0.00	0.00	0.00	0.00	0.00
癫痫	0.00	0.00	0.00	0.00	0.00	0.00
EB（人类疱疹病毒 4 型）病毒感染	0.00	0.00	0.00	0.00	0.00	0.00
病毒性脑炎	0.00	0.00	0.00	0.00	0.00	0.00
川崎病	0.00	0.00	0.00	0.00	0.00	0.00
传染性单核细胞增多症	0.00	0.00	0.00	0.00	0.00	0.00
胆汁淤积性肝炎	0.00	0.00	0.00	0.00	0.00	0.00
发热惊厥	0.00	0.00	0.00	0.00	0.00	0.00
感染性肌炎	0.00	0.00	0.00	0.00	0.00	0.00
非新生儿高胆红素血症	0.00	0.00	0.00	0.00	0.00	0.00
急性淋巴细胞性白血病 L1	0.00	0.00	0.00	0.00	0.00	0.00
急性淋巴细胞性白血病 L2	0.00	0.00	0.00	–	–	–
急性淋巴细胞性白血病 L3	0.00	0.00	0.00	–	–	–
急性肾小球肾炎	0.00	0.00	0.00	0.00	0.00	0.00
急性胃肠炎	0.00	0.00	0.00	0.00	0.00	0.00
急性早幼粒细胞性白血病	0.00	0.00	0.00	–	–	–
狼疮性肾炎	0.00	0.00	0.00	–	–	–
链球菌感染	0.00	0.00	0.00	0.00	0.00	0.00
颅内感染	0.00	0.00	0.00	0.00	0.00	0.00

代表病种名称	三级综合医院			二级综合医院		
	25分位	50分位	75分位	25分位	50分位	75分位
轮状病毒性肠炎	0.00	0.00	0.00	0.00	0.00	0.00
泌尿道感染	0.00	0.00	0.00	0.00	0.00	0.00
面神经麻痹	0.00	0.00	0.00	0.00	0.00	0.00
脑炎（除外病毒性脑炎）	0.00	0.00	0.00	0.00	0.00	0.00
脓毒血症	0.00	0.00	0.00	0.00	0.00	0.00
神经血管性头痛	0.00	0.00	0.00	0.00	0.00	0.00
系统性红斑狼疮	0.00	0.00	0.00	0.00	0.00	0.00
心肌损害	0.00	0.00	0.00	0.00	0.00	0.00
心内膜弹性纤维组织增生	0.00	0.00	0.00	–	–	–
血尿	0.00	0.00	0.00	0.00	0.00	0.00
血小板减少性紫癜、血小板减少症	0.00	0.00	0.00	0.00	0.00	0.00

2.16.4 平均住院日

综合医院儿科代表病种平均住院日（天）

代表病种名称	三级综合医院			二级综合医院		
	25分位	50分位	75分位	25分位	50分位	75分位
小叶性肺炎	6.69	7.35	8.22	5.64	6.39	7.15
急性支气管炎	5.50	6.05	6.80	4.63	5.34	6.48
儿童期哮喘	5.40	6.33	8.00	6.00	6.00	6.22
细支气管炎	6.25	7.00	8.06	5.36	6.04	7.04
急性上呼吸道感染	4.43	5.00	5.62	3.96	4.38	5.60
支原体感染	6.75	8.00	9.94	5.38	6.80	7.53
疱疹性咽峡炎	4.49	5.09	5.76	3.94	4.59	5.22
癫痫	3.00	4.32	5.33	2.00	2.71	3.25
EB（人类疱疹病毒4型）病毒感染	6.50	8.96	12.38	5.00	7.00	11.00
病毒性脑炎	7.68	9.22	11.09	4.53	8.41	9.00
川崎病	7.00	8.10	10.13	5.58	7.75	10.00
传染性单核细胞增多症	8.00	9.25	11.59	5.90	8.40	10.40
胆汁淤积性肝炎	2.00	4.50	10.33	6.00	6.00	6.00
发热惊厥	4.00	4.78	5.70	3.38	4.33	5.28
感染性肌炎	5.67	7.00	8.00	8.00	8.00	8.00
非新生儿高胆红素血症	3.33	4.91	6.39	3.00	4.00	6.00
急性淋巴细胞性白血病L1	1.00	2.82	8.16	1.00	1.00	3.00
急性淋巴细胞性白血病L2	2.00	4.00	7.51	–	–	–
急性淋巴细胞性白血病L3	4.67	7.62	18.00	–	–	–
急性肾小球肾炎	7.71	9.26	12.83	6.00	6.50	8.25
急性胃肠炎	3.42	4.33	5.00	3.25	3.72	4.82

代表病种名称	三级综合医院			二级综合医院		
	25分位	50分位	75分位	25分位	50分位	75分位
急性早幼粒细胞性白血病	13.19	14.63	19.50	-	-	-
狼疮性肾炎	5.00	10.00	12.00	-	-	-
链球菌感染	6.00	7.50	9.92	5.89	6.45	7.00
颅内感染	6.25	8.46	11.00	2.00	3.75	7.00
轮状病毒性肠炎	4.50	5.10	5.75	3.71	4.14	4.88
泌尿道感染	5.00	6.78	8.00	4.00	4.83	6.29
面神经麻痹	6.00	7.77	10.50	2.00	4.00	6.00
脑炎（除外病毒性脑炎）	5.00	7.79	11.38	2.00	3.67	7.40
脓毒血症	5.82	7.58	10.50	4.40	4.67	5.20
神经血管性头痛	3.00	4.08	6.00	5.00	5.63	7.00
系统性红斑狼疮	3.00	5.21	8.08	2.00	2.00	2.00
心肌损害	4.50	5.75	7.25	4.00	6.00	6.75
心内膜弹性纤维组织增生	4.00	8.00	10.00	-	-	-
血尿	3.50	5.00	7.00	2.00	3.00	4.50
血小板减少性紫癜、血小板减少症	4.57	6.06	7.53	1.00	3.57	6.00

2.16.5 平均住院费用

综合医院儿科代表病种平均住院费用（元）

代表病种名称	三级综合医院			二级综合医院		
	25分位	50分位	75分位	25分位	50分位	75分位
小叶性肺炎	3005.07	3555.00	4346.62	1673.93	2162.49	2617.15
急性支气管炎	2289.44	2793.27	3235.46	1475.25	1801.34	2277.87
儿童期哮喘	3065.18	3598.18	4871.08	2336.09	3184.82	3589.91
细支气管炎	2969.63	3572.72	4164.26	1556.99	2057.30	2733.39
急性上呼吸道感染	1820.60	2279.36	2895.00	1090.66	1394.10	1906.36
支原体感染	2743.22	3875.04	4999.84	1675.31	2249.80	2818.34
疱疹性咽峡炎	1816.07	2231.54	2696.88	1086.96	1286.74	1590.10
癫痫	1729.70	2556.00	3348.87	887.85	1173.10	1539.20
EB（人类疱疹病毒4型）病毒感染	2922.13	3802.09	5596.50	1313.10	2145.22	2645.50
病毒性脑炎	4046.18	5381.52	7662.52	1684.24	2544.04	4248.31
川崎病	4567.37	7404.45	9368.93	1656.64	3262.82	8120.92
传染性单核细胞增多症	3593.93	4525.94	5778.79	1759.80	2670.63	4062.88
胆汁淤积性肝炎	2895.11	3775.28	7051.67	1857.78	1857.78	1857.78
发热惊厥	2003.05	2671.48	3519.49	1161.44	1569.78	2045.25
感染性肌炎	1985.06	3547.99	5501.05	1738.25	1738.25	4244.53
非新生儿高胆红素血症	1836.33	2955.99	4491.34	1371.65	1858.72	2577.78
急性淋巴细胞性白血病L1	1381.82	2981.75	6578.61	926.47	938.32	2715.71

代表病种名称	三级综合医院			二级综合医院		
	25 分位	50 分位	75 分位	25 分位	50 分位	75 分位
急性淋巴细胞性白血病 L2	1074.57	3418.54	5138.74	–	–	–
急性淋巴细胞性白血病 L3	4877.04	8042.76	22068.84	–	–	–
急性肾小球肾炎	2939.78	3866.37	6063.14	1613.98	1960.94	2827.26
急性胃肠炎	1560.58	1949.95	2601.13	918.91	1119.51	1551.71
急性早幼粒细胞性白血病	11787.25	13450.41	23499.73	–	–	–
狼疮性肾炎	2610.33	5939.97	7366.25	–	–	–
链球菌感染	2379.00	3405.46	4599.17	1294.18	1821.95	2323.25
颅内感染	3838.76	6093.79	10394.73	1270.68	1602.13	3644.07
轮状病毒性肠炎	1693.27	2152.65	2827.45	1038.33	1382.14	2223.95
泌尿道感染	2244.45	2741.90	3778.01	1159.86	1448.22	1967.87
面神经麻痹	2463.96	4030.91	5396.24	908.71	1340.16	1382.50
脑炎（除外病毒性脑炎）	3183.34	5508.07	10433.38	788.14	1932.36	3751.05
脓毒血症	3119.88	5953.73	9162.33	1439.14	1919.32	2800.72
神经血管性头痛	1794.51	2519.62	3038.93	1288.77	1364.06	1612.59
系统性红斑狼疮	2392.61	3957.81	7492.47	4730.36	4730.36	11741.04
心肌损害	2066.75	2844.09	3941.05	1345.54	1915.78	2554.31
心内膜弹性纤维组织增生	4731.04	5694.18	6636.65	–	–	–
血尿	1719.30	2430.19	3539.89	857.45	1161.86	2089.85
血小板减少性紫癜、血小板减少症	3247.04	5463.93	7224.55	1118.91	2164.92	3815.89

2.16.6 药占比

综合医院儿科代表病种药占比（%）

代表病种名称	三级综合医院			二级综合医院		
	25 分位	50 分位	75 分位	25 分位	50 分位	75 分位
小叶性肺炎	32.65	41.59	48.10	34.93	39.66	46.10
急性支气管炎	29.88	38.90	46.63	34.62	37.74	46.56
儿童期哮喘	32.09	38.49	53.73	46.77	50.74	53.91
细支气管炎	34.01	40.27	48.71	35.61	39.15	46.16
急性上呼吸道感染	27.57	35.69	45.62	29.44	36.12	42.15
支原体感染	34.58	42.04	50.34	33.40	38.99	48.46
疱疹性咽峡炎	28.47	37.15	46.64	28.37	35.56	41.45
癫痫	11.86	22.69	29.30	17.64	24.03	32.42
EB（人类疱疹病毒 4 型）病毒感染	26.19	40.90	51.91	30.97	34.44	34.84
病毒性脑炎	26.04	38.45	49.19	29.19	37.16	50.58
川崎病	22.00	41.99	65.78	25.56	33.10	61.60
传染性单核细胞增多症	26.20	39.55	47.90	28.28	36.11	40.59
胆汁淤积性肝炎	10.50	11.11	29.35	28.21	28.21	28.21

代表病种名称	三级综合医院			二级综合医院		
	25 分位	50 分位	75 分位	25 分位	50 分位	75 分位
发热惊厥	21.85	30.65	39.35	25.88	33.70	41.34
感染性肌炎	39.33	47.00	63.16	35.86	35.86	36.17
非新生儿高胆红素血症	5.18	12.10	24.83	6.34	11.59	19.90
急性淋巴细胞性白血病 L1	8.86	28.08	41.03	0.00	2.42	12.31
急性淋巴细胞性白血病 L2	5.04	23.37	34.40	–	–	–
急性淋巴细胞性白血病 L3	23.37	30.87	42.61	–	–	–
急性肾小球肾炎	17.26	30.98	42.27	19.60	26.13	39.32
急性胃肠炎	25.11	32.19	43.78	29.17	35.05	40.39
急性早幼粒细胞性白血病	35.23	43.98	51.97	–	–	–
狼疮性肾炎	9.20	29.34	32.85	–	–	–
链球菌感染	21.61	29.95	51.11	22.41	30.77	37.22
颅内感染	25.45	35.44	47.46	19.38	29.98	38.92
轮状病毒性肠炎	22.23	28.99	41.19	20.19	29.51	37.13
泌尿道感染	22.21	33.37	40.78	20.56	28.47	37.44
面神经麻痹	20.33	34.80	50.95	17.72	22.25	24.69
脑炎（除外病毒性脑炎）	24.81	34.99	47.43	11.66	22.05	40.53
脓毒血症	25.19	32.57	40.83	25.98	31.83	36.82
神经血管性头痛	4.49	24.21	31.95	20.06	27.90	33.84
系统性红斑狼疮	15.59	30.48	41.10	13.42	13.42	39.71
心肌损害	19.28	31.40	46.30	33.18	41.45	43.76
心内膜弹性纤维组织增生	33.41	38.37	40.52	–	–	–
血尿	3.64	18.03	29.86	12.20	15.27	24.90
血小板减少性紫癜、血小板减少症	18.03	36.60	61.33	24.78	37.75	59.49

2.16.7 耗材占比

综合医院儿科代表病种耗材占比（%）

代表病种名称	三级综合医院			二级综合医院		
	25 分位	50 分位	75 分位	25 分位	50 分位	75 分位
小叶性肺炎	0.00	5.44	8.98	0.75	5.88	8.81
急性支气管炎	0.00	4.74	7.66	0.64	5.83	9.32
儿童期哮喘	0.00	1.13	6.47	0.22	5.20	29.41
细支气管炎	0.05	5.21	8.68	1.34	6.36	9.98
急性上呼吸道感染	0.11	4.23	7.74	0.87	5.91	9.30
支原体感染	0.00	4.44	7.77	0.18	4.95	7.78
疱疹性咽峡炎	0.00	4.26	7.91	0.32	2.69	8.70
癫痫	0.00	3.90	7.70	0.00	5.31	9.34
EB（人类疱疹病毒 4 型）病毒感染	0.00	3.65	7.58	0.83	0.93	6.87

代表病种名称	三级综合医院			二级综合医院		
	25 分位	50 分位	75 分位	25 分位	50 分位	75 分位
病毒性脑炎	0.16	4.38	7.80	0.72	3.99	8.36
川崎病	0.31	2.63	5.13	0.28	3.13	6.97
传染性单核细胞增多症	1.25	3.57	7.25	0.86	2.80	9.67
胆汁淤积性肝炎	3.72	6.86	9.96	12.69	12.69	12.69
发热惊厥	0.32	4.15	7.96	0.81	7.09	9.09
感染性肌炎	0.00	2.93	8.85	0.00	0.00	11.67
非新生儿高胆红素血症	0.00	3.04	9.61	1.16	4.05	8.68
急性淋巴细胞性白血病 L1	0.00	4.31	7.03	0.00	1.01	1.17
急性淋巴细胞性白血病 L2	1.26	2.48	6.12	–	–	–
急性淋巴细胞性白血病 L3	1.26	4.35	6.84	–	–	–
急性肾小球肾炎	0.00	2.78	6.88	0.24	2.18	7.50
急性胃肠炎	0.00	4.10	7.40	0.33	5.31	7.87
急性早幼粒细胞性白血病	2.87	5.99	9.12	–	–	–
狼疮性肾炎	0.68	3.46	7.86	–	–	–
链球菌感染	0.97	3.38	5.52	0.00	0.71	6.23
颅内感染	0.00	4.19	9.24	0.08	5.48	9.82
轮状病毒性肠炎	0.00	4.07	7.81	0.44	7.75	10.40
泌尿道感染	0.06	4.18	8.00	0.24	4.12	7.19
面神经麻痹	0.00	2.44	7.23	6.14	8.24	14.12
脑炎（除外病毒性脑炎）	0.00	3.73	9.68	0.05	2.70	8.31
脓毒血症	0.00	3.52	9.06	0.03	3.22	8.44
神经血管性头痛	0.00	2.31	6.08	0.23	0.28	8.96
系统性红斑狼疮	0.00	3.23	5.07	10.04	10.04	14.73
心肌损害	0.00	3.93	7.19	0.05	1.37	8.79
心内膜弹性纤维组织增生	1.71	2.08	6.59	–	–	–
血尿	0.00	2.27	6.10	0.07	3.32	6.98
血小板减少性紫癜、血小板减少症	0.12	2.19	5.45	0.00	3.06	5.62

2.16.8 抗菌药物使用率

综合医院儿科代表病种抗菌药物使用率（%）

代表病种名称	三级综合医院			二级综合医院		
	25 分位	50 分位	75 分位	25 分位	50 分位	75 分位
小叶性肺炎	61.89	88.53	96.79	21.50	71.18	88.82
急性支气管炎	54.02	75.94	92.09	26.67	55.33	83.67
儿童期哮喘	66.67	100.00	100.00	100.00	100.00	100.00
细支气管炎	51.58	72.73	95.63	41.45	57.65	88.89
急性上呼吸道感染	56.61	73.02	87.63	19.36	43.46	88.56

代表病种名称	三级综合医院			二级综合医院		
	25 分位	50 分位	75 分位	25 分位	50 分位	75 分位
支原体感染	50.00	88.24	100.00	0.00	37.87	94.17
疱疹性咽峡炎	29.63	67.57	92.86	14.89	53.85	90.00
癫痫	0.00	18.03	47.46	0.00	5.26	33.33
EB（人类疱疹病毒 4 型）病毒感染	0.00	56.52	91.67	0.00	26.32	50.00
病毒性脑炎	44.44	73.33	96.84	25.88	50.00	88.89
川崎病	50.00	81.25	100.00	0.00	50.00	91.67
传染性单核细胞增多症	35.29	60.00	90.91	30.00	71.43	100.00
胆汁淤积性肝炎	0.00	41.96	100.00	0.00	0.00	0.00
发热惊厥	46.67	71.43	93.48	12.09	50.00	90.41
感染性肌炎	50.00	80.00	100.00	100.00	100.00	100.00
非新生儿高胆红素血症	0.00	12.50	50.00	0.00	0.00	28.17
急性淋巴细胞性白血病 L1	0.00	25.45	100.00	0.00	0.00	0.00
急性淋巴细胞性白血病 L2	0.00	65.22	78.64	–	–	–
急性淋巴细胞性白血病 L3	100.00	100.00	100.00	–	–	–
急性肾小球肾炎	0.00	66.24	100.00	0.00	0.00	60.00
急性胃肠炎	29.41	56.25	79.56	0.00	30.16	61.76
急性早幼粒细胞性白血病	37.50	50.00	62.50	–	–	–
狼疮性肾炎	100.00	100.00	100.00	–	–	–
链球菌感染	0.00	100.00	100.00	0.00	0.00	88.89
颅内感染	33.33	76.92	90.91	14.29	30.00	40.00
轮状病毒性肠炎	0.00	18.75	40.00	0.00	0.00	16.67
泌尿道感染	50.00	92.31	100.00	0.00	50.00	80.00
面神经麻痹	0.00	30.77	50.00	0.00	0.00	0.00
脑炎（除外病毒性脑炎）	33.33	72.73	100.00	0.00	33.82	100.00
脓毒血症	80.00	96.88	100.00	50.57	57.14	80.00
神经血管性头痛	0.00	0.00	83.93	0.00	0.00	12.50
系统性红斑狼疮	19.22	50.00	100.00	0.00	0.00	0.00
心肌损害	0.00	0.00	60.00	0.00	0.00	50.00
心内膜弹性纤维组织增生	40.00	40.00	100.00	–	–	–
血尿	0.00	30.00	66.67	0.00	0.00	50.00
血小板减少性紫癜、血小板减少症	0.00	25.00	68.18	0.00	0.00	16.67

2.17 新生儿科

2.17.1 出院人次

综合医院新生儿科代表病种出院人次

代表病种名称	三级综合医院			二级综合医院		
	25 分位	50 分位	75 分位	25 分位	50 分位	75 分位
新生儿肺炎	35	100	219	11	42	103
早产儿	17	42	147	7	15	29
新生儿高胆红素血症	30	93	186	12	43	446
新生儿窒息	8	32	76	3	10	19
新生儿黄疸	1	2	2	3	3	3
新生儿呼吸窘迫综合征	3	13	60	2	4	10
低体重儿	3	8	19	4	5	26
新生儿败血症	2	6	15	2	3	7
新生儿腹泻	1	3	6	7	7	7
新生儿湿肺	1	3	8	2	5	16

2.17.2 疾病构成

综合医院新生儿科代表病种疾病构成（%）

代表病种名称	三级综合医院			二级综合医院		
	25 分位	50 分位	75 分位	25 分位	50 分位	75 分位
新生儿肺炎	0.08	0.20	0.54	0.04	0.15	0.25
早产儿	0.04	0.10	0.33	0.02	0.05	0.29
新生儿高胆红素血症	0.05	0.23	0.38	0.03	0.14	1.08
新生儿窒息	0.02	0.08	0.13	0.01	0.04	0.05
新生儿黄疸	0.00	0.00	0.01	0.01	0.01	0.01
新生儿呼吸窘迫综合征	0.01	0.02	0.10	0.01	0.01	0.06
低体重儿	0.01	0.02	0.05	0.01	0.07	0.10
新生儿败血症	0.00	0.01	0.04	0.01	0.02	0.02
新生儿腹泻	0.00	0.01	0.01	0.02	0.02	0.02
新生儿湿肺	0.00	0.01	0.02	0.02	0.03	0.05

2.17.3 病死率

综合医院新生儿代表病种病死率（%）

代表病种名称	三级综合医院			二级综合医院		
	25 分位	50 分位	75 分位	25 分位	50 分位	75 分位
新生儿肺炎	0.00	0.00	0.00	0.00	0.00	0.00
早产儿	0.00	0.00	0.00	0.00	0.00	0.00

代表病种名称	三级综合医院			二级综合医院		
	25 分位	50 分位	75 分位	25 分位	50 分位	75 分位
新生儿高胆红素血症	0.00	0.00	0.00	0.00	0.00	0.00
新生儿窒息	0.00	0.00	0.00	0.00	0.00	0.00
新生儿黄疸	0.00	0.00	0.00	0.00	0.00	0.00
新生儿呼吸窘迫综合征	0.00	0.00	0.00	0.00	0.00	0.00
低体重儿	0.00	0.00	0.00	0.00	0.00	0.00
新生儿败血症	0.00	0.00	0.00	0.00	0.00	0.00
新生儿腹泻	0.00	0.00	0.00	0.00	0.00	0.00
新生儿湿肺	0.00	0.00	0.00	0.00	0.00	0.00

2.17.4 平均住院日

综合医院新生儿科代表病种平均住院日（天）

代表病种名称	三级综合医院			二级综合医院		
	25 分位	50 分位	75 分位	25 分位	50 分位	75 分位
新生儿肺炎	6.77	7.98	9.03	3.73	5.70	6.46
早产儿	7.71	9.64	12.00	4.17	6.33	8.40
新生儿高胆红素血症	3.80	4.57	5.24	2.83	3.67	4.24
新生儿窒息	6.60	8.94	10.92	4.26	6.00	6.50
新生儿黄疸	4.33	6.00	7.00	4.33	4.33	4.33
新生儿呼吸窘迫综合征	7.85	12.57	18.67	3.00	4.25	16.11
低体重儿	5.68	7.50	9.33	4.40	5.50	5.69
新生儿败血症	7.00	8.80	11.00	6.57	7.33	8.00
新生儿腹泻	3.00	4.00	5.00	6.71	6.71	6.71
新生儿湿肺	4.67	5.40	8.50	3.00	6.13	6.60

2.17.5 平均住院费用

综合医院新生儿科代表病种平均住院费用（元）

代表病种名称	三级综合医院			二级综合医院		
	25 分位	50 分位	75 分位	25 分位	50 分位	75 分位
新生儿肺炎	6125.78	7411.41	10550.88	3196.19	4242.97	4611.92
早产儿	7771.38	10390.09	15288.16	4802.57	5432.11	6170.82
新生儿高胆红素血症	3071.13	4243.14	5618.92	2553.11	2679.67	3187.21
新生儿窒息	6355.30	9970.51	14388.11	4638.63	5965.69	6147.55
新生儿黄疸	2997.83	6400.00	8717.07	5734.60	5734.60	5734.60
新生儿呼吸窘迫综合征	12061.53	21386.51	29810.46	6891.60	10881.65	18339.58
低体重儿	5434.83	7532.03	12621.91	3133.51	4301.29	4383.88

代表病种名称	三级综合医院			二级综合医院		
	25分位	50分位	75分位	25分位	50分位	75分位
新生儿败血症	6741.94	9434.55	12979.47	2929.21	4397.45	6427.07
新生儿腹泻	2388.40	3919.87	5105.22	4335.48	4335.48	4335.48
新生儿湿肺	4395.68	6766.39	8881.57	2099.74	5510.23	6477.85

2.17.6 药占比

综合医院新生儿科代表病种药占比（%）

代表病种名称	三级综合医院			二级综合医院		
	25分位	50分位	75分位	25分位	50分位	75分位
新生儿肺炎	15.33	21.47	25.66	12.78	21.58	25.80
早产儿	14.46	19.47	24.29	8.71	25.30	28.21
新生儿高胆红素血症	6.04	12.82	18.82	7.35	13.82	18.11
新生儿窒息	15.68	21.07	27.59	13.48	24.18	24.67
新生儿黄疸	8.97	13.05	24.50	34.39	34.39	34.39
新生儿呼吸窘迫综合征	18.57	27.79	36.66	23.14	28.48	49.19
低体重儿	12.13	17.28	25.66	6.77	24.96	25.98
新生儿败血症	15.22	21.98	28.27	14.51	25.14	29.82
新生儿腹泻	5.63	12.99	22.01	9.08	9.08	9.08
新生儿湿肺	9.78	16.46	21.05	9.20	15.94	19.04

2.17.7 耗材占比

综合医院新生儿科代表病种耗材占比（%）

代表病种名称	三级综合医院			二级综合医院		
	25分位	50分位	75分位	25分位	50分位	75分位
新生儿肺炎	2.03	6.12	11.04	0.04	2.70	6.89
早产儿	1.77	6.38	9.73	0.02	1.99	6.04
新生儿高胆红素血症	1.61	4.36	9.01	0.03	2.11	8.41
新生儿窒息	2.65	6.64	10.13	0.02	2.18	6.40
新生儿黄疸	1.73	5.78	9.67	0.00	0.00	0.00
新生儿呼吸窘迫综合征	1.00	5.14	9.66	0.38	0.41	5.92
低体重儿	2.71	6.32	10.14	0.00	0.49	3.10
新生儿败血症	1.84	5.38	9.89	0.26	2.88	5.98
新生儿腹泻	0.82	5.39	10.00	2.80	2.80	2.80
新生儿湿肺	2.93	6.47	11.16	0.00	5.92	6.67

2.17.8 抗菌药物使用率

综合医院新生儿科代表病种抗菌药物使用率（%）

代表病种名称	三级综合医院			二级综合医院		
	25 分位	50 分位	75 分位	25 分位	50 分位	75 分位
新生儿肺炎	67.29	86.59	96.67	23.81	53.40	85.07
早产儿	24.71	55.56	84.88	33.33	42.86	80.00
新生儿高胆红素血症	4.36	18.46	37.80	0.69	9.30	25.00
新生儿窒息	38.46	66.67	86.36	0.00	36.84	55.70
新生儿黄疸	0.00	25.00	90.00	–	–	–
新生儿呼吸窘迫综合征	56.25	80.00	92.31	0.00	0.00	25.00
低体重儿	13.04	42.86	61.11	50.00	50.00	76.92
新生儿败血症	65.09	91.67	100.00	66.67	71.43	100.00
新生儿腹泻	0.00	33.33	78.57	100.00	100.00	100.00
新生儿湿肺	0.00	38.89	66.67	56.25	56.25	56.25

2.18 眼科

2.18.1 出院人次

综合医院眼科代表病种出院人次

代表病种名称	三级综合医院			二级综合医院		
	25 分位	50 分位	75 分位	25 分位	50 分位	75 分位
白内障	160	327	627	78	182	399
青光眼	29	69	127	9	30	51
翼状胬肉	15	37	95	20	44	144
糖尿病性视网膜病	2	2	2	–	–	–
玻璃体出血	7	18	37	2	5	13
并发性白内障	3	8	26	2	3	6
视网膜脱离	3	16	59	1	2	14
外斜视	3	6	18	1	1	6
继发性青光眼	7	16	33	3	5	11
眼睑皮肤裂伤	3	7	18	2	5	14

2.18.2 疾病构成

综合医院眼科代表病种疾病构成（%）

代表病种名称	三级综合医院			二级综合医院		
	25 分位	50 分位	75 分位	25 分位	50 分位	75 分位
白内障	0.41	0.81	1.31	0.41	0.76	1.65
青光眼	0.09	0.16	0.26	0.05	0.11	0.16

代表病种名称	三级综合医院			二级综合医院		
	25 分位	50 分位	75 分位	25 分位	50 分位	75 分位
翼状胬肉	0.05	0.10	0.18	0.12	0.20	0.37
糖尿病性视网膜病	0.00	0.00	0.00	—	—	—
玻璃体出血	0.02	0.04	0.08	0.01	0.02	0.06
并发性白内障	0.01	0.02	0.05	0.01	0.01	0.02
视网膜脱离	0.01	0.03	0.09	0.00	0.01	0.06
外斜视	0.01	0.01	0.03	0.00	0.01	0.03
继发性青光眼	0.02	0.04	0.06	0.01	0.02	0.04
眼睑皮肤裂伤	0.01	0.02	0.04	0.01	0.02	0.04

2.18.3 病死率

综合医院眼科代表病种病死率（%）

代表病种名称	三级综合医院			二级综合医院		
	25 分位	50 分位	75 分位	25 分位	50 分位	75 分位
白内障	0.00	0.00	0.00	0.00	0.00	0.00
青光眼	0.00	0.00	0.00	0.00	0.00	0.00
翼状胬肉	0.00	0.00	0.00	0.00	0.00	0.00
糖尿病性视网膜病	0.00	0.00	0.00	—	—	—
玻璃体出血	0.00	0.00	0.00	0.00	0.00	0.00
并发性白内障	0.00	0.00	0.00	0.00	0.00	0.00
视网膜脱离	0.00	0.00	0.00	0.00	0.00	0.00
外斜视	0.00	0.00	0.00	0.00	0.00	0.00
继发性青光眼	0.00	0.00	0.00	0.00	0.00	0.00
眼睑皮肤裂伤	0.00	0.00	0.00	0.00	0.00	0.00

2.18.4 平均住院日

综合医院眼科代表病种平均住院日（天）

代表病种名称	三级综合医院			二级综合医院		
	25 分位	50 分位	75 分位	25 分位	50 分位	75 分位
白内障	4.46	5.63	6.84	3.86	4.78	6.03
青光眼	7.64	8.98	10.75	6.05	8.00	9.40
翼状胬肉	4.28	5.52	7.24	3.37	5.00	6.50
糖尿病性视网膜病	9.00	9.00	9.00	—	—	—
玻璃体出血	8.37	11.00	13.56	7.00	9.33	12.50
并发性白内障	4.50	5.78	8.00	3.63	5.33	8.67
视网膜脱离	6.84	8.74	10.92	2.00	7.00	10.00

代表病种名称	三级综合医院			二级综合医院		
	25 分位	50 分位	75 分位	25 分位	50 分位	75 分位
外斜视	3.75	4.90	7.00	4.00	7.00	8.67
继发性青光眼	6.75	8.54	10.60	5.77	7.29	9.22
眼睑皮肤裂伤	6.17	7.75	9.33	5.00	6.00	8.08

2.18.5 平均住院费用

综合医院眼科代表病种平均住院费用（元）

代表病种名称	三级综合医院			二级综合医院		
	25 分位	50 分位	75 分位	25 分位	50 分位	75 分位
白内障	5508.78	7221.65	8877.31	3917.62	5201.12	6840.88
青光眼	4054.46	5461.29	7020.91	2980.51	3744.81	4847.35
翼状胬肉	2722.24	3491.23	4335.86	2285.05	2779.59	3349.52
糖尿病性视网膜病	—	—	—	—	—	—
玻璃体出血	5015.60	8360.38	11289.08	2012.20	3053.17	7117.45
并发性白内障	6028.91	7393.25	9278.01	3735.90	6411.80	8265.09
视网膜脱离	5196.33	8518.61	11797.90	1702.43	2992.70	8085.30
外斜视	2911.77	3550.99	4376.00	3047.47	3774.07	4336.24
继发性青光眼	3635.70	4777.13	6884.02	2062.62	3087.62	4917.17
眼睑皮肤裂伤	3798.57	5271.19	7004.46	2298.13	2914.68	4018.54

2.18.6 药占比

综合医院眼科代表病种药占比（%）

代表病种名称	三级综合医院			二级综合医院		
	25 分位	50 分位	75 分位	25 分位	50 分位	75 分位
白内障	4.34	7.51	12.61	3.82	5.22	11.04
青光眼	12.80	20.85	31.63	13.02	18.25	29.08
翼状胬肉	7.57	16.42	24.95	6.01	10.79	21.51
糖尿病性视网膜病	—	—	—	—	—	—
玻璃体出血	13.82	27.69	42.85	21.77	39.86	50.67
并发性白内障	4.09	7.85	13.65	2.53	6.69	14.68
视网膜脱离	8.07	15.81	27.20	7.60	19.39	32.24
外斜视	7.46	12.88	21.56	15.53	19.43	25.44
继发性青光眼	13.45	24.91	36.78	12.92	21.75	33.10
眼睑皮肤裂伤	23.14	36.54	47.18	18.35	34.79	44.27

2.18.7 耗材占比

综合医院眼科代表病种耗材占比（%）

代表病种名称	三级综合医院			二级综合医院		
	25分位	50分位	75分位	25分位	50分位	75分位
白内障	6.42	34.84	44.63	3.73	21.71	37.34
青光眼	2.25	10.38	17.04	0.59	6.72	13.43
翼状胬肉	1.08	7.33	11.44	1.04	5.02	10.57
糖尿病性视网膜病	–	–	–	–	–	–
玻璃体出血	0.19	5.76	25.36	0.00	1.47	5.02
并发性白内障	10.87	32.10	44.85	0.24	22.87	35.45
视网膜脱离	0.40	18.59	34.68	0.00	2.79	20.76
外斜视	1.68	7.44	14.97	1.39	8.50	13.45
继发性青光眼	1.09	8.09	18.57	0.03	5.18	15.41
眼睑皮肤裂伤	0.34	4.51	8.44	1.04	3.69	7.34

2.18.8 抗菌药物使用率

综合医院眼科代表病种抗菌药物使用率（%）

代表病种名称	三级综合医院			二级综合医院		
	25分位	50分位	75分位	25分位	50分位	75分位
白内障	0.60	3.04	11.48	0.49	3.23	30.82
青光眼	1.25	6.06	23.08	2.04	13.16	48.57
翼状胬肉	0.00	1.01	14.29	0.00	5.36	42.81
糖尿病性视网膜病	–	–	–	–	–	–
玻璃体出血	0.00	3.57	33.33	0.00	0.00	47.83
并发性白内障	0.00	0.00	20.00	0.00	33.33	100.00
视网膜脱离	0.00	3.45	50.00	0.00	0.00	33.33
外斜视	0.00	0.00	0.79	0.00	16.67	100.00
继发性青光眼	0.00	12.50	40.00	0.00	16.67	45.45
眼睑皮肤裂伤	33.33	72.73	87.50	3.45	64.29	90.00

2.19 耳鼻喉科

2.19.1 出院人次

综合医院耳鼻喉科代表病种出院人次

代表病种名称	三级综合医院			二级综合医院		
	25分位	50分位	75分位	25分位	50分位	75分位
化脓性中耳炎	4	11	22	2	5	14
粘连性中耳炎	1	1	2	1	1	1

代表病种名称	三级综合医院			二级综合医院		
	25 分位	50 分位	75 分位	25 分位	50 分位	75 分位
分泌性中耳炎	3	9	37	2	12	26
先天性耳前瘘	4	13	26	2	3	8
外耳道胆脂瘤	2	4	10	1	2	3
乳突胆脂瘤	2	6	15	1	2	4
鼓室硬化症	1	1	2	1	1	1
外耳道闭锁	1	2	4	1	4	6
感音神经性聋	7	16	35	1	3	22
突发性聋	38	70	117	4	14	36
中耳良性肿瘤	1	1	2	1	1	1
鼻窦炎	31	76	152	10	29	74
鼻出血	18	39	79	11	34	68
鼻中隔偏曲	16	37	77	3	9	26
鼻骨骨折	18	32	55	9	23	41
鼻息肉	6	14	42	3	9	21
上颌窦囊肿	2	4	9	1	2	3
鼻腔良恶性肿瘤	3	6	11	1	2	4
鼻前庭囊肿	4	9	18	2	4	9
慢性鼻炎	3	7	20	1	4	12
慢性扁桃体炎	25	58	108	10	21	51
声带息肉	20	54	117	9	19	50
喉良、恶性肿瘤	6	13	28	1	4	9
阻塞性睡眠呼吸暂停综合征	6	13	29	1	2	6
扁桃体和腺样体肥大	9	31	84	2	5	19
食管异物	5	13	35	1	5	22
下咽恶性肿瘤	2	4	10	1	2	6
支气管异物	1	3	10	1	2	2

2.19.2 疾病构成

综合医院耳鼻喉科代表病种疾病构成（%）

代表病种名称	三级综合医院			二级综合医院		
	25 分位	50 分位	75 分位	25 分位	50 分位	75 分位
化脓性中耳炎	0.01	0.03	0.05	0.01	0.02	0.05
粘连性中耳炎	0.00	0.00	0.00	0.00	0.00	0.00
分泌性中耳炎	0.01	0.03	0.07	0.01	0.03	0.11
先天性耳前瘘	0.01	0.03	0.05	0.01	0.01	0.03
外耳道胆脂瘤	0.01	0.01	0.02	0.00	0.01	0.01
乳突胆脂瘤	0.01	0.01	0.03	0.01	0.01	0.01

代表病种名称	三级综合医院			二级综合医院		
	25 分位	50 分位	75 分位	25 分位	50 分位	75 分位
鼓室硬化症	0.00	0.00	0.00	0.00	0.00	0.00
外耳道闭锁	0.00	0.00	0.01	0.00	0.02	0.02
感音神经性聋	0.01	0.04	0.09	0.01	0.01	0.06
突发性聋	0.11	0.16	0.24	0.02	0.06	0.15
中耳良性肿瘤	0.00	0.00	0.00	0.00	0.00	0.00
鼻窦炎	0.11	0.17	0.29	0.06	0.11	0.26
鼻出血	0.05	0.09	0.16	0.05	0.14	0.23
鼻中隔偏曲	0.04	0.08	0.16	0.02	0.05	0.12
鼻骨骨折	0.04	0.07	0.13	0.04	0.09	0.13
鼻息肉	0.02	0.04	0.08	0.02	0.03	0.07
上颌窦囊肿	0.00	0.01	0.02	0.00	0.01	0.01
鼻腔良恶性肿瘤	0.01	0.01	0.02	0.00	0.01	0.01
鼻前庭囊肿	0.01	0.02	0.04	0.01	0.01	0.03
慢性鼻炎	0.01	0.02	0.04	0.01	0.02	0.05
慢性扁桃体炎	0.08	0.13	0.21	0.04	0.10	0.16
声带息肉	0.06	0.12	0.21	0.03	0.06	0.14
喉良、恶性肿瘤	0.02	0.04	0.05	0.01	0.01	0.03
阻塞性睡眠呼吸暂停综合征	0.02	0.03	0.06	0.00	0.01	0.03
扁桃体和腺样体肥大	0.02	0.07	0.16	0.01	0.02	0.07
食管异物	0.01	0.03	0.07	0.01	0.01	0.06
下咽恶性肿瘤	0.00	0.01	0.02	0.00	0.00	0.01
支气管异物	0.00	0.01	0.02	0.00	0.00	0.01

2.19.3 病死率

综合医院耳鼻喉科代表病种病死率（%）

代表病种名称	三级综合医院			二级综合医院		
	25 分位	50 分位	75 分位	25 分位	50 分位	75 分位
化脓性中耳炎	0.00	0.00	0.00	0.00	0.00	0.00
粘连性中耳炎	0.00	0.00	0.00	0.00	0.00	0.00
分泌性中耳炎	0.00	0.00	0.00	0.00	0.00	0.00
先天性耳前瘘	0.00	0.00	0.00	0.00	0.00	0.00
外耳道胆脂瘤	0.00	0.00	0.00	0.00	0.00	0.00
乳突胆脂瘤	0.00	0.00	0.00	0.00	0.00	0.00
鼓室硬化症	0.00	0.00	0.00	0.00	0.00	0.00
外耳道闭锁	0.00	0.00	0.00	0.00	0.00	0.00
感音神经性聋	0.00	0.00	0.00	0.00	0.00	0.00
突发性聋	0.00	0.00	0.00	0.00	0.00	0.00

代表病种名称	三级综合医院			二级综合医院		
	25 分位	50 分位	75 分位	25 分位	50 分位	75 分位
中耳良性肿瘤	0.00	0.00	0.00	0.00	0.00	0.00
鼻窦炎	0.00	0.00	0.00	0.00	0.00	0.00
鼻出血	0.00	0.00	0.00	0.00	0.00	0.00
鼻中隔偏曲	0.00	0.00	0.00	0.00	0.00	0.00
鼻骨骨折	0.00	0.00	0.00	0.00	0.00	0.00
鼻息肉	0.00	0.00	0.00	0.00	0.00	0.00
上颌窦囊肿	0.00	0.00	0.00	0.00	0.00	0.00
鼻腔良恶性肿瘤	0.00	0.00	0.00	0.00	0.00	0.00
鼻前庭囊肿	0.00	0.00	0.00	0.00	0.00	0.00
慢性鼻炎	0.00	0.00	0.00	0.00	0.00	0.00
慢性扁桃体炎	0.00	0.00	0.00	0.00	0.00	0.00
声带息肉	0.00	0.00	0.00	0.00	0.00	0.00
喉良、恶性肿瘤	0.00	0.00	2.52	0.00	0.00	0.00
阻塞性睡眠呼吸暂停综合征	0.00	0.00	0.00	0.00	0.00	0.00
扁桃体和腺样体肥大	0.00	0.00	0.00	0.00	0.00	0.00
食管异物	0.00	0.00	0.00	0.00	0.00	0.00
下咽恶性肿瘤	0.00	0.00	0.00	0.00	0.00	0.00
支气管异物	0.00	0.00	0.00	0.00	0.00	0.00

2.19.4 平均住院日

综合医院耳鼻喉科代表病种平均住院日（天）

代表病种名称	三级综合医院			二级综合医院		
	25 分位	50 分位	75 分位	25 分位	50 分位	75 分位
化脓性中耳炎	8.00	9.49	11.36	5.80	7.50	8.75
粘连性中耳炎	8.00	9.00	11.00	0.00	0.00	0.00
分泌性中耳炎	6.00	7.50	9.00	4.00	6.55	8.00
先天性耳前瘘	6.73	8.05	9.88	4.89	7.00	8.00
外耳道胆脂瘤	6.50	8.00	9.67	5.40	6.33	9.00
乳突胆脂瘤	10.06	11.77	14.00	8.33	9.11	11.50
鼓室硬化症	8.00	9.00	10.00	10.00	10.00	10.00
外耳道闭锁	4.50	7.00	9.68	6.00	6.25	7.17
感音神经性聋	9.00	10.67	12.89	7.88	10.00	12.00
突发性聋	9.42	10.91	12.57	7.74	9.11	11.23
中耳良性肿瘤	5.00	7.00	8.50	6.00	9.00	10.00
鼻窦炎	7.16	8.41	9.43	6.01	7.25	8.73
鼻出血	4.64	5.74	6.45	3.50	4.80	5.93
鼻中隔偏曲	7.12	8.06	9.35	6.38	7.46	8.29

代表病种名称	三级综合医院			二级综合医院		
	25分位	50分位	75分位	25分位	50分位	75分位
鼻骨骨折	7.56	9.01	10.79	7.08	8.58	9.98
鼻息肉	7.56	8.67	10.00	6.30	8.00	9.07
上颌窦囊肿	7.00	8.00	9.75	5.67	7.50	9.00
鼻腔良恶性肿瘤	7.29	9.00	12.67	5.50	7.00	10.00
鼻前庭囊肿	7.06	8.14	9.36	5.41	7.83	8.75
慢性鼻炎	5.75	7.33	9.00	5.00	6.50	7.00
慢性扁桃体炎	6.54	7.49	8.52	5.31	6.40	7.67
声带息肉	5.43	6.48	7.51	4.96	5.93	7.00
喉良、恶性肿瘤	11.96	16.05	21.40	6.00	9.50	13.20
阻塞性睡眠呼吸暂停综合征	7.96	9.29	11.33	5.71	8.00	11.00
扁桃体和腺样体肥大	6.08	7.00	8.00	5.28	6.00	7.25
食管异物	2.79	3.60	4.92	2.50	3.19	4.00
下咽恶性肿瘤	11.14	17.50	26.29	7.50	11.00	19.50
支气管异物	2.41	4.00	6.00	1.00	3.50	4.00

2.19.5 平均住院费用

综合医院耳鼻喉科代表病种平均住院费用（元）

代表病种名称	三级综合医院			二级综合医院		
	25分位	50分位	75分位	25分位	50分位	75分位
化脓性中耳炎	4283.30	6889.35	10063.30	1776.77	2727.24	3725.04
粘连性中耳炎	7080.37	9427.50	12771.96	21.57	21.57	21.57
分泌性中耳炎	3714.07	5232.87	7054.13	2000.31	2713.06	3327.78
先天性耳前瘘	3873.59	4799.98	5960.53	2094.26	2983.65	4085.84
外耳道胆脂瘤	4894.76	6580.70	8214.96	1914.47	2540.10	4478.18
乳突胆脂瘤	8358.51	11600.51	14153.56	4399.90	6325.58	8766.76
鼓室硬化症	9903.75	16263.49	18365.05	－	－	－
外耳道闭锁	2996.80	5265.27	8538.09	1657.88	2662.68	3357.47
感音神经性聋	4805.84	6969.50	9085.29	3553.62	4546.66	6022.69
突发性聋	5108.69	6763.55	8856.69	3058.98	3907.64	5037.19
中耳良性肿瘤	3866.00	4517.00	9007.49	2645.53	3925.85	4357.52
鼻窦炎	6783.77	8500.58	10773.01	3716.68	4784.86	6222.01
鼻出血	3295.98	4256.19	5899.73	1881.41	2483.04	3205.51
鼻中隔偏曲	6105.35	8019.67	10275.95	4035.49	4954.37	6935.43
鼻骨骨折	4343.57	5701.72	7660.46	2695.03	3441.16	4681.98
鼻息肉	7410.67	9801.93	12761.13	5290.33	6887.47	8024.69
上颌窦囊肿	6175.54	8718.30	11983.42	3978.57	5226.44	7459.16
鼻腔良恶性肿瘤	6503.68	9776.07	14673.00	3355.37	5373.47	8430.28

代表病种名称	三级综合医院			二级综合医院		
	25 分位	50 分位	75 分位	25 分位	50 分位	75 分位
鼻前庭囊肿	5499.90	7432.05	10036.65	3251.45	4732.38	6065.60
慢性鼻炎	4852.14	6674.28	9072.14	2953.46	4461.49	5667.30
慢性扁桃体炎	5264.68	6749.98	8530.48	2888.35	4267.04	5991.94
声带息肉	5514.54	6967.08	8359.60	4493.19	5401.53	6393.10
喉良、恶性肿瘤	11512.25	16779.51	22737.03	4462.18	6691.72	13812.73
阻塞性睡眠呼吸暂停综合征	7041.22	9425.98	12159.23	3425.34	5626.83	7793.39
扁桃体和腺样体肥大	5695.65	6697.54	8281.33	3341.43	4948.92	6129.03
食管异物	3830.38	5314.05	6739.68	2126.22	3251.08	4398.84
下咽恶性肿瘤	10120.21	17890.36	26688.70	5619.32	9344.01	22211.20
支气管异物	3595.86	5031.97	6836.01	2640.98	4949.55	7378.22

2.19.6 药占比

综合医院耳鼻喉科代表病种药占比（%）

代表病种名称	三级综合医院			二级综合医院		
	25 分位	50 分位	75 分位	25 分位	50 分位	75 分位
化脓性中耳炎	26.91	34.56	42.63	23.47	33.29	41.41
粘连性中耳炎	23.39	28.13	35.52	0.00	0.00	0.00
分泌性中耳炎	24.26	31.91	41.57	26.40	37.33	45.22
先天性耳前瘘	22.31	29.82	37.00	15.21	29.18	35.82
外耳道胆脂瘤	22.76	31.78	39.44	20.12	29.41	37.27
乳突胆脂瘤	26.91	34.12	39.66	17.56	24.46	38.76
鼓室硬化症	24.82	25.74	36.42	–	–	–
外耳道闭锁	14.56	26.75	35.29	24.89	26.22	30.32
感音神经性聋	33.93	46.88	59.30	34.74	47.16	55.00
突发性聋	41.57	52.95	61.27	37.59	48.00	55.93
中耳良性肿瘤	12.01	23.54	33.28	14.23	23.70	30.53
鼻窦炎	22.40	29.39	33.94	19.63	27.27	36.79
鼻出血	24.56	32.95	43.01	20.93	30.43	37.67
鼻中隔偏曲	22.92	28.68	35.59	16.68	23.13	29.48
鼻骨骨折	29.30	37.59	47.40	24.51	35.49	45.72
鼻息肉	19.61	26.87	32.22	16.14	21.45	28.28
上颌窦囊肿	20.82	27.44	34.48	15.44	24.47	34.11
鼻腔良恶性肿瘤	17.57	27.69	34.33	14.05	21.55	35.09
鼻前庭囊肿	21.83	28.54	35.05	16.93	27.64	33.07
慢性鼻炎	18.83	28.31	34.50	15.74	22.52	30.29
慢性扁桃体炎	23.33	29.50	34.72	18.98	27.00	32.56
声带息肉	22.75	28.84	35.22	16.82	24.32	31.05

代表病种名称	三级综合医院			二级综合医院		
	25 分位	50 分位	75 分位	25 分位	50 分位	75 分位
喉良、恶性肿瘤	25.89	33.84	41.42	24.71	36.06	43.68
阻塞性睡眠呼吸暂停综合征	23.92	31.84	37.58	22.38	27.68	34.44
扁桃体和腺样体肥大	16.57	22.17	27.66	14.08	21.17	27.93
食管异物	27.26	35.01	42.05	19.18	29.75	37.85
下咽恶性肿瘤	24.44	36.08	47.38	27.78	46.24	72.05
支气管异物	14.42	21.13	28.43	19.07	21.58	23.65

2.19.7 耗材占比

综合医院耳鼻喉科代表病种耗材占比（%）

代表病种名称	三级综合医院			二级综合医院		
	25 分位	50 分位	75 分位	25 分位	50 分位	75 分位
化脓性中耳炎	0.87	6.48	12.42	0.19	3.44	6.66
粘连性中耳炎	0.21	8.59	19.78	16.55	16.55	16.55
分泌性中耳炎	0.39	4.68	12.71	0.04	1.87	4.21
先天性耳前瘘	1.45	7.75	13.84	0.30	4.53	8.77
外耳道胆脂瘤	1.24	8.29	13.28	0.12	2.61	4.78
乳突胆脂瘤	0.95	8.54	15.56	0.00	5.79	11.11
鼓室硬化症	7.72	18.99	30.77	–	–	–
外耳道闭锁	0.00	3.28	13.49	4.84	5.51	6.06
感音神经性聋	0.20	1.57	3.61	0.25	1.75	3.12
突发性聋	0.12	1.55	2.89	0.19	1.51	3.02
中耳良性肿瘤	2.14	8.81	15.93	5.91	6.26	15.62
鼻窦炎	1.21	9.49	15.88	0.36	4.50	8.75
鼻出血	1.50	5.84	10.70	0.48	3.02	7.04
鼻中隔偏曲	0.92	10.71	16.58	0.24	5.10	9.83
鼻骨骨折	0.54	5.29	12.74	0.22	2.45	5.71
鼻息肉	0.81	10.09	18.04	0.31	4.48	10.12
上颌窦囊肿	0.52	8.79	16.73	0.14	2.36	8.12
鼻腔良恶性肿瘤	0.54	6.44	12.59	0.37	4.93	7.43
鼻前庭囊肿	1.31	8.66	15.98	0.08	3.47	10.46
慢性鼻炎	0.60	7.36	15.13	0.20	2.81	7.62
慢性扁桃体炎	1.02	9.58	17.90	0.22	4.51	12.51
声带息肉	1.02	7.62	12.79	0.33	6.95	12.05
喉良、恶性肿瘤	0.55	5.64	9.84	0.26	3.60	8.69
阻塞性睡眠呼吸暂停综合征	1.51	5.99	12.53	0.42	3.37	11.55
扁桃体和腺样体肥大	1.30	11.44	21.84	0.00	5.50	12.46
食管异物	0.99	7.58	13.55	0.15	3.74	8.78

代表病种名称	三级综合医院			二级综合医院		
	25分位	50分位	75分位	25分位	50分位	75分位
下咽恶性肿瘤	0.59	4.47	8.50	0.60	4.15	6.42
支气管异物	0.00	6.45	12.52	5.42	7.96	8.13

2.19.8 抗菌药物使用率

综合医院耳鼻喉科代表病种抗菌药物使用率（%）

代表病种名称	三级综合医院			二级综合医院		
	25分位	50分位	75分位	25分位	50分位	75分位
化脓性中耳炎	60.00	90.91	100.00	30.43	89.66	100.00
粘连性中耳炎	50.00	100.00	100.00	0.00	0.00	0.00
分泌性中耳炎	50.00	84.21	98.39	47.76	100.00	100.00
先天性耳前瘘	44.44	89.13	100.00	50.00	85.00	100.00
外耳道胆脂瘤	50.00	90.91	100.00	0.00	100.00	100.00
乳突胆脂瘤	66.67	100.00	100.00	0.00	80.00	100.00
鼓室硬化症	100.00	100.00	100.00	0.00	0.00	0.00
外耳道闭锁	16.67	90.91	100.00	50.00	50.00	94.12
感音神经性聋	0.00	3.33	16.67	0.00	0.00	5.56
突发性聋	0.00	2.99	6.67	0.00	2.78	8.33
中耳良性肿瘤	0.00	100.00	100.00	100.00	100.00	100.00
鼻窦炎	54.79	86.83	94.83	37.50	73.16	92.86
鼻出血	26.09	66.67	90.48	2.04	48.28	78.00
鼻中隔偏曲	37.50	84.62	96.00	58.02	87.50	100.00
鼻骨骨折	26.32	72.97	92.86	8.33	53.85	85.71
鼻息肉	47.62	92.59	100.00	1.47	66.67	100.00
上颌窦囊肿	42.86	82.61	100.00	0.00	77.78	100.00
鼻腔良恶性肿瘤	20.00	75.00	96.55	33.33	80.00	100.00
鼻前庭囊肿	42.86	85.00	96.55	0.00	83.33	100.00
慢性鼻炎	25.93	66.67	95.74	0.00	66.67	100.00
慢性扁桃体炎	46.00	84.54	95.71	17.86	80.95	97.83
声带息肉	16.67	62.70	95.00	4.12	46.94	81.82
喉良、恶性肿瘤	35.71	68.18	85.71	33.33	53.33	80.00
阻塞性睡眠呼吸暂停综合征	20.00	50.00	77.78	0.00	36.36	70.97
扁桃体和腺样体肥大	28.57	74.92	95.35	42.86	60.00	100.00
食管异物	33.33	65.52	80.90	0.00	57.89	76.92
下咽恶性肿瘤	16.67	60.00	77.78	0.00	50.00	77.78
支气管异物	32.81	75.00	100.00	0.00	100.00	100.00

2.20 口腔科

2.20.1 出院人次

综合医院口腔科代表病种出院人次

代表病种名称	三级综合医院			二级综合医院		
	25分位	50分位	75分位	25分位	50分位	75分位
颌骨囊肿	6	18	37	3	6	11
腮腺良性肿瘤	6	16	35	1	4	10
舌下腺囊肿	3	8	17	2	3	5
颌下肿物	3	8	15	1	3	7
头面颈血管瘤	3	6	14	1	2	4
颈部肿物	7	14	26	2	6	11
舌系带短缩	1	6	15	1	2	4
面部肿物	6	14	24	3	8	15
腭裂	3	6	20	1	1	1
唇裂	2	5	16	1	1	2

2.20.2 疾病构成

综合医院口腔科代表病种疾病构成（%）

代表病种名称	三级综合医院			二级综合医院		
	25分位	50分位	75分位	25分位	50分位	75分位
颌骨囊肿	0.02	0.04	0.08	0.01	0.02	0.03
腮腺良性肿瘤	0.02	0.04	0.06	0.01	0.01	0.03
舌下腺囊肿	0.01	0.02	0.03	0.01	0.01	0.02
颌下肿物	0.01	0.02	0.03	0.01	0.01	0.02
头面颈血管瘤	0.01	0.01	0.03	0.00	0.01	0.01
颈部肿物	0.02	0.03	0.05	0.01	0.02	0.04
舌系带短缩	0.00	0.01	0.03	0.00	0.01	0.02
面部肿物	0.02	0.03	0.05	0.02	0.03	0.05
腭裂	0.00	0.01	0.03	0.00	0.00	0.01
唇裂	0.00	0.01	0.02	0.00	0.00	0.01

2.20.3 病死率

综合医院口腔科代表病种病死率（%）

代表病种名称	三级综合医院			二级综合医院		
	25分位	50分位	75分位	25分位	50分位	75分位
颌骨囊肿	0.00	0.00	0.00	0.00	0.00	0.00
腮腺良性肿瘤	0.00	0.00	0.00	0.00	0.00	0.00

代表病种名称	三级综合医院			二级综合医院		
	25 分位	50 分位	75 分位	25 分位	50 分位	75 分位
舌下腺囊肿	0.00	0.00	0.00	0.00	0.00	0.00
颌下肿物	0.00	0.00	0.00	0.00	0.00	0.00
头面颈血管瘤	0.00	0.00	0.00	0.00	0.00	0.00
颈部肿物	0.00	0.00	0.00	0.00	0.00	0.00
舌系带短缩	0.00	0.00	0.00	0.00	0.00	0.00
面部肿物	0.00	0.00	0.00	0.00	0.00	0.00
腭裂	0.00	0.00	0.00	0.00	0.00	0.00
唇裂	0.00	0.00	0.00	0.00	0.00	0.00

2.20.4 平均住院日

综合医院口腔科代表病种平均住院日（天）

代表病种名称	三级综合医院			二级综合医院		
	25 分位	50 分位	75 分位	25 分位	50 分位	75 分位
颌骨囊肿	7.52	9.15	10.41	6.64	8.33	9.67
腮腺良性肿瘤	8.50	10.00	11.53	7.00	9.50	11.07
舌下腺囊肿	6.50	7.50	9.00	6.25	8.00	10.00
颌下肿物	6.65	8.00	9.67	5.72	7.00	8.57
头面颈血管瘤	6.50	8.25	10.33	4.60	6.00	8.00
颈部肿物	6.33	7.96	9.51	4.50	5.48	7.86
舌系带短缩	3.00	3.71	5.00	2.00	2.75	3.63
面部肿物	5.70	6.88	8.58	4.40	5.61	7.82
腭裂	6.35	7.96	10.25	2.43	4.00	7.00
唇裂	6.50	8.13	9.89	5.00	7.00	11.00

2.20.5 平均住院费用

综合医院口腔科代表病种平均住院费用（元）

代表病种名称	三级综合医院			二级综合医院		
	25 分位	50 分位	75 分位	25 分位	50 分位	75 分位
颌骨囊肿	6124.99	7899.46	10116.91	4128.91	5546.12	7100.32
腮腺良性肿瘤	7270.15	9260.23	12163.33	4758.58	6101.27	8264.58
舌下腺囊肿	4674.83	6094.93	7706.68	3341.40	4547.34	6110.75
颌下肿物	5131.35	6685.12	9281.86	3483.81	4311.88	6171.99
头面颈血管瘤	5622.92	8419.29	12134.95	2920.54	4544.50	7824.35
颈部肿物	4630.58	6384.96	8330.05	2391.18	3274.50	4683.29
舌系带短缩	2136.12	3089.42	3780.18	1209.30	1888.18	2302.72

代表病种名称	三级综合医院			二级综合医院		
	25 分位	50 分位	75 分位	25 分位	50 分位	75 分位
面部肿物	3527.89	5000.59	6988.99	2115.88	3042.35	4108.54
腭裂	3194.25	4778.24	6692.61	1097.15	2174.74	4340.24
唇裂	3077.65	4713.97	6476.88	2163.73	5868.03	7717.45

2.20.6 药占比

综合医院口腔科代表病种药占比（%）

代表病种名称	三级综合医院			二级综合医院		
	25 分位	50 分位	75 分位	25 分位	50 分位	75 分位
颌骨囊肿	20.88	27.50	35.88	16.70	25.42	32.18
腮腺良性肿瘤	21.34	27.34	35.82	16.34	23.43	28.41
舌下腺囊肿	20.08	28.44	36.56	16.92	25.84	33.37
颌下肿物	20.32	26.79	33.11	16.58	23.61	32.57
头面颈血管瘤	17.12	27.04	34.93	15.91	22.69	31.95
颈部肿物	18.52	25.94	33.30	14.51	22.19	28.45
舌系带短缩	9.52	15.12	19.99	6.66	11.42	15.71
面部肿物	15.17	25.53	33.84	14.47	20.49	32.39
腭裂	12.54	18.76	25.95	0.03	5.25	34.52
唇裂	8.55	15.28	20.32	0.56	4.19	15.54

2.20.7 耗材占比

综合医院口腔科代表病种耗材占比（%）

代表病种名称	三级综合医院			二级综合医院		
	25 分位	50 分位	75 分位	25 分位	50 分位	75 分位
颌骨囊肿	1.26	9.52	17.28	1.03	5.99	10.13
腮腺良性肿瘤	1.90	10.61	17.20	1.17	6.48	13.10
舌下腺囊肿	0.88	9.45	16.18	0.46	5.98	9.98
颌下肿物	1.13	9.00	14.64	0.48	5.55	11.97
头面颈血管瘤	1.09	11.59	19.43	0.85	7.09	10.44
颈部肿物	1.25	8.08	13.24	0.95	5.40	9.88
舌系带短缩	4.53	16.06	22.01	0.04	8.54	13.96
面部肿物	1.17	7.23	13.90	1.06	4.74	10.17
腭裂	0.00	6.76	16.09	0.00	0.00	3.95
唇裂	0.00	9.45	18.52	0.23	0.81	6.47

2.20.8 抗菌药物使用率

综合医院口腔科代表病种抗菌药物使用率（%）

代表病种名称	三级综合医院			二级综合医院		
	25 分位	50 分位	75 分位	25 分位	50 分位	75 分位
颌骨囊肿	28.57	88.51	97.87	28.00	66.67	100.00
腮腺良性肿瘤	9.09	50.00	92.86	0.00	46.67	100.00
舌下腺囊肿	21.43	70.59	96.77	40.00	70.00	100.00
颌下肿物	20.00	50.00	71.88	0.00	50.00	75.00
头面颈血管瘤	0.00	25.00	50.00	0.00	0.00	60.00
颈部肿物	12.50	33.33	50.00	3.45	20.00	34.48
舌系带短缩	0.00	0.00	40.00	0.00	0.00	20.00
面部肿物	14.29	33.33	57.89	0.00	31.58	50.00
腭裂	0.00	33.33	85.71	0.00	0.00	0.00
唇裂	0.00	10.53	66.67	0.00	0.00	0.00

2.21 肿瘤科

2.21.1 出院人次

综合医院肿瘤科代表病种出院人次

代表病种名称	三级综合医院			二级综合医院		
	25 分位	50 分位	75 分位	25 分位	50 分位	75 分位
肺恶性肿瘤	164	287	503	50	119	257
食管恶性肿瘤	30	64	140	8	24	60
骨继发恶性肿瘤	2	9	21	1	3	6
鼻咽恶性肿瘤	3	8	27	2	7	15
恶性肿瘤的支持治疗	14	170	402	156	304	499
恶性肿瘤术后化疗	153	589	1661	17	127	463
恶性肿瘤内分泌治疗	5	15	55	1	2	13
恶性肿瘤术后放疗	6	26	69	2	7	17

2.21.2 疾病构成

综合医院肿瘤科代表病种疾病构成（%）

代表病种名称	三级综合医院			二级综合医院		
	25 分位	50 分位	75 分位	25 分位	50 分位	75 分位
肺恶性肿瘤	0.49	0.75	1.04	0.28	0.55	0.93
食管恶性肿瘤	0.09	0.16	0.29	0.05	0.12	0.22
骨继发恶性肿瘤	0.01	0.02	0.04	0.00	0.01	0.02

代表病种名称	三级综合医院			二级综合医院		
	25分位	50分位	75分位	25分位	50分位	75分位
鼻咽恶性肿瘤	0.01	0.02	0.05	0.01	0.02	0.05
恶性肿瘤的支持治疗	0.07	0.40	0.93	0.56	0.58	1.65
恶性肿瘤术后化疗	0.43	1.41	3.08	0.05	0.50	1.22
恶性肿瘤内分泌治疗	0.01	0.03	0.13	0.00	0.00	0.03
恶性肿瘤术后放疗	0.01	0.06	0.14	0.01	0.02	0.05

2.21.3 病死率

综合医院肿瘤科代表病种病死率（%）

代表病种名称	三级综合医院			二级综合医院		
	25分位	50分位	75分位	25分位	50分位	75分位
肺恶性肿瘤	1.14	4.58	10.18	0.00	0.62	3.97
食管恶性肿瘤	0.00	2.96	8.33	0.00	0.00	3.33
骨继发恶性肿瘤	0.00	0.00	0.00	0.00	0.00	0.00
鼻咽恶性肿瘤	0.00	0.00	3.33	0.00	0.00	0.00
恶性肿瘤的支持治疗	0.00	0.00	0.38	0.00	0.00	2.22
恶性肿瘤术后化疗	0.00	0.00	0.00	0.00	0.00	0.00
恶性肿瘤内分泌治疗	0.00	0.00	0.00	0.00	0.00	0.00
恶性肿瘤术后放疗	0.00	0.00	0.00	0.00	0.00	0.00

2.21.4 平均住院日

综合医院肿瘤科代表病种平均住院日（天）

代表病种名称	三级综合医院			二级综合医院		
	25分位	50分位	75分位	25分位	50分位	75分位
肺恶性肿瘤	12.23	14.05	16.52	9.68	11.63	13.87
食管恶性肿瘤	13.04	15.88	19.52	9.04	11.41	14.02
骨继发恶性肿瘤	7.13	11.00	14.27	6.00	9.49	12.50
鼻咽恶性肿瘤	9.33	15.00	27.00	7.00	11.00	15.50
恶性肿瘤的支持治疗	8.80	10.29	12.55	9.11	10.82	11.84
恶性肿瘤术后化疗	6.28	7.54	9.32	5.53	7.02	8.48
恶性肿瘤内分泌治疗	3.57	5.50	8.00	0.62	2.65	5.00
恶性肿瘤术后放疗	10.91	22.00	32.14	6.00	9.07	17.04

2.21.5 平均住院费用

综合医院肿瘤科代表病种平均住院费用（元）

代表病种名称	三级综合医院			二级综合医院		
	25 分位	50 分位	75 分位	25 分位	50 分位	75 分位
肺恶性肿瘤	12968.73	15980.30	21807.07	6009.55	7702.93	12169.18
食管恶性肿瘤	15607.67	22315.40	29004.83	6188.48	8837.84	13614.04
骨继发恶性肿瘤	7947.28	11514.69	16646.41	4660.31	7442.63	10553.67
鼻咽恶性肿瘤	9076.18	16373.91	27939.89	3578.07	6370.04	8545.08
恶性肿瘤的支持治疗	8181.58	9800.75	13560.53	6204.22	7986.71	13312.71
恶性肿瘤术后化疗	7248.58	9139.87	11343.87	4558.57	6510.24	7892.84
恶性肿瘤内分泌治疗	4922.06	6740.04	9015.92	2465.99	4347.70	12135.60
恶性肿瘤术后放疗	11885.51	21214.29	31527.26	4386.72	6284.18	13789.18

2.21.6 药占比

综合医院肿瘤科代表病种药占比（%）

代表病种名称	三级综合医院			二级综合医院		
	25 分位	50 分位	75 分位	25 分位	50 分位	75 分位
肺恶性肿瘤	36.09	43.14	50.03	41.33	47.18	54.74
食管恶性肿瘤	31.07	38.09	46.49	35.30	44.77	56.28
骨继发恶性肿瘤	32.52	44.61	53.35	31.18	40.56	56.14
鼻咽恶性肿瘤	20.07	30.70	44.20	27.78	45.20	55.96
恶性肿瘤的支持治疗	37.66	51.74	55.85	44.94	46.39	64.88
恶性肿瘤术后化疗	55.96	65.03	72.80	56.49	62.17	71.74
恶性肿瘤内分泌治疗	43.67	64.16	74.46	30.84	46.57	75.93
恶性肿瘤术后放疗	14.81	24.77	37.91	24.45	45.09	61.05

2.21.7 耗材占比

综合医院肿瘤科代表病种耗材占比（%）

代表病种名称	三级综合医院			二级综合医院		
	25 分位	50 分位	75 分位	25 分位	50 分位	75 分位
肺恶性肿瘤	1.78	7.21	12.94	1.18	3.82	6.69
食管恶性肿瘤	2.76	12.31	19.85	1.20	5.78	12.03
骨继发恶性肿瘤	0.43	3.71	7.27	0.27	1.23	5.19
鼻咽恶性肿瘤	0.33	2.56	4.50	0.26	2.43	5.63
恶性肿瘤的支持治疗	1.40	3.25	6.39	0.69	1.84	6.12
恶性肿瘤术后化疗	0.77	3.27	5.55	0.56	2.74	5.47
恶性肿瘤内分泌治疗	0.02	0.89	1.78	0.00	0.06	0.34
恶性肿瘤术后放疗	0.09	1.72	3.18	0.13	1.97	4.30

2.21.8 抗菌药物使用率

综合医院肿瘤科代表病种抗菌药物使用率（%）

代表病种名称	三级综合医院			二级综合医院		
	25分位	50分位	75分位	25分位	50分位	75分位
肺恶性肿瘤	33.95	50.68	66.67	30.54	56.25	66.15
食管恶性肿瘤	28.87	41.03	54.55	25.00	36.54	50.00
骨继发恶性肿瘤	0.00	14.29	29.63	0.00	0.00	40.00
鼻咽恶性肿瘤	0.00	28.89	50.00	30.00	42.86	50.00
恶性肿瘤的支持治疗	12.63	27.03	34.29	24.34	31.94	34.27
恶性肿瘤术后化疗	1.80	3.81	7.96	2.70	5.14	14.13
恶性肿瘤内分泌治疗	0.00	1.64	6.45	0.00	0.00	5.88
恶性肿瘤术后放疗	1.62	12.24	26.67	0.00	15.33	33.33

七、疑难病种医疗质量和效率数据

1 疑难病种汇总分析

1.1 出院人次

综合医院部分科室疑难病种出院人次

科室名称	三级综合医院			二级综合医院		
	25分位	50分位	75分位	25分位	50分位	75分位
呼吸内科	1061	1575	2247	453	1093	1883
消化内科	300	492	724	145	238	443
神经内科	19	46	93	2	8	17
心血管内科	336	798	1253	86	242	435
血液内科	32	88	166	7	18	37
肾脏病科	20	50	123	2	7	17
内分泌科	1	3	7	0	0	1
普通外科	1514	2899	4575	584	972	1840
神经外科	88	157	338	32	62	115
骨科	308	607	1025	130	252	501
泌尿外科	239	460	847	49	153	272
胸外科	602	1027	1646	485	1050	2107
大血管外科	510	1053	1989	353	738	1284
妇科	119	264	519	39	73	150
产科	112	394	751	31	134	358
儿科	0	393	1336	0	381	1291

科室名称	三级综合医院			二级综合医院		
	25 分位	50 分位	75 分位	25 分位	50 分位	75 分位
新生儿科	0	0	19	0	0	0
眼科	14	40	89	3	11	22
耳鼻喉科	250	504	776	59	135	269
口腔科	52	116	230	9	26	71
肿瘤科	559	1126	1961	176	344	674

综合医院部分科室疑难病种（疾病合并治疗方法）出院人次

（参见第 29 页：说明 5）

科室名称	三级综合医院			二级综合医院		
	25 分位	50 分位	75 分位	25 分位	50 分位	75 分位
呼吸内科	25	48	109	3	9	21
消化内科	296	486	700	139	234	439
神经内科	10	26	57	1	5	10
心血管内科	49	153	365	4	14	55
血液内科	12	35	76	3	6	17
肾脏病科	0	0	0	0	0	0
内分泌科	0	0	1	0	0	0
普通外科	100	190	467	10	32	65
神经外科	61	108	243	22	48	90
骨科	37	97	192	8	27	56
泌尿外科	26	69	157	2	12	47
胸外科	2	6	18	0	0	1
大血管外科	11	54	149	0	0	7
妇科	17	40	92	1	7	17
产科	80	247	506	20	72	242
儿科	0	3	25	0	2	31
新生儿科	0	0	0	0	0	0
眼科	2	7	30	0	1	4
耳鼻喉科	34	81	175	3	13	35
口腔科	4	11	37	0	1	3
肿瘤科	559	1126	1961	176	344	674

1.2　疾病构成

综合医院部分科室疑难病种疾病构成（%）

科室名称	三级综合医院			二级综合医院		
	25 分位	50 分位	75 分位	25 分位	50 分位	75 分位
呼吸内科	2.68	3.80	5.29	2.87	4.94	6.12
消化内科	0.90	1.18	1.44	0.87	1.07	1.44
神经内科	0.07	0.11	0.19	0.01	0.03	0.06
心血管内科	1.07	1.78	2.82	0.54	0.95	1.47
血液内科	0.11	0.20	0.32	0.05	0.08	0.15
肾脏病科	0.07	0.13	0.23	0.01	0.03	0.06
内分泌科	0.00	0.01	0.02	0.00	0.00	0.01
普通外科	5.36	7.05	8.68	3.57	4.47	5.16
神经外科	0.31	0.43	0.61	0.19	0.27	0.36
骨科	0.86	1.36	2.20	0.73	1.19	2.34
泌尿外科	0.80	1.18	1.60	0.37	0.58	0.94
胸外科	1.65	2.57	4.06	2.84	5.02	7.07
大血管外科	1.36	2.43	4.35	2.05	3.90	6.31
妇科	0.39	0.64	0.89	0.22	0.31	0.53
产科	0.30	0.99	1.52	0.18	0.68	1.32
儿科	0.00	1.25	3.51	0.00	2.22	5.73
新生儿科	0.00	0.00	0.04	0.00	0.00	0.00
眼科	0.05	0.09	0.16	0.02	0.05	0.08
耳鼻喉科	0.81	1.11	1.54	0.40	0.55	0.86
口腔科	0.18	0.28	0.42	0.06	0.12	0.19
肿瘤科	1.94	2.72	3.85	0.96	1.62	2.25

综合医院部分科室疑难病种（疾病合并治疗方法）疾病构成（%）

（参见第 29 页：说明 5）

科室名称	三级综合医院			二级综合医院		
	25 分位	50 分位	75 分位	25 分位	50 分位	75 分位
呼吸内科	0.07	0.13	0.22	0.02	0.04	0.08
消化内科	0.89	1.14	1.43	0.84	1.07	1.40
神经内科	0.03	0.06	0.12	0.01	0.02	0.05
心血管内科	0.13	0.37	0.78	0.03	0.07	0.16
血液内科	0.05	0.08	0.14	0.02	0.03	0.06
肾脏病科	0.00	0.00	0.00	0.00	0.00	0.00
内分泌科	0.00	0.00	0.00	0.00	0.00	0.00
普通外科	0.28	0.51	0.96	0.06	0.15	0.23

科室名称	三级综合医院			二级综合医院		
	25分位	50分位	75分位	25分位	50分位	75分位
神经外科	0.21	0.31	0.42	0.14	0.20	0.31
骨科	0.12	0.25	0.37	0.05	0.12	0.20
泌尿外科	0.09	0.17	0.29	0.02	0.04	0.17
胸外科	0.01	0.02	0.04	0.00	0.00	0.01
大血管外科	0.03	0.12	0.34	0.00	0.00	0.03
妇科	0.06	0.11	0.18	0.00	0.03	0.07
产科	0.22	0.59	1.02	0.12	0.40	0.74
儿科	0.00	0.01	0.07	0.00	0.01	0.16
新生儿科	0.00	0.00	0.00	0.00	0.00	0.00
眼科	0.01	0.02	0.06	0.00	0.00	0.02
耳鼻喉科	0.10	0.20	0.32	0.02	0.06	0.11
口腔科	0.01	0.03	0.07	0.00	0.00	0.01
肿瘤科	1.94	2.72	3.85	0.96	1.62	2.25

1.3 病死率

综合医院部分科室疑难病种病死率（%）

科室名称	三级综合医院			二级综合医院		
	25分位	50分位	75分位	25分位	50分位	75分位
呼吸内科	0.39	1.11	2.27	0.09	0.23	1.20
消化内科	0.37	0.94	1.82	0.00	0.18	0.97
神经内科	0.00	0.00	0.68	0.00	0.00	0.00
心血管内科	1.37	2.44	4.13	0.00	1.48	2.86
血液内科	0.00	1.10	3.30	0.00	0.00	0.00
肾脏病科	0.00	1.20	4.17	0.00	0.00	0.00
内分泌科	0.00	0.00	0.00	0.00	0.00	0.00
普通外科	0.32	1.05	2.26	0.08	0.33	1.29
神经外科	0.00	0.33	1.11	0.00	0.00	0.58
骨科	0.00	0.00	0.00	0.00	0.00	0.00
泌尿外科	0.00	0.38	1.37	0.00	0.00	0.47
胸外科	0.03	0.25	0.67	0.00	0.00	0.20
大血管外科	0.34	0.77	1.32	0.00	0.44	0.96
妇科	0.00	0.30	1.08	0.00	0.00	0.74
产科	0.00	0.00	0.00	0.00	0.00	0.00
儿科	0.00	0.00	0.08	0.00	0.00	0.00
新生儿科	0.00	0.00	0.00	0.00	0.00	0.00
眼科	0.00	0.00	0.00	0.00	0.00	0.00

科室名称	三级综合医院			二级综合医院		
	25 分位	50 分位	75 分位	25 分位	50 分位	75 分位
耳鼻喉科	0.00	0.34	0.83	0.00	0.00	0.00
口腔科	0.00	1.01	2.67	0.00	0.00	1.06
肿瘤科	0.73	2.97	6.87	0.00	0.74	3.64

综合医院部分科室疑难病种（疾病合并治疗方法）病死率（%）

（参见第 29 页：说明 5）

科室名称	三级综合医院			二级综合医院		
	25 分位	50 分位	75 分位	25 分位	50 分位	75 分位
呼吸内科	1.32	5.13	9.68	0.00	0.00	11.11
消化内科	0.37	0.96	1.88	0.00	0.19	0.99
神经内科	0.00	0.00	0.00	0.00	0.00	0.00
心血管内科	0.00	0.50	1.21	0.00	0.00	0.00
血液内科	0.00	0.00	3.13	0.00	0.00	0.00
肾脏病科	0.00	0.00	5.26	0.00	0.00	0.00
内分泌科	0.00	0.00	0.00	0.00	0.00	0.00
普通外科	0.00	0.00	0.62	0.00	0.00	0.00
神经外科	0.00	0.00	0.59	0.00	0.00	0.00
骨科	0.00	0.00	0.00	0.00	0.00	0.00
泌尿外科	0.00	0.00	0.00	0.00	0.00	0.00
胸外科	0.00	0.00	0.00	0.00	0.00	0.00
大血管外科	0.00	0.00	0.84	0.00	0.00	0.00
妇科	0.00	0.00	0.00	0.00	0.00	0.00
产科	0.00	0.00	0.00	0.00	0.00	0.00
儿科	0.00	0.00	0.00	0.00	0.00	0.00
新生儿科	0.00	0.00	0.00	0.00	0.00	0.00
眼科	0.00	0.00	0.00	0.00	0.00	0.00
耳鼻喉科	0.00	0.00	0.68	0.00	0.00	0.00
口腔科	0.00	0.00	0.00	0.00	0.00	0.00
肿瘤科	0.73	2.97	6.87	0.00	0.74	3.64

1.4　平均住院日

综合医院部分科室疑难病种平均住院日（天）

科室名称	三级综合医院			二级综合医院		
	25 分位	50 分位	75 分位	25 分位	50 分位	75 分位
呼吸内科	8.36	9.28	10.64	6.75	7.77	8.92
消化内科	8.88	9.99	11.25	7.22	8.46	9.33

科室名称	三级综合医院			二级综合医院		
	25 分位	50 分位	75 分位	25 分位	50 分位	75 分位
神经内科	11.33	13.09	16.08	7.17	10.07	14.24
心血管内科	9.19	10.02	11.24	7.29	8.31	9.85
血液内科	8.59	11.33	13.73	6.00	7.75	9.89
肾脏病科	11.01	12.84	15.55	5.39	9.50	12.60
内分泌科	7.40	9.52	13.67	6.00	8.00	10.00
普通外科	9.94	11.00	12.30	8.24	9.26	10.15
神经外科	8.65	10.60	12.49	6.17	7.86	10.01
骨科	11.26	12.61	14.43	9.39	11.18	13.03
泌尿外科	9.87	11.22	12.76	7.97	8.93	10.08
胸外科	6.44	7.73	9.08	5.52	6.16	7.42
大血管外科	8.60	9.63	11.10	7.57	8.52	10.39
妇科	10.10	11.94	13.51	8.64	9.94	10.93
产科	5.14	5.89	6.82	4.37	5.35	6.08
儿科	6.48	7.28	8.38	5.19	6.19	7.65
新生儿科	4.23	5.13	6.44	2.53	3.67	4.00
眼科	7.77	9.66	11.47	6.04	7.82	9.67
耳鼻喉科	9.95	11.04	13.07	7.59	8.93	10.85
口腔科	10.96	13.32	15.26	7.52	10.43	12.42
肿瘤科	13.02	14.91	17.04	10.06	12.34	13.91

综合医院部分科室疑难病种（疾病合并治疗方法）平均住院日（天）
（参见第 29 页：说明 5）

科室名称	三级综合医院			二级综合医院		
	25 分位	50 分位	75 分位	25 分位	50 分位	75 分位
呼吸内科	11.20	13.29	15.24	8.00	10.22	13.20
消化内科	8.85	9.97	11.18	7.23	8.45	9.29
神经内科	11.68	13.89	17.05	7.50	10.25	15.00
心血管内科	9.07	10.48	12.31	6.33	9.00	10.96
血液内科	9.47	11.88	14.72	6.00	8.59	12.00
肾脏病科	13.00	17.00	24.16	24.00	24.00	32.00
内分泌科	8.00	12.00	18.00	19.50	19.50	19.50
普通外科	18.42	21.03	23.97	17.93	19.16	22.54
神经外科	7.50	9.64	11.75	5.51	6.61	8.05
骨科	15.03	17.39	20.50	14.00	16.49	19.33
泌尿外科	12.34	14.51	17.06	8.16	11.09	13.76
胸外科	15.75	21.00	24.83	13.00	17.00	22.00
大血管外科	10.84	13.05	17.52	8.68	10.80	13.33

科室名称	三级综合医院			二级综合医院		
	25 分位	50 分位	75 分位	25 分位	50 分位	75 分位
妇科	14.46	17.23	20.10	12.00	14.40	17.61
产科	5.79	6.57	7.45	4.83	5.86	6.80
儿科	4.33	5.27	7.11	3.46	4.33	5.52
新生儿科	4.91	9.00	13.00	2.75	2.75	2.75
眼科	7.38	9.75	11.90	6.00	7.50	10.27
耳鼻喉科	10.47	12.66	15.32	7.14	9.46	11.63
口腔科	11.29	15.00	18.17	12.33	14.17	20.00
肿瘤科	13.02	14.91	17.04	10.06	12.34	13.91

1.5　平均住院费用

综合医院部分科室疑难病种平均住院费用（元）

科室名称	三级综合医院			二级综合医院		
	25 分位	50 分位	75 分位	25 分位	50 分位	75 分位
呼吸内科	5708.78	7831.43	11054.23	2524.82	3576.19	5613.88
消化内科	10042.76	12697.91	16410.95	5556.38	6977.38	8358.16
神经内科	14904.77	24367.35	36788.83	4039.59	7139.11	14196.55
心血管内科	13570.21	18435.16	24845.90	5102.73	6767.25	10393.31
血液内科	7824.00	12280.19	16476.01	3404.86	5208.86	7490.86
肾脏病科	10506.93	14179.69	19907.94	3801.74	6877.11	10225.04
内分泌科	5550.50	8375.40	11796.59	2412.87	3973.04	8724.29
普通外科	11349.97	13329.85	17692.64	5580.76	6730.66	10501.95
神经外科	10882.31	17278.74	24910.92	4170.03	5392.14	9705.80
骨科	10175.68	15002.94	19772.36	5715.49	7690.46	10568.40
泌尿外科	10457.82	12780.32	15807.90	4752.40	6532.66	9906.58
胸外科	4092.98	5593.73	8854.63	2125.19	2868.82	3864.37
大血管外科	9868.98	13379.24	18826.00	4632.27	6397.55	8644.49
妇科	10446.89	13092.49	16909.78	5778.01	8109.37	10822.46
产科	4859.62	5963.30	7463.47	2846.68	3757.76	5212.32
儿科	3096.06	3589.55	4783.61	1573.41	2128.86	2623.82
新生儿科	3606.46	5181.91	6721.37	2476.05	2685.09	3112.96
眼科	5725.27	7854.86	10118.57	3264.39	4222.26	5593.03
耳鼻喉科	7087.23	9597.36	12363.82	3496.12	4587.52	7118.42
口腔科	11190.73	14868.76	19069.61	4710.91	7514.16	10603.32
肿瘤科	15588.33	20169.88	25118.58	6727.94	8698.92	14372.88

综合医院部分科室疑难病种（疾病合并治疗方法）平均住院费用（元）

（参见第 29 页：说明 5）

科室名称	三级综合医院			二级综合医院		
	25 分位	50 分位	75 分位	25 分位	50 分位	75 分位
呼吸内科	12784.37	19073.75	28410.23	5365.42	8196.44	15202.99
消化内科	10033.01	12732.64	16489.21	5548.88	6880.66	8363.62
神经内科	12345.60	21472.57	37597.68	4186.18	7031.86	14933.41
心血管内科	23407.56	36949.35	43649.91	3886.49	5942.26	14406.14
血液内科	8176.02	12209.27	17391.72	3135.10	5026.64	7919.88
肾脏病科	16645.92	23592.93	36449.05	15197.95	15197.95	22553.29
内分泌科	10180.19	16158.33	21947.32	20437.41	20437.41	20437.41
普通外科	29412.60	35699.50	43420.75	16947.42	23730.37	33149.45
神经外科	7457.59	12433.08	19252.49	3910.28	4889.41	7885.52
骨科	24466.91	32079.95	39311.42	14240.21	21367.66	28141.50
泌尿外科	14677.32	18857.60	23400.20	6722.28	9394.25	14667.74
胸外科	24827.50	41424.03	54439.87	14055.20	22333.80	36270.92
大血管外科	43171.65	50511.94	61386.21	36016.00	41964.54	47744.86
妇科	16269.13	20153.92	26442.57	10250.63	13406.92	16822.24
产科	5600.89	6956.95	8615.42	3343.20	4495.77	5700.09
儿科	2440.87	3226.74	4818.08	1251.57	1599.71	2106.30
新生儿科	4348.36	7743.44	13965.94	1873.03	1873.03	1873.03
眼科	5456.12	7989.26	11099.53	3223.07	3674.63	6708.61
耳鼻喉科	9290.10	13079.99	17146.74	4459.33	6330.97	9140.03
口腔科	13611.71	20009.63	26664.84	7769.20	19211.70	24620.21
肿瘤科	15588.33	20169.88	25118.58	6727.94	8698.92	14372.88

1.6 药占比

综合医院部分科室疑难病种药占比（%）

科室名称	三级综合医院			二级综合医院		
	25 分位	50 分位	75 分位	25 分位	50 分位	75 分位
呼吸内科	37.28	43.26	48.44	37.13	42.46	46.06
消化内科	45.32	50.36	54.94	43.11	47.52	52.79
神经内科	22.51	32.01	40.18	27.00	37.71	48.71
心血管内科	19.13	26.15	31.90	30.21	37.91	42.77
血液内科	34.05	42.89	51.47	26.44	35.45	40.28
肾脏病科	35.28	44.57	51.91	29.99	40.24	46.81
内分泌科	18.92	26.35	38.20	12.02	24.06	31.95
普通外科	33.03	38.59	44.50	31.86	39.34	43.58

科室名称	三级综合医院			二级综合医院		
	25 分位	50 分位	75 分位	25 分位	50 分位	75 分位
神经外科	24.01	30.29	35.71	30.18	37.14	43.80
骨科	17.71	23.39	31.00	19.45	26.53	35.04
泌尿外科	25.43	34.31	39.26	26.34	33.81	40.72
胸外科	33.62	39.55	45.25	37.03	42.49	48.31
大血管外科	22.83	28.89	36.32	32.21	40.92	48.04
妇科	23.32	29.97	36.00	22.46	25.52	33.90
产科	17.10	21.67	27.94	11.37	17.88	23.00
儿科	30.69	40.09	47.35	33.98	38.51	44.25
新生儿科	8.73	15.04	20.91	7.41	13.82	19.13
眼科	18.44	27.68	36.69	18.65	28.03	37.81
耳鼻喉科	31.24	39.01	45.39	33.19	40.26	45.62
口腔科	28.84	37.40	44.55	26.49	38.47	48.04
肿瘤科	35.29	40.33	45.99	37.13	45.00	51.67

综合医院部分科室疑难病种（疾病合并治疗方法）药占比（%）

（参见第 29 页：说明 5）

科室名称	三级综合医院			二级综合医院		
	25 分位	50 分位	75 分位	25 分位	50 分位	75 分位
呼吸内科	34.05	39.90	45.52	34.86	40.45	45.81
消化内科	45.29	50.36	55.04	43.13	47.47	52.79
神经内科	24.88	34.72	43.87	28.54	40.23	49.06
心血管内科	12.64	16.60	20.33	17.34	30.08	39.76
血液内科	35.01	45.45	54.45	30.43	40.21	50.27
肾脏病科	26.05	33.25	44.22	14.87	14.87	39.91
内分泌科	14.00	18.79	30.29	31.34	31.34	31.34
普通外科	30.79	36.36	40.82	26.43	33.45	38.49
神经外科	26.36	32.83	39.06	30.83	37.46	43.14
骨科	14.89	19.46	23.94	12.01	16.87	23.65
泌尿外科	23.68	30.51	36.55	19.72	26.42	31.23
胸外科	26.61	33.28	41.04	24.82	30.42	34.96
大血管外科	9.78	14.75	19.38	7.66	11.17	13.13
妇科	22.47	27.78	34.38	19.37	23.37	31.08
产科	18.18	23.00	28.83	13.13	19.60	24.31
儿科	20.60	29.32	38.20	25.40	32.24	40.15
新生儿科	9.53	18.19	29.80	19.58	19.58	19.58
眼科	10.33	18.20	29.60	10.11	18.11	26.34
耳鼻喉科	25.02	32.17	37.92	19.98	29.16	37.65

科室名称	三级综合医院			二级综合医院		
	25 分位	50 分位	75 分位	25 分位	50 分位	75 分位
口腔科	17.39	25.51	33.58	13.27	23.44	29.10
肿瘤科	35.29	40.33	45.99	37.13	45.00	51.67

1.7 耗材占比

综合医院部分科室疑难病种耗材占比（%）

科室名称	三级综合医院			二级综合医院		
	25 分位	50 分位	75 分位	25 分位	50 分位	75 分位
呼吸内科	1.66	6.06	8.54	0.93	4.50	7.52
消化内科	2.02	6.23	9.10	1.08	3.57	6.56
神经内科	1.21	16.71	34.54	0.19	2.67	6.90
心血管内科	4.06	28.69	39.24	1.46	5.58	13.93
血液内科	1.17	3.73	6.66	0.47	3.56	5.33
肾脏病科	1.47	5.77	9.11	0.91	4.55	7.71
内分泌科	0.48	3.24	8.00	0.00	0.97	4.79
普通外科	2.56	12.06	16.54	2.72	7.38	12.04
神经外科	1.86	19.39	31.88	0.74	5.41	8.94
骨科	4.72	29.62	43.94	5.06	15.94	32.18
泌尿外科	3.72	12.79	18.63	2.57	7.15	11.23
胸外科	1.20	7.08	11.64	0.87	4.47	7.85
大血管外科	4.13	21.89	33.09	1.12	4.69	13.09
妇科	2.04	10.03	15.80	2.64	8.17	12.16
产科	2.85	10.78	16.31	2.07	7.26	13.51
儿科	0.08	5.44	8.86	0.85	4.41	8.58
新生儿科	2.23	5.92	10.10	0.03	2.11	5.86
眼科	2.74	10.86	20.87	0.05	5.71	10.14
耳鼻喉科	1.03	4.66	7.70	0.52	3.13	7.13
口腔科	1.67	11.31	18.76	0.95	6.61	16.10
肿瘤科	2.61	12.44	17.63	2.46	6.59	11.70

综合医院部分科室疑难病种（疾病合并治疗方法）耗材占比（%）
（参见第 29 页：说明 5）

科室名称	三级综合医院			二级综合医院		
	25 分位	50 分位	75 分位	25 分位	50 分位	75 分位
呼吸内科	1.74	7.44	12.98	0.25	4.10	9.01
消化内科	2.02	6.24	9.12	1.08	3.67	6.47
神经内科	0.53	7.78	28.27	0.23	2.10	5.56

科室名称	三级综合医院			二级综合医院		
	25 分位	50 分位	75 分位	25 分位	50 分位	75 分位
心血管内科	4.34	45.77	57.07	0.63	4.18	17.76
血液内科	1.36	4.07	6.91	0.73	3.47	6.06
肾脏病科	0.00	6.99	13.39	0.00	0.00	5.74
内分泌科	0.10	7.78	17.19	10.80	10.80	10.80
普通外科	5.55	20.01	26.12	5.29	16.07	23.47
神经外科	1.58	10.83	22.57	0.59	3.58	8.04
骨科	7.54	46.28	57.66	11.22	37.02	51.35
泌尿外科	3.34	18.17	24.38	3.06	10.95	18.35
胸外科	2.93	18.86	29.52	3.76	12.35	24.81
大血管外科	5.35	48.68	62.86	15.07	63.67	67.58
妇科	2.93	11.21	17.92	2.77	8.59	13.07
产科	3.07	11.03	17.51	1.92	7.43	13.59
儿科	0.65	4.68	8.20	0.97	6.51	8.70
新生儿科	3.22	6.98	11.13	0.45	0.45	0.45
眼科	2.19	12.82	27.62	0.07	5.61	13.05
耳鼻喉科	1.98	8.48	13.37	1.20	5.51	10.29
口腔科	3.24	22.65	36.99	4.33	16.12	36.12
肿瘤科	2.61	12.44	17.63	2.46	6.59	11.70

1.8　抗菌药物使用率

综合医院部分科室疑难病种抗菌药物使用率（%）

科室名称	三级综合医院			二级综合医院		
	25 分位	50 分位	75 分位	25 分位	50 分位	75 分位
呼吸内科	66.18	88.25	94.57	64.60	86.96	95.63
消化内科	34.89	48.22	57.23	36.17	50.42	58.25
神经内科	10.58	20.00	30.52	7.14	15.79	29.79
心血管内科	17.15	27.16	35.35	21.78	28.52	36.84
血液内科	25.00	36.52	47.58	20.00	30.00	48.04
肾脏病科	29.03	43.48	52.24	11.76	31.25	42.86
内分泌科	0.00	9.09	33.33	0.00	0.00	50.00
普通外科	30.48	41.82	49.67	28.20	43.07	46.78
神经外科	17.20	27.43	36.05	12.17	18.93	30.77
骨科	10.42	26.02	44.44	9.21	17.36	31.12
泌尿外科	36.21	56.91	70.76	30.61	45.82	62.91
胸外科	51.20	68.90	82.60	50.50	65.56	84.84
大血管外科	12.09	19.22	26.39	16.77	23.08	34.07

科室名称	三级综合医院			二级综合医院		
	25 分位	50 分位	75 分位	25 分位	50 分位	75 分位
妇科	35.82	59.85	79.74	32.45	63.64	81.68
产科	14.93	47.63	70.00	9.68	43.64	56.25
儿科	56.51	75.00	87.91	18.39	56.63	84.97
新生儿科	14.29	30.04	60.10	1.03	14.58	26.67
眼科	14.71	34.21	57.89	10.71	38.46	62.86
耳鼻喉科	14.22	31.31	44.36	9.43	26.09	34.78
口腔科	34.74	51.30	66.67	16.67	42.86	56.90
肿瘤科	32.51	44.90	53.16	24.83	37.50	52.91

综合医院部分科室疑难病种（疾病合并治疗方法）抗菌药物使用率（%）

（参见第 29 页：说明 5）

科室名称	三级综合医院			二级综合医院		
	25 分位	50 分位	75 分位	25 分位	50 分位	75 分位
呼吸内科	48.89	66.67	77.50	33.33	68.42	83.33
消化内科	34.98	48.69	57.30	35.48	50.85	58.86
神经内科	12.50	20.00	30.43	0.00	11.11	25.00
心血管内科	10.51	17.95	29.63	7.14	13.33	23.08
血液内科	25.00	38.95	50.00	16.67	33.33	53.85
肾脏病科	42.86	75.00	87.04	0.00	0.00	100.00
内分泌科	0.00	0.00	50.00	100.00	100.00	100.00
普通外科	53.41	68.48	79.59	52.58	68.57	88.89
神经外科	15.59	26.32	38.12	10.08	17.87	32.14
骨科	37.41	65.00	85.96	24.39	65.04	92.86
泌尿外科	44.44	69.90	85.56	36.99	54.29	83.67
胸外科	66.67	94.44	100.00	66.67	100.00	100.00
大血管外科	11.11	26.15	54.38	0.00	10.66	22.37
妇科	65.50	93.37	98.97	62.50	86.96	100.00
产科	17.14	54.02	71.14	8.70	46.96	69.05
儿科	27.13	50.00	81.82	0.00	33.33	87.01
新生儿科	66.67	100.00	100.00	100.00	100.00	100.00
眼科	4.17	33.33	78.57	0.00	33.33	80.00
耳鼻喉科	34.65	69.47	87.43	30.43	65.00	82.76
口腔科	33.33	72.09	96.77	63.64	100.00	100.00
肿瘤科	32.51	44.90	53.16	24.83	37.50	52.91

2　疑难病种详细分析

2.1　呼吸内科

2.1.1　出院人次

综合医院呼吸内科疑难病种出院人次

疑难病种名称	三级综合医院			二级综合医院		
	25 分位	50 分位	75 分位	25 分位	50 分位	75 分位
重症感染性肺炎	895	1465	2153	440	1075	1864
肺间质纤维化	5	15	38	1	5	15
呼吸衰竭	7	20	44	3	8	17
血管炎性肺部病变	1	1	2	1	1	1
隐源性机化性肺炎	1	3	6	1	2	3
弥漫性肺泡出血	1	1	2	1	1	2
肺曲霉菌病	1	2	5	1	1	1
气管支气管良性狭窄	1	2	5	1	1	1
禁忌溶栓的高危肺栓塞	9	22	45	2	5	8
肺动脉高压	2	4	8	1	2	4

综合医院呼吸内科疑难病种（疾病合并治疗方法）出院人次

（参见第 29 页：说明 5）

疑难病种名称	三级综合医院			二级综合医院		
	25 分位	50 分位	75 分位	25 分位	50 分位	75 分位
重症感染性肺炎	2	5	14	1	2	4
肺间质纤维化	5	15	38	1	5	15
呼吸衰竭	1	2	6	1	1	2
血管炎性肺部病变	1	1	2	1	1	1
隐源性机化性肺炎	1	3	6	1	2	3
弥漫性肺泡出血	1	1	1	–	–	–
肺曲霉菌病	1	2	5	1	1	1
气管支气管良性狭窄	1	1	2	1	1	1
禁忌溶栓的高危肺栓塞	9	22	45	2	5	8
肺动脉高压	2	4	8	1	2	4

2.1.2 疾病构成

综合医院呼吸内科疑难病种疾病构成（%）

疑难病种名称	三级综合医院			二级综合医院		
	25 分位	50 分位	75 分位	25 分位	50 分位	75 分位
重症感染性肺炎	2.54	3.52	5.08	2.72	4.66	6.06
肺间质纤维化	0.01	0.04	0.08	0.01	0.02	0.05
呼吸衰竭	0.02	0.04	0.11	0.02	0.04	0.08
血管炎性肺部病变	0.00	0.00	0.00	0.00	0.00	0.01
隐源性机化性肺炎	0.00	0.01	0.01	0.00	0.01	0.01
弥漫性肺泡出血	0.00	0.00	0.00	0.00	0.00	0.01
肺曲霉菌病	0.00	0.00	0.01	0.00	0.00	0.01
气管支气管良性狭窄	0.00	0.00	0.01	0.00	0.00	0.00
禁忌溶栓的高危肺栓塞	0.03	0.05	0.09	0.01	0.02	0.04
肺动脉高压	0.00	0.01	0.02	0.00	0.01	0.01

综合医院呼吸内科疑难病种（疾病合并治疗方法）疾病构成（%）

（参见第 29 页：说明 5）

疑难病种名称	三级综合医院			二级综合医院		
	25 分位	50 分位	75 分位	25 分位	50 分位	75 分位
重症感染性肺炎	0.00	0.01	0.03	0.00	0.01	0.02
肺间质纤维化	0.01	0.04	0.08	0.01	0.02	0.05
呼吸衰竭	0.00	0.00	0.02	0.00	0.00	0.01
血管炎性肺部病变	0.00	0.00	0.00	0.00	0.00	0.01
隐源性机化性肺炎	0.00	0.01	0.01	0.00	0.01	0.01
弥漫性肺泡出血	0.00	0.00	0.00	–	–	–
肺曲霉菌病	0.00	0.00	0.01	0.00	0.00	0.01
气管支气管良性狭窄	0.00	0.00	0.01	0.00	0.00	0.00
禁忌溶栓的高危肺栓塞	0.03	0.05	0.09	0.01	0.02	0.04
肺动脉高压	0.00	0.01	0.02	0.00	0.01	0.01

2.1.3 病死率

综合医院呼吸内科疑难病种病死率（%）

疑难病种名称	三级综合医院			二级综合医院		
	25 分位	50 分位	75 分位	25 分位	50 分位	75 分位
重症感染性肺炎	0.11	0.47	1.45	0.00	0.03	0.42
肺间质纤维化	0.00	0.00	5.71	0.00	0.00	0.00
呼吸衰竭	5.10	24.00	50.00	0.00	14.29	28.57

疑难病种名称	三级综合医院			二级综合医院		
	25分位	50分位	75分位	25分位	50分位	75分位
血管炎性肺部病变	0.00	0.00	0.00	0.00	0.00	0.00
隐源性机化性肺炎	0.00	0.00	0.00	0.00	0.00	0.00
弥漫性肺泡出血	0.00	0.00	0.00	0.00	0.00	0.00
肺曲霉菌病	0.00	0.00	0.00	0.00	0.00	0.00
气管支气管良性狭窄	0.00	0.00	0.00	0.00	0.00	0.00
禁忌溶栓的高危肺栓塞	0.00	3.90	10.00	0.00	0.00	12.50
肺动脉高压	0.00	0.00	0.00	0.00	0.00	0.00

综合医院呼吸内科疑难病种（疾病合并治疗方法）病死率（%）

（参见第29页：说明5）

疑难病种名称	三级综合医院			二级综合医院		
	25分位	50分位	75分位	25分位	50分位	75分位
重症感染性肺炎	0.00	12.50	33.33	0.00	0.00	25.00
肺间质纤维化	0.00	0.00	5.71	0.00	0.00	0.00
呼吸衰竭	0.00	11.54	50.00	0.00	0.00	100.00
血管炎性肺部病变	0.00	0.00	0.00	0.00	0.00	0.00
隐源性机化性肺炎	0.00	0.00	0.00	0.00	0.00	0.00
弥漫性肺泡出血	100.00	100.00	100.00	－	－	－
肺曲霉菌病	0.00	0.00	0.00	0.00	0.00	0.00
气管支气管良性狭窄	0.00	0.00	0.00	0.00	0.00	0.00
禁忌溶栓的高危肺栓塞	0.00	3.90	10.00	0.00	0.00	12.50
肺动脉高压	0.00	0.00	0.00	0.00	0.00	0.00

2.1.4 平均住院日

综合医院呼吸内科疑难病种平均住院日（天）

疑难病种名称	三级综合医院			二级综合医院		
	25分位	50分位	75分位	25分位	50分位	75分位
重症感染性肺炎	8.02	8.94	10.34	6.70	7.64	8.75
肺间质纤维化	9.90	12.00	13.80	7.53	9.75	12.40
呼吸衰竭	8.36	11.83	16.30	6.33	9.75	14.67
血管炎性肺部病变	10.00	12.00	19.00	7.00	10.00	13.00
隐源性机化性肺炎	11.00	13.50	17.00	5.67	10.33	12.00
弥漫性肺泡出血	3.00	8.00	13.00	1.00	6.00	7.00
肺曲霉菌病	11.00	14.67	19.00	9.40	20.00	23.00
气管支气管良性狭窄	5.50	8.38	13.50	2.00	6.00	11.00
禁忌溶栓的高危肺栓塞	10.63	12.82	15.20	5.50	9.43	14.20
肺动脉高压	7.00	9.00	11.00	6.00	7.50	11.00

综合医院呼吸内科疑难病种（疾病合并治疗方法）平均住院日（天）

（参见第 29 页：说明 5）

疑难病种名称	三级综合医院			二级综合医院		
	25 分位	50 分位	75 分位	25 分位	50 分位	75 分位
重症感染性肺炎	13.00	20.00	33.20	11.00	23.00	35.50
肺间质纤维化	9.90	12.00	13.80	7.53	9.75	12.40
呼吸衰竭	7.00	12.00	21.50	1.00	4.00	30.50
血管炎性肺部病变	10.00	12.00	19.00	7.00	10.00	13.00
隐源性机化性肺炎	11.00	13.50	17.00	5.67	10.33	12.00
弥漫性肺泡出血	1.00	1.00	11.00	–	–	–
肺曲霉菌病	11.00	14.67	19.00	9.40	20.00	23.00
气管支气管良性狭窄	8.00	9.00	15.00	6.00	6.00	6.00
禁忌溶栓的高危肺栓塞	10.63	12.82	15.20	5.50	9.43	14.20
肺动脉高压	7.00	9.00	11.00	6.00	7.50	11.00

2.1.5 平均住院费用

综合医院呼吸内科疑难病种平均住院费用（元）

疑难病种名称	三级综合医院			二级综合医院		
	25 分位	50 分位	75 分位	25 分位	50 分位	75 分位
重症感染性肺炎	5189.82	6615.56	10015.52	2452.48	3415.59	5063.95
肺间质纤维化	8652.94	12599.18	18057.66	4589.27	7162.95	11623.99
呼吸衰竭	14915.36	24325.26	37722.03	6341.36	11369.99	22722.35
血管炎性肺部病变	12431.26	16587.06	30612.18	6624.73	11043.18	16451.17
隐源性机化性肺炎	9468.39	14385.53	23698.83	3836.61	8412.30	11713.78
弥漫性肺泡出血	4377.56	7911.40	24851.30	2559.09	4158.45	5066.34
肺曲霉菌病	13076.42	22523.86	40554.64	6270.05	18515.68	28989.98
气管支气管良性狭窄	6034.63	10265.41	18223.15	2226.21	6198.68	7295.48
禁忌溶栓的高危肺栓塞	13035.71	17252.72	24243.14	5197.99	8707.73	13745.72
肺动脉高压	6113.70	8702.20	12425.29	3245.00	5365.42	6898.36

综合医院呼吸内科疑难病种（疾病合并治疗方法）平均住院费用（元）

（参见第 29 页：说明 5）

疑难病种名称	三级综合医院			二级综合医院		
	25 分位	50 分位	75 分位	25 分位	50 分位	75 分位
重症感染性肺炎	39334.68	77535.69	123057.80	33203.66	78734.08	84444.76
肺间质纤维化	8652.94	12599.18	18057.66	4589.27	7162.95	11623.99
呼吸衰竭	17251.11	44734.52	78187.12	1277.91	3218.62	83936.16
血管炎性肺部病变	12431.26	16587.06	30612.18	6624.73	11043.18	16451.17

疑难病种名称	三级综合医院			二级综合医院		
	25 分位	50 分位	75 分位	25 分位	50 分位	75 分位
隐源性机化性肺炎	9468.39	14385.53	23698.83	3836.61	8412.30	11713.78
弥漫性肺泡出血	5321.49	5321.49	73875.55	-	-	-
肺曲霉菌病	13076.42	22523.86	40554.64	6270.05	18515.68	28989.98
气管支气管良性狭窄	8662.05	15078.52	18376.88	10074.78	10074.78	10074.78
禁忌溶栓的高危肺栓塞	13035.71	17252.72	24243.14	5197.99	8707.73	13745.72
肺动脉高压	6113.70	8702.20	12425.29	3245.00	5365.42	6898.36

2.1.6 药占比

综合医院呼吸内科疑难病种药占比（%）

疑难病种名称	三级综合医院			二级综合医院		
	25 分位	50 分位	75 分位	25 分位	50 分位	75 分位
重症感染性肺炎	38.26	43.34	49.40	38.44	42.72	46.73
肺间质纤维化	35.78	43.55	51.07	38.32	44.51	52.97
呼吸衰竭	31.39	39.85	45.25	31.01	35.89	41.73
血管炎性肺部病变	26.01	35.43	37.14	25.24	42.61	64.17
隐源性机化性肺炎	30.33	42.19	49.55	28.69	45.47	54.00
弥漫性肺泡出血	16.58	27.38	45.69	13.32	28.91	50.56
肺曲霉菌病	34.66	51.42	68.49	30.15	55.12	74.54
气管支气管良性狭窄	23.50	30.34	41.71	32.34	32.71	34.89
禁忌溶栓的高危肺栓塞	29.21	36.65	43.14	27.94	36.05	40.55
肺动脉高压	25.20	34.73	43.53	24.89	39.28	50.91

综合医院呼吸内科疑难病种（疾病合并治疗方法）药占比（%）

（参见第29页：说明5）

疑难病种名称	三级综合医院			二级综合医院		
	25 分位	50 分位	75 分位	25 分位	50 分位	75 分位
重症感染性肺炎	35.88	44.41	50.48	30.79	40.73	47.66
肺间质纤维化	35.78	43.55	51.07	38.32	44.51	52.97
呼吸衰竭	28.12	39.09	45.52	24.32	26.48	39.27
血管炎性肺部病变	26.01	35.43	37.14	25.24	42.61	64.17
隐源性机化性肺炎	30.33	42.19	49.55	28.69	45.47	54.00
弥漫性肺泡出血	16.25	16.25	21.04	-	-	-
肺曲霉菌病	34.66	51.42	68.49	30.15	55.12	74.54
气管支气管良性狭窄	18.26	26.86	35.17	32.34	32.34	32.34
禁忌溶栓的高危肺栓塞	29.21	36.65	43.14	27.94	36.05	40.55
肺动脉高压	25.20	34.73	43.53	24.89	39.28	50.91

2.1.7 耗材占比

综合医院呼吸内科疑难病种耗材占比（%）

疑难病种名称	三级综合医院			二级综合医院		
	25 分位	50 分位	75 分位	25 分位	50 分位	75 分位
重症感染性肺炎	1.69	5.44	7.86	0.92	3.71	7.34
肺间质纤维化	0.82	3.70	7.64	0.03	2.82	5.17
呼吸衰竭	1.28	7.41	12.01	1.97	5.85	11.02
血管炎性肺部病变	2.47	10.23	15.01	0.14	8.45	10.10
隐源性机化性肺炎	0.00	3.95	9.46	0.00	1.36	6.13
弥漫性肺泡出血	0.34	4.64	11.92	0.00	0.51	6.23
肺曲霉菌病	0.38	2.85	9.82	0.02	0.48	5.93
气管支气管良性狭窄	0.00	4.48	12.96	0.00	3.10	4.52
禁忌溶栓的高危肺栓塞	1.07	7.39	15.39	0.70	4.37	7.70
肺动脉高压	0.22	3.76	7.90	0.00	2.32	7.09

综合医院呼吸内科疑难病种（疾病合并治疗方法）耗材占比（%）

（参见第 29 页：说明 5）

疑难病种名称	三级综合医院			二级综合医院		
	25 分位	50 分位	75 分位	25 分位	50 分位	75 分位
重症感染性肺炎	2.56	7.20	11.98	0.00	6.66	10.47
肺间质纤维化	0.82	3.70	7.64	0.03	2.82	5.17
呼吸衰竭	1.81	8.46	14.74	7.84	14.39	20.57
血管炎性肺部病变	2.47	10.23	15.01	0.14	8.45	10.10
隐源性机化性肺炎	0.00	3.95	9.46	0.00	1.36	6.13
弥漫性肺泡出血	0.00	0.00	21.12	–	–	–
肺曲霉菌病	0.38	2.85	9.82	0.02	0.48	5.93
气管支气管良性狭窄	0.00	6.51	15.66	3.10	3.10	3.10
禁忌溶栓的高危肺栓塞	1.07	7.39	15.39	0.70	4.37	7.70
肺动脉高压	0.22	3.76	7.90	0.00	2.32	7.09

2.1.8 抗菌药物使用率

综合医院呼吸内科疑难病种抗菌药物使用率（%）

疑难病种名称	三级综合医院			二级综合医院		
	25 分位	50 分位	75 分位	25 分位	50 分位	75 分位
重症感染性肺炎	66.88	89.31	97.16	64.85	88.86	96.08
肺间质纤维化	55.00	80.77	95.83	66.67	90.91	100.00
呼吸衰竭	55.56	75.00	87.50	50.00	75.00	96.55

疑难病种名称	三级综合医院			二级综合医院		
	25 分位	50 分位	75 分位	25 分位	50 分位	75 分位
血管炎性肺部病变	0.00	100.00	100.00	66.67	66.67	100.00
隐源性机化性肺炎	50.00	100.00	100.00	0.00	50.00	100.00
弥漫性肺泡出血	0.00	100.00	100.00	0.00	0.00	100.00
肺曲霉菌病	75.00	100.00	100.00	40.00	100.00	100.00
气管支气管良性狭窄	50.00	80.00	100.00	100.00	100.00	100.00
禁忌溶栓的高危肺栓塞	33.33	50.00	66.67	16.67	50.00	75.00
肺动脉高压	0.00	33.33	50.00	0.00	33.33	100.00

综合医院呼吸内科疑难病种（疾病合并治疗方法）抗菌药物使用率（%）

（参见第 29 页：说明 5）

疑难病种名称	三级综合医院			二级综合医院		
	25 分位	50 分位	75 分位	25 分位	50 分位	75 分位
重症感染性肺炎	98.88	100.00	100.00	75.00	100.00	100.00
肺间质纤维化	55.00	80.77	95.83	66.67	90.91	100.00
呼吸衰竭	33.33	100.00	100.00	0.00	100.00	100.00
血管炎性肺部病变	0.00	100.00	100.00	66.67	66.67	100.00
隐源性机化性肺炎	50.00	100.00	100.00	0.00	50.00	100.00
弥漫性肺泡出血	100.00	100.00	100.00	–	–	–
肺曲霉菌病	75.00	100.00	100.00	40.00	100.00	100.00
气管支气管良性狭窄	50.00	100.00	100.00	–	–	–
禁忌溶栓的高危肺栓塞	33.33	50.00	66.67	16.67	50.00	75.00
肺动脉高压	0.00	33.33	50.00	0.00	33.33	100.00

2.2　消化内科

2.2.1　出院人次

综合医院消化内科疑难病种出院人次

疑难病种名称	三级综合医院			二级综合医院		
	25 分位	50 分位	75 分位	25 分位	50 分位	75 分位
消化道出血	149	259	388	80	147	255
急性胰腺炎	97	148	234	42	68	115
功能性胃肠病	3	6	21	2	4	10
溃疡性结肠炎	10	18	38	4	8	17
原发性胆汁性肝硬化	2	5	12	1	2	3
腹水原因待查	3	7	14	2	3	6
慢性胰腺炎	2	5	10	1	3	7
自身免疫肝炎	2	3	7	1	3	6

疑难病种名称	三级综合医院			二级综合医院		
	25 分位	50 分位	75 分位	25 分位	50 分位	75 分位
克罗恩病	2	3	7	1	2	4
胃黏膜相关淋巴组织淋巴瘤	1	2	4	–	–	–
嗜酸细胞性胃肠炎	1	2	3	1	1	6
自身免疫性胰腺炎	1	1	2	1	1	1
肝小静脉闭塞病	1	1	2	1	1	2
肝性脊髓病	1	1	1	–	–	–
血色病	1	1	1	–	–	–

综合医院消化内科疑难病种（疾病合并治疗方法）出院人次

（参见第 29 页：说明 5）

疑难病种名称	三级综合医院			二级综合医院		
	25 分位	50 分位	75 分位	25 分位	50 分位	75 分位
消化道出血	149	259	388	80	147	255
急性胰腺炎	97	148	234	42	68	115
功能性胃肠病	3	6	21	2	4	10
溃疡性结肠炎	10	18	38	4	8	17
原发性胆汁性肝硬化	2	5	12	1	2	3
腹水原因待查	3	7	14	2	3	6
慢性胰腺炎	1	2	3	–	–	–
自身免疫肝炎	–	–	–	–	–	–
克罗恩病	2	3	7	1	2	4
胃黏膜相关淋巴组织淋巴瘤	1	1	2	–	–	–
嗜酸细胞性胃肠炎	1	2	3	1	1	6
自身免疫性胰腺炎	1	1	2	1	1	1
肝小静脉闭塞病	1	1	2	1	1	2
肝性脊髓病	1	1	1	–	–	–
血色病	1	1	1	–	–	–

2.2.2 疾病构成

综合医院消化内科疑难病种疾病构成（%）

疑难病种名称	三级综合医院			二级综合医院		
	25 分位	50 分位	75 分位	25 分位	50 分位	75 分位
消化道出血	0.46	0.61	0.81	0.46	0.62	0.90
急性胰腺炎	0.27	0.36	0.52	0.25	0.35	0.47
功能性胃肠病	0.01	0.02	0.05	0.01	0.02	0.05
溃疡性结肠炎	0.03	0.05	0.08	0.02	0.04	0.06

疑难病种名称	三级综合医院			二级综合医院		
	25 分位	50 分位	75 分位	25 分位	50 分位	75 分位
原发性胆汁性肝硬化	0.00	0.01	0.03	0.00	0.01	0.02
腹水原因待查	0.01	0.02	0.03	0.01	0.02	0.02
慢性胰腺炎	0.01	0.01	0.02	0.01	0.01	0.03
自身免疫肝炎	0.00	0.01	0.01	0.00	0.01	0.01
克罗恩病	0.00	0.01	0.01	0.01	0.01	0.01
胃黏膜相关淋巴组织淋巴瘤	0.00	0.00	0.01	–	–	–
嗜酸细胞性胃肠炎	0.00	0.00	0.01	0.00	0.00	0.02
自身免疫性胰腺炎	0.00	0.00	0.00	0.00	0.00	0.01
肝小静脉闭塞病	0.00	0.00	0.00	0.00	0.00	0.00
肝性脊髓病	0.00	0.00	0.00	–	–	–
血色病	0.00	0.00	0.00	–	–	–

综合医院消化内科疑难病种（疾病合并治疗方法）疾病构成（%）

（参见第 29 页：说明 5）

疑难病种名称	三级综合医院			二级综合医院		
	25 分位	50 分位	75 分位	25 分位	50 分位	75 分位
消化道出血	0.46	0.61	0.81	0.46	0.62	0.90
急性胰腺炎	0.27	0.36	0.52	0.25	0.35	0.47
功能性胃肠病	0.01	0.02	0.05	0.01	0.02	0.05
溃疡性结肠炎	0.03	0.05	0.08	0.02	0.04	0.06
原发性胆汁性肝硬化	0.00	0.01	0.03	0.00	0.01	0.02
腹水原因待查	0.01	0.02	0.03	0.01	0.02	0.02
慢性胰腺炎	0.00	0.00	0.00	–	–	–
自身免疫肝炎	–	–	–			
克罗恩病	0.00	0.01	0.01	0.01	0.01	0.01
胃黏膜相关淋巴组织淋巴瘤	0.00	0.00	0.00	–		
嗜酸细胞性胃肠炎	0.00	0.00	0.01	0.00	0.00	0.02
自身免疫性胰腺炎	0.00	0.00	0.00	0.00	0.00	0.01
肝小静脉闭塞病	0.00	0.00	0.00	0.00	0.00	0.00
肝性脊髓病	0.00	0.00	0.00	–	–	–
血色病	0.00	0.00	0.00	–	–	–

2.2.3 病死率

综合医院消化内科疑难病种病死率（%）

疑难病种名称	三级综合医院			二级综合医院		
	25 分位	50 分位	75 分位	25 分位	50 分位	75 分位
消化道出血	0.40	1.60	3.00	0.00	0.26	1.82
急性胰腺炎	0.00	0.00	0.74	0.00	0.00	0.00
功能性胃肠病	0.00	0.00	0.00	0.00	0.00	0.00
溃疡性结肠炎	0.00	0.00	0.00	0.00	0.00	0.00
原发性胆汁性肝硬化	0.00	0.00	0.00	0.00	0.00	0.00
腹水原因待查	0.00	0.00	0.00	0.00	0.00	0.00
慢性胰腺炎	0.00	0.00	0.00	0.00	0.00	0.00
自身免疫肝炎	0.00	0.00	0.00	0.00	0.00	0.00
克罗恩病	0.00	0.00	0.00	0.00	0.00	0.00
胃黏膜相关淋巴组织淋巴瘤	0.00	0.00	0.00	－	－	－
嗜酸细胞性胃肠炎	0.00	0.00	0.00	0.00	0.00	0.00
自身免疫性胰腺炎	0.00	0.00	0.00	0.00	0.00	0.00
肝小静脉闭塞病	0.00	0.00	0.00	0.00	0.00	0.00
肝性脊髓病	0.00	0.00	0.00	－	－	－
血色病	0.00	0.00	0.00	－	－	－

综合医院消化内科疑难病种（疾病合并治疗方法）病死率（%）

（参见第 29 页：说明 5）

疑难病种名称	三级综合医院			二级综合医院		
	25 分位	50 分位	75 分位	25 分位	50 分位	75 分位
消化道出血	0.40	1.60	3.00	0.00	0.26	1.82
急性胰腺炎	0.00	0.00	0.74	0.00	0.00	0.00
功能性胃肠病	0.00	0.00	0.00	0.00	0.00	0.00
溃疡性结肠炎	0.00	0.00	0.00	0.00	0.00	0.00
原发性胆汁性肝硬化	0.00	0.00	0.00	0.00	0.00	0.00
腹水原因待查	0.00	0.00	0.00	0.00	0.00	0.00
慢性胰腺炎	0.00	0.00	0.00	－	－	－
自身免疫肝炎	－	－	－	－	－	－
克罗恩病	0.00	0.00	0.00	0.00	0.00	0.00
胃黏膜相关淋巴组织淋巴瘤	0.00	0.00	0.00	－	－	－
嗜酸细胞性胃肠炎	0.00	0.00	0.00	0.00	0.00	0.00
自身免疫性胰腺炎	0.00	0.00	0.00	0.00	0.00	0.00
肝小静脉闭塞病	0.00	0.00	0.00	0.00	0.00	0.00
肝性脊髓病	0.00	0.00	0.00	－	－	－
血色病	0.00	0.00	0.00	－	－	－

2.2.4 平均住院日

综合医院消化内科疑难病种平均住院日（天）

疑难病种名称	三级综合医院			二级综合医院		
	25 分位	50 分位	75 分位	25 分位	50 分位	75 分位
消化道出血	8.08	9.05	10.13	6.86	7.55	8.95
急性胰腺炎	9.59	11.24	12.72	7.68	9.15	10.22
功能性胃肠病	4.91	6.75	9.25	4.50	6.00	8.05
溃疡性结肠炎	10.33	11.97	14.15	8.40	10.24	13.00
原发性胆汁性肝硬化	10.86	13.33	17.00	4.00	10.30	15.00
腹水原因待查	7.00	9.00	11.63	5.33	7.40	9.69
慢性胰腺炎	7.67	10.43	12.74	6.00	8.67	13.00
自身免疫肝炎	11.00	14.57	18.29	12.50	16.00	20.50
克罗恩病	9.50	11.88	16.75	6.00	10.00	14.40
胃黏膜相关淋巴组织淋巴瘤	5.75	10.00	15.00	–	–	–
嗜酸细胞性胃肠炎	8.50	12.00	14.50	4.50	4.50	12.00
自身免疫性胰腺炎	8.00	15.00	18.00	5.00	5.00	6.00
肝小静脉闭塞病	9.00	11.20	14.00	5.00	21.00	29.00
肝性脊髓病	5.00	8.00	15.00	–	–	–
血色病	10.67	14.00	19.00	–	–	–

综合医院消化内科疑难病种（疾病合并治疗方法）平均住院日（天）

（参见第 29 页：说明 5）

疑难病种名称	三级综合医院			二级综合医院		
	25 分位	50 分位	75 分位	25 分位	50 分位	75 分位
消化道出血	8.08	9.05	10.13	6.86	7.55	8.95
急性胰腺炎	9.59	11.24	12.72	7.68	9.15	10.22
功能性胃肠病	4.91	6.75	9.25	4.50	6.00	8.05
溃疡性结肠炎	10.33	11.97	14.15	8.40	10.24	13.00
原发性胆汁性肝硬化	10.86	13.33	17.00	4.00	10.30	15.00
腹水原因待查	7.00	9.00	11.63	5.33	7.40	9.69
慢性胰腺炎	8.00	10.50	16.00	–	–	–
自身免疫肝炎	–	–	–			
克罗恩病	9.50	11.88	16.75	6.00	10.00	14.40
胃黏膜相关淋巴组织淋巴瘤	10.00	10.00	14.50	–	–	–
嗜酸细胞性胃肠炎	8.50	12.00	14.50	4.50	4.50	12.00
自身免疫性胰腺炎	8.00	15.00	18.00	5.00	5.00	6.00
肝小静脉闭塞病	9.00	11.20	14.00	5.00	21.00	29.00
肝性脊髓病	5.00	8.00	15.00	–	–	–
血色病	10.67	14.00	19.00	–	–	–

2.2.5 平均住院费用

综合医院消化内科疑难病种平均住院费用（元）

疑难病种名称	三级综合医院			二级综合医院		
	25 分位	50 分位	75 分位	25 分位	50 分位	75 分位
消化道出血	9069.98	10869.77	14280.67	5007.16	6834.89	8459.23
急性胰腺炎	13252.70	16839.89	22423.19	6288.42	7816.53	11344.98
功能性胃肠病	3258.75	4751.51	7207.88	2582.39	3411.96	4417.06
溃疡性结肠炎	5952.17	7664.93	10540.97	3386.50	4499.45	6204.40
原发性胆汁性肝硬化	7636.01	10857.02	14468.79	4649.61	7649.60	10427.59
腹水原因待查	6055.17	8353.48	11165.02	3742.02	4868.36	5780.62
慢性胰腺炎	6754.08	10825.07	14277.98	4108.53	5318.77	8864.82
自身免疫肝炎	7194.98	9750.42	13636.50	5269.25	6232.92	8838.53
克罗恩病	6871.31	10470.86	18262.72	3252.00	5404.53	12888.73
胃黏膜相关淋巴组织淋巴瘤	4552.50	7131.27	18243.15	–	–	–
嗜酸细胞性胃肠炎	5347.26	7736.07	10889.42	1905.17	1905.17	5273.32
自身免疫性胰腺炎	4782.18	8987.00	14247.00	3018.78	3018.78	3811.08
肝小静脉闭塞病	9229.67	13002.65	26078.24	2197.35	15729.81	15915.24
肝性脊髓病	8013.07	11046.60	17423.76	–	–	–
血色病	6141.01	9905.29	12409.35	–	–	–

综合医院消化内科疑难病种（疾病合并治疗方法）平均住院费用（元）

（参见第 29 页：说明 5）

疑难病种名称	三级综合医院			二级综合医院		
	25 分位	50 分位	75 分位	25 分位	50 分位	75 分位
消化道出血	9069.98	10869.77	14280.67	5007.16	6834.89	8459.23
急性胰腺炎	13252.70	16839.89	22423.19	6288.42	7816.53	11344.98
功能性胃肠病	3258.75	4751.51	7207.88	2582.39	3411.96	4417.06
溃疡性结肠炎	5952.17	7664.93	10540.97	3386.50	4499.45	6204.40
原发性胆汁性肝硬化	7636.01	10857.02	14468.79	4649.61	7649.60	10427.59
腹水原因待查	6055.17	8353.48	11165.02	3742.02	4868.36	5780.62
慢性胰腺炎	18751.90	24139.44	32016.00	–	–	–
自身免疫肝炎	–	–	–	–	–	–
克罗恩病	6871.31	10470.86	18262.72	3252.00	5404.53	12888.73
胃黏膜相关淋巴组织淋巴瘤	7131.27	7131.27	11109.60	–	–	–
嗜酸细胞性胃肠炎	5347.26	7736.07	10889.42	1905.17	1905.17	5273.32
自身免疫性胰腺炎	4782.18	8987.00	14247.00	3018.78	3018.78	3811.08
肝小静脉闭塞病	9229.67	13002.65	26078.24	2197.35	15729.81	15915.24
肝性脊髓病	8013.07	11046.60	17423.76	–	–	–
血色病	6141.01	9905.29	12409.35	–	–	–

2.2.6 药占比

综合医院消化内科疑难病种药占比（%）

疑难病种名称	三级综合医院			二级综合医院		
	25 分位	50 分位	75 分位	25 分位	50 分位	75 分位
消化道出血	41.29	46.24	50.62	37.92	42.54	48.96
急性胰腺炎	48.02	55.81	61.46	49.95	54.43	62.24
功能性胃肠病	25.68	34.75	44.84	27.60	38.20	51.15
溃疡性结肠炎	39.74	48.40	55.23	37.98	45.22	54.88
原发性胆汁性肝硬化	41.51	50.21	57.05	31.40	40.00	51.92
腹水原因待查	26.90	37.15	44.57	24.85	36.70	42.70
慢性胰腺炎	36.61	48.43	56.01	46.24	53.16	62.36
自身免疫肝炎	37.12	48.80	58.80	32.53	48.63	57.34
克罗恩病	31.55	42.02	50.97	27.60	36.92	50.85
胃黏膜相关淋巴组织淋巴瘤	24.02	32.50	36.99	–	–	–
嗜酸细胞性胃肠炎	26.94	35.89	48.71	42.97	42.97	63.33
自身免疫性胰腺炎	33.73	44.24	56.52	0.00	0.00	64.92
肝小静脉闭塞病	13.80	26.04	40.92	0.00	41.11	68.62
肝性脊髓病	27.75	36.88	51.22	–	–	–
血色病	20.57	43.01	51.99	–	–	–

综合医院消化内科疑难病种（疾病合并治疗方法）药占比（%）

（参见第 29 页：说明 5）

疑难病种名称	三级综合医院			二级综合医院		
	25 分位	50 分位	75 分位	25 分位	50 分位	75 分位
消化道出血	41.29	46.24	50.62	37.92	42.54	48.96
急性胰腺炎	48.02	55.81	61.46	49.95	54.43	62.24
功能性胃肠病	25.68	34.75	44.84	27.60	38.20	51.15
溃疡性结肠炎	39.74	48.40	55.23	37.98	45.22	54.88
原发性胆汁性肝硬化	41.51	50.21	57.05	31.40	40.00	51.92
腹水原因待查	26.90	37.15	44.57	24.85	36.70	42.70
慢性胰腺炎	28.62	34.40	42.00	–	–	–
自身免疫肝炎	–	–	–	–	–	–
克罗恩病	31.55	42.02	50.97	27.60	36.92	50.85
胃黏膜相关淋巴组织淋巴瘤	1.70	1.70	32.67	–	–	–
嗜酸细胞性胃肠炎	26.94	35.89	48.71	42.97	42.97	63.33
自身免疫性胰腺炎	33.73	44.24	56.52	0.00	0.00	64.92
肝小静脉闭塞病	13.80	26.04	40.92	0.00	41.11	68.62
肝性脊髓病	27.75	36.88	51.22	–	–	–
血色病	20.57	43.01	51.99	–	–	–

2.2.7 耗材占比

综合医院消化内科疑难病种耗材占比（%）

疑难病种名称	三级综合医院			二级综合医院		
	25 分位	50 分位	75 分位	25 分位	50 分位	75 分位
消化道出血	2.05	5.90	9.35	1.01	3.75	6.23
急性胰腺炎	1.69	5.92	9.26	0.97	3.51	6.54
功能性胃肠病	0.00	2.87	6.48	0.28	3.46	5.64
溃疡性结肠炎	0.31	2.82	5.91	0.23	2.45	4.50
原发性胆汁性肝硬化	0.15	1.98	4.61	0.77	2.24	4.68
腹水原因待查	0.39	3.78	7.39	0.53	3.15	6.70
慢性胰腺炎	0.62	4.22	7.96	0.42	1.97	4.61
自身免疫肝炎	0.17	1.82	4.15	0.08	0.77	3.86
克罗恩病	0.53	3.98	9.88	0.30	3.60	12.00
胃黏膜相关淋巴组织淋巴瘤	0.00	3.13	5.08	–	–	–
嗜酸细胞性胃肠炎	0.46	3.01	5.67	2.12	2.12	7.01
自身免疫性胰腺炎	0.00	1.19	3.31	4.55	4.55	8.91
肝小静脉闭塞病	1.93	5.89	29.70	0.00	0.00	9.74
肝性脊髓病	0.02	1.32	3.85	–	–	–
血色病	0.00	0.66	5.35	–	–	–

综合医院消化内科疑难病种（疾病合并治疗方法）耗材占比（%）

（参见第 29 页：说明 5）

疑难病种名称	三级综合医院			二级综合医院		
	25 分位	50 分位	75 分位	25 分位	50 分位	75 分位
消化道出血	2.05	5.90	9.35	1.01	3.75	6.23
急性胰腺炎	1.69	5.92	9.26	0.97	3.51	6.54
功能性胃肠病	0.00	2.87	6.48	0.28	3.46	5.64
溃疡性结肠炎	0.31	2.82	5.91	0.23	2.45	4.50
原发性胆汁性肝硬化	0.15	1.98	4.61	0.77	2.24	4.68
腹水原因待查	0.39	3.78	7.39	0.53	3.15	6.70
慢性胰腺炎	15.93	28.69	37.31	–	–	–
自身免疫肝炎	–	–	–	–	–	–
克罗恩病	0.53	3.98	9.88	0.30	3.60	12.00
胃黏膜相关淋巴组织淋巴瘤	3.79	3.79	6.09	–	–	–
嗜酸细胞性胃肠炎	0.46	3.01	5.67	2.12	2.12	7.01
自身免疫性胰腺炎	0.00	1.19	3.31	4.55	4.55	8.91
肝小静脉闭塞病	1.93	5.89	29.70	0.00	0.00	9.74
肝性脊髓病	0.02	1.32	3.85	–	–	–
血色病	0.00	0.66	5.35	–	–	–

2.2.8 抗菌药物使用率

综合医院消化内科疑难病种抗菌药物使用率（%）

疑难病种名称	三级综合医院			二级综合医院		
	25 分位	50 分位	75 分位	25 分位	50 分位	75 分位
消化道出血	17.99	32.09	41.10	17.74	26.14	40.24
急性胰腺炎	60.82	86.79	93.72	70.48	86.30	94.39
功能性胃肠病	0.00	19.05	40.00	0.00	25.00	41.79
溃疡性结肠炎	19.35	41.67	58.06	25.00	50.00	80.00
原发性胆汁性肝硬化	0.00	17.86	50.00	0.00	33.33	60.00
腹水原因待查	14.29	38.46	57.14	0.00	27.27	50.00
慢性胰腺炎	25.00	50.00	75.00	5.26	70.00	100.00
自身免疫肝炎	0.00	5.56	33.33	0.00	0.00	6.67
克罗恩病	16.67	50.00	100.00	0.00	20.00	100.00
胃黏膜相关淋巴组织淋巴瘤	0.00	0.00	66.67	–	–	–
嗜酸细胞性胃肠炎	0.00	20.00	75.00	100.00	100.00	100.00
自身免疫性胰腺炎	0.00	0.00	20.00	0.00	0.00	0.00
肝小静脉闭塞病	0.00	0.00	50.00	50.00	50.00	50.00
肝性脊髓病	0.00	0.00	0.00	–	–	–
血色病	0.00	0.00	0.00	–	–	–

综合医院消化内科疑难病种（疾病合并治疗方法）抗菌药物使用率（%）

（参见第 29 页：说明 5）

疑难病种名称	三级综合医院			二级综合医院		
	25 分位	50 分位	75 分位	25 分位	50 分位	75 分位
消化道出血	17.99	32.09	41.10	17.74	26.14	40.24
急性胰腺炎	60.82	86.79	93.72	70.48	86.30	94.39
功能性胃肠病	0.00	19.05	40.00	0.00	25.00	41.79
溃疡性结肠炎	19.35	41.67	58.06	25.00	50.00	80.00
原发性胆汁性肝硬化	0.00	17.86	50.00	0.00	33.33	60.00
腹水原因待查	14.29	38.46	57.14	0.00	27.27	50.00
慢性胰腺炎	50.00	100.00	100.00	–	–	–
自身免疫肝炎	–	–	–	–	–	–
克罗恩病	16.67	50.00	100.00	0.00	20.00	100.00
胃黏膜相关淋巴组织淋巴瘤	0.00	0.00	0.00	–	–	–
嗜酸细胞性胃肠炎	0.00	20.00	75.00	100.00	100.00	100.00
自身免疫性胰腺炎	0.00	0.00	20.00	0.00	0.00	0.00
肝小静脉闭塞病	0.00	0.00	50.00	50.00	50.00	50.00
肝性脊髓病	0.00	0.00	0.00	–	–	–
血色病	0.00	0.00	0.00	–	–	–

2.3 神经内科

2.3.1 出院人次

综合医院神经内科疑难病种出院人次

疑难病种名称	三级综合医院			二级综合医院		
	25 分位	50 分位	75 分位	25 分位	50 分位	75 分位
癫痫持续状态	3	10	28	3	3	4
帕金森病	12	28	81	3	6	23
多发性硬化	4	5	10	1	1	1
运动神经元病	4	7	15	1	1	2
颅内静脉窦血栓形成	1	3	6	1	1	2
多系统萎缩	1	3	6	1	1	1
重症肌无力危象	1	2	4	1	1	1
Guillian-Barre 综合征	3	6	15	1	2	4
肝豆状核变性	1	2	3	1	1	3
视神经脊髓炎	1	3	6	1	1	1
Wernicke 脑病	1	1	2	1	1	1
慢性炎症性脱髓鞘性多发性神经病	1	2	4	1	1	3
脊髓血管病	1	2	3	1	1	1
肌张力障碍	2	3	7	1	1	2
特发性震颤	1	3	5	1	2	3
皮质-纹状体-脊髓变性	1	1	1	1	1	1
硬脑膜硬脊膜动静脉瘘	4	13	29	1	3	7
淀粉样变性周围神经病	1	1	1	–	–	–
急性播散性脑脊髓炎	1	2	3	1	1	2
可逆性后部白质脑病	1	2	4	1	1	2
狼疮脑病	1	1	3	–	–	–
桥本脑病	1	2	3	–	–	–
路易体痴呆（DLB）	1	1	3	1	1	3
阿尔兹海默病（AD）	2	4	8	1	2	4
脑桥中央髓鞘溶解症（CPM）	1	1	1	–	–	–
脊髓空洞症	1	2	3	1	1	2
线粒体肌病及脑肌病	1	1	3	1	1	1

综合医院神经内科疑难病种（疾病合并治疗方法）出院人次

（参见第 29 页：说明 5）

疑难病种名称	三级综合医院			二级综合医院		
	25 分位	50 分位	75 分位	25 分位	50 分位	75 分位
癫痫持续状态	3	10	28	3	3	4
帕金森病	12	28	81	3	6	23
多发性硬化	4	5	10	1	1	1
运动神经元病	4	7	15	1	1	2
颅内静脉窦血栓形成	1	3	6	1	1	2
多系统萎缩	1	3	6	1	1	1
重症肌无力危象	1	1	1	–	–	–
Guillian-Barre 综合征	3	6	15	1	2	4
肝豆状核变性	1	2	3	1	1	3
视神经脊髓炎	1	3	6	1	1	1
Wernicke 脑病	1	1	2	1	1	1
慢性炎症性脱髓鞘性多发性神经病	1	2	4	1	1	3
脊髓血管病	1	2	3	1	1	1
肌张力障碍	1	1	2	–	–	–
特发性震颤	–	–	–	–	–	–
皮质-纹状体-脊髓变性	1	1	1	1	1	1
硬脑膜硬脊膜动静脉瘘	2	5	13	1	2	4
淀粉样变性周围神经病	1	1	1	–	–	–
急性播散性脑脊髓炎	1	2	3	1	1	2
可逆性后部白质脑病	1	2	4	1	1	2
狼疮脑病	1	1	3	–	–	–
桥本脑病	1	2	3	–	–	–
路易体痴呆（DLB）	1	1	3	1	1	3
阿尔兹海默病（AD）	2	4	8	1	2	4
脑桥中央髓鞘溶解症（CPM）	1	1	1	–	–	–
脊髓空洞症	1	1	4	–	–	–
线粒体肌病及脑肌病	1	1	3	1	1	1

2.3.2 疾病构成

综合医院神经内科疑难病种疾病构成（%）

疑难病种名称	三级综合医院			二级综合医院		
	25 分位	50 分位	75 分位	25 分位	50 分位	75 分位
癫痫持续状态	0.01	0.01	0.04	0.01	0.02	0.03
帕金森病	0.03	0.07	0.10	0.02	0.04	0.08

疑难病种名称	三级综合医院			二级综合医院		
	25 分位	50 分位	75 分位	25 分位	50 分位	75 分位
多发性硬化	0.01	0.01	0.01	0.00	0.00	0.01
运动神经元病	0.01	0.01	0.02	0.00	0.01	0.01
颅内静脉窦血栓形成	0.00	0.01	0.01	0.00	0.00	0.01
多系统萎缩	0.00	0.01	0.01	0.00	0.00	0.01
重症肌无力危象	0.00	0.00	0.01	0.00	0.00	0.00
Guillian-Barre 综合征	0.01	0.02	0.03	0.01	0.01	0.02
肝豆状核变性	0.00	0.00	0.00	0.00	0.00	0.00
视神经脊髓炎	0.00	0.01	0.01	0.00	0.00	0.00
Wernicke 脑病	0.00	0.00	0.00	0.00	0.00	0.01
慢性炎症性脱髓鞘性多发性神经病	0.00	0.00	0.01	0.00	0.00	0.01
脊髓血管病	0.00	0.00	0.01	0.00	0.00	0.00
肌张力障碍	0.00	0.01	0.01	0.00	0.00	0.01
特发性震颤	0.00	0.01	0.01	0.01	0.01	0.01
皮质-纹状体-脊髓变性	0.00	0.00	0.00	0.00	0.00	0.00
硬脑膜硬脊膜动静脉瘘	0.01	0.03	0.06	0.00	0.01	0.02
淀粉样变性周围神经病	0.00	0.00	0.00	—	—	—
急性播散性脑脊髓炎	0.00	0.00	0.01	0.00	0.00	0.00
可逆性后部白质脑病	0.00	0.00	0.01	0.00	0.00	0.01
狼疮脑病	0.00	0.00	0.00	—	—	—
桥本脑病	0.00	0.00	0.00	—	—	—
路易体痴呆（DLB）	0.00	0.00	0.01	0.01	0.01	0.01
阿尔兹海默病（AD）	0.01	0.01	0.02	0.00	0.01	0.01
脑桥中央髓鞘溶解症（CPM）	0.00	0.00	0.00	—	—	—
脊髓空洞症	0.00	0.00	0.01	0.00	0.00	0.01
线粒体肌病及脑肌病	0.00	0.00	0.01	0.00	0.00	0.01

综合医院神经内科疑难病种（疾病合并治疗方法）疾病构成（%）

（参见第 29 页：说明 5）

疑难病种名称	三级综合医院			二级综合医院		
	25 分位	50 分位	75 分位	25 分位	50 分位	75 分位
癫痫持续状态	0.01	0.01	0.04	0.01	0.02	0.03
帕金森病	0.03	0.07	0.10	0.02	0.04	0.08
多发性硬化	0.01	0.01	0.01	0.00	0.00	0.01
运动神经元病	0.01	0.01	0.02	0.00	0.01	0.01
颅内静脉窦血栓形成	0.00	0.01	0.01	0.00	0.00	0.01
多系统萎缩	0.00	0.01	0.01	0.00	0.00	0.01
重症肌无力危象	0.00	0.00	0.00	—	—	—

疑难病种名称	三级综合医院			二级综合医院		
	25 分位	50 分位	75 分位	25 分位	50 分位	75 分位
Guillian-Barre 综合征	0.01	0.02	0.03	0.01	0.01	0.02
肝豆状核变性	0.00	0.00	0.00	0.00	0.00	0.00
视神经脊髓炎	0.00	0.01	0.01	0.00	0.00	0.00
Wernicke 脑病	0.00	0.00	0.00	0.00	0.00	0.01
慢性炎症性脱髓鞘性多发性神经病	0.00	0.00	0.01	0.00	0.00	0.01
脊髓血管病	0.00	0.00	0.01	0.00	0.00	0.00
肌张力障碍	0.00	0.00	0.00	–	–	–
特发性震颤	–	–	–	–	–	–
皮质-纹状体-脊髓变性	0.00	0.00	0.00	0.00	0.00	0.00
硬脑膜硬脊膜动静脉瘘	0.00	0.01	0.02	0.00	0.00	0.01
淀粉样变性周围神经病	0.00	0.00	0.00	–	–	–
急性播散性脑脊髓炎	0.00	0.00	0.01	0.00	0.00	0.00
可逆性后部白质脑病	0.00	0.00	0.01	0.00	0.00	0.01
狼疮脑病	0.00	0.00	0.00	–	–	–
桥本脑病	0.00	0.00	0.00	–	–	–
路易体痴呆（DLB）	0.00	0.00	0.01	0.01	0.01	0.01
阿尔兹海默病（AD）	0.01	0.01	0.02	0.00	0.01	0.01
脑桥中央髓鞘溶解症（CPM）	0.00	0.00	0.00	–	–	–
脊髓空洞症	0.00	0.00	0.00	–	–	–
线粒体肌病及脑肌病	0.00	0.00	0.01	0.00	0.00	0.01

2.3.3 病死率

综合医院神经内科疑难病种病死率（%）

疑难病种名称	三级综合医院			二级综合医院		
	25 分位	50 分位	75 分位	25 分位	50 分位	75 分位
癫痫持续状态	0.00	0.00	0.00	0.00	0.00	0.00
帕金森病	0.00	0.00	0.00	0.00	0.00	0.00
多发性硬化	0.00	0.00	0.00	0.00	0.00	0.00
运动神经元病	0.00	0.00	0.00	0.00	0.00	0.00
颅内静脉窦血栓形成	0.00	0.00	0.00	0.00	0.00	0.00
多系统萎缩	0.00	0.00	0.00	0.00	0.00	0.00
重症肌无力危象	0.00	0.00	0.00	0.00	0.00	0.00
Guillian-Barre 综合征	0.00	0.00	0.00	0.00	0.00	0.00
肝豆状核变性	0.00	0.00	0.00	0.00	0.00	0.00
视神经脊髓炎	0.00	0.00	0.00	0.00	0.00	0.00
Wernicke 脑病	0.00	0.00	0.00	0.00	0.00	0.00
慢性炎症性脱髓鞘性多发性神经病	0.00	0.00	0.00	0.00	0.00	0.00

疑难病种名称	三级综合医院			二级综合医院		
	25 分位	50 分位	75 分位	25 分位	50 分位	75 分位
脊髓血管病	0.00	0.00	0.00	0.00	0.00	0.00
肌张力障碍	0.00	0.00	0.00	0.00	0.00	0.00
特发性震颤	0.00	0.00	0.00	0.00	0.00	0.00
皮质-纹状体-脊髓变性	0.00	0.00	0.00	0.00	0.00	0.00
硬脑膜硬脊膜动静脉瘘	0.00	0.00	0.00	0.00	0.00	0.00
淀粉样变性周围神经病	0.00	0.00	0.00	–	–	–
急性播散性脑脊髓炎	0.00	0.00	0.00	0.00	0.00	0.00
可逆性后部白质脑病	0.00	0.00	0.00	0.00	0.00	0.00
狼疮脑病	0.00	0.00	0.00	–	–	–
桥本脑病	0.00	0.00	0.00	–	–	–
路易体痴呆（DLB）	0.00	0.00	0.00	0.00	0.00	0.00
阿尔兹海默病（AD）	0.00	0.00	0.00	0.00	0.00	0.00
脑桥中央髓鞘溶解症（CPM）	0.00	0.00	0.00	0.00	0.00	0.00
脊髓空洞症	0.00	0.00	0.00	0.00	0.00	0.00
线粒体肌病及脑肌病	0.00	0.00	0.00	0.00	0.00	0.00

综合医院神经内科疑难病种（疾病合并治疗方法）病死率（%）

（参见第 29 页：说明 5）

疑难病种名称	三级综合医院			二级综合医院		
	25 分位	50 分位	75 分位	25 分位	50 分位	75 分位
癫痫持续状态	0.00	0.00	0.00	0.00	0.00	0.00
帕金森病	0.00	0.00	0.00	0.00	0.00	0.00
多发性硬化	0.00	0.00	0.00	0.00	0.00	0.00
运动神经元病	0.00	0.00	0.00	0.00	0.00	0.00
颅内静脉窦血栓形成	0.00	0.00	0.00	0.00	0.00	0.00
多系统萎缩	0.00	0.00	0.00	0.00	0.00	0.00
重症肌无力危象	0.00	0.00	0.00	–	–	–
Guillian-Barre 综合征	0.00	0.00	0.00	0.00	0.00	0.00
肝豆状核变性	0.00	0.00	0.00	0.00	0.00	0.00
视神经脊髓炎	0.00	0.00	0.00	0.00	0.00	0.00
Wernicke 脑病	0.00	0.00	0.00	0.00	0.00	0.00
慢性炎症性脱髓鞘性多发性神经病	0.00	0.00	0.00	0.00	0.00	0.00
脊髓血管病	0.00	0.00	0.00	0.00	0.00	0.00
肌张力障碍	0.00	0.00	0.00	–	–	–
特发性震颤	–	–	–	0.00	0.00	0.00
皮质-纹状体-脊髓变性	0.00	0.00	0.00	0.00	0.00	0.00
硬脑膜硬脊膜动静脉瘘	0.00	0.00	0.00	0.00	0.00	0.00

疑难病种名称	三级综合医院			二级综合医院		
	25 分位	50 分位	75 分位	25 分位	50 分位	75 分位
淀粉样变性周围神经病	0.00	0.00	0.00	–	–	–
急性播散性脑脊髓炎	0.00	0.00	0.00	0.00	0.00	0.00
可逆性后部白质脑病	0.00	0.00	0.00	0.00	0.00	0.00
狼疮脑病	0.00	0.00	0.00	–	–	–
桥本脑病	0.00	0.00	0.00	–	–	–
路易体痴呆（DLB）	0.00	0.00	0.00	0.00	0.00	0.00
阿尔兹海默病（AD）	0.00	0.00	0.00	0.00	0.00	0.00
脑桥中央髓鞘溶解症（CPM）	0.00	0.00	0.00	–	–	–
脊髓空洞症	0.00	0.00	0.00	–	–	–
线粒体肌病及脑肌病	0.00	0.00	0.00	0.00	0.00	0.00

2.3.4 平均住院日

综合医院神经内科疑难病种平均住院日（天）

疑难病种名称	三级综合医院			二级综合医院		
	25 分位	50 分位	75 分位	25 分位	50 分位	75 分位
癫痫持续状态	5.00	7.38	9.50	3.67	5.00	10.18
帕金森病	8.33	10.00	11.73	8.20	10.50	11.57
多发性硬化	10.00	12.63	15.67	1.00	2.00	5.67
运动神经元病	8.00	9.38	14.67	4.00	5.50	6.00
颅内静脉窦血栓形成	8.33	13.67	17.78	2.00	3.00	15.00
多系统萎缩	8.00	10.25	12.80	6.00	8.00	12.00
重症肌无力危象	6.67	9.46	14.00	4.00	6.00	7.00
Guillian-Barre 综合征	12.15	15.14	19.50	6.00	11.00	23.33
肝豆状核变性	6.00	9.00	12.00	4.00	10.00	11.00
视神经脊髓炎	11.00	15.00	18.88	11.00	12.00	17.00
Wernicke 脑病	8.25	11.00	13.00	5.00	7.00	24.00
慢性炎症性脱髓鞘性多发性神经病	9.00	13.00	17.00	10.00	15.75	22.00
脊髓血管病	9.00	14.00	19.00	2.00	5.50	15.00
肌张力障碍	6.00	8.33	11.57	3.00	7.00	10.70
特发性震颤	7.00	9.00	11.00	4.50	6.33	8.50
皮质-纹状体-脊髓变性	5.00	8.00	20.00	11.00	11.00	11.00
硬脑膜硬脊膜动静脉瘘	10.50	13.50	17.50	6.00	10.00	15.67
淀粉样变性周围神经病	15.00	15.00	15.00	–	–	–
急性播散性脑脊髓炎	11.00	14.80	21.00	18.00	27.00	41.00
可逆性后部白质脑病	6.00	9.13	12.40	4.00	8.00	11.00
狼疮脑病	4.50	8.00	12.33	–	–	–
桥本脑病	9.00	9.33	16.00			

疑难病种名称	三级综合医院			二级综合医院		
	25 分位	50 分位	75 分位	25 分位	50 分位	75 分位
路易体痴呆（DLB）	8.00	10.00	16.33	7.00	7.00	20.00
阿尔兹海默病（AD）	7.67	9.96	13.40	7.00	10.00	14.00
脑桥中央髓鞘溶解症（CPM）	3.00	8.00	16.00	–	–	–
脊髓空洞症	8.00	11.00	15.00	3.00	4.50	8.00
线粒体肌病及脑肌病	6.80	10.00	14.25	6.00	10.00	13.00

综合医院神经内科疑难病种（疾病合并治疗方法）平均住院日（天）

（参见第 29 页：说明 5）

疑难病种名称	三级综合医院			二级综合医院		
	25 分位	50 分位	75 分位	25 分位	50 分位	75 分位
癫痫持续状态	5.00	7.38	9.50	3.67	5.00	10.18
帕金森病	8.33	10.00	11.73	8.20	10.50	11.57
多发性硬化	10.00	12.63	15.67	1.00	2.00	5.67
运动神经元病	8.00	9.38	14.67	4.00	5.50	6.00
颅内静脉窦血栓形成	8.33	13.67	17.78	2.00	3.00	15.00
多系统萎缩	8.00	10.25	12.80	6.00	8.00	12.00
重症肌无力危象	19.00	21.00	24.00	–	–	–
Guillian-Barre 综合征	12.15	15.14	19.50	6.00	11.00	23.33
肝豆状核变性	6.00	9.00	12.00	4.00	10.00	11.00
视神经脊髓炎	11.00	15.00	18.88	11.00	12.00	17.00
Wernicke 脑病	8.25	11.00	13.00	5.00	7.00	24.00
慢性炎症性脱髓鞘性多发性神经病	9.00	13.00	17.00	10.00	15.75	22.00
脊髓血管病	9.00	14.00	19.00	2.00	5.50	15.00
肌张力障碍	2.33	2.50	10.00	–	–	–
特发性震颤	–	–	–	–	–	–
皮质-纹状体-脊髓变性	5.00	8.00	20.00	11.00	11.00	11.00
硬脑膜硬脊膜动静脉瘘	13.23	17.00	20.67	11.00	15.50	23.25
淀粉样变性周围神经病	15.00	15.00	15.00	–	–	–
急性播散性脑脊髓炎	11.00	14.80	21.00	18.00	27.00	41.00
可逆性后部白质脑病	6.00	9.13	12.40	4.00	8.00	11.00
狼疮脑病	4.50	8.00	12.33	–	–	–
桥本脑病	9.00	9.33	16.00	–	–	–
路易体痴呆（DLB）	8.00	10.00	16.33	7.00	7.00	20.00
阿尔兹海默病（AD）	7.67	9.96	13.40	7.00	10.00	14.00
脑桥中央髓鞘溶解症（CPM）	3.00	8.00	16.00	–	–	–
脊髓空洞症	15.00	17.33	22.00	–	–	–
线粒体肌病及脑肌病	6.80	10.00	14.25	6.00	10.00	13.00

2.3.5 平均住院费用

综合医院神经内科疑难病种平均住院费用（元）

疑难病种名称	三级综合医院			二级综合医院		
	25 分位	50 分位	75 分位	25 分位	50 分位	75 分位
癫痫持续状态	6641.55	10706.32	17609.28	2268.36	3881.93	10347.76
帕金森病	6092.10	7033.12	12204.24	3918.57	4722.73	5863.49
多发性硬化	7130.93	10815.33	15250.11	28.50	2706.92	3265.48
运动神经元病	6850.31	10430.57	12337.87	2169.56	2347.69	4490.09
颅内静脉窦血栓形成	10014.48	14835.93	22692.64	1259.49	2110.63	12024.79
多系统萎缩	6138.22	8474.53	13431.30	5248.18	6101.07	8003.70
重症肌无力危象	4914.95	7433.78	17824.91	2279.40	4785.02	4997.80
Guillian-Barre 综合征	12515.12	23813.47	35146.60	5209.64	7151.07	15019.23
肝豆状核变性	4668.06	7251.49	12146.67	3144.09	4633.09	5652.46
视神经脊髓炎	8446.80	13085.54	20146.22	4970.63	5607.42	10517.66
Wernicke 脑病	4905.59	10941.61	15122.49	6281.29	7181.53	8072.12
慢性炎症性脱髓鞘性多发性神经病	7283.50	12768.81	20639.25	3694.95	7752.01	16519.61
脊髓血管病	7880.73	12913.83	23700.57	2226.34	5005.26	8635.86
肌张力障碍	4269.00	5729.00	7570.65	1379.00	2448.20	6516.29
特发性震颤	5106.97	6530.76	8386.05	2762.23	3987.28	5055.63
皮质-纹状体-脊髓变性	6077.15	7603.03	10826.22	12098.66	12098.66	12098.66
硬脑膜硬脊膜动静脉瘘	31475.99	53401.91	75015.25	5831.65	9342.91	26341.00
淀粉样变性周围神经病	7940.77	7940.77	7940.77	–	–	–
急性播散性脑脊髓炎	12369.66	18359.64	33661.12	12467.16	23434.96	29496.51
可逆性后部白质脑病	5944.93	9384.04	13262.59	2429.96	3400.16	5675.88
狼疮脑病	7116.24	9847.15	18955.28	–	–	–
桥本脑病	5750.18	9108.77	15757.66	–	–	–
路易体痴呆（DLB）	8290.70	11745.52	14754.52	4199.87	4199.87	18265.13
阿尔兹海默病（AD）	6387.28	9180.66	13070.50	3380.10	6323.43	8317.40
脑桥中央髓鞘溶解症（CPM）	5243.32	11202.61	20053.34	–	–	–
脊髓空洞症	5395.96	9260.37	19007.72	1477.47	4439.60	8470.47
线粒体肌病及脑肌病	5267.71	8370.96	13226.70	1112.73	4399.21	7231.17

综合医院神经内科疑难病种（疾病合并治疗方法）平均住院费用（元）

（参见第 29 页：说明 5）

疑难病种名称	三级综合医院			二级综合医院		
	25 分位	50 分位	75 分位	25 分位	50 分位	75 分位
癫痫持续状态	6641.55	10706.32	17609.28	2268.36	3881.93	10347.76
帕金森病	6092.10	7033.12	12204.24	3918.57	4722.73	5863.49
多发性硬化	7130.93	10815.33	15250.11	28.50	2706.92	3265.48

疑难病种名称	三级综合医院			二级综合医院		
	25 分位	50 分位	75 分位	25 分位	50 分位	75 分位
运动神经元病	6850.31	10430.57	12337.87	2169.56	2347.69	4490.09
颅内静脉窦血栓形成	10014.48	14835.93	22692.64	1259.49	2110.63	12024.79
多系统萎缩	6138.22	8474.53	13431.30	5248.18	6101.07	8003.70
重症肌无力危象	47368.11	68449.81	160621.18	–	–	–
Guillian-Barre 综合征	12515.12	23813.47	35146.60	5209.64	7151.07	15019.23
肝豆状核变性	4668.06	7251.49	12146.67	3144.09	4633.09	5652.46
视神经脊髓炎	8446.80	13085.54	20146.22	4970.63	5607.42	10517.66
Wernicke 脑病	4905.59	10941.61	15122.49	6281.29	7181.53	8072.12
慢性炎症性脱髓鞘性多发性神经病	7283.50	12768.81	20639.25	3694.95	7752.01	16519.61
脊髓血管病	7880.73	12913.83	23700.57	2226.34	5005.26	8635.86
肌张力障碍	2580.22	3732.20	5460.71	–	–	–
特发性震颤	–	–	–	–	–	–
皮质-纹状体-脊髓变性	6077.15	7603.03	10826.22	12098.66	12098.66	12098.66
硬脑膜硬脊膜动静脉瘘	88948.39	119304.59	151984.58	24830.02	122635.60	128956.09
淀粉样变性周围神经病	7940.77	7940.77	7940.77	–	–	–
急性播散性脑脊髓炎	12369.66	18359.64	33661.12	12467.16	23434.96	29496.51
可逆性后部白质脑病	5944.93	9384.04	13262.59	2429.96	3400.16	5675.88
狼疮脑病	7116.24	9847.15	18955.28	–	–	–
桥本脑病	5750.18	9108.77	15757.66	–	–	–
路易体痴呆（DLB）	8290.70	11745.52	14754.52	4199.87	4199.87	18265.13
阿尔兹海默病（AD）	6387.28	9180.66	13070.50	3380.10	6323.43	8317.40
脑桥中央髓鞘溶解症（CPM）	5243.32	11202.61	20053.34	–	–	–
脊髓空洞症	19018.74	36864.23	50342.45	–	–	–
线粒体肌病及脑肌病	5267.71	8370.96	13226.70	1112.73	4399.21	7231.17

2.3.6 药占比

综合医院神经内科疑难病种药占比（%）

疑难病种名称	三级综合医院			二级综合医院		
	25 分位	50 分位	75 分位	25 分位	50 分位	75 分位
癫痫持续状态	36.43	41.10	46.78	25.53	27.05	48.31
帕金森病	39.26	50.16	60.07	43.49	45.33	55.39
多发性硬化	35.71	47.53	62.71	0.00	19.22	29.40
运动神经元病	35.20	40.32	48.68	30.15	40.61	47.14
颅内静脉窦血栓形成	30.37	40.24	49.16	31.08	43.39	49.54
多系统萎缩	35.57	47.58	56.86	26.93	43.21	51.69
重症肌无力危象	27.96	35.97	45.26	0.00	18.59	43.60

疑难病种名称	三级综合医院			二级综合医院		
	25 分位	50 分位	75 分位	25 分位	50 分位	75 分位
Guillian-Barre 综合征	29.22	44.55	57.35	28.53	41.09	54.89
肝豆状核变性	26.91	37.15	47.94	31.45	36.30	57.18
视神经脊髓炎	37.28	49.67	59.21	33.71	45.70	50.89
Wernicke 脑病	43.21	49.45	59.45	0.00	23.09	55.57
慢性炎症性脱髓鞘性多发性神经病	38.24	47.83	63.57	2.91	36.26	53.16
脊髓血管病	26.50	38.03	47.75	17.46	33.59	38.53
肌张力障碍	21.03	36.52	47.05	18.79	35.94	48.54
特发性震颤	25.49	33.76	44.99	34.59	45.05	52.76
皮质-纹状体-脊髓变性	24.26	32.76	45.02	35.51	35.51	35.51
硬脑膜硬脊膜动静脉瘘	13.99	21.44	32.66	24.25	31.48	48.82
淀粉样变性周围神经病	31.77	31.77	31.77	–	–	–
急性播散性脑脊髓炎	28.63	46.64	55.92	51.32	54.55	57.47
可逆性后部白质脑病	27.47	38.23	48.70	30.48	38.80	46.20
狼疮脑病	32.90	39.80	49.90	–	–	–
桥本脑病	30.35	37.08	59.60	–	–	–
路易体痴呆（DLB）	34.02	46.46	54.16	29.90	29.90	50.36
阿尔兹海默病（AD）	36.11	44.46	54.45	38.24	46.09	55.63
脑桥中央髓鞘溶解症（CPM）	4.17	32.66	53.12	–	–	–
脊髓空洞症	23.08	39.12	49.55	7.08	19.75	32.81
线粒体肌病及脑肌病	32.12	41.15	52.22	11.27	30.01	34.22

综合医院神经内科疑难病种（疾病合并治疗方法）药占比（%）

（参见第 29 页：说明 5）

疑难病种名称	三级综合医院			二级综合医院		
	25 分位	50 分位	75 分位	25 分位	50 分位	75 分位
癫痫持续状态	36.43	41.10	46.78	25.53	27.05	48.31
帕金森病	39.26	50.16	60.07	43.49	45.33	55.39
多发性硬化	35.71	47.53	62.71	0.00	19.22	29.40
运动神经元病	35.20	40.32	48.68	30.15	40.61	47.14
颅内静脉窦血栓形成	30.37	40.24	49.16	31.08	43.39	49.54
多系统萎缩	35.57	47.58	56.86	26.93	43.21	51.69
重症肌无力危象	29.65	35.05	36.88	–	–	–
Guillian-Barre 综合征	29.22	44.55	57.35	28.53	41.09	54.89
肝豆状核变性	26.91	37.15	47.94	31.45	36.30	57.18
视神经脊髓炎	37.28	49.67	59.21	33.71	45.70	50.89
Wernicke 脑病	43.21	49.45	59.45	0.00	23.09	55.57
慢性炎症性脱髓鞘性多发性神经病	38.24	47.83	63.57	2.91	36.26	53.16

疑难病种名称	三级综合医院			二级综合医院		
	25 分位	50 分位	75 分位	25 分位	50 分位	75 分位
脊髓血管病	26.50	38.03	47.75	17.46	33.59	38.53
肌张力障碍	6.28	19.69	40.57	–	–	–
特发性震颤	–	–	–	–	–	–
皮质-纹状体-脊髓变性	24.26	32.76	45.02	35.51	35.51	35.51
硬脑膜硬脊膜动静脉瘘	10.19	14.18	19.75	10.61	15.20	24.96
淀粉样变性周围神经病	31.77	31.77	31.77	–	–	–
急性播散性脑脊髓炎	28.63	46.64	55.92	51.32	54.55	57.47
可逆性后部白质脑病	27.47	38.23	48.70	30.48	38.80	46.20
狼疮脑病	32.90	39.80	49.90	–	–	–
桥本脑病	30.35	37.08	59.60	–	–	–
路易体痴呆（DLB）	34.02	46.46	54.16	29.90	29.90	50.36
阿尔兹海默病（AD）	36.11	44.46	54.45	38.24	46.09	55.63
脑桥中央髓鞘溶解症（CPM）	4.17	32.66	53.12	–	–	–
脊髓空洞症	27.28	40.83	53.40	–	–	–
线粒体肌病及脑肌病	32.12	41.15	52.22	11.27	30.01	34.22

2.3.7 耗材占比

综合医院神经内科疑难病种耗材占比（%）

疑难病种名称	三级综合医院			二级综合医院		
	25 分位	50 分位	75 分位	25 分位	50 分位	75 分位
癫痫持续状态	0.00	4.58	8.60	0.23	4.95	9.39
帕金森病	0.00	1.79	2.76	0.00	0.59	3.78
多发性硬化	0.06	1.37	3.58	0.69	1.22	5.33
运动神经元病	0.00	2.32	3.81	0.00	1.58	11.60
颅内静脉窦血栓形成	0.16	3.83	7.92	0.45	3.32	5.14
多系统萎缩	0.00	1.39	3.16	0.00	1.54	3.44
重症肌无力危象	1.04	3.17	7.67	0.00	0.00	1.16
Guillian-Barre 综合征	0.12	2.06	4.99	0.01	0.87	3.62
肝豆状核变性	0.22	2.30	5.49	0.82	5.42	8.35
视神经脊髓炎	0.01	1.70	3.47	0.05	1.49	2.58
Wernicke 脑病	0.00	1.22	4.29	0.00	0.77	7.04
慢性炎症性脱髓鞘性多发性神经病	0.00	1.23	2.74	0.04	1.47	5.25
脊髓血管病	0.48	2.76	7.04	0.36	0.62	2.80
肌张力障碍	0.38	1.66	3.64	0.09	4.40	8.50
特发性震颤	0.00	1.30	2.72	0.00	0.64	3.34
皮质-纹状体-脊髓变性	0.00	1.89	2.92	12.85	12.85	12.85
硬脑膜硬脊膜动静脉瘘	1.89	30.56	57.59	0.00	8.86	18.04

疑难病种名称	三级综合医院			二级综合医院		
	25 分位	50 分位	75 分位	25 分位	50 分位	75 分位
淀粉样变性周围神经病	6.59	6.59	6.59	–	–	–
急性播散性脑脊髓炎	0.00	2.56	5.97	0.00	6.71	7.47
可逆性后部白质脑病	0.00	1.85	3.78	0.00	0.43	2.69
狼疮脑病	0.50	2.60	9.41	–	–	–
桥本脑病	1.74	1.83	5.16	–	–	–
路易体痴呆（DLB）	0.77	1.60	4.55	0.00	0.00	0.00
阿尔兹海默病（AD）	0.50	1.74	3.76	0.04	1.20	3.92
脑桥中央髓鞘溶解症（CPM）	0.00	1.66	4.13	–	–	–
脊髓空洞症	0.00	2.01	8.54	0.00	0.37	0.96
线粒体肌病及脑肌病	0.35	2.61	7.53	0.00	2.65	3.85

综合医院神经内科疑难病种（疾病合并治疗方法）耗材占比（%）

（参见第 29 页：说明 5）

疑难病种名称	三级综合医院			二级综合医院		
	25 分位	50 分位	75 分位	25 分位	50 分位	75 分位
癫痫持续状态	0.00	4.58	8.60	0.23	4.95	9.39
帕金森病	0.00	1.79	2.76	0.00	0.59	3.78
多发性硬化	0.06	1.37	3.58	0.69	1.22	5.33
运动神经元病	0.00	2.32	3.81	0.00	1.58	11.60
颅内静脉窦血栓形成	0.16	3.83	7.92	0.45	3.32	5.14
多系统萎缩	0.00	1.39	3.16	0.00	1.54	3.44
重症肌无力危象	5.50	6.92	7.40	–	–	–
Guillian-Barre 综合征	0.12	2.06	4.99	0.01	0.87	3.62
肝豆状核变性	0.22	2.30	5.49	0.82	5.42	8.35
视神经脊髓炎	0.01	1.70	3.47	0.05	1.49	2.58
Wernicke 脑病	0.00	1.22	4.29	0.00	0.77	7.04
慢性炎症性脱髓鞘性多发性神经病	0.00	1.23	2.74	0.04	1.47	5.25
脊髓血管病	0.48	2.76	7.04	0.36	0.62	2.80
肌张力障碍	1.91	2.18	11.33	–	–	–
特发性震颤	–	–	–	–	–	–
皮质-纹状体-脊髓变性	0.00	1.89	2.92	12.85	12.85	12.85
硬脑膜硬脊膜动静脉瘘	23.26	62.01	73.83	0.00	59.97	75.38
淀粉样变性周围神经病	6.59	6.59	6.59	–	–	–
急性播散性脑脊髓炎	0.00	2.56	5.97	0.00	6.71	7.47
可逆性后部白质脑病	0.00	1.85	3.78	0.00	0.43	2.69
狼疮脑病	0.50	2.60	9.41	–	–	–
桥本脑病	1.74	1.83	5.16	–	–	–
路易体痴呆（DLB）	0.77	1.60	4.55	0.00	0.00	0.00

疑难病种名称	三级综合医院			二级综合医院		
	25 分位	50 分位	75 分位	25 分位	50 分位	75 分位
阿尔兹海默病（AD）	0.50	1.74	3.76	0.04	1.20	3.92
脑桥中央髓鞘溶解症（CPM）	0.00	1.66	4.13	–	–	–
脊髓空洞症	0.00	9.81	25.54	–	–	–
线粒体肌病及脑肌病	0.35	2.61	7.53	0.00	2.65	3.85

2.3.8 抗菌药物使用率

综合医院神经内科疑难病种抗菌药物使用率（%）

疑难病种名称	三级综合医院			二级综合医院		
	25 分位	50 分位	75 分位	25 分位	50 分位	75 分位
癫痫持续状态	2.63	29.82	80.00	0.00	25.00	33.33
帕金森病	3.53	10.64	15.79	0.00	0.00	5.71
多发性硬化	0.00	3.33	25.00	0.00	0.00	100.00
运动神经元病	0.00	9.09	18.18	0.00	0.00	50.00
颅内静脉窦血栓形成	0.00	0.00	50.00	0.00	0.00	0.00
多系统萎缩	0.00	0.00	25.00	0.00	0.00	0.00
重症肌无力危象	0.00	0.00	50.00	0.00	0.00	0.00
Guillian-Barre 综合征	0.00	18.75	33.33	0.00	0.00	33.33
肝豆状核变性	0.00	0.00	50.00	0.00	0.00	33.33
视神经脊髓炎	0.00	0.00	23.53	0.00	0.00	0.00
Wernicke 脑病	0.00	0.00	33.33	0.00	0.00	0.00
慢性炎症性脱髓鞘性多发性神经病	0.00	0.00	25.00	0.00	0.00	33.33
脊髓血管病	0.00	0.00	50.00	0.00	0.00	0.00
肌张力障碍	0.00	0.00	6.67	0.00	0.00	0.00
特发性震颤	0.00	0.00	0.00	0.00	0.00	25.00
皮质-纹状体-脊髓变性	0.00	0.00	100.00	100.00	100.00	100.00
硬脑膜硬脊膜动静脉瘘	0.00	25.00	46.15	0.00	0.00	29.41
淀粉样变性周围神经病	0.00	0.00	0.00	–	–	–
急性播散性脑脊髓炎	0.00	50.00	100.00	0.00	0.00	100.00
可逆性后部白质脑病	0.00	0.00	33.33	0.00	0.00	0.00
狼疮脑病	0.00	50.00	100.00	–	–	–
桥本脑病	0.00	0.00	0.00	–	–	–
路易体痴呆（DLB）	0.00	0.00	33.33	0.00	0.00	0.00
阿尔兹海默病（AD）	0.00	0.00	27.27	0.00	0.00	25.00
脑桥中央髓鞘溶解症（CPM）	0.00	0.00	100.00	–	–	–
脊髓空洞症	0.00	0.00	50.00	0.00	0.00	50.00
线粒体肌病及脑肌病	0.00	0.00	40.00	0.00	0.00	0.00

综合医院神经内科疑难病种（疾病合并治疗方法）抗菌药物使用率（%）

（参见第 29 页：说明 5）

疑难病种名称	三级综合医院			二级综合医院		
	25 分位	50 分位	75 分位	25 分位	50 分位	75 分位
癫痫持续状态	2.63	29.82	80.00	0.00	25.00	33.33
帕金森病	3.53	10.64	15.79	0.00	0.00	5.71
多发性硬化	0.00	3.33	25.00	0.00	0.00	100.00
运动神经元病	0.00	9.09	18.18	0.00	0.00	50.00
颅内静脉窦血栓形成	0.00	0.00	50.00	0.00	0.00	0.00
多系统萎缩	0.00	0.00	25.00	0.00	0.00	0.00
重症肌无力危象	100.00	100.00	100.00	–	–	–
Guillian-Barre 综合征	0.00	18.75	33.33	0.00	0.00	33.33
肝豆状核变性	0.00	0.00	50.00	0.00	0.00	33.33
视神经脊髓炎	0.00	0.00	23.53	0.00	0.00	0.00
Wernicke 脑病	0.00	0.00	33.33	0.00	0.00	0.00
慢性炎症性脱髓鞘性多发性神经病	0.00	0.00	25.00	0.00	0.00	33.33
脊髓血管病	0.00	0.00	50.00	0.00	0.00	0.00
肌张力障碍	0.00	0.00	0.00	–	–	–
特发性震颤	–	–	–	–	–	–
皮质-纹状体-脊髓变性	0.00	0.00	100.00	100.00	100.00	100.00
硬脑膜硬脊膜动静脉瘘	0.00	33.33	66.67	0.00	0.00	100.00
淀粉样变性周围神经病	0.00	0.00	0.00	–	–	–
急性播散性脑脊髓炎	0.00	50.00	100.00	0.00	0.00	100.00
可逆性后部白质脑病	0.00	0.00	33.33	0.00	0.00	0.00
狼疮脑病	0.00	50.00	100.00	–	–	–
桥本脑病	0.00	0.00	0.00	–	–	–
路易体痴呆（DLB）	0.00	0.00	33.33	0.00	0.00	0.00
阿尔兹海默病（AD）	0.00	0.00	27.27	0.00	0.00	25.00
脑桥中央髓鞘溶解症（CPM）	0.00	0.00	100.00	–	–	–
脊髓空洞症	0.00	100.00	100.00	–	–	–
线粒体肌病及脑肌病	0.00	0.00	40.00	0.00	0.00	0.00

2.4 心血管内科

2.4.1 出院人次

综合医院心血管内科疑难病种出院人次

疑难病种名称	三级综合医院			二级综合医院		
	25 分位	50 分位	75 分位	25 分位	50 分位	75 分位
心源性休克	1	2	4	2	3	4
难治性心力衰竭	29	97	295	12	34	140
室速、室颤	2	5	9	1	2	4
心房纤颤	9	31	80	4	11	26
房室传导阻滞	3	9	21	2	5	8
阵发性室性、室上性心动过速	9	27	59	5	13	32
急性心肌梗死	65	247	498	8	36	133
心脏瓣膜病	7	19	63	2	4	15
感染性心内膜炎	1	3	7	1	2	4
扩张型心肌病	29	65	115	9	24	49
限制性心肌病	1	1	2	1	2	3
肥厚型心肌病	4	8	16	2	3	6
先天性心脏病	18	44	116	4	10	20
急性高血压	1	2	3	6	12	63
顽固性高血压和继发性高血压	1	2	4	1	2	3

综合医院心血管内科疑难病种（疾病合并治疗方法）出院人次

（参见第 29 页：说明 5）

疑难病种名称	三级综合医院			二级综合医院		
	25 分位	50 分位	75 分位	25 分位	50 分位	75 分位
心源性休克	1	1	1	－	－	－
难治性心力衰竭	1	1	2	－	－	－
室速、室颤	1	2	5	1	1	2
心房纤颤	2	4	17	3	3	3
房室传导阻滞	1	3	9	1	1	2
阵发性室性、室上性心动过速	4	15	31	2	2	10
急性心肌梗死	23	101	233	4	22	73
心脏瓣膜病	3	8	34	1	1	6
感染性心内膜炎	1	2	4	－	－	－
扩张型心肌病	1	1	4	2	2	2
限制性心肌病	1	1	2	1	2	3
肥厚型心肌病	1	2	3	－	－	－
先天性心脏病	18	44	116	4	10	20
急性高血压	1	2	3	6	12	63
顽固性高血压和继发性高血压	1	2	4	1	2	3

2.4.2 疾病构成

综合医院心血管内科疑难病种疾病构成（%）

疑难病种名称	三级综合医院			二级综合医院		
	25分位	50分位	75分位	25分位	50分位	75分位
心源性休克	0.00	0.01	0.01	0.01	0.01	0.02
难治性心力衰竭	0.08	0.23	0.72	0.06	0.14	0.47
室速、室颤	0.01	0.01	0.02	0.00	0.01	0.01
心房纤颤	0.03	0.09	0.17	0.02	0.04	0.11
房室传导阻滞	0.01	0.03	0.05	0.01	0.02	0.02
阵发性室性、室上性心动过速	0.03	0.07	0.13	0.02	0.06	0.09
急性心肌梗死	0.24	0.64	1.07	0.05	0.17	0.56
心脏瓣膜病	0.02	0.05	0.12	0.01	0.02	0.04
感染性心内膜炎	0.00	0.01	0.01	0.01	0.01	0.01
扩张型心肌病	0.09	0.16	0.22	0.07	0.12	0.19
限制性心肌病	0.00	0.00	0.00	0.01	0.01	0.01
肥厚型心肌病	0.01	0.02	0.03	0.01	0.01	0.02
先天性心脏病	0.07	0.11	0.23	0.03	0.04	0.06
急性高血压	0.00	0.00	0.01	0.02	0.05	0.23
顽固性高血压和继发性高血压	0.00	0.01	0.01	0.00	0.01	0.01

综合医院心血管内科疑难病种（疾病合并治疗方法）疾病构成（%）

（参见第29页：说明5）

疑难病种名称	三级综合医院			二级综合医院		
	25分位	50分位	75分位	25分位	50分位	75分位
心源性休克	0.00	0.00	0.00	–	–	–
难治性心力衰竭	0.00	0.00	0.00	–	–	–
室速、室颤	0.00	0.00	0.01	0.00	0.00	0.01
心房纤颤	0.00	0.01	0.02	0.02	0.02	0.02
房室传导阻滞	0.00	0.01	0.02	0.00	0.00	0.00
阵发性室性、室上性心动过速	0.01	0.03	0.08	0.00	0.01	0.04
急性心肌梗死	0.06	0.25	0.49	0.01	0.06	0.13
心脏瓣膜病	0.01	0.02	0.05	0.00	0.00	0.01
感染性心内膜炎	0.00	0.00	0.01	–	–	–
扩张型心肌病	0.00	0.00	0.00	0.01	0.01	0.01
限制性心肌病	0.00	0.00	0.00	0.01	0.01	0.01
肥厚型心肌病	0.00	0.00	0.01	–	–	–
先天性心脏病	0.07	0.11	0.23	0.03	0.04	0.06
急性高血压	0.00	0.00	0.01	0.02	0.05	0.23
顽固性高血压和继发性高血压	0.00	0.01	0.01	0.00	0.01	0.01

2.4.3 病死率

综合医院心血管内科疑难病种病死率（%）

疑难病种名称	三级综合医院			二级综合医院		
	25 分位	50 分位	75 分位	25 分位	50 分位	75 分位
心源性休克	0.00	25.00	66.67	0.00	0.00	20.00
难治性心力衰竭	0.71	2.79	5.63	0.00	1.18	4.76
室速、室颤	0.00	0.00	0.00	0.00	0.00	0.00
心房纤颤	0.00	0.00	0.00	0.00	0.00	0.00
房室传导阻滞	0.00	0.00	0.00	0.00	0.00	0.00
阵发性室性、室上性心动过速	0.00	0.00	0.00	0.00	0.00	0.00
急性心肌梗死	2.08	4.19	7.55	0.00	2.78	7.53
心脏瓣膜病	0.00	0.00	1.78	0.00	0.00	0.00
感染性心内膜炎	0.00	0.00	0.00	0.00	0.00	0.00
扩张型心肌病	0.00	0.00	1.40	0.00	0.00	0.00
限制性心肌病	0.00	0.00	0.00	0.00	0.00	0.00
肥厚型心肌病	0.00	0.00	0.00	0.00	0.00	0.00
先天性心脏病	0.00	0.00	1.18	0.00	0.00	0.00
急性高血压	0.00	0.00	0.00	0.00	0.00	0.00
顽固性高血压和继发性高血压	0.00	0.00	0.00	0.00	0.00	0.00

综合医院心血管内科疑难病种（疾病合并治疗方法）病死率（%）

（参见第 29 页：说明 5）

疑难病种名称	三级综合医院			二级综合医院		
	25 分位	50 分位	75 分位	25 分位	50 分位	75 分位
心源性休克	0.00	100.00	100.00	–	–	–
难治性心力衰竭	0.00	0.00	0.00	–	–	–
室速、室颤	0.00	0.00	0.00	0.00	0.00	0.00
心房纤颤	0.00	0.00	0.00	0.00	0.00	0.00
房室传导阻滞	0.00	0.00	0.00	0.00	0.00	0.00
阵发性室性、室上性心动过速	0.00	0.00	0.00	0.00	0.00	0.00
急性心肌梗死	0.00	0.00	1.24	0.00	0.00	0.88
心脏瓣膜病	0.00	0.00	2.09	0.00	0.00	0.00
感染性心内膜炎	0.00	0.00	0.00	–	–	–
扩张型心肌病	0.00	0.00	0.00	0.00	0.00	0.00
限制性心肌病	0.00	0.00	0.00	0.00	0.00	0.00
肥厚型心肌病	0.00	0.00	0.00	–	–	–
先天性心脏病	0.00	0.00	1.18	0.00	0.00	0.00
急性高血压	0.00	0.00	0.00	0.00	0.00	0.00
顽固性高血压和继发性高血压	0.00	0.00	0.00	0.00	0.00	0.00

2.4.4 平均住院日

综合医院心血管内科疑难病种平均住院日（天）

疑难病种名称	三级综合医院			二级综合医院		
	25 分位	50 分位	75 分位	25 分位	50 分位	75 分位
心源性休克	2.00	5.50	8.60	2.83	4.60	8.20
难治性心力衰竭	8.84	10.25	11.82	7.47	8.73	10.25
室速、室颤	5.23	7.60	9.40	3.00	5.00	8.13
心房纤颤	7.00	8.20	9.47	5.33	6.55	8.31
房室传导阻滞	7.97	10.00	11.67	6.00	8.14	9.50
阵发性室性、室上性心动过速	4.38	5.33	6.75	3.38	4.44	5.24
急性心肌梗死	8.91	10.28	11.79	5.33	7.52	10.35
心脏瓣膜病	8.63	11.39	15.07	6.00	7.59	10.00
感染性心内膜炎	11.75	18.50	25.00	7.00	14.50	18.50
扩张型心肌病	8.90	10.00	11.27	7.71	8.95	10.50
限制性心肌病	6.00	10.00	14.00	9.00	10.25	22.00
肥厚型心肌病	7.00	9.00	11.00	6.33	7.50	10.00
先天性心脏病	7.30	8.90	10.36	5.76	7.50	9.43
急性高血压	6.00	9.00	12.33	6.11	7.66	10.69
顽固性高血压和继发性高血压	7.00	9.00	11.75	4.00	6.50	11.40

综合医院心血管内科疑难病种（疾病合并治疗方法）平均住院日（天）
（参见第 29 页：说明 5）

疑难病种名称	三级综合医院			二级综合医院		
	25 分位	50 分位	75 分位	25 分位	50 分位	75 分位
心源性休克	1.00	4.00	15.00	–	–	–
难治性心力衰竭	10.00	11.00	13.00	–	–	–
室速、室颤	5.00	7.00	10.75	4.00	5.00	6.00
心房纤颤	8.66	9.67	11.75	20.33	20.33	20.33
房室传导阻滞	10.06	12.33	15.00	9.00	10.50	15.00
阵发性室性、室上性心动过速	4.32	5.30	7.00	5.43	6.00	7.00
急性心肌梗死	9.74	11.59	13.38	11.66	12.23	15.30
心脏瓣膜病	22.00	26.54	33.00	24.00	25.00	27.17
感染性心内膜炎	26.00	34.00	46.50	–	–	–
扩张型心肌病	11.00	17.00	22.00	9.00	9.00	9.00
限制性心肌病	6.00	10.00	14.00	9.00	10.25	22.00
肥厚型心肌病	8.00	10.33	25.00	–	–	–
先天性心脏病	7.30	8.90	10.36	5.76	7.50	9.43
急性高血压	6.00	9.00	12.33	6.11	7.66	10.69
顽固性高血压和继发性高血压	7.00	9.00	11.75	4.00	6.50	11.40

2.4.5 平均住院费用

综合医院心血管内科疑难病种平均住院费用（元）

疑难病种名称	三级综合医院			二级综合医院		
	25 分位	50 分位	75 分位	25 分位	50 分位	75 分位
心源性休克	6228.80	12768.49	27531.73	3555.10	5202.60	9313.73
难治性心力衰竭	8509.16	11656.00	15716.59	4699.60	5538.36	8240.96
室速、室颤	6897.01	11710.59	22824.40	2826.90	3937.34	9930.70
心房纤颤	5706.03	7853.09	12194.71	3294.40	4245.04	5248.47
房室传导阻滞	17535.77	30287.55	38478.27	4043.71	12105.08	20146.55
阵发性室性、室上性心动过速	7593.63	13739.98	19938.31	2333.72	3346.74	4371.34
急性心肌梗死	22320.88	29693.30	37578.12	5266.04	11621.69	16695.94
心脏瓣膜病	7421.93	13654.34	31903.28	3280.15	4626.09	6214.40
感染性心内膜炎	9214.76	21002.84	38783.84	5333.51	9237.99	11720.16
扩张型心肌病	7167.67	9174.31	12798.85	4398.27	5273.78	6990.94
限制性心肌病	4968.84	8304.89	9983.24	3063.87	3747.90	9152.95
肥厚型心肌病	6096.71	8380.37	12137.22	3303.16	4708.81	6104.26
先天性心脏病	7329.98	11587.61	17890.74	3388.76	4536.11	6451.50
急性高血压	4899.22	7304.50	11585.68	2919.27	3662.76	5162.01
顽固性高血压和继发性高血压	4859.01	6633.29	8850.99	2609.19	3913.44	6965.29

综合医院心血管内科疑难病种（疾病合并治疗方法）平均住院费用（元）

（参见第 29 页：说明 5）

疑难病种名称	三级综合医院			二级综合医院		
	25 分位	50 分位	75 分位	25 分位	50 分位	75 分位
心源性休克	23045.38	38734.47	42286.67	-	-	-
难治性心力衰竭	53118.00	63153.24	76986.00	-	-	-
室速、室颤	26958.11	38360.59	51150.37	15986.99	19232.41	28004.95
心房纤颤	56417.38	66284.63	75942.13	96445.37	96445.37	96445.37
房室传导阻滞	43831.98	53923.50	65411.52	35871.43	48081.35	61717.67
阵发性室性、室上性心动过速	23108.89	28124.38	34078.56	20486.06	24848.02	28062.01
急性心肌梗死	45965.12	50688.38	57820.33	41686.17	47024.89	51973.29
心脏瓣膜病	70919.18	89657.54	107708.84	81322.36	88601.87	88903.37
感染性心内膜炎	76584.00	97442.73	129103.70	-	-	-
扩张型心肌病	56082.31	87573.99	144685.50	46576.98	46576.98	46576.98
限制性心肌病	4968.84	8304.89	9983.24	3063.87	3747.90	9152.95
肥厚型心肌病	14250.63	27493.33	31339.12	-	-	-
先天性心脏病	7329.98	11587.61	17890.74	3388.76	4536.11	6451.50
急性高血压	4899.22	7304.50	11585.68	2919.27	3662.76	5162.01
顽固性高血压和继发性高血压	4859.01	6633.29	8850.99	2609.19	3913.44	6965.29

2.4.6 药占比

综合医院心血管内科疑难病种药占比（%）

疑难病种名称	三级综合医院			二级综合医院		
	25分位	50分位	75分位	25分位	50分位	75分位
心源性休克	17.14	28.24	40.41	20.28	28.27	36.10
难治性心力衰竭	32.67	40.79	46.19	32.60	40.22	46.19
室速、室颤	9.78	21.30	33.43	11.15	27.35	34.63
心房纤颤	21.62	33.02	41.82	32.06	40.95	46.46
房室传导阻滞	5.66	10.01	17.53	9.37	17.03	32.84
阵发性室性、室上性心动过速	4.84	10.14	18.94	21.25	29.46	40.21
急性心肌梗死	15.39	22.56	28.10	23.70	32.07	41.20
心脏瓣膜病	23.53	31.52	39.96	27.23	35.89	45.75
感染性心内膜炎	29.84	40.43	49.94	14.14	35.92	56.00
扩张型心肌病	27.74	40.84	48.55	34.77	43.42	48.57
限制性心肌病	25.18	36.48	50.13	33.72	35.22	47.53
肥厚型心肌病	27.30	36.52	45.74	35.09	45.51	51.10
先天性心脏病	17.98	24.71	32.00	26.01	34.18	40.46
急性高血压	20.18	32.82	43.52	26.63	40.53	44.98
顽固性高血压和继发性高血压	19.92	30.99	42.23	26.49	33.47	39.88

综合医院心血管内科疑难病种（疾病合并治疗方法）药占比（%）

（参见第29页：说明5）

疑难病种名称	三级综合医院			二级综合医院		
	25分位	50分位	75分位	25分位	50分位	75分位
心源性休克	7.47	19.02	21.07	–	–	–
难治性心力衰竭	1.47	4.34	6.99	–	–	–
室速、室颤	1.67	3.61	6.74	1.45	1.64	5.58
心房纤颤	2.70	4.73	6.67	9.25	9.25	9.25
房室传导阻滞	3.58	5.97	11.00	1.77	1.98	3.55
阵发性室性、室上性心动过速	1.52	3.16	5.20	1.55	2.33	5.59
急性心肌梗死	11.52	14.48	17.33	11.76	13.45	16.53
心脏瓣膜病	15.45	20.80	26.82	14.48	15.22	22.53
感染性心内膜炎	19.67	30.09	35.26	–	–	–
扩张型心肌病	6.41	9.24	21.86	0.64	0.64	0.64
限制性心肌病	25.18	36.48	50.13	33.72	35.22	47.53
肥厚型心肌病	5.15	8.77	14.04	–	–	–
先天性心脏病	17.98	24.71	32.00	26.01	34.18	40.46
急性高血压	20.18	32.82	43.52	26.63	40.53	44.98
顽固性高血压和继发性高血压	19.92	30.99	42.23	26.49	33.47	39.88

2.4.7 耗材占比

综合医院心血管内科疑难病种耗材占比（%）

疑难病种名称	三级综合医院			二级综合医院		
	25 分位	50 分位	75 分位	25 分位	50 分位	75 分位
心源性休克	0.64	8.59	17.18	0.48	4.60	9.84
难治性心力衰竭	1.59	7.06	11.50	1.20	4.03	7.14
室速、室颤	0.68	7.91	40.51	0.00	2.17	6.61
心房纤颤	0.66	6.03	20.00	0.23	3.06	6.40
房室传导阻滞	1.33	52.54	70.42	0.00	5.64	52.00
阵发性室性、室上性心动过速	2.67	33.56	60.76	0.25	3.75	10.11
急性心肌梗死	4.47	37.95	47.05	1.07	6.70	18.83
心脏瓣膜病	0.97	7.33	30.01	0.29	2.52	5.45
感染性心内膜炎	0.37	4.57	11.45	0.00	3.08	3.78
扩张型心肌病	1.18	5.88	12.59	0.50	3.13	6.84
限制性心肌病	1.50	3.62	6.56	0.00	4.27	5.59
肥厚型心肌病	0.39	4.66	11.24	0.00	1.58	3.69
先天性心脏病	2.20	15.00	31.36	0.21	2.79	7.80
急性高血压	0.12	2.61	6.30	0.41	2.02	8.59
顽固性高血压和继发性高血压	0.29	2.19	4.78	0.00	0.82	3.62

综合医院心血管内科疑难病种（疾病合并治疗方法）耗材占比（%）

（参见第 29 页：说明 5）

疑难病种名称	三级综合医院			二级综合医院		
	25 分位	50 分位	75 分位	25 分位	50 分位	75 分位
心源性休克	0.00	38.52	52.42	–	–	–
难治性心力衰竭	0.00	0.00	80.74	–	–	–
室速、室颤	4.65	72.18	79.50	0.00	1.33	72.03
心房纤颤	0.27	73.82	81.15	0.00	0.00	0.00
房室传导阻滞	0.62	62.91	77.70	0.00	2.70	77.31
阵发性室性、室上性心动过速	3.96	69.08	75.29	0.00	26.39	74.08
急性心肌梗死	19.31	57.12	63.04	16.51	56.71	63.83
心脏瓣膜病	3.05	38.38	44.99	4.95	37.27	38.90
感染性心内膜炎	1.15	23.92	33.74	–	–	–
扩张型心肌病	0.00	62.73	83.69	0.00	0.00	0.00
限制性心肌病	1.50	3.62	6.56	0.00	4.27	5.59
肥厚型心肌病	56.64	57.70	72.27	–	–	–
先天性心脏病	2.20	15.00	31.36	0.21	2.79	7.80
急性高血压	0.12	2.61	6.30	0.41	2.02	8.59
顽固性高血压和继发性高血压	0.29	2.19	4.78	0.00	0.82	3.62

2.4.8 抗菌药物使用率

综合医院心血管内科疑难病种抗菌药物使用率（%）

疑难病种名称	三级综合医院			二级综合医院		
	25 分位	50 分位	75 分位	25 分位	50 分位	75 分位
心源性休克	0.00	33.33	100.00	0.00	16.67	33.33
难治性心力衰竭	26.32	41.12	57.35	31.14	44.62	60.00
室速、室颤	0.00	10.00	27.27	0.00	0.00	14.29
心房纤颤	4.76	11.48	20.39	6.45	15.00	25.68
房室传导阻滞	12.82	33.33	60.00	0.00	33.33	50.00
阵发性室性、室上性心动过速	1.71	5.66	12.12	0.00	5.26	20.00
急性心肌梗死	14.29	20.23	29.91	12.50	20.71	36.15
心脏瓣膜病	20.00	37.50	54.17	0.00	20.00	43.75
感染性心内膜炎	75.00	100.00	100.00	100.00	100.00	100.00
扩张型心肌病	13.79	27.03	38.05	8.97	30.26	44.53
限制性心肌病	0.00	0.00	100.00	0.00	0.00	33.33
肥厚型心肌病	0.00	13.64	25.00	0.00	12.50	25.00
先天性心脏病	9.26	22.22	39.34	10.00	20.00	33.33
急性高血压	0.00	0.00	14.81	0.00	11.54	18.60
顽固性高血压和继发性高血压	0.00	0.00	12.50	0.00	0.00	0.00

综合医院心血管内科疑难病种（疾病合并治疗方法）抗菌药物使用率（%）

（参见第 29 页：说明 5）

疑难病种名称	三级综合医院			二级综合医院		
	25 分位	50 分位	75 分位	25 分位	50 分位	75 分位
心源性休克	0.00	0.00	100.00	–	–	–
难治性心力衰竭	100.00	100.00	100.00	–	–	–
室速、室颤	0.00	0.00	3.85	0.00	0.00	0.00
心房纤颤	0.00	0.00	14.00	0.00	0.00	0.00
房室传导阻滞	15.79	71.88	100.00	0.00	0.00	66.67
阵发性室性、室上性心动过速	0.00	0.00	5.56	0.00	0.00	50.00
急性心肌梗死	6.49	12.50	20.00	5.00	13.04	22.22
心脏瓣膜病	66.67	94.74	100.00	0.00	100.00	100.00
感染性心内膜炎	100.00	100.00	100.00	–	–	–
扩张型心肌病	0.00	100.00	100.00	–	–	–
限制性心肌病	0.00	0.00	100.00	0.00	0.00	33.33
肥厚型心肌病	0.00	0.00	50.00	–	–	–
先天性心脏病	9.26	22.22	39.34	10.00	20.00	33.33
急性高血压	0.00	0.00	14.81	0.00	11.54	18.60
顽固性高血压和继发性高血压	0.00	0.00	12.50	0.00	0.00	0.00

2.5 血液内科

2.5.1 出院人次

综合医院血液内科疑难病种出院人次

疑难病种名称	三级综合医院			二级综合医院		
	25 分位	50 分位	75 分位	25 分位	50 分位	75 分位
骨髓增生异常综合征	12	30	64	3	7	21
难治性贫血伴原始粒细胞增多	1	4	13	1	1	1
不明原因淋巴结肿大	4	8	19	1	3	6
重度弥漫性血管内凝血	1	1	3	1	1	1
不明原因皮肤出血	1	1	2	1	1	1
冒烟型多发性骨髓瘤	8	22	57	3	5	13
嗜酸细胞增多症	1	2	4	1	1	2
巨球蛋白血症	1	2	4	2	2	9
骨髓移植后移植物抗宿主病	1	1	6	–	–	–
白血病治疗后真菌感染	1	1	2	2	2	2
嗜血细胞综合征	1	2	6	1	2	2
恶性组织细胞病	1	1	1	2	2	4

综合医院血液内科疑难病种（疾病合并治疗方法）出院人次

（参见第 29 页：说明 5）

疑难病种名称	三级综合医院			二级综合医院		
	25 分位	50 分位	75 分位	25 分位	50 分位	75 分位
骨髓增生异常综合征	12	20	27	1	1	1
难治性贫血伴原始粒细胞增多	1	1	1	–	–	–
不明原因淋巴结肿大	4	8	19	1	3	6
重度弥漫性血管内凝血	–	–	–	–	–	–
不明原因皮肤出血	–	–	–	–	–	–
冒烟型多发性骨髓瘤	8	22	57	3	5	13
嗜酸细胞增多症	–	–	–	–	–	–
巨球蛋白血症	–	–	–	–	–	–
骨髓移植后移植物抗宿主病	–	–	–	–	–	–
白血病治疗后真菌感染	–	–	–	–	–	–
嗜血细胞综合征	1	2	6	1	2	2
恶性组织细胞病	–	–	–	–	–	–

2.5.2 疾病构成

综合医院血液内科疑难病种疾病构成（%）

疑难病种名称	三级综合医院			二级综合医院		
	25 分位	50 分位	75 分位	25 分位	50 分位	75 分位
骨髓增生异常综合征	0.03	0.07	0.12	0.01	0.03	0.07
难治性贫血伴原始粒细胞增多	0.00	0.01	0.02	0.00	0.00	0.00
不明原因淋巴结肿大	0.01	0.02	0.04	0.01	0.02	0.03
重度弥漫性血管内凝血	0.00	0.00	0.01	0.00	0.00	0.01
不明原因皮肤出血	0.00	0.00	0.00	0.00	0.01	0.01
冒烟型多发性骨髓瘤	0.03	0.05	0.10	0.01	0.02	0.03
嗜酸细胞增多症	0.00	0.00	0.01	0.01	0.01	0.01
巨球蛋白血症	0.00	0.00	0.01	0.01	0.01	0.03
骨髓移植后移植物抗宿主病	0.00	0.00	0.01	–	–	–
白血病治疗后真菌感染	0.00	0.00	0.00	0.01	0.01	0.01
嗜血细胞综合征	0.00	0.00	0.01	0.00	0.00	0.01
恶性组织细胞病	0.00	0.00	0.00	0.00	0.00	0.02

综合医院血液内科疑难病种（疾病合并治疗方法）疾病构成（%）

（参见第 29 页：说明 5）

疑难病种名称	三级综合医院			二级综合医院		
	25 分位	50 分位	75 分位	25 分位	50 分位	75 分位
骨髓增生异常综合征	0.02	0.04	0.04	0.00	0.00	0.00
难治性贫血伴原始粒细胞增多	0.00	0.00	0.00	–	–	–
不明原因淋巴结肿大	0.01	0.02	0.04	0.01	0.02	0.03
重度弥漫性血管内凝血	–	–	–	–	–	–
不明原因皮肤出血	–	–	–	–	–	–
冒烟型多发性骨髓瘤	0.03	0.05	0.10	0.01	0.02	0.03
嗜酸细胞增多症	–	–	–	–	–	–
巨球蛋白血症	–	–	–	–	–	–
骨髓移植后移植物抗宿主病	–	–	–	–	–	–
白血病治疗后真菌感染	–	–	–	–	–	–
嗜血细胞综合征	0.00	0.00	0.01	0.00	0.00	0.01
恶性组织细胞病	–	–	–	–	–	–

2.5.3 病死率

综合医院血液内科疑难病种病死率（%）

疑难病种名称	三级综合医院			二级综合医院		
	25分位	50分位	75分位	25分位	50分位	75分位
骨髓增生异常综合征	0.00	0.00	2.38	0.00	0.00	0.00
难治性贫血伴原始粒细胞增多	0.00	0.00	0.00	0.00	0.00	0.00
不明原因淋巴结肿大	0.00	0.00	0.00	0.00	0.00	0.00
重度弥漫性血管内凝血	0.00	0.00	66.67	0.00	0.00	100.00
不明原因皮肤出血	0.00	0.00	0.00	0.00	0.00	0.00
冒烟型多发性骨髓瘤	0.00	0.00	4.55	0.00	0.00	0.00
嗜酸细胞增多症	0.00	0.00	0.00	0.00	0.00	0.00
巨球蛋白血症	0.00	0.00	0.00	0.00	0.00	0.00
骨髓移植后移植物抗宿主病	0.00	0.00	0.00	–	–	–
白血病治疗后真菌感染	0.00	0.00	0.00	0.00	0.00	0.00
嗜血细胞综合征	0.00	0.00	0.00	0.00	0.00	0.00
恶性组织细胞病	0.00	0.00	0.00	0.00	0.00	0.00

综合医院血液内科疑难病种（疾病合并治疗方法）病死率（%）

（参见第29页：说明5）

疑难病种名称	三级综合医院			二级综合医院		
	25分位	50分位	75分位	25分位	50分位	75分位
骨髓增生异常综合征	0.00	0.00	1.09	0.00	0.00	0.00
难治性贫血伴原始粒细胞增多	0.00	0.00	0.00	–	–	–
不明原因淋巴结肿大	0.00	0.00	0.00	0.00	0.00	0.00
重度弥漫性血管内凝血	–	–	–	–	–	–
不明原因皮肤出血	–	–	–	–	–	–
冒烟型多发性骨髓瘤	0.00	0.00	4.55	0.00	0.00	0.00
嗜酸细胞增多症	–	–	–	–	–	–
巨球蛋白血症	–	–	–	–	–	–
骨髓移植后移植物抗宿主病	–	–	–	–	–	–
白血病治疗后真菌感染	–	–	–	–	–	–
嗜血细胞综合征	0.00	0.00	0.00	0.00	0.00	0.00
恶性组织细胞病	–	–	–	–	–	–

2.5.4 平均住院日

综合医院血液内科疑难病种平均住院日（天）

疑难病种名称	三级综合医院			二级综合医院		
	25分位	50分位	75分位	25分位	50分位	75分位
骨髓增生异常综合征	7.71	11.58	14.87	4.00	6.00	8.44
难治性贫血伴原始粒细胞增多	7.00	13.27	19.00	1.00	1.00	1.00
不明原因淋巴结肿大	6.31	8.00	9.60	5.33	6.50	10.00
重度弥漫性血管内凝血	5.67	8.00	15.67	1.00	4.00	10.00
不明原因皮肤出血	5.00	7.00	9.50	1.00	2.00	12.00
冒烟型多发性骨髓瘤	10.95	14.17	18.48	5.80	9.00	12.40
嗜酸细胞增多症	8.57	11.33	15.29	3.00	3.00	17.00
巨球蛋白血症	7.50	11.00	18.00	7.67	7.67	16.50
骨髓移植后移植物抗宿主病	6.50	12.00	19.00	–	–	–
白血病治疗后真菌感染	17.00	24.50	38.67	19.50	19.50	19.50
嗜血细胞综合征	5.00	11.00	15.00	2.00	2.00	2.50
恶性组织细胞病	5.00	9.00	12.00	6.80	8.50	9.50

综合医院血液内科疑难病种（疾病合并治疗方法）平均住院日（天）

（参见第29页：说明5）

疑难病种名称	三级综合医院			二级综合医院		
	25分位	50分位	75分位	25分位	50分位	75分位
骨髓增生异常综合征	7.07	9.30	10.75	2.00	2.00	2.00
难治性贫血伴原始粒细胞增多	37.00	37.00	58.00	–	–	–
不明原因淋巴结肿大	6.31	8.00	9.60	5.33	6.50	10.00
重度弥漫性血管内凝血	–	–	–	–	–	–
不明原因皮肤出血	–	–	–	–	–	–
冒烟型多发性骨髓瘤	10.95	14.17	18.48	5.80	9.00	12.40
嗜酸细胞增多症	–	–	–	–	–	–
巨球蛋白血症	–	–	–	–	–	–
骨髓移植后移植物抗宿主病	–	–	–	–	–	–
白血病治疗后真菌感染	–	–	–	–	–	–
嗜血细胞综合征	5.00	11.00	15.00	2.00	2.00	2.50
恶性组织细胞病	–	–	–	–	–	–

2.5.5 平均住院费用

综合医院血液内科疑难病种平均住院费用（元）

疑难病种名称	三级综合医院			二级综合医院		
	25 分位	50 分位	75 分位	25 分位	50 分位	75 分位
骨髓增生异常综合征	7527.07	13033.62	19103.73	3445.91	5186.85	7589.02
难治性贫血伴原始粒细胞增多	11267.50	18565.11	32324.11	987.08	987.08	987.08
不明原因淋巴结肿大	4586.52	6261.82	8313.59	2371.65	3462.23	5012.83
重度弥漫性血管内凝血	10312.66	16609.73	42948.00	4018.99	5648.38	23200.37
不明原因皮肤出血	2844.96	4116.02	6280.32	1961.59	3024.84	4657.37
冒烟型多发性骨髓瘤	9377.48	15229.37	21639.66	3971.17	6821.98	10171.20
嗜酸细胞增多症	4997.61	7152.02	10545.50	3506.87	3506.87	5951.67
巨球蛋白血症	7651.15	11815.23	18918.09	5287.33	5287.33	14699.26
骨髓移植后移植物抗宿主病	5676.83	16296.39	31422.78	–	–	–
白血病治疗后真菌感染	19548.00	38732.62	69141.94	71929.37	71929.37	71929.37
嗜血细胞综合征	7714.71	18952.50	35703.12	1816.30	1839.86	2538.01
恶性组织细胞病	11294.61	14504.10	23192.58	3877.46	4020.82	6250.06

综合医院血液内科疑难病种（疾病合并治疗方法）平均住院费用（元）

（参见第 29 页：说明 5）

疑难病种名称	三级综合医院			二级综合医院		
	25 分位	50 分位	75 分位	25 分位	50 分位	75 分位
骨髓增生异常综合征	12056.21	14518.66	18322.53	1778.82	1778.82	1778.82
难治性贫血伴原始粒细胞增多	136973.54	136973.54	152518.13	–	–	–
不明原因淋巴结肿大	4586.52	6261.82	8313.59	2371.65	3462.23	5012.83
重度弥漫性血管内凝血	–	–	–			
不明原因皮肤出血						
冒烟型多发性骨髓瘤	9377.48	15229.37	21639.66	3971.17	6821.98	10171.20
嗜酸细胞增多症	–	–	–			
巨球蛋白血症	–	–	–			
骨髓移植后移植物抗宿主病	–	–	–			
白血病治疗后真菌感染	–	–	–			
嗜血细胞综合征	7714.71	18952.50	35703.12	1816.30	1839.86	2538.01
恶性组织细胞病	–	–	–			

2.5.6 药占比

综合医院血液内科疑难病种药占比（%）

疑难病种名称	三级综合医院			二级综合医院		
	25 分位	50 分位	75 分位	25 分位	50 分位	75 分位
骨髓增生异常综合征	31.50	42.10	52.23	14.19	29.00	35.49
难治性贫血伴原始粒细胞增多	25.48	41.96	49.30	0.45	0.45	0.45
不明原因淋巴结肿大	17.20	26.40	33.26	17.63	29.99	40.08
重度弥漫性血管内凝血	19.38	32.16	40.24	23.02	31.98	38.05
不明原因皮肤出血	15.26	30.68	38.98	11.19	16.68	24.15
冒烟型多发性骨髓瘤	37.55	49.56	58.81	36.58	48.01	55.36
嗜酸细胞增多症	13.13	28.12	40.35	21.33	21.33	55.22
巨球蛋白血症	28.96	48.68	59.85	28.30	28.30	56.53
骨髓移植后移植物抗宿主病	27.16	56.98	78.54	–	–	–
白血病治疗后真菌感染	37.61	50.55	64.56	73.53	73.53	73.53
嗜血细胞综合征	26.18	43.00	51.52	22.42	23.40	29.96
恶性组织细胞病	21.56	33.19	54.27	11.51	22.23	37.41

综合医院血液内科疑难病种（疾病合并治疗方法）药占比（%）

（参见第 29 页：说明 5）

疑难病种名称	三级综合医院			二级综合医院		
	25 分位	50 分位	75 分位	25 分位	50 分位	75 分位
骨髓增生异常综合征	36.63	36.78	47.12	0.78	0.78	0.78
难治性贫血伴原始粒细胞增多	49.92	49.92	83.33	–	–	–
不明原因淋巴结肿大	17.20	26.40	33.26	17.63	29.99	40.08
重度弥漫性血管内凝血	–	–	–	–	–	–
不明原因皮肤出血	–	–	–	–	–	–
冒烟型多发性骨髓瘤	37.55	49.56	58.81	36.58	48.01	55.36
嗜酸细胞增多症	–	–	–	–	–	–
巨球蛋白血症	–	–	–	–	–	–
骨髓移植后移植物抗宿主病	–	–	–	–	–	–
白血病治疗后真菌感染	–	–	–	–	–	–
嗜血细胞综合征	26.18	43.00	51.52	22.42	23.40	29.96
恶性组织细胞病	–	–	–	–	–	–

2.5.7 耗材占比

综合医院血液内科疑难病种耗材占比（%）

疑难病种名称	三级综合医院			二级综合医院		
	25 分位	50 分位	75 分位	25 分位	50 分位	75 分位
骨髓增生异常综合征	0.32	2.05	4.06	0.13	1.98	3.29
难治性贫血伴原始粒细胞增多	0.97	4.86	6.94	3.31	3.31	3.31
不明原因淋巴结肿大	0.84	5.54	10.12	1.05	3.47	8.76
重度弥漫性血管内凝血	0.00	3.57	7.52	0.16	3.42	5.00
不明原因皮肤出血	0.00	2.15	7.18	6.56	10.16	12.84
冒烟型多发性骨髓瘤	1.05	3.33	5.86	0.02	2.50	4.80
嗜酸细胞增多症	0.00	2.62	4.93	0.30	0.30	0.85
巨球蛋白血症	0.00	1.24	3.83	2.10	2.10	2.83
骨髓移植后移植物抗宿主病	0.00	0.74	3.39	–	–	–
白血病治疗后真菌感染	0.26	2.38	6.76	2.81	2.81	2.81
嗜血细胞综合征	0.00	2.41	5.13	3.19	6.06	6.68
恶性组织细胞病	0.00	2.08	4.30	0.65	1.09	3.48

综合医院血液内科疑难病种（疾病合并治疗方法）耗材占比（%）

（参见第 29 页：说明 5）

疑难病种名称	三级综合医院			二级综合医院		
	25 分位	50 分位	75 分位	25 分位	50 分位	75 分位
骨髓增生异常综合征	1.19	2.21	8.20	3.74	3.74	3.74
难治性贫血伴原始粒细胞增多	1.17	1.17	1.26	–	–	–
不明原因淋巴结肿大	0.84	5.54	10.12	1.05	3.47	8.76
重度弥漫性血管内凝血	–	–	–	–	–	–
不明原因皮肤出血	–	–	–	–	–	–
冒烟型多发性骨髓瘤	1.05	3.33	5.86	0.02	2.50	4.80
嗜酸细胞增多症	–	–	–	–	–	–
巨球蛋白血症	–	–	–	–	–	–
骨髓移植后移植物抗宿主病	–	–	–	–	–	–
白血病治疗后真菌感染	–	–	–	–	–	–
嗜血细胞综合征	0.00	2.41	5.13	3.19	6.06	6.68
恶性组织细胞病	–	–	–	–	–	–

2.5.8 抗菌药物使用率

综合医院血液内科疑难病种抗菌药物使用率（%）

疑难病种名称	三级综合医院			二级综合医院		
	25 分位	50 分位	75 分位	25 分位	50 分位	75 分位
骨髓增生异常综合征	24.14	35.71	50.00	0.00	18.75	35.00
难治性贫血伴原始粒细胞增多	14.29	50.00	72.73	0.00	0.00	0.00
不明原因淋巴结肿大	14.81	34.38	50.00	0.00	40.00	66.67
重度弥漫性血管内凝血	0.00	100.00	100.00	0.00	0.00	100.00
不明原因皮肤出血	0.00	0.00	100.00	0.00	0.00	0.00
冒烟型多发性骨髓瘤	20.00	39.13	54.55	17.86	33.33	40.00
嗜酸细胞增多症	0.00	25.00	50.00	0.00	0.00	100.00
巨球蛋白血症	0.00	28.57	80.00	22.22	22.22	100.00
骨髓移植后移植物抗宿主病	25.00	100.00	100.00	–	–	–
白血病治疗后真菌感染	86.67	100.00	100.00	–	–	–
嗜血细胞综合征	29.73	84.62	100.00	50.00	100.00	100.00
恶性组织细胞病	0.00	100.00	100.00	0.00	0.00	20.00

综合医院血液内科疑难病种（疾病合并治疗方法）抗菌药物使用率（%）

（参见第 29 页：说明 5）

疑难病种名称	三级综合医院			二级综合医院		
	25 分位	50 分位	75 分位	25 分位	50 分位	75 分位
骨髓增生异常综合征	33.33	44.44	48.15	0.00	0.00	0.00
难治性贫血伴原始粒细胞增多	100.00	100.00	100.00	–	–	–
不明原因淋巴结肿大	14.81	34.38	50.00	0.00	40.00	66.67
重度弥漫性血管内凝血	–	–	–	–	–	–
不明原因皮肤出血	–	–	–	–	–	–
冒烟型多发性骨髓瘤	20.00	39.13	54.55	17.86	33.33	40.00
嗜酸细胞增多症	–	–	–	–	–	–
巨球蛋白血症	–	–	–	–	–	–
骨髓移植后移植物抗宿主病	–	–	–	–	–	–
白血病治疗后真菌感染	–	–	–	–	–	–
嗜血细胞综合征	29.73	84.62	100.00	50.00	100.00	100.00
恶性组织细胞病	–	–	–	–	–	–

2.6 肾脏病科

2.6.1 出院人次

综合医院肾脏病科疑难病种出院人次

疑难病种名称	三级综合医院			二级综合医院		
	25 分位	50 分位	75 分位	25 分位	50 分位	75 分位
急性肾功能不全	8	18	38	2	4	10
系统性红斑狼疮性肾炎	3	7	23	2	3	3
急进性肾炎	1	2	3	1	1	1
原发性系统性小血管炎	2	4	13	1	2	2
多发性骨髓瘤	9	22	53	3	5	15
淀粉样变肾病	1	1	2	–	–	–
溶血性尿毒症综合征	1	1	3	2	2	2
血栓性血小板减少性紫癜	1	1	2	–	–	–
丙肝相关性冷球蛋白血症	1	1	2	–	–	–

综合医院肾脏病科疑难病种（疾病合并治疗方法）出院人次

（参见第 29 页：说明 5）

疑难病种名称	三级综合医院			二级综合医院		
	25 分位	50 分位	75 分位	25 分位	50 分位	75 分位
急性肾功能不全	2	4	12	1	1	1
系统性红斑狼疮性肾炎	1	1	6	–	–	–
急进性肾炎	1	1	2	–	–	–
原发性系统性小血管炎	1	3	4	–	–	–
多发性骨髓瘤	1	1	2	–	–	–
淀粉样变肾病	1	1	1	–	–	–
溶血性尿毒症综合征	1	1	1	–	–	–
血栓性血小板减少性紫癜	1	1	1	–	–	–
丙肝相关性冷球蛋白血症						

2.6.2 疾病构成

综合医院肾脏病科疑难病种疾病构成（%）

疑难病种名称	三级综合医院			二级综合医院		
	25 分位	50 分位	75 分位	25 分位	50 分位	75 分位
急性肾功能不全	0.02	0.04	0.07	0.01	0.02	0.03
系统性红斑狼疮性肾炎	0.01	0.02	0.05	0.00	0.01	0.01
急进性肾炎	0.00	0.00	0.01	0.00	0.00	0.00
原发性系统性小血管炎	0.00	0.01	0.02	0.00	0.00	0.01

疑难病种名称	三级综合医院			二级综合医院		
	25分位	50分位	75分位	25分位	50分位	75分位
多发性骨髓瘤	0.03	0.05	0.11	0.01	0.02	0.03
淀粉样变肾病	0.00	0.00	0.00	–	–	–
溶血性尿毒症综合征	0.00	0.00	0.00	0.01	0.01	0.01
血栓性血小板减少性紫癜	0.00	0.00	0.00	–	–	–
丙肝相关性冷球蛋白血症	0.00	0.00	0.01	–	–	–

综合医院肾脏病科疑难病种（疾病合并治疗方法）疾病构成（%）

（参见第29页：说明5）

疑难病种名称	三级综合医院			二级综合医院		
	25分位	50分位	75分位	25分位	50分位	75分位
急性肾功能不全	0.01	0.01	0.02	0.00	0.00	0.01
系统性红斑狼疮性肾炎	0.00	0.00	0.01	–	–	–
急进性肾炎	0.00	0.00	0.00	–	–	–
原发性系统性小血管炎	0.00	0.00	0.01	–	–	–
多发性骨髓瘤	0.00	0.00	0.00	–	–	–
淀粉样变肾病	0.00	0.00	0.00	–	–	–
溶血性尿毒症综合征	0.00	0.00	0.00	–	–	–
血栓性血小板减少性紫癜	0.00	0.00	0.00	–	–	–
丙肝相关性冷球蛋白血症	–	–	–	–	–	–

2.6.3 病死率

综合医院肾脏病科疑难病种病死率（%）

疑难病种名称	三级综合医院			二级综合医院		
	25分位	50分位	75分位	25分位	50分位	75分位
急性肾功能不全	0.00	0.00	3.70	0.00	0.00	0.00
系统性红斑狼疮性肾炎	0.00	0.00	0.00	0.00	0.00	0.00
急进性肾炎	0.00	0.00	0.00	0.00	0.00	0.00
原发性系统性小血管炎	0.00	0.00	0.00	0.00	0.00	0.00
多发性骨髓瘤	0.00	0.00	4.44	0.00	0.00	0.00
淀粉样变肾病	0.00	0.00	0.00	–	–	–
溶血性尿毒症综合征	0.00	0.00	0.00	0.00	0.00	0.00
血栓性血小板减少性紫癜	0.00	0.00	0.00	–	–	–
丙肝相关性冷球蛋白血症	0.00	0.00	0.00	–	–	–

综合医院肾脏病科疑难病种（疾病合并治疗方法）病死率（%）

（参见第 29 页：说明 5）

疑难病种名称	三级综合医院			二级综合医院		
	25 分位	50 分位	75 分位	25 分位	50 分位	75 分位
急性肾功能不全	0.00	0.00	0.00	0.00	0.00	0.00
系统性红斑狼疮性肾炎	0.00	0.00	0.00	—	—	—
急进性肾炎	0.00	0.00	0.00	—	—	—
原发性系统性小血管炎	0.00	0.00	0.00	—	—	—
多发性骨髓瘤	0.00	0.00	0.00	—	—	—
淀粉样变肾病	0.00	0.00	0.00	—	—	—
溶血性尿毒症综合征	0.00	0.00	0.00	—	—	—
血栓性血小板减少性紫癜	0.00	0.00	0.00	—	—	—
丙肝相关性冷球蛋白血症	—	—	—	—	—	—

2.6.4 平均住院日

综合医院肾脏病科疑难病种平均住院日（天）

疑难病种名称	三级综合医院			二级综合医院		
	25 分位	50 分位	75 分位	25 分位	50 分位	75 分位
急性肾功能不全	10.37	12.64	15.21	4.50	9.25	12.60
系统性红斑狼疮性肾炎	7.81	10.67	15.32	2.20	3.67	4.33
急进性肾炎	6.00	12.00	20.50	9.00	9.00	16.00
原发性系统性小血管炎	8.40	12.38	16.78	8.50	10.00	13.00
多发性骨髓瘤	10.89	14.17	18.40	5.80	9.16	12.75
淀粉样变肾病	8.00	10.25	18.00	—	—	—
溶血性尿毒症综合征	4.00	6.00	13.20	9.50	9.50	9.50
血栓性血小板减少性紫癜	4.00	10.00	16.25	—	—	—
丙肝相关性冷球蛋白血症	11.00	11.00	17.00	—	—	—

综合医院肾脏病科疑难病种（疾病合并治疗方法）平均住院日（天）

（参见第 29 页：说明 5）

疑难病种名称	三级综合医院			二级综合医院		
	25 分位	50 分位	75 分位	25 分位	50 分位	75 分位
急性肾功能不全	13.67	17.00	22.00	24.00	24.00	32.00
系统性红斑狼疮性肾炎	15.25	22.00	30.00	—	—	—
急进性肾炎	8.00	18.00	32.00	—	—	—
原发性系统性小血管炎	18.67	27.75	35.00	—	—	—
多发性骨髓瘤	9.00	13.00	28.85	—	—	—
淀粉样变肾病	14.00	14.00	14.00	—	—	—

疑难病种名称	三级综合医院			二级综合医院		
	25 分位	50 分位	75 分位	25 分位	50 分位	75 分位
溶血性尿毒症综合征	7.00	9.00	16.00	–	–	–
血栓性血小板减少性紫癜	7.00	20.00	22.00	–	–	–
丙肝相关性冷球蛋白血症	–	–	–	–	–	–

2.6.5 平均住院费用

综合医院肾脏病科疑难病种平均住院费用（元）

疑难病种名称	三级综合医院			二级综合医院		
	25 分位	50 分位	75 分位	25 分位	50 分位	75 分位
急性肾功能不全	11362.38	15509.96	21783.28	3454.40	7115.00	11125.02
系统性红斑狼疮性肾炎	4557.38	8809.36	12456.11	954.33	2350.11	2570.71
急进性肾炎	6516.00	12408.00	44292.30	3808.00	3808.00	7549.13
原发性系统性小血管炎	6504.96	11140.02	18624.66	6757.26	7898.40	12706.61
多发性骨髓瘤	9377.48	15126.55	21455.52	4273.62	6877.11	10171.20
淀粉样变肾病	6416.56	9433.92	16033.89	–	–	–
溶血性尿毒症综合征	5734.21	15927.48	41123.83	6806.05	6806.05	6806.05
血栓性血小板减少性紫癜	7629.71	18136.67	49978.70	–	–	–
丙肝相关性冷球蛋白血症	12629.59	12629.59	17879.42	–	–	–

综合医院肾脏病科疑难病种（疾病合并治疗方法）平均住院费用（元）

（参见第 29 页：说明 5）

疑难病种名称	三级综合医院			二级综合医院		
	25 分位	50 分位	75 分位	25 分位	50 分位	75 分位
急性肾功能不全	16645.92	21711.70	24425.70	15197.95	15197.95	22553.29
系统性红斑狼疮性肾炎	22849.90	30214.55	70999.88	–	–	–
急进性肾炎	9287.51	13274.45	44292.30	–	–	–
原发性系统性小血管炎	24961.80	33169.09	74512.46	–	–	–
多发性骨髓瘤	12612.69	19954.95	30363.66	–	–	–
淀粉样变肾病	11065.46	11065.46	11065.46	–	–	–
溶血性尿毒症综合征	11983.21	37457.79	58047.66	–	–	–
血栓性血小板减少性紫癜	47424.19	77220.37	83521.48	–	–	–
丙肝相关性冷球蛋白血症	–	–	–	–	–	–

2.6.6 药占比

综合医院肾脏病科疑难病种药占比（%）

疑难病种名称	三级综合医院			二级综合医院		
	25 分位	50 分位	75 分位	25 分位	50 分位	75 分位
急性肾功能不全	31.34	37.60	44.41	22.45	30.72	40.26
系统性红斑狼疮性肾炎	36.07	45.25	53.06	37.66	42.23	54.74
急进性肾炎	26.24	37.80	45.40	45.96	45.96	63.96
原发性系统性小血管炎	34.21	44.08	49.43	27.94	37.48	43.50
多发性骨髓瘤	37.53	49.28	58.81	37.78	48.27	55.36
淀粉样变肾病	24.36	37.92	58.53	–	–	–
溶血性尿毒症综合征	9.34	26.93	41.54	19.33	19.33	19.33
血栓性血小板减少性紫癜	19.21	28.51	45.01	–	–	–
丙肝相关性冷球蛋白血症	18.04	18.04	22.94	–	–	–

综合医院肾脏病科疑难病种（疾病合并治疗方法）药占比（%）

（参见第 29 页：说明 5）

疑难病种名称	三级综合医院			二级综合医院		
	25 分位	50 分位	75 分位	25 分位	50 分位	75 分位
急性肾功能不全	26.67	32.34	45.56	14.87	14.87	39.91
系统性红斑狼疮性肾炎	31.05	38.22	50.76	–	–	–
急进性肾炎	16.24	21.22	42.11	–	–	–
原发性系统性小血管炎	26.55	29.26	39.94	–	–	–
多发性骨髓瘤	25.81	37.80	52.72	–	–	–
淀粉样变肾病	34.03	34.03	34.03	–	–	–
溶血性尿毒症综合征	12.94	14.26	15.95	–	–	–
血栓性血小板减少性紫癜	21.95	30.37	31.76	–	–	–
丙肝相关性冷球蛋白血症	–	–	–	–	–	–

2.6.7 耗材占比

综合医院肾脏病科疑难病种耗材占比（%）

疑难病种名称	三级综合医院			二级综合医院		
	25 分位	50 分位	75 分位	25 分位	50 分位	75 分位
急性肾功能不全	1.40	7.84	12.28	1.60	5.75	10.58
系统性红斑狼疮性肾炎	1.37	3.49	6.08	0.00	0.96	1.64
急进性肾炎	0.00	2.59	7.84	0.55	0.55	2.10
原发性系统性小血管炎	0.37	2.78	5.56	0.00	2.74	4.55
多发性骨髓瘤	1.05	3.30	6.00	0.02	2.50	4.80

疑难病种名称	三级综合医院			二级综合医院		
	25 分位	50 分位	75 分位	25 分位	50 分位	75 分位
淀粉样变肾病	0.27	2.61	8.44	–	–	–
溶血性尿毒症综合征	0.00	3.28	10.29	0.00	0.00	0.00
血栓性血小板减少性紫癜	0.00	5.30	11.69	–	–	–
丙肝相关性冷球蛋白血症	4.23	4.23	23.31	–	–	–

综合医院肾脏病科疑难病种（疾病合并治疗方法）耗材占比（%）

（参见第 29 页：说明 5）

疑难病种名称	三级综合医院			二级综合医院		
	25 分位	50 分位	75 分位	25 分位	50 分位	75 分位
急性肾功能不全	0.00	6.41	13.39	0.00	0.00	5.74
系统性红斑狼疮性肾炎	0.00	5.53	10.51	–	–	–
急进性肾炎	0.42	7.28	15.74	–	–	–
原发性系统性小血管炎	4.29	9.80	17.03	–	–	–
多发性骨髓瘤	1.94	5.24	10.09	–	–	–
淀粉样变肾病	24.39	24.39	24.39	–	–	–
溶血性尿毒症综合征	14.03	19.54	27.92	–	–	–
血栓性血小板减少性紫癜	0.00	8.90	12.32	–	–	–
丙肝相关性冷球蛋白血症	–	–	–	–	–	–

2.6.8 抗菌药物使用率

综合医院肾脏病科疑难病种抗菌药物使用率（%）

疑难病种名称	三级综合医院			二级综合医院		
	25 分位	50 分位	75 分位	25 分位	50 分位	75 分位
急性肾功能不全	37.50	52.27	67.57	0.00	40.00	63.64
系统性红斑狼疮性肾炎	0.00	31.58	50.00	0.00	0.00	0.00
急进性肾炎	25.00	75.00	100.00	100.00	100.00	100.00
原发性系统性小血管炎	14.29	50.00	66.67	33.33	50.00	60.00
多发性骨髓瘤	20.00	39.13	54.55	17.39	25.00	40.00
淀粉样变肾病	0.00	0.00	66.67	–	–	–
溶血性尿毒症综合征	0.00	50.00	66.67	–	–	–
血栓性血小板减少性紫癜	0.00	50.00	100.00	–	–	–
丙肝相关性冷球蛋白血症	0.00	0.00	100.00	–	–	–

综合医院肾脏病科疑难病种（疾病合并治疗方法）抗菌药物使用率（%）

（参见第 29 页：说明 5）

疑难病种名称	三级综合医院			二级综合医院		
	25 分位	50 分位	75 分位	25 分位	50 分位	75 分位
急性肾功能不全	40.00	66.67	84.62	0.00	0.00	100.00
系统性红斑狼疮性肾炎	55.00	66.67	100.00	-	-	-
急进性肾炎	0.00	100.00	100.00	-	-	-
原发性系统性小血管炎	0.00	50.00	75.00	-	-	-
多发性骨髓瘤	0.00	33.33	100.00	-	-	-
淀粉样变肾病	-	-	-	-	-	-
溶血性尿毒症综合征	0.00	0.00	100.00	-	-	-
血栓性血小板减少性紫癜	0.00	0.00	100.00	-	-	-
丙肝相关性冷球蛋白血症	-	-	-	-	-	-

2.7 内分泌科

2.7.1 出院人次

综合医院内分泌科疑难病种出院人次

疑难病种名称	三级综合医院			二级综合医院		
	25 分位	50 分位	75 分位	25 分位	50 分位	75 分位
原发性甲状旁腺功能亢进症	1	2	2	1	1	1
垂体 TSH 肿瘤	1	1	1	-	-	-
假性甲状旁腺功能减退	1	1	2	1	1	1
Cushing 综合征	1	2	4	1	1	1
原发性醛固酮增多症	1	2	4	1	1	2
垂体前叶功能减退危象	1	2	6	1	1	1
甲亢危象	1	1	2	1	1	3
多发性内分泌腺肿瘤综合征 1 型	1	1	1	-	-	-
肥胖生殖无能综合征	1	1	1	-	-	-
17-羟化酶缺乏症	1	1	6	-	-	-
21-羟化酶缺乏症	1	1	3	-	-	-
先天性卵巢发育不全综合征	1	1	1	-	-	-

综合医院内分泌科疑难病种（疾病合并治疗方法）出院人次

（参见第 29 页：说明 5）

疑难病种名称	三级综合医院			二级综合医院		
	25 分位	50 分位	75 分位	25 分位	50 分位	75 分位
原发性甲状旁腺功能亢进症	1	1	1	–	–	–
垂体 TSH 肿瘤	–	–	–	–	–	–
假性甲状旁腺功能减退	–	–	–	–	–	–
Cushing 综合征	–	–	–	–	–	–
原发性醛固酮增多症	1	1	2	2	2	2
垂体前叶功能减退危象	–	–	–	–	–	–
甲亢危象	–	–	–	–	–	–
多发性内分泌腺肿瘤综合征 1 型	1	1	1	–	–	–
肥胖生殖无能综合征	1	1	1	–	–	–
17-羟化酶缺乏症	1	1	6	–	–	–
21-羟化酶缺乏症	–	–	–	–	–	–
先天性卵巢发育不全综合征	1	1	1	–	–	–

2.7.2 疾病构成

综合医院内分泌科疑难病种疾病构成（%）

疑难病种名称	三级综合医院			二级综合医院		
	25 分位	50 分位	75 分位	25 分位	50 分位	75 分位
原发性甲状旁腺功能亢进症	0.00	0.00	0.00	0.00	0.00	0.01
垂体 TSH 肿瘤	0.00	0.00	0.00	–	–	–
假性甲状旁腺功能减退	0.00	0.00	0.00	0.00	0.00	0.00
Cushing 综合征	0.00	0.00	0.01	0.00	0.00	0.00
原发性醛固酮增多症	0.00	0.01	0.01	0.00	0.01	0.01
垂体前叶功能减退危象	0.00	0.00	0.01	0.00	0.00	0.00
甲亢危象	0.00	0.00	0.01	0.00	0.01	0.01
多发性内分泌腺肿瘤综合征 1 型	0.00	0.00	0.00	–	–	–
肥胖生殖无能综合征	0.00	0.00	0.00	–	–	–
17-羟化酶缺乏症	0.00	0.00	0.01	–	–	–
21-羟化酶缺乏症	0.00	0.00	0.01	–	–	–
先天性卵巢发育不全综合征	0.00	0.00	0.00	–	–	–

综合医院内分泌科疑难病种（疾病合并治疗方法）疾病构成（%）

（参见第 29 页：说明 5）

疑难病种名称	三级综合医院			二级综合医院		
	25 分位	50 分位	75 分位	25 分位	50 分位	75 分位
原发性甲状旁腺功能亢进症	0.00	0.00	0.00	–	–	–
垂体 TSH 肿瘤	–	–	–	–	–	–
假性甲状旁腺功能减退	–	–	–	–	–	–
Cushing 综合征	–	–	–	–	–	–
原发性醛固酮增多症	0.00	0.00	0.00	0.00	0.00	0.00
垂体前叶功能减退危象	–	–	–	–	–	–
甲亢危象	–	–	–	–	–	–
多发性内分泌腺肿瘤综合征 1 型	0.00	0.00	0.00	–	–	–
肥胖生殖无能综合征	0.00	0.00	0.00	–	–	–
17-羟化酶缺乏症	0.00	0.00	0.01	–	–	–
21-羟化酶缺乏症	–	–	–	–	–	–
先天性卵巢发育不全综合征	0.00	0.00	0.00	–	–	–

2.7.3 病死率

综合医院内分泌科疑难病种病死率（%）

疑难病种名称	三级综合医院			二级综合医院		
	25 分位	50 分位	75 分位	25 分位	50 分位	75 分位
原发性甲状旁腺功能亢进症	0.00	0.00	0.00	0.00	0.00	0.00
垂体 TSH 肿瘤	0.00	0.00	0.00	–	–	–
假性甲状旁腺功能减退	0.00	0.00	0.00	0.00	0.00	0.00
Cushing 综合征	0.00	0.00	0.00	0.00	0.00	0.00
原发性醛固酮增多症	0.00	0.00	0.00	0.00	0.00	0.00
垂体前叶功能减退危象	0.00	0.00	0.00	0.00	0.00	0.00
甲亢危象	0.00	0.00	0.00	0.00	0.00	0.00
多发性内分泌腺肿瘤综合征 1 型	0.00	0.00	0.00	–	–	–
肥胖生殖无能综合征	0.00	0.00	0.00	–	–	–
17-羟化酶缺乏症	0.00	0.00	0.00	–	–	–
21-羟化酶缺乏症	0.00	0.00	0.00	–	–	–
先天性卵巢发育不全综合征	0.00	0.00	0.00	–	–	–

综合医院内分泌科疑难病种（疾病合并治疗方法）病死率（%）

（参见第 29 页：说明 5）

疑难病种名称	三级综合医院			二级综合医院		
	25 分位	50 分位	75 分位	25 分位	50 分位	75 分位
原发性甲状旁腺功能亢进症	0.00	0.00	0.00	–	–	–
垂体 TSH 肿瘤	–	–	–	–	–	–
假性甲状旁腺功能减退	–	–	–	–	–	–
Cushing 综合征	–	–	–	–	–	–
原发性醛固酮增多症	0.00	0.00	0.00	0.00	0.00	0.00
垂体前叶功能减退危象	–	–	–	–	–	–
甲亢危象						
多发性内分泌腺肿瘤综合征 1 型	0.00	0.00	0.00			
肥胖生殖无能综合征	0.00	0.00	0.00			
17-羟化酶缺乏症	0.00	0.00	0.00			
21-羟化酶缺乏症	–	–	–			
先天性卵巢发育不全综合征	0.00	0.00	0.00			

2.7.4　平均住院日

综合医院内分泌科疑难病种平均住院日（天）

疑难病种名称	三级综合医院			二级综合医院		
	25 分位	50 分位	75 分位	25 分位	50 分位	75 分位
原发性甲状旁腺功能亢进症	7.00	10.25	13.00	7.00	11.00	12.00
垂体 TSH 肿瘤	22.00	22.00	22.00	–	–	–
假性甲状旁腺功能减退	6.00	9.50	11.00	3.00	3.00	3.00
Cushing 综合征	6.40	10.25	14.00	8.00	8.00	12.00
原发性醛固酮增多症	8.33	11.00	15.00	7.00	8.00	19.50
垂体前叶功能减退危象	4.00	7.00	10.00	2.50	8.00	9.00
甲亢危象	5.50	9.00	13.00	4.00	5.00	8.67
多发性内分泌腺肿瘤综合征 1 型	8.00	9.00	17.00	–	–	–
肥胖生殖无能综合征	4.00	5.00	7.00	–	–	–
17-羟化酶缺乏症	10.50	10.50	11.00	–	–	–
21-羟化酶缺乏症	1.00	5.25	15.33	–	–	–
先天性卵巢发育不全综合征	4.00	7.00	9.00	–	–	–

综合医院内分泌科疑难病种（疾病合并治疗方法）平均住院日（天）

（参见第 29 页：说明 5）

疑难病种名称	三级综合医院			二级综合医院		
	25 分位	50 分位	75 分位	25 分位	50 分位	75 分位
原发性甲状旁腺功能亢进症	9.00	12.00	18.00	–	–	–
垂体 TSH 肿瘤	–	–	–	–	–	–
假性甲状旁腺功能减退	–	–	–	–	–	–
Cushing 综合征	–	–	–	–	–	–
原发性醛固酮增多症	14.00	18.00	24.00	19.50	19.50	19.50
垂体前叶功能减退危象	–	–	–	–	–	–
甲亢危象	–	–	–	–	–	–
多发性内分泌腺肿瘤综合征 1 型	8.00	9.00	17.00	–	–	–
肥胖生殖无能综合征	4.00	5.00	7.00	–	–	–
17-羟化酶缺乏症	10.50	10.50	11.00	–	–	–
21-羟化酶缺乏症	–	–	–	–	–	–
先天性卵巢发育不全综合征	4.00	7.00	9.00	–	–	–

2.7.5 平均住院费用

综合医院内分泌科疑难病种平均住院费用（元）

疑难病种名称	三级综合医院			二级综合医院		
	25 分位	50 分位	75 分位	25 分位	50 分位	75 分位
原发性甲状旁腺功能亢进症	5803.41	10114.26	16378.76	3240.38	8658.33	8997.53
垂体 TSH 肿瘤	11635.83	11635.83	11635.83	–	–	–
假性甲状旁腺功能减退	4238.39	5373.50	8833.06	1971.33	1971.33	1971.33
Cushing 综合征	4183.20	7291.59	10792.42	2412.87	4946.57	10486.21
原发性醛固酮增多症	5337.00	8026.32	12129.89	3924.57	8655.76	20416.64
垂体前叶功能减退危象	3431.02	4905.52	8375.40	1025.58	3872.93	5866.88
甲亢危象	4141.01	7512.89	13448.81	2324.92	3124.11	3452.92
多发性内分泌腺肿瘤综合征 1 型	10243.40	12016.08	17151.86	–	–	–
肥胖生殖无能综合征	3180.67	3656.83	3897.72	–	–	–
17-羟化酶缺乏症	11591.41	11591.41	11591.41	–	–	–
21-羟化酶缺乏症	1309.00	3090.36	14303.62	–	–	–
先天性卵巢发育不全综合征	3756.54	4894.69	6271.32	–	–	–

综合医院内分泌科疑难病种（疾病合并治疗方法）平均住院费用（元）

（参见第 29 页：说明 5）

疑难病种名称	三级综合医院			二级综合医院		
	25 分位	50 分位	75 分位	25 分位	50 分位	75 分位
原发性甲状旁腺功能亢进症	12159.48	16378.76	25355.15	–	–	–
垂体 TSH 肿瘤	–	–	–	–	–	–
假性甲状旁腺功能减退	–	–	–	–	–	–
Cushing 综合征	–	–	–	–	–	–
原发性醛固酮增多症	19297.17	22361.15	27143.86	20437.41	20437.41	20437.41
垂体前叶功能减退危象	–	–	–	–	–	–
甲亢危象	–	–	–	–	–	–
多发性内分泌腺肿瘤综合征 1 型	10243.40	12016.08	17151.86	–	–	–
肥胖生殖无能综合征	3180.67	3656.83	3897.72	–	–	–
17-羟化酶缺乏症	11591.41	11591.41	11591.41	–	–	–
21-羟化酶缺乏症	–	–	–	–	–	–
先天性卵巢发育不全综合征	3756.54	4894.69	6271.32	–	–	–

2.7.6 药占比

综合医院内分泌科疑难病种药占比（%）

疑难病种名称	三级综合医院			二级综合医院		
	25 分位	50 分位	75 分位	25 分位	50 分位	75 分位
原发性甲状旁腺功能亢进症	13.39	26.09	40.27	0.00	20.64	39.11
垂体 TSH 肿瘤	12.63	12.63	12.63	–	–	–
假性甲状旁腺功能减退	12.23	24.57	40.96	0.96	0.96	0.96
Cushing 综合征	10.52	22.78	33.15	12.71	25.40	39.54
原发性醛固酮增多症	15.87	25.35	35.59	27.60	30.37	31.95
垂体前叶功能减退危象	6.46	25.42	34.27	8.00	22.42	28.62
甲亢危象	20.26	30.67	44.21	10.92	16.72	35.64
多发性内分泌腺肿瘤综合征 1 型	13.15	24.12	33.66	–	–	–
肥胖生殖无能综合征	1.47	9.27	27.95	–	–	–
17-羟化酶缺乏症	30.51	30.51	30.51	–	–	–
21-羟化酶缺乏症	0.00	41.85	51.69	–	–	–
先天性卵巢发育不全综合征	1.15	4.98	17.44	–	–	–

综合医院内分泌科疑难病种（疾病合并治疗方法）药占比（%）

（参见第 29 页：说明 5）

疑难病种名称	三级综合医院			二级综合医院		
	25 分位	50 分位	75 分位	25 分位	50 分位	75 分位
原发性甲状旁腺功能亢进症	15.68	21.52	30.29	–	–	–
垂体 TSH 肿瘤	–	–	–	–	–	–
假性甲状旁腺功能减退	–	–	–	–	–	–
Cushing 综合征	–	–	–	–	–	–
原发性醛固酮增多症	15.30	23.95	34.44	31.34	31.34	31.34
垂体前叶功能减退危象	–	–	–	–	–	–
甲亢危象	–	–	–	–	–	–
多发性内分泌腺肿瘤综合征 1 型	13.15	24.12	33.66	–	–	–
肥胖生殖无能综合征	1.47	9.27	27.95	–	–	–
17-羟化酶缺乏症	30.51	30.51	30.51	–	–	–
21-羟化酶缺乏症	–	–	–	–	–	–
先天性卵巢发育不全综合征	1.15	4.98	17.44	–	–	–

2.7.7 耗材占比

综合医院内分泌科疑难病种耗材占比（%）

疑难病种名称	三级综合医院			二级综合医院		
	25 分位	50 分位	75 分位	25 分位	50 分位	75 分位
原发性甲状旁腺功能亢进症	0.71	3.30	10.59	0.00	0.00	0.14
垂体 TSH 肿瘤	0.00	0.00	0.00	–	–	–
假性甲状旁腺功能减退	0.43	1.52	7.09	6.77	6.77	6.77
Cushing 综合征	0.00	2.49	4.69	0.00	0.97	4.79
原发性醛固酮增多症	0.33	2.40	7.38	1.35	2.17	10.80
垂体前叶功能减退危象	0.11	2.42	5.13	0.00	0.00	3.70
甲亢危象	0.56	3.05	7.18	0.00	0.58	3.90
多发性内分泌腺肿瘤综合征 1 型	0.93	4.86	7.80	–	–	–
肥胖生殖无能综合征	0.39	1.18	1.29	–	–	–
17-羟化酶缺乏症	6.88	6.88	6.88	–	–	–
21-羟化酶缺乏症	0.00	0.00	10.01	–	–	–
先天性卵巢发育不全综合征	0.10	1.17	2.24	–	–	–

综合医院内分泌科疑难病种（疾病合并治疗方法）耗材占比（%）

（参见第 29 页：说明 5）

疑难病种名称	三级综合医院			二级综合医院		
	25 分位	50 分位	75 分位	25 分位	50 分位	75 分位
原发性甲状旁腺功能亢进症	2.38	11.51	16.21	–	–	–
垂体 TSH 肿瘤	–	–	–	–	–	–
假性甲状旁腺功能减退	–	–	–	–	–	–
Cushing 综合征	–	–	–	–	–	–
原发性醛固酮增多症	0.00	14.94	26.44	10.80	10.80	10.80
垂体前叶功能减退危象	–	–	–	–	–	–
甲亢危象	–	–	–	–	–	–
多发性内分泌腺肿瘤综合征 1 型	0.93	4.86	7.80	–	–	–
肥胖生殖无能综合征	0.39	1.18	1.29	–	–	–
17-羟化酶缺乏症	6.88	6.88	6.88	–	–	–
21-羟化酶缺乏症	–	–	–	–	–	–
先天性卵巢发育不全综合征	0.10	1.17	2.24	–	–	–

2.7.8 抗菌药物使用率

综合医院内分泌科疑难病种抗菌药物使用率（%）

疑难病种名称	三级综合医院			二级综合医院		
	25 分位	50 分位	75 分位	25 分位	50 分位	75 分位
原发性甲状旁腺功能亢进症	0.00	0.00	0.00	100.00	100.00	100.00
垂体 TSH 肿瘤	0.00	0.00	0.00	–	–	–
假性甲状旁腺功能减退	0.00	0.00	0.00	0.00	0.00	0.00
Cushing 综合征	0.00	0.00	40.91	0.00	0.00	100.00
原发性醛固酮增多症	0.00	0.00	0.00	0.00	0.00	100.00
垂体前叶功能减退危象	0.00	0.00	33.33	0.00	0.00	0.00
甲亢危象	0.00	22.22	100.00	0.00	0.00	16.13
多发性内分泌腺肿瘤综合征 1 型	0.00	0.00	0.00	–	–	–
肥胖生殖无能综合征	0.00	0.00	100.00	–	–	–
17-羟化酶缺乏症	0.00	0.00	0.00	–	–	–
21-羟化酶缺乏症	25.00	25.00	25.00	–	–	–
先天性卵巢发育不全综合征	0.00	0.00	60.00	–	–	–

综合医院内分泌科疑难病种（疾病合并治疗方法）抗菌药物使用率（%）

（参见第 29 页：说明 5）

疑难病种名称	三级综合医院			二级综合医院		
	25 分位	50 分位	75 分位	25 分位	50 分位	75 分位
原发性甲状旁腺功能亢进症	0.00	0.00	0.00	–	–	–
垂体 TSH 肿瘤	–	–	–	–	–	–
假性甲状旁腺功能减退	–	–	–	–	–	–
Cushing 综合征	–	–	–	–	–	–
原发性醛固酮增多症	0.00	0.00	66.67	100.00	100.00	100.00
垂体前叶功能减退危象	–	–	–	–	–	–
甲亢危象	–	–	–	–	–	–
多发性内分泌腺肿瘤综合征 1 型	0.00	0.00	0.00	–	–	–
肥胖生殖无能综合征	0.00	0.00	100.00	–	–	–
17-羟化酶缺乏症	0.00	0.00	0.00	–	–	–
21-羟化酶缺乏症	–	–	–	–	–	–
先天性卵巢发育不全综合征	0.00	0.00	60.00	–	–	–

2.8 普通外科

2.8.1 出院人次

综合医院普通外科疑难病种出院人次

疑难病种名称	三级综合医院			二级综合医院		
	25 分位	50 分位	75 分位	25 分位	50 分位	75 分位
上消化道出血	164	274	406	80	153	269
梗阻性黄疸、急性重症胆管炎	38	78	138	11	23	39
低位直肠癌	38	73	155	12	23	55
胆管癌、肝癌、胆囊癌	66	135	265	25	42	114
重症急性胰腺炎	97	153	245	42	69	125
胰头癌	3	6	10	1	3	5
胰体尾恶性肿瘤	1	2	4	1	1	2
肝门胆管癌	7	16	31	3	5	14
后腹膜肿瘤	1	2	4	1	1	2
炎性乳腺癌或Ⅲ期乳腺癌	51	116	252	15	31	63
胃恶性肿瘤	72	137	271	29	47	88
复发转移胃癌的综合治疗	75	149	294	32	47	87
肠系膜血管缺血性疾病	4	10	23	1	2	4
良性十二指肠淤滞症	1	1	2	1	1	1
复杂肝内外胆管结石包括数次胆道术后	2	4	17	1	3	6
结直肠癌局部晚期及肝转移	5	11	22	2	3	9

疑难病种名称	三级综合医院			二级综合医院		
	25 分位	50 分位	75 分位	25 分位	50 分位	75 分位
肠外瘘	2	3	7	1	2	3
医源性胆道损伤及肝门部胆管狭窄	6	12	36	1	3	10
慢传输型便秘	5	10	19	2	6	14
肢体动脉栓塞取栓术后血栓复发	11	33	98	3	10	29
胃肠间质瘤的综合治疗	667	1398	2344	208	425	641

综合医院普通外科疑难病种（疾病合并治疗方法）出院人次

（参见第 29 页：说明 5）

疑难病种名称	三级综合医院			二级综合医院		
	25 分位	50 分位	75 分位	25 分位	50 分位	75 分位
上消化道出血	3	7	12	1	1	3
梗阻性黄疸、急性重症胆管炎	6	16	44	1	3	11
低位直肠癌	8	22	55	2	4	11
胆管癌、肝癌、胆囊癌	5	12	26	2	3	6
重症急性胰腺炎	1	1	2	–	–	–
胰头癌	1	2	3	1	1	1
胰体尾恶性肿瘤	1	1	2	1	1	1
肝门胆管癌	1	3	7	1	2	3
后腹膜肿瘤	1	2	2	1	1	1
炎性乳腺癌或 Ⅲ 期乳腺癌	20	51	138	6	13	28
胃恶性肿瘤	10	30	71	3	5	12
复发转移胃癌的综合治疗	12	36	82	3	7	15
肠系膜血管缺血性疾病	1	2	5	1	1	2
良性十二指肠淤滞症	1	1	1	–	–	–
复杂肝内外胆管结石包括数次胆道术后	1	3	11	1	1	1
结直肠癌局部晚期及肝转移	1	2	5	2	2	3
肠外瘘	1	2	3	1	1	2
医源性胆道损伤及肝门部胆管狭窄	2	3	11	1	2	3
慢传输型便秘	1	1	2	–	–	–
肢体动脉栓塞取栓术后血栓复发	1	1	4	1	1	1
胃肠间质瘤的综合治疗	5	10	24	1	2	5

2.8.2 疾病构成

综合医院普通外科疑难病种疾病构成（%）

疑难病种名称	三级综合医院			二级综合医院		
	25 分位	50 分位	75 分位	25 分位	50 分位	75 分位
上消化道出血	0.50	0.66	0.87	0.50	0.66	0.92
梗阻性黄疸、急性重症胆管炎	0.12	0.19	0.28	0.06	0.09	0.16
低位直肠癌	0.13	0.19	0.29	0.07	0.10	0.16
胆管癌、肝癌、胆囊癌	0.23	0.33	0.48	0.14	0.24	0.35
重症急性胰腺炎	0.27	0.37	0.54	0.25	0.35	0.47
胰头癌	0.01	0.01	0.02	0.01	0.01	0.02
胰体尾恶性肿瘤	0.00	0.00	0.01	0.00	0.00	0.01
肝门胆管癌	0.02	0.04	0.06	0.01	0.02	0.03
后腹膜肿瘤	0.00	0.01	0.01	0.00	0.00	0.01
炎性乳腺癌或Ⅲ期乳腺癌	0.16	0.29	0.46	0.08	0.12	0.26
胃恶性肿瘤	0.24	0.39	0.54	0.14	0.23	0.37
复发转移胃癌的综合治疗	0.25	0.39	0.56	0.14	0.21	0.37
肠系膜血管缺血性疾病	0.01	0.02	0.04	0.01	0.01	0.02
良性十二指肠淤滞症	0.00	0.00	0.00	0.00	0.00	0.00
复杂肝内外胆管结石包括数次胆道术后	0.00	0.01	0.04	0.01	0.01	0.02
结直肠癌局部晚期及肝转移	0.01	0.03	0.05	0.00	0.01	0.04
肠外瘘	0.00	0.01	0.01	0.00	0.01	0.01
医源性胆道损伤及肝门部胆管狭窄	0.01	0.03	0.07	0.01	0.02	0.03
慢传输型便秘	0.01	0.02	0.04	0.01	0.02	0.04
肢体动脉栓塞取栓术后血栓复发	0.03	0.07	0.19	0.02	0.05	0.16
胃肠间质瘤的综合治疗	2.26	3.23	4.47	1.40	1.82	2.38

综合医院普通外科疑难病种（疾病合并治疗方法）疾病构成（%）

（参见第 29 页：说明 5）

疑难病种名称	三级综合医院			二级综合医院		
	25 分位	50 分位	75 分位	25 分位	50 分位	75 分位
上消化道出血	0.01	0.01	0.02	0.00	0.01	0.01
梗阻性黄疸、急性重症胆管炎	0.02	0.04	0.08	0.01	0.01	0.02
低位直肠癌	0.02	0.06	0.10	0.01	0.02	0.04
胆管癌、肝癌、胆囊癌	0.01	0.03	0.06	0.01	0.01	0.02
重症急性胰腺炎	0.00	0.00	0.00	－	－	－
胰头癌	0.00	0.00	0.01	0.00	0.00	0.00
胰体尾恶性肿瘤	0.00	0.00	0.00	0.00	0.00	0.00
肝门胆管癌	0.00	0.01	0.01	0.00	0.00	0.01

疑难病种名称	三级综合医院			二级综合医院		
	25分位	50分位	75分位	25分位	50分位	75分位
后腹膜肿瘤	0.00	0.00	0.00	0.00	0.00	0.01
炎性乳腺癌或Ⅲ期乳腺癌	0.07	0.14	0.25	0.03	0.06	0.09
胃恶性肿瘤	0.03	0.07	0.15	0.01	0.02	0.04
复发转移胃癌的综合治疗	0.04	0.09	0.17	0.02	0.03	0.05
肠系膜血管缺血性疾病	0.00	0.01	0.01	0.00	0.00	0.01
良性十二指肠淤滞症	0.00	0.00	0.00	–	–	–
复杂肝内外胆管结石包括数次胆道术后	0.00	0.01	0.02	0.00	0.01	0.01
结直肠癌局部晚期及肝转移	0.00	0.01	0.01	0.01	0.01	0.01
肠外瘘	0.00	0.00	0.00	0.00	0.00	0.00
医源性胆道损伤及肝门部胆管狭窄	0.00	0.01	0.02	0.00	0.01	0.01
慢传输型便秘	0.00	0.00	0.00	–	–	–
肢体动脉栓塞取栓术后血栓复发	0.00	0.00	0.01	0.00	0.00	0.00
胃肠间质瘤的综合治疗	0.01	0.03	0.04	0.01	0.01	0.02

2.8.3 病死率

综合医院普通外科疑难病种病死率（%）

疑难病种名称	三级综合医院			二级综合医院		
	25分位	50分位	75分位	25分位	50分位	75分位
上消化道出血	0.45	1.49	2.82	0.00	0.28	1.75
梗阻性黄疸、急性重症胆管炎	0.00	0.00	1.04	0.00	0.00	0.00
低位直肠癌	0.00	1.29	4.29	0.00	0.00	1.49
胆管癌、肝癌、胆囊癌	0.90	4.93	12.36	0.00	1.01	8.00
重症急性胰腺炎	0.00	0.00	0.74	0.00	0.00	0.00
胰头癌	0.00	0.00	9.09	0.00	0.00	0.00
胰体尾恶性肿瘤	0.00	0.00	0.00	0.00	0.00	0.00
肝门胆管癌	0.00	0.00	8.33	0.00	0.00	0.00
后腹膜肿瘤	0.00	0.00	0.00	0.00	0.00	0.00
炎性乳腺癌或Ⅲ期乳腺癌	0.00	0.42	2.29	0.00	0.00	0.00
胃恶性肿瘤	0.35	2.47	6.11	0.00	0.00	2.44
复发转移胃癌的综合治疗	0.32	2.45	5.88	0.00	0.00	2.78
肠系膜血管缺血性疾病	0.00	0.00	0.00	0.00	0.00	0.00
良性十二指肠淤滞症	0.00	0.00	0.00	0.00	0.00	0.00
复杂肝内外胆管结石包括数次胆道术后	0.00	0.00	0.00	0.00	0.00	0.00
结直肠癌局部晚期及肝转移	0.00	4.17	18.18	0.00	0.00	12.50
肠外瘘	0.00	0.00	0.00	0.00	0.00	0.00
医源性胆道损伤及肝门部胆管狭窄	0.00	0.00	0.00	0.00	0.00	0.00
慢传输型便秘	0.00	0.00	0.00	0.00	0.00	0.00

疑难病种名称	三级综合医院			二级综合医院		
	25 分位	50 分位	75 分位	25 分位	50 分位	75 分位
肢体动脉栓塞取栓术后血栓复发	0.00	0.00	0.00	0.00	0.00	0.00
胃肠间质瘤的综合治疗	0.04	0.16	0.36	0.00	0.00	0.38

综合医院普通外科疑难病种（疾病合并治疗方法）病死率（%）

（参见第 29 页：说明 5）

疑难病种名称	三级综合医院			二级综合医院		
	25 分位	50 分位	75 分位	25 分位	50 分位	75 分位
上消化道出血	0.00	0.00	0.00	0.00	0.00	0.00
梗阻性黄疸、急性重症胆管炎	0.00	0.00	0.00	0.00	0.00	0.00
低位直肠癌	0.00	0.00	0.00	0.00	0.00	0.00
胆管癌、肝癌、胆囊癌	0.00	0.00	0.00	0.00	0.00	0.00
重症急性胰腺炎	0.00	0.00	0.00	–	–	–
胰头癌	0.00	0.00	0.00	0.00	0.00	0.00
胰体尾恶性肿瘤	0.00	0.00	0.00	0.00	0.00	0.00
肝门胆管癌	0.00	0.00	0.00	0.00	0.00	0.00
后腹膜肿瘤	0.00	0.00	0.00	0.00	0.00	0.00
炎性乳腺癌或Ⅲ期乳腺癌	0.00	0.00	0.00	0.00	0.00	0.00
胃恶性肿瘤	0.00	0.00	0.00	0.00	0.00	0.00
复发转移胃癌的综合治疗	0.00	0.00	0.00	0.00	0.00	0.00
肠系膜血管缺血性疾病	0.00	0.00	0.00	0.00	0.00	0.00
良性十二指肠淤滞症	0.00	0.00	0.00	–	–	–
复杂肝内外胆管结石包括数次胆道术后	0.00	0.00	0.00	0.00	0.00	0.00
结直肠癌局部晚期及肝转移	0.00	0.00	0.00	0.00	0.00	0.00
肠外瘘	0.00	0.00	0.00	0.00	0.00	0.00
医源性胆道损伤及肝门部胆管狭窄	0.00	0.00	0.00	0.00	0.00	0.00
慢传输型便秘	0.00	0.00	0.00	–	–	–
肢体动脉栓塞取栓术后血栓复发	0.00	0.00	0.00	0.00	0.00	0.00
胃肠间质瘤的综合治疗	0.00	0.00	0.00	0.00	0.00	0.00

2.8.4 平均住院日

综合医院普通外科疑难病种平均住院日（天）

疑难病种名称	三级综合医院			二级综合医院		
	25 分位	50 分位	75 分位	25 分位	50 分位	75 分位
上消化道出血	8.05	9.07	10.08	6.83	7.53	8.55
梗阻性黄疸、急性重症胆管炎	10.14	11.86	13.47	6.96	9.31	12.04
低位直肠癌	14.65	17.50	20.34	11.47	13.78	17.36

疑难病种名称	三级综合医院			二级综合医院		
	25 分位	50 分位	75 分位	25 分位	50 分位	75 分位
胆管癌、肝癌、胆囊癌	11.58	13.34	15.44	9.81	11.82	14.12
重症急性胰腺炎	9.59	11.24	12.72	7.68	9.23	10.40
胰头癌	10.50	14.83	19.50	7.33	12.89	16.25
胰体尾恶性肿瘤	11.00	15.60	21.50	4.00	11.33	20.00
肝门胆管癌	12.50	15.61	19.10	8.43	11.70	17.50
后腹膜肿瘤	9.00	12.50	18.00	7.00	11.00	16.00
炎性乳腺癌或Ⅲ期乳腺癌	11.74	15.11	18.62	8.13	12.00	16.80
胃恶性肿瘤	12.90	15.38	17.52	9.95	12.11	13.75
复发转移胃癌的综合治疗	12.85	15.35	17.09	9.97	12.09	13.75
肠系膜血管缺血性疾病	9.00	10.75	13.33	5.00	8.00	12.00
良性十二指肠淤滞症	6.50	8.00	12.00	4.00	6.00	7.25
复杂肝内外胆管结石包括数次胆道术后	8.49	11.11	13.94	5.50	9.00	10.25
结直肠癌局部晚期及肝转移	11.40	14.86	18.47	8.11	12.00	16.00
肠外瘘	13.67	20.00	27.00	9.00	14.00	22.33
医源性胆道损伤及肝门部胆管狭窄	8.25	11.30	13.69	6.50	8.15	11.03
慢传输型便秘	5.97	7.68	10.00	4.00	5.75	8.50
肢体动脉栓塞取栓术后血栓复发	9.00	10.70	13.80	6.96	9.85	12.69
胃肠间质瘤的综合治疗	8.38	9.38	10.37	7.00	7.88	8.47

综合医院普通外科疑难病种（疾病合并治疗方法）平均住院日（天）

（参见第 29 页：说明 5）

疑难病种名称	三级综合医院			二级综合医院		
	25 分位	50 分位	75 分位	25 分位	50 分位	75 分位
上消化道出血	13.50	16.94	22.25	12.00	17.00	20.50
梗阻性黄疸、急性重症胆管炎	14.73	17.34	21.17	13.57	17.18	22.00
低位直肠癌	21.35	24.26	28.96	19.33	22.50	26.00
胆管癌、肝癌、胆囊癌	18.20	21.63	25.29	15.00	19.00	22.40
重症急性胰腺炎	20.00	32.00	45.33	–	–	–
胰头癌	24.00	29.00	35.67	23.00	26.50	42.00
胰体尾恶性肿瘤	19.00	22.00	30.00	12.00	12.00	12.00
肝门胆管癌	16.00	20.92	25.00	12.00	15.00	22.00
后腹膜肿瘤	13.00	16.50	20.00	12.00	13.00	19.00
炎性乳腺癌或Ⅲ期乳腺癌	15.49	19.22	22.57	14.67	17.43	22.00
胃恶性肿瘤	21.00	24.27	28.65	19.20	22.00	26.80
复发转移胃癌的综合治疗	20.15	23.66	28.00	19.00	22.00	26.80
肠系膜血管缺血性疾病	11.40	15.67	19.33	13.00	16.00	18.00
良性十二指肠淤滞症	13.00	14.00	22.00	–	–	–

疑难病种名称	三级综合医院			二级综合医院		
	25 分位	50 分位	75 分位	25 分位	50 分位	75 分位
复杂肝内外胆管结石包括数次胆道术后	11.00	15.78	21.00	13.00	17.00	23.33
结直肠癌局部晚期及肝转移	18.25	23.00	29.00	15.50	19.33	21.50
肠外瘘	14.00	23.00	32.00	14.00	16.00	22.00
医源性胆道损伤及肝门部胆管狭窄	13.20	16.25	20.75	13.00	22.00	25.60
慢传输型便秘	16.50	21.00	25.00	–	–	–
肢体动脉栓塞取栓术后血栓复发	14.00	20.00	28.00	12.00	18.00	23.00
胃肠间质瘤的综合治疗	15.20	18.00	21.50	12.67	15.20	21.50

2.8.5 平均住院费用

综合医院普通外科疑难病种平均住院费用（元）

疑难病种名称	三级综合医院			二级综合医院		
	25 分位	50 分位	75 分位	25 分位	50 分位	75 分位
上消化道出血	9039.95	10850.21	14107.55	4993.14	6778.90	8531.74
梗阻性黄疸、急性重症胆管炎	13838.73	18923.21	23883.26	5004.66	8577.48	12187.37
低位直肠癌	20095.83	26001.21	34063.94	8322.07	13169.98	19402.09
胆管癌、肝癌、胆囊癌	13428.65	17507.47	24036.65	5672.24	7510.45	12764.77
重症急性胰腺炎	13252.70	16872.97	22423.19	6288.42	7816.53	11344.98
胰头癌	14003.05	22714.24	34985.51	4896.75	7566.78	15962.74
胰体尾恶性肿瘤	12392.04	21823.61	40487.49	3691.04	7091.13	16412.23
肝门胆管癌	16249.12	22820.68	32638.45	6423.55	8452.92	15211.15
后腹膜肿瘤	8348.45	14244.36	23442.58	4524.03	8967.66	20475.42
炎性乳腺癌或Ⅲ期乳腺癌	12489.58	16179.88	20582.57	5457.03	7756.67	15144.51
胃恶性肿瘤	17292.50	23392.87	30216.14	6887.60	10386.01	15919.83
复发转移胃癌的综合治疗	17047.41	22704.99	29020.84	6766.57	10338.58	15875.38
肠系膜血管缺血性疾病	9213.31	15960.42	23937.02	4126.88	7135.56	17190.69
良性十二指肠淤滞症	3839.67	6228.10	10864.18	2557.62	4965.07	5411.29
复杂肝内外胆管结石包括数次胆道术后	9687.83	15215.67	24357.56	4670.45	7324.50	9820.08
结直肠癌局部晚期及肝转移	14203.69	19275.46	28703.02	6107.34	10137.67	18239.22
肠外瘘	11823.08	21950.64	34134.78	3779.65	9034.27	13724.81
医源性胆道损伤及肝门部胆管狭窄	9464.35	14897.93	21432.62	4609.11	6057.00	10739.54
慢传输型便秘	4104.65	5380.89	7991.94	2620.36	3348.08	4422.07
肢体动脉栓塞取栓术后血栓复发	8763.21	12989.88	18187.74	3859.42	5819.89	9359.75
胃肠间质瘤的综合治疗	8159.13	9921.48	12207.05	4801.04	5825.11	7399.90

综合医院普通外科疑难病种（疾病合并治疗方法）平均住院费用（元）

（参见第 29 页：说明 5）

疑难病种名称	三级综合医院			二级综合医院		
	25 分位	50 分位	75 分位	25 分位	50 分位	75 分位
上消化道出血	29907.16	43398.06	57432.23	18790.02	31178.75	48637.58
梗阻性黄疸、急性重症胆管炎	24323.53	31456.79	37270.07	16294.30	21199.21	30581.19
低位直肠癌	37024.58	44355.83	55113.81	24117.00	31001.78	40281.24
胆管癌、肝癌、胆囊癌	29121.50	40072.16	49854.29	15546.12	24502.09	34732.61
重症急性胰腺炎	55036.09	98120.23	161433.94	–	–	–
胰头癌	53672.98	72772.22	100559.30	37850.66	51306.97	62872.96
胰体尾恶性肿瘤	40415.04	53465.56	74245.69	12516.87	12516.87	12516.87
肝门胆管癌	27756.51	38014.05	51810.00	11959.15	18740.94	33359.38
后腹膜肿瘤	16039.60	23986.87	32280.52	8967.66	10862.30	20475.42
炎性乳腺癌或Ⅲ期乳腺癌	16218.83	20096.86	24742.85	9428.79	12315.53	20723.94
胃恶性肿瘤	40209.54	49974.74	61950.39	26100.74	32861.82	42983.04
复发转移胃癌的综合治疗	39493.49	48175.70	59690.04	26083.18	32785.69	41508.38
肠系膜血管缺血性疾病	29675.47	41734.92	55037.86	23832.38	33268.54	62410.18
良性十二指肠淤滞症	28780.86	29207.02	30764.84	–	–	–
复杂肝内外胆管结石包括数次胆道术后	19579.69	27283.68	35924.94	8884.06	21092.16	23739.45
结直肠癌局部晚期及肝转移	36365.53	50969.53	65186.52	32294.45	34910.32	43349.33
肠外瘘	20805.12	34434.24	57475.13	15058.27	20458.86	34365.14
医源性胆道损伤及肝门部胆管狭窄	20847.29	30980.90	37194.59	18037.99	21648.76	36310.50
慢传输型便秘	36400.09	48057.33	61625.57	–	–	–
肢体动脉栓塞取栓术后血栓复发	25150.29	40037.50	61253.00	19138.47	19212.79	30902.18
胃肠间质瘤的综合治疗	23113.75	30016.98	37569.87	14989.51	18988.03	25849.42

2.8.6 药占比

综合医院普通外科疑难病种药占比（%）

疑难病种名称	三级综合医院			二级综合医院		
	25 分位	50 分位	75 分位	25 分位	50 分位	75 分位
上消化道出血	40.63	46.17	50.33	37.96	42.40	48.83
梗阻性黄疸、急性重症胆管炎	33.44	41.19	47.60	37.59	44.35	49.51
低位直肠癌	30.92	37.23	42.64	29.97	39.89	46.92
胆管癌、肝癌、胆囊癌	39.06	44.49	50.17	41.33	49.53	55.66
重症急性胰腺炎	48.09	56.00	61.71	50.18	54.43	62.24
胰头癌	34.55	42.92	50.48	37.47	47.38	60.49
胰体尾恶性肿瘤	35.63	42.43	51.44	9.78	33.77	64.39

疑难病种名称	三级综合医院			二级综合医院		
	25 分位	50 分位	75 分位	25 分位	50 分位	75 分位
肝门胆管癌	35.82	43.93	49.80	40.09	46.67	55.11
后腹膜肿瘤	19.68	29.95	35.69	17.24	22.09	28.20
炎性乳腺癌或Ⅲ期乳腺癌	28.93	38.31	45.59	33.62	41.59	51.57
胃恶性肿瘤	35.48	41.54	47.57	36.29	41.68	52.48
复发转移胃癌的综合治疗	35.48	41.24	47.59	36.29	41.47	52.48
肠系膜血管缺血性疾病	35.29	42.42	48.68	27.48	37.74	49.01
良性十二指肠淤滞症	33.52	43.33	52.13	20.35	31.04	43.24
复杂肝内外胆管结石包括数次胆道术后	26.35	35.74	44.13	23.47	38.25	45.16
结直肠癌局部晚期及肝转移	37.45	47.29	54.77	33.64	45.14	53.84
肠外瘘	30.58	45.94	53.80	21.76	37.38	49.09
医源性胆道损伤及肝门部胆管狭窄	31.31	39.45	46.25	27.34	41.61	48.65
慢传输型便秘	24.62	34.08	40.55	27.02	36.53	43.59
肢体动脉栓塞取栓术后血栓复发	28.04	35.74	41.91	31.95	41.94	52.61
胃肠间质瘤的综合治疗	24.97	30.78	35.62	21.38	26.45	30.92

综合医院普通外科疑难病种（疾病合并治疗方法）药占比（%）

（参见第 29 页：说明 5）

疑难病种名称	三级综合医院			二级综合医院		
	25 分位	50 分位	75 分位	25 分位	50 分位	75 分位
上消化道出血	32.31	39.03	44.24	27.00	34.28	40.40
梗阻性黄疸、急性重症胆管炎	31.32	38.70	44.98	33.48	39.51	45.99
低位直肠癌	27.92	33.75	39.63	26.93	32.48	37.22
胆管癌、肝癌、胆囊癌	33.59	40.09	46.16	26.78	33.25	42.15
重症急性胰腺炎	40.50	47.82	58.50	—	—	—
胰头癌	33.46	42.89	47.60	37.47	43.53	49.16
胰体尾恶性肿瘤	35.90	40.70	46.36	38.03	38.03	38.03
肝门胆管癌	32.91	40.32	46.41	28.55	30.83	44.03
后腹膜肿瘤	25.39	29.93	36.18	16.83	22.91	28.20
炎性乳腺癌或Ⅲ期乳腺癌	25.59	34.55	41.42	23.66	28.85	37.41
胃恶性肿瘤	30.23	36.29	41.46	26.79	32.71	39.84
复发转移胃癌的综合治疗	30.47	36.31	42.18	25.75	31.29	39.84
肠系膜血管缺血性疾病	28.81	37.59	46.16	25.76	36.05	45.53
良性十二指肠淤滞症	37.18	47.20	48.86	—	—	—
复杂肝内外胆管结石包括数次胆道术后	27.80	37.11	44.91	24.95	34.35	43.80
结直肠癌局部晚期及肝转移	29.84	38.85	45.74	29.83	32.61	38.46
肠外瘘	30.94	41.24	49.26	29.57	35.62	45.51
医源性胆道损伤及肝门部胆管狭窄	27.81	37.92	44.32	16.14	19.95	41.27

疑难病种名称	三级综合医院			二级综合医院		
	25 分位	50 分位	75 分位	25 分位	50 分位	75 分位
慢传输型便秘	25.15	29.87	34.77	—	—	—
肢体动脉栓塞取栓术后血栓复发	20.40	30.15	40.65	11.36	32.65	42.94
胃肠间质瘤的综合治疗	26.59	33.06	39.15	22.11	29.33	34.79

2.8.7　耗材占比

综合医院普通外科疑难病种耗材占比（%）

疑难病种名称	三级综合医院			二级综合医院		
	25 分位	50 分位	75 分位	25 分位	50 分位	75 分位
上消化道出血	2.31	6.10	9.75	1.00	3.87	6.25
梗阻性黄疸、急性重症胆管炎	3.57	12.82	20.24	1.21	4.22	9.25
低位直肠癌	3.10	16.69	24.61	3.47	11.38	18.49
胆管癌、肝癌、胆囊癌	2.94	10.55	14.74	1.01	5.20	9.21
重症急性胰腺炎	1.69	5.95	9.41	1.22	3.51	6.54
胰头癌	1.08	9.44	20.28	0.17	3.58	7.89
胰体尾恶性肿瘤	0.89	6.64	15.13	0.00	3.01	5.61
肝门胆管癌	1.94	11.94	19.04	0.39	5.19	10.28
后腹膜肿瘤	0.25	8.03	17.42	0.00	1.84	7.56
炎性乳腺癌或Ⅲ期乳腺癌	1.67	8.93	13.95	1.41	4.98	9.19
胃恶性肿瘤	3.06	15.17	21.09	1.21	8.85	13.33
复发转移胃癌的综合治疗	3.08	14.02	20.22	1.13	8.85	13.33
肠系膜血管缺血性疾病	1.20	9.10	14.94	0.88	5.37	11.40
良性十二指肠淤滞症	1.02	2.94	7.31	0.28	6.50	9.90
复杂肝内外胆管结石包括数次胆道术后	1.38	8.37	26.45	1.36	6.14	10.95
结直肠癌局部晚期及肝转移	0.76	7.46	15.25	0.38	5.20	9.22
肠外瘘	0.22	8.23	14.73	0.00	8.60	13.18
医源性胆道损伤及肝门部胆管狭窄	0.79	11.69	21.85	0.12	4.74	7.34
慢传输型便秘	0.54	3.27	6.13	0.43	2.81	5.71
肢体动脉栓塞取栓术后血栓复发	1.31	11.92	22.37	0.20	4.53	9.40
胃肠间质瘤的综合治疗	2.49	11.60	17.29	2.43	8.23	12.44

综合医院普通外科疑难病种（疾病合并治疗方法）耗材占比（%）

（参见第 29 页：说明 5）

疑难病种名称	三级综合医院			二级综合医院		
	25 分位	50 分位	75 分位	25 分位	50 分位	75 分位
上消化道出血	3.75	14.28	24.08	2.25	14.37	20.57
梗阻性黄疸、急性重症胆管炎	3.75	15.51	23.40	0.02	7.41	13.09

疑难病种名称	三级综合医院			二级综合医院		
	25 分位	50 分位	75 分位	25 分位	50 分位	75 分位
低位直肠癌	5.92	23.06	30.27	6.60	17.28	27.62
胆管癌、肝癌、胆囊癌	4.38	16.48	21.89	2.76	10.45	16.26
重症急性胰腺炎	0.00	7.88	18.62	–	–	–
胰头癌	3.72	17.24	24.46	17.54	19.56	21.16
胰体尾恶性肿瘤	0.00	14.97	22.58	2.00	2.00	2.00
肝门胆管癌	2.30	18.63	27.11	8.04	19.80	27.11
后腹膜肿瘤	0.00	14.73	20.58	0.00	0.20	13.52
炎性乳腺癌或Ⅲ期乳腺癌	1.93	10.71	16.18	2.35	8.69	13.71
胃恶性肿瘤	4.94	23.87	29.20	6.95	19.46	27.72
复发转移胃癌的综合治疗	4.94	23.71	29.24	6.85	19.46	27.72
肠系膜血管缺血性疾病	6.79	16.08	24.13	0.00	15.29	22.14
良性十二指肠淤滞症	0.00	18.90	26.19	–	–	–
复杂肝内外胆管结石包括数次胆道术后	0.01	13.29	25.56	2.56	9.79	15.85
结直肠癌局部晚期及肝转移	5.38	19.15	27.54	0.00	18.78	18.90
肠外瘘	0.00	10.98	20.94	0.00	4.60	25.32
医源性胆道损伤及肝门部胆管狭窄	1.97	21.01	31.65	0.00	18.81	27.93
慢传输型便秘	0.00	27.12	46.49	–	–	–
肢体动脉栓塞取栓术后血栓复发	3.62	14.87	37.06	0.00	2.96	10.62
胃肠间质瘤的综合治疗	6.63	19.13	25.42	4.29	14.16	25.52

2.8.8 抗菌药物使用率

综合医院普通外科疑难病种抗菌药物使用率（%）

疑难病种名称	三级综合医院			二级综合医院		
	25 分位	50 分位	75 分位	25 分位	50 分位	75 分位
上消化道出血	18.07	32.00	40.28	18.00	26.67	38.89
梗阻性黄疸、急性重症胆管炎	66.67	81.08	91.21	63.64	84.04	92.59
低位直肠癌	34.76	55.36	69.64	27.27	45.45	66.67
胆管癌、肝癌、胆囊癌	27.78	38.71	49.38	18.75	34.78	51.52
重症急性胰腺炎	60.82	87.10	93.72	70.48	86.30	94.39
胰头癌	25.00	50.00	75.00	0.00	50.00	100.00
胰体尾恶性肿瘤	0.00	66.67	100.00	0.00	0.00	33.33
肝门胆管癌	40.00	61.11	71.43	16.67	56.67	72.73
后腹膜肿瘤	0.00	50.00	100.00	50.00	100.00	100.00
炎性乳腺癌或Ⅲ期乳腺癌	5.06	13.33	22.08	8.57	14.29	33.33
胃恶性肿瘤	27.67	40.98	56.15	18.03	32.88	43.60
复发转移胃癌的综合治疗	28.40	40.63	52.68	18.03	32.88	43.60
肠系膜血管缺血性疾病	42.86	66.67	85.00	25.00	75.00	100.00

疑难病种名称	三级综合医院			二级综合医院		
	25分位	50分位	75分位	25分位	50分位	75分位
良性十二指肠淤滞症	0.00	0.00	100.00	0.00	0.00	50.00
复杂肝内外胆管结石包括数次胆道术后	50.00	87.50	100.00	50.00	83.33	100.00
结直肠癌局部晚期及肝转移	18.18	38.46	60.00	0.00	26.32	61.54
肠外瘘	50.00	75.00	100.00	0.00	57.14	100.00
医源性胆道损伤及肝门部胆管狭窄	33.33	57.14	75.00	25.00	56.41	100.00
慢传输型便秘	0.00	15.63	27.27	0.00	16.67	28.57
肢体动脉栓塞取栓术后血栓复发	16.87	31.67	48.00	0.00	28.57	50.00
胃肠间质瘤的综合治疗	25.97	38.92	48.54	26.92	36.74	50.52

综合医院普通外科疑难病种（疾病合并治疗方法）抗菌药物使用率（%）

（参见第29页：说明5）

疑难病种名称	三级综合医院			二级综合医院		
	25分位	50分位	75分位	25分位	50分位	75分位
上消化道出血	50.00	75.00	100.00	50.00	100.00	100.00
梗阻性黄疸、急性重症胆管炎	73.33	92.31	100.00	88.24	100.00	100.00
低位直肠癌	81.25	100.00	100.00	87.50	100.00	100.00
胆管癌、肝癌、胆囊癌	72.88	90.91	100.00	60.00	100.00	100.00
重症急性胰腺炎	100.00	100.00	100.00	–	–	–
胰头癌	100.00	100.00	100.00	100.00	100.00	100.00
胰体尾恶性肿瘤	100.00	100.00	100.00	100.00	100.00	100.00
肝门胆管癌	66.67	100.00	100.00	75.00	100.00	100.00
后腹膜肿瘤	0.00	100.00	100.00	0.00	0.00	100.00
炎性乳腺癌或Ⅲ期乳腺癌	5.35	13.56	29.73	8.57	21.21	70.00
胃恶性肿瘤	78.26	98.72	100.00	86.36	100.00	100.00
复发转移胃癌的综合治疗	72.22	93.55	99.21	81.25	100.00	100.00
肠系膜血管缺血性疾病	84.62	100.00	100.00	100.00	100.00	100.00
良性十二指肠淤滞症	100.00	100.00	100.00	–	–	–
复杂肝内外胆管结石包括数次胆道术后	80.00	100.00	100.00	100.00	100.00	100.00
结直肠癌局部晚期及肝转移	62.50	100.00	100.00	100.00	100.00	100.00
肠外瘘	85.71	100.00	100.00	100.00	100.00	100.00
医源性胆道损伤及肝门部胆管狭窄	50.00	85.71	100.00	0.00	66.67	100.00
慢传输型便秘	100.00	100.00	100.00	–	–	–
肢体动脉栓塞取栓术后血栓复发	12.50	100.00	100.00	100.00	100.00	100.00
胃肠间质瘤的综合治疗	53.85	83.33	95.65	57.14	100.00	100.00

2.9 神经外科

2.9.1 出院人次

综合医院神经外科疑难病种出院人次

疑难病种名称	三级综合医院			二级综合医院		
	25 分位	50 分位	75 分位	25 分位	50 分位	75 分位
脑积水	4	10	22	1	3	7
颅底肿瘤	1	1	2	1	2	3
动脉瘤	7	21	52	2	3	9
颅内动静脉畸形	1	4	8	1	2	3
听神经瘤	1	2	6	1	1	1
颅咽管瘤	1	2	4	1	1	2
髓内肿瘤	1	2	4	1	1	2
生殖细胞瘤	1	1	2	1	1	1
脊髓血管畸形	1	1	2	1	1	1
小脑半球肿瘤	1	3	5	1	1	1
四脑室肿瘤	1	1	3	–	–	–
侧脑室肿瘤	1	2	4	1	1	2
面肌痉挛	2	3	8	1	2	3
三叉神经痛	4	9	24	2	5	7
垂体瘤	3	8	21	1	2	4
椎管内肿瘤	1	2	4	1	1	1
三脑室肿瘤	1	1	3	1	1	2
颈动脉狭窄	2	6	17	1	2	5
脑室内肿瘤	1	2	4	1	1	2
梗阻性脑积水	1	2	5	1	1	2
海绵窦肿瘤	45	92	173	22	45	79
癫痫	1	1	3	1	1	7

综合医院神经外科疑难病种（疾病合并治疗方法）出院人次

（参见第 29 页：说明 5）

疑难病种名称	三级综合医院			二级综合医院		
	25 分位	50 分位	75 分位	25 分位	50 分位	75 分位
脑积水	2	4	9	1	1	1
颅底肿瘤	1	1	4	–	–	–
动脉瘤	2	5	13	1	2	4
颅内动静脉畸形	1	1	2			
听神经瘤	1	2	6	1	1	1
颅咽管瘤	1	1	2	–	–	–

疑难病种名称	三级综合医院			二级综合医院		
	25分位	50分位	75分位	25分位	50分位	75分位
髓内肿瘤	1	2	4	1	1	2
生殖细胞瘤	1	1	2	1	1	1
脊髓血管畸形	1	1	1	–	–	–
小脑半球肿瘤	1	3	5	1	1	1
四脑室肿瘤	–	–	–	–	–	–
侧脑室肿瘤	–	–	–	–	–	–
面肌痉挛	2	3	8	1	2	3
三叉神经痛	2	6	16	2	3	4
垂体瘤	3	8	21	1	2	4
椎管内肿瘤	1	1	4	–	–	–
三脑室肿瘤	1	1	3	1	1	2
颈动脉狭窄	2	3	9	4	4	4
脑室内肿瘤	1	2	4	1	1	2
梗阻性脑积水	1	3	3	2	2	2
海绵窦肿瘤	45	92	173	22	45	79
癫痫	1	1	3	1	1	7

2.9.2 疾病构成

综合医院神经外科疑难病种疾病构成（%）

疑难病种名称	三级综合医院			二级综合医院		
	25分位	50分位	75分位	25分位	50分位	75分位
脑积水	0.01	0.02	0.05	0.01	0.01	0.02
颅底肿瘤	0.00	0.00	0.00	0.00	0.01	0.01
动脉瘤	0.02	0.05	0.10	0.01	0.01	0.02
颅内动静脉畸形	0.00	0.01	0.02	0.00	0.01	0.01
听神经瘤	0.00	0.00	0.01	0.00	0.00	0.00
颅咽管瘤	0.00	0.00	0.01	0.00	0.00	0.01
髓内肿瘤	0.00	0.00	0.01	0.00	0.01	0.01
生殖细胞瘤	0.00	0.00	0.00	0.00	0.00	0.00
脊髓血管畸形	0.00	0.00	0.00	0.00	0.00	0.01
小脑半球肿瘤	0.00	0.01	0.01	0.00	0.00	0.01
四脑室肿瘤	0.00	0.00	0.00	–	–	–
侧脑室肿瘤	0.00	0.00	0.01	0.01	0.01	0.02
面肌痉挛	0.00	0.01	0.02	0.00	0.01	0.01
三叉神经痛	0.01	0.02	0.04	0.01	0.01	0.03
垂体瘤	0.01	0.02	0.04	0.00	0.01	0.01
椎管内肿瘤	0.00	0.00	0.01	0.00	0.00	0.00

疑难病种名称	三级综合医院			二级综合医院		
	25 分位	50 分位	75 分位	25 分位	50 分位	75 分位
三脑室肿瘤	0.00	0.00	0.01	0.00	0.01	0.02
颈动脉狭窄	0.01	0.01	0.03	0.00	0.01	0.03
脑室内肿瘤	0.00	0.00	0.01	0.00	0.00	0.01
梗阻性脑积水	0.00	0.00	0.01	0.00	0.00	0.01
海绵窦肿瘤	0.16	0.23	0.31	0.13	0.19	0.28
癫痫	0.00	0.00	0.01	0.01	0.01	0.11

综合医院神经外科疑难病种（疾病合并治疗方法）疾病构成（%）

（参见第 29 页：说明 5）

疑难病种名称	三级综合医院			二级综合医院		
	25 分位	50 分位	75 分位	25 分位	50 分位	75 分位
脑积水	0.00	0.01	0.02	0.00	0.00	0.00
颅底肿瘤	0.00	0.00	0.00	–	–	–
动脉瘤	0.00	0.01	0.02	0.00	0.00	0.01
颅内动静脉畸形	0.00	0.00	0.00	–	–	–
听神经瘤	0.00	0.00	0.01	0.00	0.00	0.00
颅咽管瘤	0.00	0.00	0.00	–	–	–
髓内肿瘤	0.00	0.00	0.01	0.00	0.01	0.01
生殖细胞瘤	0.00	0.00	0.00	0.00	0.00	0.00
脊髓血管畸形	0.00	0.00	0.00	–	–	–
小脑半球肿瘤	0.00	0.01	0.01	0.00	0.00	0.01
四脑室肿瘤	–	–	–	–	–	–
侧脑室肿瘤	–	–	–	–	–	–
面肌痉挛	0.00	0.01	0.02	0.00	0.01	0.01
三叉神经痛	0.01	0.01	0.03	0.01	0.01	0.01
垂体瘤	0.01	0.02	0.04	0.00	0.01	0.01
椎管内肿瘤	0.00	0.00	0.01	–	–	–
三脑室肿瘤	0.00	0.00	0.01	0.00	0.01	0.02
颈动脉狭窄	0.00	0.01	0.02	0.02	0.02	0.02
脑室内肿瘤	0.00	0.00	0.01	0.00	0.00	0.01
梗阻性脑积水	0.00	0.00	0.01	0.01	0.01	0.01
海绵窦肿瘤	0.16	0.23	0.31	0.13	0.19	0.28
癫痫	0.00	0.00	0.01	0.01	0.01	0.11

2.9.3 病死率

综合医院神经外科疑难病种病死率（%）

疑难病种名称	三级综合医院			二级综合医院		
	25分位	50分位	75分位	25分位	50分位	75分位
脑积水	0.00	0.00	0.00	0.00	0.00	0.00
颅底肿瘤	0.00	0.00	0.00	0.00	0.00	0.00
动脉瘤	0.00	0.00	3.69	0.00	0.00	0.00
颅内动静脉畸形	0.00	0.00	0.00	0.00	0.00	0.00
听神经瘤	0.00	0.00	0.00	0.00	0.00	0.00
颅咽管瘤	0.00	0.00	0.00	0.00	0.00	0.00
髓内肿瘤	0.00	0.00	0.00	0.00	0.00	0.00
生殖细胞瘤	0.00	0.00	0.00	0.00	0.00	0.00
脊髓血管畸形	0.00	0.00	0.00	0.00	0.00	0.00
小脑半球肿瘤	0.00	0.00	0.00	0.00	0.00	0.00
四脑室肿瘤	0.00	0.00	0.00	–	–	–
侧脑室肿瘤	0.00	0.00	0.00	50.00	50.00	100.00
面肌痉挛	0.00	0.00	0.00	0.00	0.00	0.00
三叉神经痛	0.00	0.00	0.00	0.00	0.00	0.00
垂体瘤	0.00	0.00	0.00	0.00	0.00	0.00
椎管内肿瘤	0.00	0.00	0.00	0.00	0.00	0.00
三脑室肿瘤	0.00	0.00	0.00	0.00	50.00	100.00
颈动脉狭窄	0.00	0.00	0.00	0.00	0.00	0.00
脑室内肿瘤	0.00	0.00	0.00	0.00	0.00	0.00
梗阻性脑积水	0.00	0.00	0.00	0.00	0.00	0.00
海绵窦肿瘤	0.00	0.00	0.46	0.00	0.00	0.00
癫痫	0.00	0.00	0.00	0.00	0.00	0.00

综合医院神经外科疑难病种（疾病合并治疗方法）病死率（%）

（参见第29页：说明5）

疑难病种名称	三级综合医院			二级综合医院		
	25分位	50分位	75分位	25分位	50分位	75分位
脑积水	0.00	0.00	0.00	0.00	0.00	0.00
颅底肿瘤	0.00	0.00	0.00	–	–	–
动脉瘤	0.00	0.00	0.00	0.00	0.00	0.00
颅内动静脉畸形	0.00	0.00	0.00	–	–	–
听神经瘤	0.00	0.00	0.00	0.00	0.00	0.00
颅咽管瘤	0.00	0.00	0.00	–	–	–
髓内肿瘤	0.00	0.00	0.00	0.00	0.00	0.00

疑难病种名称	三级综合医院			二级综合医院		
	25 分位	50 分位	75 分位	25 分位	50 分位	75 分位
生殖细胞瘤	0.00	0.00	0.00	0.00	0.00	0.00
脊髓血管畸形	0.00	0.00	0.00	–	–	–
小脑半球肿瘤	0.00	0.00	0.00	0.00	0.00	0.00
四脑室肿瘤	–	–	–	–	–	–
侧脑室肿瘤	–	–	–	–	–	–
面肌痉挛	0.00	0.00	0.00	0.00	0.00	0.00
三叉神经痛	0.00	0.00	0.00	0.00	0.00	0.00
垂体瘤	0.00	0.00	0.00	0.00	0.00	0.00
椎管内肿瘤	0.00	0.00	0.00	–	–	–
三脑室肿瘤	0.00	0.00	0.00	0.00	50.00	100.00
颈动脉狭窄	0.00	0.00	0.00	0.00	0.00	0.00
脑室内肿瘤	0.00	0.00	0.00	0.00	0.00	0.00
梗阻性脑积水	0.00	0.00	0.00	0.00	0.00	0.00
海绵窦肿瘤	0.00	0.00	0.46	0.00	0.00	0.00
癫痫	0.00	0.00	0.00	0.00	0.00	0.00

2.9.4 平均住院日

综合医院神经外科疑难病种平均住院日（天）

疑难病种名称	三级综合医院			二级综合医院		
	25 分位	50 分位	75 分位	25 分位	50 分位	75 分位
脑积水	10.75	15.67	20.94	6.67	10.80	20.83
颅底肿瘤	11.00	15.00	22.00	9.00	12.33	16.50
动脉瘤	10.27	12.86	16.14	4.33	8.00	12.00
颅内动静脉畸形	7.20	11.77	16.00	3.00	7.29	16.00
听神经瘤	12.00	17.89	23.31	5.00	14.00	15.00
颅咽管瘤	10.00	18.35	26.00	2.00	2.00	11.00
髓内肿瘤	9.67	15.00	19.68	5.00	8.00	17.00
生殖细胞瘤	3.50	7.00	15.00	5.00	5.00	5.00
脊髓血管畸形	7.00	13.14	23.00	2.00	2.00	3.00
小脑半球肿瘤	12.19	16.67	24.71	6.00	10.00	25.00
四脑室肿瘤	8.00	16.00	22.17	–	–	–
侧脑室肿瘤	14.00	19.27	25.00	7.00	7.00	48.00
面肌痉挛	8.75	11.10	14.80	6.00	9.00	11.50
三叉神经痛	7.20	9.35	11.28	6.67	7.88	10.00
垂体瘤	10.00	13.36	16.00	4.00	8.50	14.00
椎管内肿瘤	15.00	18.00	23.50	5.00	5.00	5.00
三脑室肿瘤	13.00	17.00	25.88	7.00	16.00	48.00

疑难病种名称	三级综合医院			二级综合医院		
	25 分位	50 分位	75 分位	25 分位	50 分位	75 分位
颈动脉狭窄	9.00	12.00	14.83	7.00	9.71	13.00
脑室内肿瘤	13.00	18.21	23.00	7.00	14.50	31.50
梗阻性脑积水	10.00	13.50	18.00	5.00	9.43	12.00
海绵窦肿瘤	6.04	7.55	9.34	4.98	6.33	7.97
癫痫	9.00	12.56	18.78	7.00	7.00	21.00

综合医院神经外科疑难病种（疾病合并治疗方法）平均住院日（天）

（参见第 29 页：说明 5）

疑难病种名称	三级综合医院			二级综合医院		
	25 分位	50 分位	75 分位	25 分位	50 分位	75 分位
脑积水	17.34	22.00	29.83	11.00	23.00	35.00
颅底肿瘤	17.88	20.50	26.00	–	–	–
动脉瘤	13.25	16.85	20.20	14.00	18.40	23.25
颅内动静脉畸形	11.50	13.08	22.50	–	–	–
听神经瘤	12.00	17.89	23.31	5.00	14.00	15.00
颅咽管瘤	19.00	20.50	27.20	–	–	–
髓内肿瘤	9.67	15.00	19.68	5.00	8.00	17.00
生殖细胞瘤	3.50	7.00	15.00	5.00	5.00	5.00
脊髓血管畸形	26.00	30.00	34.00	–	–	–
小脑半球肿瘤	12.19	16.67	24.71	6.00	10.00	25.00
四脑室肿瘤	–	–	–	–	–	–
侧脑室肿瘤	–	–	–	–	–	–
面肌痉挛	8.75	11.10	14.80	6.00	9.00	11.50
三叉神经痛	9.24	11.76	16.00	7.00	8.57	11.50
垂体瘤	10.00	13.36	16.00	4.00	8.50	14.00
椎管内肿瘤	16.00	20.00	27.00	–	–	–
三脑室肿瘤	13.00	17.00	25.88	7.00	16.00	48.00
颈动脉狭窄	13.67	17.14	21.00	21.25	21.25	21.25
脑室内肿瘤	13.00	18.21	23.00	7.00	14.50	31.50
梗阻性脑积水	9.00	12.00	15.33	8.00	8.00	8.00
海绵窦肿瘤	6.04	7.55	9.34	4.98	6.33	7.97
癫痫	9.00	12.56	18.78	7.00	7.00	21.00

2.9.5 平均住院费用

综合医院神经外科疑难病种平均住院费用（元）

疑难病种名称	三级综合医院			二级综合医院		
	25 分位	50 分位	75 分位	25 分位	50 分位	75 分位
脑积水	11418.86	20664.53	35917.65	2872.27	5563.39	16026.49
颅底肿瘤	8897.60	23149.72	45998.36	4819.87	9057.42	14382.91
动脉瘤	28173.78	50594.38	66633.12	4348.56	8694.73	19352.59
颅内动静脉畸形	8373.33	23345.84	41461.86	2200.32	7572.22	21211.54
听神经瘤	12529.35	37033.97	52543.12	3512.38	4509.33	32985.06
颅咽管瘤	7182.13	30916.94	56389.09	2651.58	4155.37	5430.98
髓内肿瘤	7766.32	22610.45	41447.01	3141.03	5256.16	13094.71
生殖细胞瘤	5288.55	11223.28	26431.04	2903.19	2903.19	2903.19
脊髓血管畸形	5196.30	12779.76	36439.92	1556.36	1556.36	2726.16
小脑半球肿瘤	12723.63	31894.56	48068.45	4737.04	8794.71	40049.31
四脑室肿瘤	8122.41	30986.15	52582.44	–	–	–
侧脑室肿瘤	12952.29	43379.31	63193.68	46084.13	46084.13	155679.05
面肌痉挛	6147.51	12668.02	23560.63	3135.94	4969.10	6658.05
三叉神经痛	5947.96	8021.62	13320.42	3135.90	4070.51	6479.78
垂体瘤	9805.32	18203.06	27575.60	2957.51	4935.17	15987.76
椎管内肿瘤	18405.81	31443.00	42898.24	3032.42	3032.42	3751.52
三脑室肿瘤	12952.29	41732.98	65545.21	3870.20	46084.13	155679.05
颈动脉狭窄	10110.59	24315.22	38989.92	3304.75	4921.44	13400.33
脑室内肿瘤	15155.93	38436.61	46803.42	2424.75	3870.20	46084.13
梗阻性脑积水	9940.48	21304.01	40187.87	2373.64	11136.68	22831.69
海绵窦肿瘤	5451.92	7266.14	9529.19	3601.25	4527.25	7106.69
癫痫	9358.61	25820.23	51431.50	9015.79	9015.79	13385.65

综合医院神经外科疑难病种（疾病合并治疗方法）平均住院费用（元）

（参见第 29 页：说明 5）

疑难病种名称	三级综合医院			二级综合医院		
	25 分位	50 分位	75 分位	25 分位	50 分位	75 分位
脑积水	28763.04	42648.26	61917.11	19845.54	30170.26	67555.70
颅底肿瘤	31086.57	45698.44	55459.82	–	–	–
动脉瘤	105337.01	127867.92	158110.18	116835.60	122635.60	128956.09
颅内动静脉畸形	65312.08	68915.52	117837.73	–	–	–
听神经瘤	12529.35	37033.97	52543.12	3512.38	4509.33	32985.06
颅咽管瘤	50831.07	59462.15	60503.44	–	–	–
髓内肿瘤	7766.32	22610.45	41447.01	3141.03	5256.16	13094.71

疑难病种名称	三级综合医院			二级综合医院		
	25 分位	50 分位	75 分位	25 分位	50 分位	75 分位
生殖细胞瘤	5288.55	11223.28	26431.04	2903.19	2903.19	2903.19
脊髓血管畸形	51951.28	59750.62	83800.36	–	–	–
小脑半球肿瘤	12723.63	31894.56	48068.45	4737.04	8794.71	40049.31
四脑室肿瘤	–	–	–	–	–	–
侧脑室肿瘤	–	–	–	–	–	–
面肌痉挛	6147.51	12668.02	23560.63	3135.94	4969.10	6658.05
三叉神经痛	12093.00	19594.45	29169.94	6829.69	10127.45	20968.78
垂体瘤	9805.32	18203.06	27575.60	2957.51	4935.17	15987.76
椎管内肿瘤	21546.70	30299.52	44679.34	–	–	–
三脑室肿瘤	12952.29	41732.98	65545.21	3870.20	46084.13	155679.05
颈动脉狭窄	44040.90	58377.82	73921.77	51407.49	51407.49	51407.49
脑室内肿瘤	15155.93	38436.61	46803.42	2424.75	3870.20	46084.13
梗阻性脑积水	15653.61	27621.27	35311.22	30376.38	30376.38	30376.38
海绵窦肿瘤	5451.92	7266.14	9529.19	3601.25	4527.25	7106.69
癫痫	9358.61	25820.23	51431.50	9015.79	9015.79	13385.65

2.9.6 药占比

综合医院神经外科疑难病种药占比（%）

疑难病种名称	三级综合医院			二级综合医院		
	25 分位	50 分位	75 分位	25 分位	50 分位	75 分位
脑积水	27.74	36.58	44.99	22.93	36.21	47.27
颅底肿瘤	23.20	30.98	42.85	23.51	44.71	57.40
动脉瘤	14.70	20.80	29.50	14.02	25.31	37.64
颅内动静脉畸形	19.92	27.62	37.34	19.29	30.68	50.58
听神经瘤	27.81	36.69	42.90	25.96	33.24	40.88
颅咽管瘤	21.30	31.90	42.89	24.18	26.54	48.23
髓内肿瘤	19.17	33.41	41.86	19.67	22.04	30.98
生殖细胞瘤	8.15	24.21	34.50	58.45	58.45	58.45
脊髓血管畸形	13.67	30.56	42.25	30.89	30.89	38.66
小脑半球肿瘤	22.67	32.61	40.77	27.61	40.30	52.23
四脑室肿瘤	17.03	32.34	36.50	–	–	–
侧脑室肿瘤	25.93	33.63	41.41	28.57	28.57	45.18
面肌痉挛	24.46	34.55	42.81	26.95	28.16	41.45
三叉神经痛	24.34	35.23	42.19	28.38	36.74	45.82
垂体瘤	22.17	30.40	37.65	16.68	28.38	41.42
椎管内肿瘤	23.05	35.44	42.33	20.43	20.43	41.76
三脑室肿瘤	27.11	33.91	42.10	4.80	28.57	45.18

疑难病种名称	三级综合医院			二级综合医院		
	25 分位	50 分位	75 分位	25 分位	50 分位	75 分位
颈动脉狭窄	15.94	23.48	35.01	26.19	37.49	52.16
脑室内肿瘤	25.43	32.95	39.43	28.57	35.25	45.18
梗阻性脑积水	18.46	31.11	42.63	23.08	35.70	42.89
海绵窦肿瘤	32.79	37.85	45.14	31.77	38.19	43.82
癫痫	13.43	24.19	31.26	7.69	7.69	15.06

综合医院神经外科疑难病种（疾病合并治疗方法）药占比（%）

（参见第 29 页：说明 5）

疑难病种名称	三级综合医院			二级综合医院		
	25 分位	50 分位	75 分位	25 分位	50 分位	75 分位
脑积水	21.27	27.00	35.77	13.27	28.63	33.17
颅底肿瘤	25.66	30.50	38.60	–	–	–
动脉瘤	9.41	13.31	18.11	12.40	15.20	20.23
颅内动静脉畸形	8.62	14.05	18.75	–	–	–
听神经瘤	27.81	36.69	42.90	25.96	33.24	40.88
颅咽管瘤	34.38	38.04	40.91	–	–	–
髓内肿瘤	19.17	33.41	41.86	19.67	22.04	30.98
生殖细胞瘤	8.15	24.21	34.50	58.45	58.45	58.45
脊髓血管畸形	14.91	30.74	42.36	–	–	–
小脑半球肿瘤	22.67	32.61	40.77	27.61	40.30	52.23
四脑室肿瘤	–	–	–	–	–	–
侧脑室肿瘤	–	–	–	–	–	–
面肌痉挛	24.46	34.55	42.81	26.95	28.16	41.45
三叉神经痛	17.93	27.07	37.12	19.01	20.59	29.49
垂体瘤	22.17	30.40	37.65	16.68	28.38	41.42
椎管内肿瘤	34.05	36.46	46.43	–	–	–
三脑室肿瘤	27.11	33.91	42.10	4.80	28.57	45.18
颈动脉狭窄	11.64	18.20	28.45	33.70	33.70	33.70
脑室内肿瘤	25.43	32.95	39.43	28.57	35.25	45.18
梗阻性脑积水	17.84	32.61	42.29	15.83	15.83	15.83
海绵窦肿瘤	32.79	37.85	45.14	31.77	38.19	43.82
癫痫	13.43	24.19	31.26	7.69	7.69	15.06

2.9.7 耗材占比

综合医院神经外科疑难病种耗材占比（%）

疑难病种名称	三级综合医院			二级综合医院		
	25分位	50分位	75分位	25分位	50分位	75分位
脑积水	1.17	12.18	30.04	0.28	2.04	9.66
颅底肿瘤	0.00	3.90	23.47	0.00	2.17	4.43
动脉瘤	2.29	33.00	54.59	0.32	4.75	15.70
颅内动静脉畸形	0.99	14.85	32.89	0.00	1.13	5.19
听神经瘤	0.13	12.45	22.62	0.00	2.66	5.85
颅咽管瘤	0.04	9.56	19.79	2.10	6.09	9.02
髓内肿瘤	0.31	10.27	23.92	0.00	0.74	5.21
生殖细胞瘤	0.00	0.22	12.29	0.00	0.00	0.00
脊髓血管畸形	0.06	2.96	12.96	0.00	0.00	0.51
小脑半球肿瘤	0.23	10.81	21.23	0.00	2.10	14.40
四脑室肿瘤	0.00	6.76	17.16	－	－	－
侧脑室肿瘤	0.00	12.69	24.25	0.00	0.00	6.30
面肌痉挛	0.01	2.64	22.52	0.12	0.98	4.43
三叉神经痛	0.42	4.05	15.51	0.26	1.30	4.25
垂体瘤	0.20	8.63	18.08	0.00	3.04	6.33
椎管内肿瘤	0.00	18.52	32.16	0.00	0.00	21.19
三脑室肿瘤	0.08	12.69	23.15	0.00	0.00	6.30
颈动脉狭窄	0.65	17.65	48.37	1.53	2.31	5.28
脑室内肿瘤	1.18	15.06	28.22	0.00	1.96	6.30
梗阻性脑积水	0.00	6.59	26.52	0.00	2.20	8.06
海绵窦肿瘤	1.24	4.52	7.62	0.51	3.37	7.01
癫痫	1.99	14.84	49.27	0.00	0.00	2.79

综合医院神经外科疑难病种（疾病合并治疗方法）耗材占比（%）

（参见第29页：说明5）

疑难病种名称	三级综合医院			二级综合医院		
	25分位	50分位	75分位	25分位	50分位	75分位
脑积水	0.00	31.27	41.77	25.28	29.57	50.53
颅底肿瘤	0.00	20.50	29.51	－	－	－
动脉瘤	3.05	64.59	74.95	4.21	59.97	64.81
颅内动静脉畸形	0.00	67.37	71.47	－	－	－
听神经瘤	0.13	12.45	22.62	0.00	2.66	5.85
颅咽管瘤	0.00	23.79	27.79	－	－	－
髓内肿瘤	0.31	10.27	23.92	0.00	0.74	5.21

疑难病种名称	三级综合医院			二级综合医院		
	25 分位	50 分位	75 分位	25 分位	50 分位	75 分位
生殖细胞瘤	0.00	0.22	12.29	0.00	0.00	0.00
脊髓血管畸形	0.00	0.00	29.77	—	—	—
小脑半球肿瘤	0.23	10.81	21.23	0.00	2.10	14.40
四脑室肿瘤	—	—	—	—	—	—
侧脑室肿瘤	—	—	—	—	—	—
面肌痉挛	0.01	2.64	22.52	0.12	0.98	4.43
三叉神经痛	0.00	16.64	24.89	5.90	13.44	29.59
垂体瘤	0.20	8.63	18.08	0.00	3.04	6.33
椎管内肿瘤	0.30	14.89	24.49	—	—	—
三脑室肿瘤	0.08	12.69	23.15	0.00	0.00	6.30
颈动脉狭窄	10.22	36.45	61.55	0.00	0.00	0.00
脑室内肿瘤	1.18	15.06	28.22	0.00	1.96	6.30
梗阻性脑积水	0.00	0.52	27.21	0.00	0.00	0.00
海绵窦肿瘤	1.24	4.52	7.62	0.51	3.37	7.01
癫痫	1.99	14.84	49.27	0.00	0.00	2.79

2.9.8 抗菌药物使用率

综合医院神经外科疑难病种抗菌药物使用率（%）

疑难病种名称	三级综合医院			二级综合医院		
	25 分位	50 分位	75 分位	25 分位	50 分位	75 分位
脑积水	11.11	33.33	58.33	0.00	20.00	50.00
颅底肿瘤	0.00	50.00	100.00	0.00	0.00	50.00
动脉瘤	14.81	30.77	44.44	0.00	21.74	50.00
颅内动静脉畸形	0.00	14.29	42.86	0.00	0.00	33.33
听神经瘤	0.00	80.00	100.00	0.00	0.00	100.00
颅咽管瘤	0.00	50.00	100.00	0.00	50.00	100.00
髓内肿瘤	0.00	44.44	92.31	0.00	20.00	100.00
生殖细胞瘤	0.00	0.00	100.00	—	—	—
脊髓血管畸形	0.00	0.00	57.14	0.00	0.00	0.00
小脑半球肿瘤	0.00	50.00	80.00	0.00	0.00	100.00
四脑室肿瘤	0.00	50.00	100.00	—	—	—
侧脑室肿瘤	0.00	71.43	100.00	100.00	100.00	100.00
面肌痉挛	0.00	14.29	75.00	0.00	0.00	0.00
三叉神经痛	0.00	15.51	45.24	0.00	10.00	42.86
垂体瘤	9.09	37.74	70.42	0.00	0.00	40.00
椎管内肿瘤	0.00	66.67	100.00	0.00	0.00	0.00
三脑室肿瘤	0.00	75.00	100.00	100.00	100.00	100.00

疑难病种名称	三级综合医院			二级综合医院		
	25 分位	50 分位	75 分位	25 分位	50 分位	75 分位
颈动脉狭窄	0.00	5.26	20.00	0.00	0.00	10.59
脑室内肿瘤	0.00	66.67	100.00	0.00	100.00	100.00
梗阻性脑积水	0.00	50.00	100.00	0.00	50.00	100.00
海绵窦肿瘤	12.50	21.74	30.41	7.79	18.18	28.70
癫痫	0.00	0.00	44.44	0.00	0.00	0.00

综合医院神经外科疑难病种（疾病合并治疗方法）抗菌药物使用率（%）

（参见第 29 页：说明 5）

疑难病种名称	三级综合医院			二级综合医院		
	25 分位	50 分位	75 分位	25 分位	50 分位	75 分位
脑积水	25.00	93.75	100.00	0.00	100.00	100.00
颅底肿瘤	0.00	100.00	100.00	–	–	–
动脉瘤	14.29	30.00	75.00	0.00	40.00	100.00
颅内动静脉畸形	0.00	0.00	100.00	–	–	–
听神经瘤	0.00	80.00	100.00	0.00	0.00	100.00
颅咽管瘤	100.00	100.00	100.00	–	–	–
髓内肿瘤	0.00	44.44	92.31	0.00	20.00	100.00
生殖细胞瘤	0.00	0.00	100.00	–	–	–
脊髓血管畸形	0.00	100.00	100.00	–	–	–
小脑半球肿瘤	0.00	50.00	80.00	0.00	0.00	100.00
四脑室肿瘤	–	–	–	–	–	–
侧脑室肿瘤	–	–	–	–	–	–
面肌痉挛	0.00	14.29	75.00	0.00	0.00	0.00
三叉神经痛	1.30	44.44	100.00	50.00	66.67	75.00
垂体瘤	9.09	37.74	70.42	0.00	0.00	40.00
椎管内肿瘤	25.00	80.00	100.00	–	–	–
三脑室肿瘤	0.00	75.00	100.00	100.00	100.00	100.00
颈动脉狭窄	0.00	16.67	50.00	25.00	25.00	25.00
脑室内肿瘤	0.00	66.67	100.00	0.00	100.00	100.00
梗阻性脑积水	0.00	40.00	100.00	0.00	0.00	0.00
海绵窦肿瘤	12.50	21.74	30.41	7.79	18.18	28.70
癫痫	0.00	0.00	44.44	0.00	0.00	0.00

2.10 骨科

2.10.1 出院人次

综合医院骨科疑难病种出院人次

疑难病种名称	三级综合医院			二级综合医院		
	25分位	50分位	75分位	25分位	50分位	75分位
颈椎病	23	67	163	11	66	134
膝关节严重内外翻	1	1	2	–	–	–
先天髋关节脱位	1	3	7	1	1	1
桡骨骨折	17	32	55	8	16	36
肩袖损伤	1	3	8	1	2	3
脊柱结核	2	5	12	1	3	4
腰椎间盘突出症	83	202	388	38	108	293
膝关节脱位	1	1	3	1	1	2
髌骨脱位	1	3	5	1	1	2
肱二头肌腱断裂	1	1	1	1	1	1
脊柱肿瘤	1	3	6	1	1	2
半月板损伤	3	9	18	1	3	8
踝关节损伤	31	51	85	20	32	53
膝关节韧带损伤	5	11	29	2	6	11
膝关节剥脱性骨软骨炎	1	1	1	1	1	2
膝关节类风湿性关节炎	1	2	4	1	1	2
膝关节痛风性关节炎	5	16	45	2	6	21
髋关节内游离体	1	1	2	2	2	2
髋关节盂唇损伤	2	3	6	1	3	4
髋关节撞击综合征	10	22	42	4	8	12
髋关节翻修术后功能障碍	1	1	3	1	1	2
臂丛神经损伤	1	2	4	1	2	2
肩关节不稳	8	17	34	3	7	12
肩部撞击症	1	2	5	1	1	1
冈上肌腱钙化性肌腱炎	1	1	2	1	1	1
肩胛下肌腱断裂	1	1	1	1	1	1
肩关节僵硬	1	2	6	–	–	–
膝单间室骨关节炎	23	67	161	4	16	38
膝关节置换术后功能障碍	1	1	3	1	1	1
脊柱侧弯畸形	1	2	5	1	1	2

综合医院骨科疑难病种（疾病合并治疗方法）出院人次

（参见第 29 页：说明 5）

疑难病种名称	三级综合医院			二级综合医院		
	25 分位	50 分位	75 分位	25 分位	50 分位	75 分位
颈椎病	2	6	21	1	3	16
膝关节严重内外翻	1	1	1	–	–	–
先天髋关节脱位	1	1	3	1	1	1
桡骨骨折	1	1	1	1	1	1
肩袖损伤	1	2	6	1	2	7
脊柱结核	1	3	5	1	1	1
腰椎间盘突出症	7	22	69	2	5	17
膝关节脱位	1	1	2	1	1	1
髌骨脱位	1	1	2	1	1	1
肱二头肌腱断裂	1	1	1	1	1	1
脊柱肿瘤	1	2	3	1	1	2
半月板损伤	2	6	11	1	2	9
踝关节损伤	18	32	53	7	17	30
膝关节韧带损伤	2	6	24	2	4	5
膝关节剥脱性骨软骨炎	–	–	–	–	–	–
膝关节类风湿性关节炎	1	1	3	1	1	1
膝关节痛风性关节炎	1	1	2	1	2	3
髋关节内游离体	1	1	2	1	1	2
髋关节盂唇损伤	1	1	2	1	1	1
髋关节撞击综合征	1	1	2	1	1	1
髋关节翻修术后功能障碍	1	2	2	–	–	–
臂丛神经损伤	1	1	2	–	–	–
肩关节不稳	1	1	2	1	1	1
肩部撞击症	1	2	3	–	–	–
冈上肌腱钙化性肌腱炎	1	1	2	–	–	–
肩胛下肌腱断裂	1	1	1	–	–	–
肩关节僵硬	1	1	4	–	–	–
膝单间室骨关节炎	5	16	57	3	7	12
膝关节置换术后功能障碍	1	2	3	–	–	–
脊柱侧弯畸形	1	1	4	–	–	–

2.10.2 疾病构成

综合医院骨科疑难病种疾病构成（%）

疑难病种名称	三级综合医院			二级综合医院		
	25 分位	50 分位	75 分位	25 分位	50 分位	75 分位
颈椎病	0.07	0.17	0.38	0.03	0.24	0.59
膝关节严重内外翻	0.00	0.00	0.01	–	–	–
先天髋关节脱位	0.00	0.01	0.01	0.00	0.00	0.01
桡骨骨折	0.05	0.09	0.14	0.03	0.08	0.17
肩袖损伤	0.00	0.01	0.01	0.00	0.01	0.01
脊柱结核	0.01	0.01	0.03	0.00	0.01	0.02
腰椎间盘突出症	0.25	0.44	0.83	0.21	0.57	1.21
膝关节脱位	0.00	0.00	0.01	0.00	0.01	0.01
髌骨脱位	0.00	0.01	0.01	0.00	0.01	0.01
肱二头肌腱断裂	0.00	0.00	0.00	0.00	0.00	0.00
脊柱肿瘤	0.00	0.01	0.01	0.00	0.00	0.01
半月板损伤	0.01	0.02	0.04	0.01	0.01	0.03
踝关节损伤	0.08	0.13	0.20	0.09	0.14	0.20
膝关节韧带损伤	0.02	0.03	0.06	0.01	0.02	0.05
膝关节剥脱性骨软骨炎	0.00	0.00	0.00	0.00	0.00	0.01
膝关节类风湿性关节炎	0.00	0.00	0.01	0.00	0.00	0.01
膝关节痛风性关节炎	0.01	0.03	0.09	0.01	0.03	0.06
髋关节内游离体	0.00	0.00	0.00	0.00	0.00	0.01
髋关节盂唇损伤	0.00	0.01	0.01	0.01	0.01	0.02
髋关节撞击综合征	0.03	0.05	0.09	0.02	0.03	0.06
髋关节翻修术后功能障碍	0.00	0.00	0.01	0.00	0.01	0.01
臂丛神经损伤	0.00	0.00	0.01	0.00	0.00	0.01
肩关节不稳	0.02	0.04	0.07	0.02	0.03	0.05
肩部撞击症	0.00	0.00	0.01	0.00	0.00	0.00
冈上肌腱钙化性肌腱炎	0.00	0.00	0.00	0.00	0.00	0.00
肩胛下肌腱断裂	0.00	0.00	0.00	0.00	0.00	0.00
肩关节僵硬	0.00	0.00	0.01	–	–	–
膝单间室骨关节炎	0.07	0.16	0.34	0.02	0.07	0.18
膝关节置换术后功能障碍	0.00	0.00	0.00	0.01	0.01	0.01
脊柱侧弯畸形	0.00	0.00	0.01	0.00	0.01	0.01

综合医院骨科疑难病种（疾病合并治疗方法）疾病构成（%）

（参见第 29 页：说明 5）

疑难病种名称	三级综合医院			二级综合医院		
	25 分位	50 分位	75 分位	25 分位	50 分位	75 分位
颈椎病	0.01	0.01	0.04	0.00	0.01	0.06
膝关节严重内外翻	0.00	0.00	0.00	–	–	–
先天髋关节脱位	0.00	0.00	0.00	0.01	0.01	0.01
桡骨骨折	0.00	0.00	0.00	0.00	0.00	0.01
肩袖损伤	0.00	0.01	0.01	0.00	0.01	0.01
脊柱结核	0.00	0.01	0.01	0.00	0.00	0.00
腰椎间盘突出症	0.02	0.05	0.12	0.01	0.03	0.05
膝关节脱位	0.00	0.00	0.00	0.00	0.00	0.00
髌骨脱位	0.00	0.00	0.01	0.00	0.00	0.01
肱二头肌肌腱断裂	0.00	0.00	0.00	0.00	0.00	0.00
脊柱肿瘤	0.00	0.00	0.00	0.00	0.01	0.01
半月板损伤	0.01	0.01	0.02	0.01	0.01	0.02
踝关节损伤	0.04	0.08	0.12	0.04	0.07	0.12
膝关节韧带损伤	0.01	0.02	0.04	0.01	0.01	0.02
膝关节剥脱性骨软骨炎	–	–	–	–	–	–
膝关节类风湿性关节炎	0.00	0.00	0.00	0.01	0.01	0.01
膝关节痛风性关节炎	0.00	0.00	0.01	0.00	0.01	0.02
髋关节内游离体	0.00	0.00	0.00	0.00	0.00	0.00
髋关节盂唇损伤	0.00	0.00	0.00	0.00	0.00	0.00
髋关节撞击综合征	0.00	0.00	0.00	0.00	0.00	0.01
髋关节翻修术后功能障碍	0.00	0.00	0.00	–	–	–
臂丛神经损伤	0.00	0.00	0.01	–	–	–
肩关节不稳	0.00	0.00	0.00	0.00	0.00	0.01
肩部撞击症	0.00	0.00	0.01	–	–	–
冈上肌腱钙化性肌腱炎	0.00	0.00	0.00	–	–	–
肩胛下肌腱断裂	0.00	0.00	0.00	–	–	–
肩关节僵硬	0.00	0.00	0.00	–	–	–
膝单间室骨关节炎	0.01	0.04	0.12	0.01	0.01	0.04
膝关节置换术后功能障碍	0.00	0.00	0.00	–	–	–
脊柱侧弯畸形	0.00	0.00	0.01	–	–	–

2.10.3 病死率

综合医院骨科疑难病种病死率（%）

疑难病种名称	三级综合医院			二级综合医院		
	25 分位	50 分位	75 分位	25 分位	50 分位	75 分位
颈椎病	0.00	0.00	0.00	0.00	0.00	0.00
膝关节严重内外翻	0.00	0.00	0.00	–	–	–
先天髋关节脱位	0.00	0.00	0.00	0.00	0.00	0.00
桡骨骨折	0.00	0.00	0.00	0.00	0.00	0.00
肩袖损伤	0.00	0.00	0.00	0.00	0.00	0.00
脊柱结核	0.00	0.00	0.00	0.00	0.00	0.00
腰椎间盘突出症	0.00	0.00	0.00	0.00	0.00	0.00
膝关节脱位	0.00	0.00	0.00	0.00	0.00	0.00
髌骨脱位	0.00	0.00	0.00	0.00	0.00	0.00
肱二头肌腱断裂	0.00	0.00	0.00	0.00	0.00	0.00
脊柱肿瘤	0.00	0.00	0.00	0.00	0.00	0.00
半月板损伤	0.00	0.00	0.00	0.00	0.00	0.00
踝关节损伤	0.00	0.00	0.00	0.00	0.00	0.00
膝关节韧带损伤	0.00	0.00	0.00	0.00	0.00	0.00
膝关节剥脱性骨软骨炎	0.00	0.00	0.00	0.00	0.00	0.00
膝关节类风湿性关节炎	0.00	0.00	0.00	0.00	0.00	0.00
膝关节痛风性关节炎	0.00	0.00	0.00	0.00	0.00	0.00
髋关节内游离体	0.00	0.00	0.00	0.00	0.00	0.00
髋关节盂唇损伤	0.00	0.00	0.00	0.00	0.00	0.00
髋关节撞击综合征	0.00	0.00	0.00	0.00	0.00	0.00
髋关节翻修术后功能障碍	0.00	0.00	0.00	0.00	0.00	0.00
臂丛神经损伤	0.00	0.00	0.00	0.00	0.00	0.00
肩关节不稳	0.00	0.00	0.00	0.00	0.00	0.00
肩部撞击症	0.00	0.00	0.00	0.00	0.00	0.00
冈上肌腱钙化性肌腱炎	0.00	0.00	0.00	0.00	0.00	0.00
肩胛下肌腱断裂	0.00	0.00	0.00	0.00	0.00	0.00
肩关节僵硬	0.00	0.00	0.00	–	–	–
膝单间室骨关节炎	0.00	0.00	0.00	0.00	0.00	0.00
膝关节置换术后功能障碍	0.00	0.00	0.00	0.00	0.00	0.00
脊柱侧弯畸形	0.00	0.00	0.00	0.00	0.00	0.00

综合医院骨科疑难病种（疾病合并治疗方法）病死率（%）

（参见第29页：说明5）

疑难病种名称	三级综合医院			二级综合医院		
	25分位	50分位	75分位	25分位	50分位	75分位
颈椎病	0.00	0.00	0.00	0.00	0.00	0.00
膝关节严重内外翻	0.00	0.00	0.00	–	–	–
先天髋关节脱位	0.00	0.00	0.00	0.00	0.00	0.00
桡骨骨折	0.00	0.00	0.00	0.00	0.00	0.00
肩袖损伤	0.00	0.00	0.00	0.00	0.00	0.00
脊柱结核	0.00	0.00	0.00	0.00	0.00	0.00
腰椎间盘突出症	0.00	0.00	0.00	0.00	0.00	0.00
膝关节脱位	0.00	0.00	0.00	0.00	0.00	0.00
髌骨脱位	0.00	0.00	0.00	0.00	0.00	0.00
肱二头肌腱断裂	0.00	0.00	0.00	0.00	0.00	0.00
脊柱肿瘤	0.00	0.00	0.00	0.00	0.00	0.00
半月板损伤	0.00	0.00	0.00	0.00	0.00	0.00
踝关节损伤	0.00	0.00	0.00	0.00	0.00	0.00
膝关节韧带损伤	0.00	0.00	0.00	0.00	0.00	0.00
膝关节剥脱性骨软骨炎	–	–	–	–	–	–
膝关节类风湿性关节炎	0.00	0.00	0.00	0.00	0.00	0.00
膝关节痛风性关节炎	0.00	0.00	0.00	0.00	0.00	0.00
髋关节内游离体	0.00	0.00	0.00	0.00	0.00	0.00
髋关节盂唇损伤	0.00	0.00	0.00	0.00	0.00	0.00
髋关节撞击综合征	0.00	0.00	0.00	0.00	0.00	0.00
髋关节翻修术后功能障碍	0.00	0.00	0.00	–	–	–
臂丛神经损伤	0.00	0.00	0.00	–	–	–
肩关节不稳	0.00	0.00	0.00	0.00	0.00	0.00
肩部撞击症	0.00	0.00	0.00	–	–	–
冈上肌腱钙化性肌腱炎	0.00	0.00	0.00	–	–	–
肩胛下肌腱断裂	0.00	0.00	0.00	–	–	–
肩关节僵硬	0.00	0.00	0.00	–	–	–
膝单间室骨关节炎	0.00	0.00	0.00	0.00	0.00	0.00
膝关节置换术后功能障碍	0.00	0.00	0.00	–	–	–
脊柱侧弯畸形	0.00	0.00	0.00	–	–	–

2.10.4 平均住院日

综合医院骨科疑难病种平均住院日（天）

疑难病种名称	三级综合医院			二级综合医院		
	25 分位	50 分位	75 分位	25 分位	50 分位	75 分位
颈椎病	8.75	10.80	12.70	6.75	8.48	11.51
膝关节严重内外翻	11.00	14.00	18.00	—	—	—
先天髋关节脱位	8.00	11.00	15.14	2.50	6.00	17.00
桡骨骨折	9.51	11.20	14.43	8.43	11.00	13.57
肩袖损伤	8.79	11.50	17.83	6.00	8.00	18.00
脊柱结核	13.00	18.50	25.13	10.50	12.67	16.00
腰椎间盘突出症	10.40	11.67	13.10	8.70	10.49	12.67
膝关节脱位	9.00	15.00	23.50	7.00	15.50	26.67
髌骨脱位	7.63	10.43	14.00	4.00	7.50	14.00
肱二头肌腱断裂	7.00	7.00	13.00	3.50	5.00	8.00
脊柱肿瘤	8.33	13.27	21.00	4.00	9.00	20.00
半月板损伤	7.53	10.00	15.33	7.00	10.00	14.11
踝关节损伤	12.81	14.96	18.48	12.17	14.70	17.97
膝关节韧带损伤	11.40	14.73	19.21	9.25	11.17	17.25
膝关节剥脱性骨软骨炎	5.00	6.00	7.60	3.00	4.00	7.00
膝关节类风湿性关节炎	10.02	17.00	22.80	5.00	10.00	15.50
膝关节痛风性关节炎	8.52	9.61	11.50	7.06	8.82	11.00
髋关节内游离体	7.00	8.50	10.00	3.50	3.50	6.00
髋关节盂唇损伤	8.67	14.13	21.60	9.50	13.63	23.67
髋关节撞击综合征	9.10	11.33	14.50	7.50	8.87	11.30
髋关节翻修术后功能障碍	11.00	16.00	21.00	3.00	8.00	16.00
臂丛神经损伤	9.00	14.33	24.07	6.00	11.00	28.00
肩关节不稳	8.20	10.38	13.44	7.15	8.33	10.83
肩部撞击症	7.00	9.60	12.33	5.00	5.00	5.00
冈上肌腱钙化性肌腱炎	5.00	8.00	10.00	12.00	12.00	12.00
肩胛下肌腱断裂	4.00	8.00	14.00	4.00	4.00	4.00
肩关节僵硬	10.20	13.69	23.00	—	—	—
膝单间室骨关节炎	10.76	12.96	15.96	9.64	11.32	13.46
膝关节置换术后功能障碍	10.00	16.50	23.00	14.00	14.00	14.00
脊柱侧弯畸形	8.00	13.39	17.00	2.00	8.00	11.00

综合医院骨科疑难病种（疾病合并治疗方法）平均住院日（天）

（参见第 29 页：说明 5）

疑难病种名称	三级综合医院			二级综合医院		
	25 分位	50 分位	75 分位	25 分位	50 分位	75 分位
颈椎病	12.00	14.18	17.82	11.00	16.20	19.67
膝关节严重内外翻	17.00	18.00	19.00	–	–	–
先天髋关节脱位	14.00	17.00	24.00	23.00	23.00	23.00
桡骨骨折	9.00	17.00	20.00	9.00	9.00	10.00
肩袖损伤	10.00	12.20	15.50	9.00	11.00	24.14
脊柱结核	23.67	30.00	36.75	16.00	16.00	29.00
腰椎间盘突出症	12.19	15.22	18.08	12.78	15.00	18.64
膝关节脱位	11.50	18.00	30.00	9.00	27.00	28.00
髌骨脱位	10.00	13.50	18.00	6.00	7.00	12.00
肱二头肌腱断裂	7.00	10.00	11.50	5.00	5.00	6.00
脊柱肿瘤	18.25	22.00	28.00	10.00	17.00	22.50
半月板损伤	7.11	9.66	14.25	8.00	9.00	12.33
踝关节损伤	15.00	18.13	22.60	13.54	16.96	21.38
膝关节韧带损伤	13.00	16.00	20.92	11.40	16.50	22.00
膝关节剥脱性骨软骨炎	–	–	–	–	–	–
膝关节类风湿性关节炎	8.00	18.00	22.50	18.00	18.00	18.00
膝关节痛风性关节炎	9.00	13.00	17.00	12.00	16.00	17.00
髋关节内游离体	8.00	10.00	12.00	6.00	6.00	6.00
髋关节盂唇损伤	19.00	22.00	32.00	21.00	27.00	29.00
髋关节撞击综合征	8.00	12.00	18.00	8.00	10.00	21.00
髋关节翻修术后功能障碍	16.00	20.00	22.00	–	–	–
臂丛神经损伤	9.00	11.00	14.00	–	–	–
肩关节不稳	9.00	10.67	15.00	6.00	6.00	15.00
肩部撞击症	7.50	9.00	13.50	–	–	–
冈上肌腱钙化性肌腱炎	5.80	8.00	10.00	–	–	–
肩胛下肌腱断裂	3.00	8.00	14.00	–	–	–
肩关节僵硬	4.00	4.00	8.00	–	–	–
膝单间室骨关节炎	17.50	20.00	22.81	13.86	16.50	18.83
膝关节置换术后功能障碍	16.67	23.00	30.00	–	–	–
脊柱侧弯畸形	15.00	19.40	21.25	–	–	–

2.10.5 平均住院费用

综合医院骨科疑难病种平均住院费用（元）

疑难病种名称	三级综合医院			二级综合医院		
	25 分位	50 分位	75 分位	25 分位	50 分位	75 分位
颈椎病	6613.62	9280.03	14522.70	3082.66	3948.20	6332.14
膝关节严重内外翻	19497.62	26930.00	36631.90	—	—	—
先天髋关节脱位	5841.62	12145.55	21902.72	368.77	10481.47	33742.79
桡骨骨折	10218.51	14202.68	18950.00	6415.58	9851.76	13859.62
肩袖损伤	7769.44	15057.97	24625.24	2605.03	3338.06	9393.41
脊柱结核	10400.09	20942.78	39822.47	4073.36	9019.75	29235.62
腰椎间盘突出症	8193.80	12178.37	17904.27	4440.97	5829.56	10297.66
膝关节脱位	6228.44	20690.89	45422.50	3598.99	9199.46	30096.71
髌骨脱位	5832.50	10772.50	18241.06	2027.96	2556.66	10292.94
肱二头肌腱断裂	3599.40	9439.51	15290.24	1163.68	4673.40	4995.60
脊柱肿瘤	9284.77	21394.73	35110.69	3944.40	6358.49	14438.88
半月板损伤	7026.27	10356.58	13624.32	3979.03	7929.90	10881.30
踝关节损伤	14153.43	18060.74	22462.00	8235.01	11144.99	13879.86
膝关节韧带损伤	11731.38	19847.16	27759.79	3945.66	8009.54	19056.80
膝关节剥脱性骨软骨炎	7197.56	8711.17	13803.58	1733.82	2743.69	3125.25
膝关节类风湿性关节炎	10953.18	39657.76	58959.82	3126.79	4091.37	28541.90
膝关节痛风性关节炎	4842.66	6082.42	8566.80	2861.06	4192.53	5207.33
髋关节内游离体	7725.56	10922.31	13926.74	2860.60	2860.60	7616.01
髋关节盂唇损伤	7838.49	16564.00	25547.78	4674.00	8658.21	13489.97
髋关节撞击综合征	6607.28	10590.02	17878.55	3303.83	4869.70	7849.74
髋关节翻修术后功能障碍	9154.54	34064.30	55951.51	2109.63	3186.27	27223.35
臂丛神经损伤	6103.39	9518.29	18293.54	2815.77	8749.50	23353.29
肩关节不稳	6021.86	7931.99	10797.02	2955.60	4716.05	6938.81
肩部撞击症	11015.98	15095.81	21719.32	1080.17	1080.17	1080.17
冈上肌腱钙化性肌腱炎	3621.60	14065.90	19289.47	4108.83	4108.83	4108.83
肩胛下肌腱断裂	4451.99	7043.72	10920.33	2176.72	2176.72	2176.72
肩关节僵硬	3449.03	5756.95	15323.27	—	—	—
膝单间室骨关节炎	10978.39	19541.95	37892.11	4639.18	8287.64	15740.96
膝关节置换术后功能障碍	5277.50	24666.00	63886.50	2914.60	2914.60	2914.60
脊柱侧弯畸形	5464.35	29924.97	52493.76	1390.70	3764.42	6482.93

综合医院骨科疑难病种（疾病合并治疗方法）平均住院费用（元）

（参见第 29 页：说明 5）

疑难病种名称	三级综合医院			二级综合医院		
	25 分位	50 分位	75 分位	25 分位	50 分位	75 分位
颈椎病	32199.26	40952.19	50800.79	7370.87	21289.14	40636.51
膝关节严重内外翻	30013.98	58412.40	67921.86	–	–	–
先天髋关节脱位	55974.18	65755.00	90290.34	39809.36	39809.36	39809.36
桡骨骨折	28061.68	39783.27	49943.10	26713.50	26713.50	44506.08
肩袖损伤	21833.38	28358.93	37992.72	22009.93	27805.65	28566.17
脊柱结核	49462.98	57536.67	69937.37	29402.20	29402.20	38816.31
腰椎间盘突出症	21060.34	28985.75	39777.22	14233.65	21418.60	37896.69
膝关节脱位	18557.93	45792.67	65655.47	3598.99	18996.27	27047.78
髌骨脱位	11925.42	17334.48	26188.37	4341.22	9576.63	11416.49
肱二头肌腱断裂	7110.01	9439.51	16642.29	4673.40	4673.40	8503.56
脊柱肿瘤	38182.19	51300.05	64191.43	8119.41	18125.03	113738.78
半月板损伤	8465.44	12191.38	15379.51	7115.13	8835.35	12989.66
踝关节损伤	20831.02	24889.21	30464.67	12871.07	18258.89	23312.78
膝关节韧带损伤	24391.44	31171.82	37684.06	11307.83	21577.79	33581.03
膝关节剥脱性骨软骨炎	–	–	–	–	–	–
膝关节类风湿性关节炎	10953.18	29629.56	73344.68			
膝关节痛风性关节炎	11540.75	15447.21	20785.24	12054.19	14423.90	15243.08
髋关节内游离体	8438.28	11434.46	17124.28	5584.39	5584.39	7616.01
髋关节盂唇损伤	30958.54	41899.20	49734.25	22986.03	27495.16	37391.52
髋关节撞击综合征	9907.93	16806.07	26355.99	3903.68	5369.00	18091.50
髋关节翻修术后功能障碍	55797.64	74401.26	94740.16	–	–	–
臂丛神经损伤	10197.63	13389.32	18320.01	–	–	–
肩关节不稳	12997.41	26062.68	43187.00	9365.24	9365.24	23388.28
肩部撞击症	15724.02	18088.12	25173.30	–	–	–
冈上肌腱钙化性肌腱炎	11657.97	15383.63	25001.53	–	–	–
肩胛下肌腱断裂	3880.87	10246.68	11157.52	–	–	–
肩关节僵硬	2027.22	3449.03	19138.00	–	–	–
膝单间室骨关节炎	51675.13	60677.08	72068.22	46972.76	50091.70	57326.79
膝关节置换术后功能障碍	55105.14	80385.00	107363.18			
脊柱侧弯畸形	52420.28	67040.63	97919.85	–	–	–

2.10.6 药占比

综合医院骨科疑难病种药占比（%）

疑难病种名称	三级综合医院			二级综合医院		
	25 分位	50 分位	75 分位	25 分位	50 分位	75 分位
颈椎病	20.29	26.79	33.76	25.24	34.83	43.28
膝关节严重内外翻	11.31	16.44	22.58	-	-	-
先天髋关节脱位	6.88	10.93	15.17	0.00	9.77	13.01
桡骨骨折	18.86	25.32	31.85	17.48	23.70	30.12
肩袖损伤	14.69	21.49	31.25	16.69	29.79	42.48
脊柱结核	15.80	26.82	36.04	18.10	30.22	43.75
腰椎间盘突出症	18.26	24.66	33.28	22.48	29.54	37.72
膝关节脱位	11.81	22.53	32.47	12.84	24.14	40.31
髌骨脱位	12.52	18.55	30.86	15.45	23.47	29.25
肱二头肌腱断裂	17.11	26.34	39.32	0.00	0.00	31.05
脊柱肿瘤	19.05	27.42	39.08	22.42	35.50	46.16
半月板损伤	17.44	24.65	34.10	17.05	25.79	33.03
踝关节损伤	19.84	25.94	32.55	17.34	23.76	32.44
膝关节韧带损伤	13.35	19.17	27.58	14.02	24.65	31.48
膝关节剥脱性骨软骨炎	8.41	15.61	26.13	7.07	20.36	74.69
膝关节类风湿性关节炎	10.74	15.03	24.69	7.28	18.26	37.28
膝关节痛风性关节炎	31.60	41.96	48.22	34.32	40.32	48.48
髋关节内游离体	15.02	23.61	32.93	20.56	20.56	25.48
髋关节盂唇损伤	21.21	29.33	39.34	19.89	29.23	40.83
髋关节撞击综合征	15.41	22.57	29.47	20.08	26.78	36.17
髋关节翻修术后功能障碍	10.22	20.26	28.70	21.30	29.32	64.54
臂丛神经损伤	25.07	41.46	51.70	22.97	32.60	50.25
肩关节不稳	18.08	24.71	34.65	18.85	24.74	36.17
肩部撞击症	14.39	19.26	29.26	24.14	24.14	24.14
冈上肌腱钙化性肌腱炎	12.18	20.39	30.21	45.60	45.60	45.60
肩胛下肌腱断裂	23.22	29.35	43.44	38.90	38.90	38.90
肩关节僵硬	10.51	23.99	32.02	-	-	-
膝单间室骨关节炎	13.22	19.04	26.87	12.34	25.04	39.85
膝关节置换术后功能障碍	8.27	13.84	24.29	86.08	86.08	86.08
脊柱侧弯畸形	7.71	13.41	22.64	0.00	19.30	38.09

综合医院骨科疑难病种（疾病合并治疗方法）药占比（%）

（参见第 29 页：说明 5）

疑难病种名称	三级综合医院			二级综合医院		
	25 分位	50 分位	75 分位	25 分位	50 分位	75 分位
颈椎病	11.32	17.47	23.10	9.41	18.24	26.83
膝关节严重内外翻	13.07	15.33	24.21	—	—	—
先天髋关节脱位	6.87	9.98	13.29	22.49	22.49	22.49
桡骨骨折	9.79	12.44	16.77	8.32	8.32	11.81
肩袖损伤	14.27	17.82	22.72	0.00	12.73	34.27
脊柱结核	15.74	21.72	31.33	0.00	0.00	12.66
腰椎间盘突出症	14.22	19.74	25.65	11.49	15.77	21.79
膝关节脱位	10.05	19.45	31.91	9.44	23.36	37.15
髌骨脱位	13.46	18.06	30.24	16.46	20.59	26.27
肱二头肌腱断裂	17.11	20.54	35.95	36.10	36.10	43.51
脊柱肿瘤	19.10	26.02	33.14	11.11	25.17	46.16
半月板损伤	15.26	22.08	30.59	17.05	24.44	28.78
踝关节损伤	18.37	24.07	30.08	15.07	20.69	27.56
膝关节韧带损伤	11.52	15.79	21.92	11.01	18.52	28.80
膝关节剥脱性骨软骨炎	—	—	—	—	—	—
膝关节类风湿性关节炎	9.00	18.34	35.99	—	—	—
膝关节痛风性关节炎	21.15	29.25	40.37	27.41	28.20	33.35
髋关节内游离体	14.24	21.29	31.78	20.56	20.56	26.11
髋关节盂唇损伤	18.35	24.98	32.77	22.07	30.81	36.75
髋关节撞击综合征	12.35	21.50	32.07	11.91	18.69	22.98
髋关节翻修术后功能障碍	8.69	11.02	16.80	—	—	—
臂丛神经损伤	27.60	35.63	57.11	—	—	—
肩关节不稳	14.49	17.61	37.01	22.46	22.46	24.89
肩部撞击症	14.40	20.11	27.07	—	—	—
冈上肌腱钙化性肌腱炎	18.10	21.38	35.61	—	—	—
肩胛下肌腱断裂	13.90	18.42	25.90	—	—	—
肩关节僵硬	16.38	20.30	23.03	—	—	—
膝单间室骨关节炎	9.26	12.74	16.24	7.96	10.60	10.71
膝关节置换术后功能障碍	9.70	13.84	21.04	—	—	—
脊柱侧弯畸形	6.97	10.99	16.41	—	—	—

2.10.7 耗材占比

综合医院骨科疑难病种耗材占比（%）

疑难病种名称	三级综合医院			二级综合医院		
	25分位	50分位	75分位	25分位	50分位	75分位
颈椎病	0.62	6.30	27.19	0.46	1.81	4.34
膝关节严重内外翻	0.00	34.88	56.70	–	–	–
先天髋关节脱位	0.00	21.41	52.04	1.24	16.91	41.05
桡骨骨折	4.01	30.93	45.67	4.24	27.30	42.48
肩袖损伤	0.00	4.60	43.54	0.00	0.22	2.31
脊柱结核	0.77	7.69	35.22	0.00	0.13	2.29
腰椎间盘突出症	1.43	18.41	36.62	0.51	4.26	13.29
膝关节脱位	0.00	12.64	40.12	0.70	5.66	16.06
髌骨脱位	0.76	15.44	41.97	0.00	3.45	13.35
肱二头肌腱断裂	0.71	8.96	38.60	0.00	0.00	1.53
脊柱肿瘤	0.00	5.68	28.42	0.00	1.54	6.48
半月板损伤	0.48	7.92	27.69	1.42	6.96	11.88
踝关节损伤	7.24	33.99	45.25	2.84	30.05	42.52
膝关节韧带损伤	1.37	36.72	54.49	1.14	9.78	40.38
膝关节剥脱性骨软骨炎	1.99	15.92	29.35	0.00	0.83	6.08
膝关节类风湿性关节炎	0.04	16.35	66.52	0.00	2.02	4.22
膝关节痛风性关节炎	0.12	2.58	4.96	0.44	2.16	4.79
髋关节内游离体	0.00	6.96	20.91	0.00	0.00	15.83
髋关节盂唇损伤	0.50	13.48	31.71	1.49	6.64	20.18
髋关节撞击综合征	0.54	14.55	42.10	0.54	5.81	19.61
髋关节翻修术后功能障碍	0.00	14.39	58.69	0.00	3.04	8.61
臂丛神经损伤	0.00	1.69	5.22	0.62	2.27	3.68
肩关节不稳	0.61	8.94	23.42	0.54	4.54	19.61
肩部撞击症	0.19	19.40	40.33	0.13	0.13	0.13
冈上肌腱钙化性肌腱炎	0.00	6.99	38.18	1.31	1.31	1.31
肩胛下肌腱断裂	0.00	6.29	19.93	0.00	0.00	0.00
肩关节僵硬	0.00	1.07	5.04	–	–	–
膝单间室骨关节炎	1.79	32.58	56.77	0.75	6.14	48.62
膝关节置换术后功能障碍	0.00	3.81	62.83	0.82	0.82	0.82
脊柱侧弯畸形	0.00	3.63	59.54	0.00	0.70	5.01

综合医院骨科疑难病种（疾病合并治疗方法）耗材占比（%）

（参见第 29 页：说明 5）

疑难病种名称	三级综合医院			二级综合医院		
	25 分位	50 分位	75 分位	25 分位	50 分位	75 分位
颈椎病	0.67	46.81	59.65	0.00	5.00	54.97
膝关节严重内外翻	0.00	0.00	62.37	–	–	–
先天髋关节脱位	38.12	72.48	77.04	41.40	41.40	41.40
桡骨骨折	6.10	58.95	69.17	0.00	0.00	72.93
肩袖损伤	0.19	40.27	59.65	0.00	0.00	31.57
脊柱结核	0.00	37.55	52.17	0.00	0.00	45.07
腰椎间盘突出症	4.72	41.22	53.63	1.62	25.64	50.32
膝关节脱位	0.00	21.95	61.13	4.00	11.41	58.51
髌骨脱位	4.59	24.58	47.98	4.48	13.81	31.53
肱二头肌腱断裂	0.00	18.73	45.03	0.00	0.00	10.75
脊柱肿瘤	3.88	37.40	48.45	0.00	17.28	18.17
半月板损伤	1.04	13.24	30.49	3.54	8.38	12.84
踝关节损伤	12.74	39.00	48.69	7.15	35.20	49.71
膝关节韧带损伤	1.92	48.64	62.24	1.39	19.56	48.58
膝关节剥脱性骨软骨炎	–	–	–	–	–	–
膝关节类风湿性关节炎	8.34	43.11	66.49	–	–	–
膝关节痛风性关节炎	0.00	5.61	22.67	7.02	8.23	14.78
髋关节内游离体	0.00	2.59	20.30	0.00	0.00	15.83
髋关节盂唇损伤	8.65	33.19	44.41	2.51	24.96	33.21
髋关节撞击综合征	0.00	17.32	42.90	12.94	13.02	30.54
髋关节翻修术后功能障碍	0.00	63.07	70.42	–	–	–
臂丛神经损伤	2.16	11.85	23.16	–	–	–
肩关节不稳	1.35	21.11	62.09	0.00	0.00	44.06
肩部撞击症	0.00	35.52	43.94	–	–	–
冈上肌腱钙化性肌腱炎	5.50	13.79	40.68	–	–	–
肩胛下肌腱断裂	0.00	2.23	51.04	–	–	–
肩关节僵硬	0.00	13.23	40.70	–	–	–
膝单间室骨关节炎	4.08	64.74	69.07	1.05	68.45	74.60
膝关节置换术后功能障碍	0.00	63.37	74.17	–	–	–
脊柱侧弯畸形	0.00	59.62	70.95	–	–	–

2.10.8 抗菌药物使用率

综合医院骨科疑难病种抗菌药物使用率（%）

疑难病种名称	三级综合医院			二级综合医院		
	25 分位	50 分位	75 分位	25 分位	50 分位	75 分位
颈椎病	2.27	7.38	15.38	0.00	3.74	7.58
膝关节严重内外翻	0.00	100.00	100.00	—	—	—
先天髋关节脱位	0.00	22.22	50.00	0.00	25.00	100.00
桡骨骨折	15.63	39.53	68.00	20.00	31.09	52.17
肩袖损伤	0.00	14.29	50.00	0.00	0.00	40.00
脊柱结核	33.33	60.00	85.71	25.00	33.33	50.00
腰椎间盘突出症	6.17	15.34	35.14	3.06	10.00	20.10
膝关节脱位	0.00	16.67	100.00	0.00	50.00	66.67
髌骨脱位	0.00	12.50	66.67	0.00	0.00	20.00
肱二头肌腱断裂	0.00	100.00	100.00	0.00	0.00	0.00
脊柱肿瘤	0.00	33.33	66.67	0.00	0.00	100.00
半月板损伤	0.00	10.53	33.33	0.00	14.29	76.92
踝关节损伤	21.98	52.99	69.70	18.28	43.97	59.23
膝关节韧带损伤	20.00	44.44	66.67	17.28	33.33	66.67
膝关节剥脱性骨软骨炎	0.00	0.00	0.00	100.00	100.00	100.00
膝关节类风湿性关节炎	0.00	50.00	100.00	0.00	0.00	25.00
膝关节痛风性关节炎	0.00	13.33	31.82	12.50	34.00	51.22
髋关节内游离体	0.00	0.00	0.00	0.00	0.00	50.00
髋关节盂唇损伤	0.00	33.33	66.67	0.00	30.77	50.00
髋关节撞击综合征	9.52	27.66	40.00	0.00	16.67	37.50
髋关节翻修术后功能障碍	0.00	50.00	100.00	0.00	0.00	50.00
臂丛神经损伤	0.00	0.00	50.00	0.00	0.00	33.33
肩关节不稳	2.70	20.37	34.83	0.00	9.09	33.33
肩部撞击症	0.00	0.00	69.23	0.00	0.00	0.00
冈上肌腱钙化性肌腱炎	0.00	0.00	100.00	0.00	0.00	0.00
肩胛下肌腱断裂	0.00	100.00	100.00	100.00	100.00	100.00
肩关节僵硬	0.00	0.00	28.57	—	—	—
膝单间室骨关节炎	10.00	25.53	56.70	7.84	20.00	46.15
膝关节置换术后功能障碍	0.00	50.00	100.00	—	—	—
脊柱侧弯畸形	0.00	50.00	75.00	0.00	0.00	0.00

综合医院骨科疑难病种（疾病合并治疗方法）抗菌药物使用率（%）

（参见第29页：说明5）

疑难病种名称	三级综合医院			二级综合医院		
	25分位	50分位	75分位	25分位	50分位	75分位
颈椎病	14.29	66.67	100.00	6.25	33.33	97.67
膝关节严重内外翻	100.00	100.00	100.00	–	–	–
先天髋关节脱位	100.00	100.00	100.00	100.00	100.00	100.00
桡骨骨折	100.00	100.00	100.00	100.00	100.00	100.00
肩袖损伤	20.00	66.67	100.00	42.86	42.86	100.00
脊柱结核	80.00	100.00	100.00	0.00	0.00	0.00
腰椎间盘突出症	26.61	66.67	95.83	50.00	100.00	100.00
膝关节脱位	0.00	100.00	100.00	0.00	0.00	50.00
髌骨脱位	0.00	33.33	100.00	0.00	0.00	0.00
肱二头肌腱断裂	0.00	0.00	100.00	0.00	0.00	0.00
脊柱肿瘤	50.00	100.00	100.00	0.00	0.00	100.00
半月板损伤	0.00	15.69	50.00	0.00	75.00	100.00
踝关节损伤	32.14	68.75	90.91	50.00	64.29	93.33
膝关节韧带损伤	37.50	75.00	100.00	36.67	75.00	100.00
膝关节剥脱性骨软骨炎	–	–	–	–	–	–
膝关节类风湿性关节炎	0.00	60.00	100.00	–	–	–
膝关节痛风性关节炎	0.00	44.44	100.00	100.00	100.00	100.00
髋关节内游离体	0.00	0.00	0.00	0.00	0.00	100.00
髋关节盂唇损伤	25.00	100.00	100.00	100.00	100.00	100.00
髋关节撞击综合征	0.00	50.00	100.00	0.00	0.00	100.00
髋关节翻修术后功能障碍	0.00	100.00	100.00	–	–	–
臂丛神经损伤	0.00	0.00	100.00	–	–	–
肩关节不稳	0.00	85.71	100.00	0.00	0.00	100.00
肩部撞击症	0.00	33.33	100.00	–	–	–
冈上肌腱钙化性肌腱炎	0.00	50.00	100.00	–	–	–
肩胛下肌腱断裂	0.00	100.00	100.00	–	–	–
肩关节僵硬	0.00	0.00	75.00	–	–	–
膝单间室骨关节炎	66.67	98.99	100.00	20.00	76.47	100.00
膝关节置换术后功能障碍	100.00	100.00	100.00	–	–	–
脊柱侧弯畸形	30.00	100.00	100.00	–	–	–

2.11 泌尿外科

2.11.1 出院人次

综合医院泌尿外科疑难病种出院人次

疑难病种名称	三级综合医院			二级综合医院		
	25 分位	50 分位	75 分位	25 分位	50 分位	75 分位
复杂性或巨大肾完全性鹿角结石	37	91	236	8	39	129
高龄肾盂输尿管肿瘤	3	7	13	1	2	3
肌层浸润性膀胱癌	17	37	76	4	10	19
局限性前列腺癌	17	35	63	3	9	16
肾盂输尿管连接部狭窄	2	5	11	1	2	3
复杂性尿道狭窄	6	11	18	2	3	5
巨大肾肿瘤	28	63	123	9	20	32
巨大肾上腺肿瘤	19	46	96	5	11	22
难治性化脓肾及感染性多囊肾	16	35	64	4	8	17
肾癌合并长段腔静脉癌栓	1	1	2	1	1	1
难诊断性前列腺癌	17	36	65	3	9	16
低位梗阻性无精子症	1	2	4	1	1	3
高位梗阻性无精子症	1	2	4	1	1	3
精索静脉曲张	10	21	53	4	9	19
阴茎癌	2	3	6	1	2	2
睾丸癌	1	2	4	1	1	2

综合医院泌尿外科疑难病种（疾病合并治疗方法）出院人次

（参见第 29 页：说明 5）

疑难病种名称	三级综合医院			二级综合医院		
	25 分位	50 分位	75 分位	25 分位	50 分位	75 分位
复杂性或巨大肾完全性鹿角结石	6	24	57	4	17	40
高龄肾盂输尿管肿瘤	2	3	8	1	1	3
肌层浸润性膀胱癌	2	3	7	1	1	2
局限性前列腺癌	1	2	5	3	3	3
肾盂输尿管连接部狭窄	1	3	6	1	2	2
复杂性尿道狭窄	1	1	1	1	1	1
巨大肾肿瘤	4	9	20	1	1	4
巨大肾上腺肿瘤	2	5	11	3	3	10
难治性化脓肾及感染性多囊肾	1	1	2	1	1	1
肾癌合并长段腔静脉癌栓	1	1	1	–	–	–
难诊断性前列腺癌	2	4	9	2	2	3
低位梗阻性无精子症	1	2	6	–	–	–

疑难病种名称	三级综合医院			二级综合医院		
	25 分位	50 分位	75 分位	25 分位	50 分位	75 分位
高位梗阻性无精子症	1	1	4	–	–	–
精索静脉曲张	8	20	49	4	8	26
阴茎癌	1	2	4	1	2	2
睾丸癌	1	1	3	1	1	1

2.11.2 疾病构成

综合医院泌尿外科疑难病种疾病构成（%）

疑难病种名称	三级综合医院			二级综合医院		
	25 分位	50 分位	75 分位	25 分位	50 分位	75 分位
复杂性或巨大肾完全性鹿角结石	0.10	0.23	0.48	0.04	0.15	0.48
高龄肾盂输尿管肿瘤	0.01	0.01	0.03	0.00	0.01	0.02
肌层浸润性膀胱癌	0.06	0.09	0.15	0.02	0.04	0.06
局限性前列腺癌	0.05	0.09	0.13	0.02	0.03	0.06
肾盂输尿管连接部狭窄	0.01	0.01	0.02	0.00	0.01	0.01
复杂性尿道狭窄	0.02	0.03	0.04	0.01	0.01	0.02
巨大肾肿瘤	0.10	0.15	0.23	0.05	0.07	0.10
巨大肾上腺肿瘤	0.07	0.12	0.19	0.03	0.05	0.06
难治性化脓肾及感染性多囊肾	0.06	0.09	0.12	0.02	0.04	0.07
肾癌合并长段腔静脉癌栓	0.00	0.00	0.00	0.00	0.00	0.00
难诊断性前列腺癌	0.05	0.09	0.13	0.02	0.03	0.06
低位梗阻性无精子症	0.00	0.00	0.00	0.00	0.00	0.00
高位梗阻性无精子症	0.00	0.00	0.01	0.00	0.00	0.00
精索静脉曲张	0.03	0.06	0.10	0.02	0.04	0.07
阴茎癌	0.00	0.01	0.01	0.00	0.01	0.01
睾丸癌	0.00	0.00	0.01	0.00	0.00	0.01

综合医院泌尿外科疑难病种（疾病合并治疗方法）疾病构成（%）

（参见第 29 页：说明 5）

疑难病种名称	三级综合医院			二级综合医院		
	25 分位	50 分位	75 分位	25 分位	50 分位	75 分位
复杂性或巨大肾完全性鹿角结石	0.02	0.05	0.13	0.02	0.05	0.13
高龄肾盂输尿管肿瘤	0.00	0.01	0.02	0.00	0.01	0.01
肌层浸润性膀胱癌	0.00	0.01	0.01	0.00	0.00	0.01
局限性前列腺癌	0.00	0.00	0.01	0.01	0.01	0.01
肾盂输尿管连接部狭窄	0.00	0.01	0.01	0.00	0.00	0.01
复杂性尿道狭窄	0.00	0.00	0.00	0.00	0.00	0.00

疑难病种名称	三级综合医院			二级综合医院		
	25 分位	50 分位	75 分位	25 分位	50 分位	75 分位
巨大肾肿瘤	0.01	0.02	0.04	0.00	0.01	0.02
巨大肾上腺肿瘤	0.01	0.01	0.02	0.01	0.02	0.02
难治性化脓肾及感染性多囊肾	0.00	0.00	0.00	0.00	0.00	0.00
肾癌合并长段腔静脉癌栓	0.00	0.00	0.00	–	–	–
难诊断性前列腺癌	0.00	0.01	0.02	0.00	0.01	0.01
低位梗阻性无精子症	0.00	0.00	0.00	–	–	–
高位梗阻性无精子症	0.00	0.00	0.01	–	–	–
精索静脉曲张	0.03	0.05	0.09	0.02	0.03	0.06
阴茎癌	0.00	0.01	0.01	0.00	0.00	0.01
睾丸癌	0.00	0.00	0.00	0.00	0.00	0.01

2.11.3 病死率

综合医院泌尿外科疑难病种病死率（%）

疑难病种名称	三级综合医院			二级综合医院		
	25 分位	50 分位	75 分位	25 分位	50 分位	75 分位
复杂性或巨大肾完全性鹿角结石	0.00	0.00	0.00	0.00	0.00	0.00
高龄肾盂输尿管肿瘤	0.00	0.00	0.00	0.00	0.00	0.00
肌层浸润性膀胱癌	0.00	0.00	1.76	0.00	0.00	0.00
局限性前列腺癌	0.00	0.00	4.76	0.00	0.00	0.00
肾盂输尿管连接部狭窄	0.00	0.00	0.00	0.00	0.00	0.00
复杂性尿道狭窄	0.00	0.00	0.00	0.00	0.00	0.00
巨大肾肿瘤	0.00	0.00	1.78	0.00	0.00	0.00
巨大肾上腺肿瘤	0.00	0.00	0.00	0.00	0.00	0.00
难治性化脓肾及感染性多囊肾	0.00	0.00	0.00	0.00	0.00	0.00
肾癌合并长段腔静脉癌栓	0.00	0.00	0.00	0.00	0.00	0.00
难诊断性前列腺癌	0.00	0.00	4.60	0.00	0.00	0.00
低位梗阻性无精子症	0.00	0.00	0.00	0.00	0.00	0.00
高位梗阻性无精子症	0.00	0.00	0.00	0.00	0.00	0.00
精索静脉曲张	0.00	0.00	0.00	0.00	0.00	0.00
阴茎癌	0.00	0.00	0.00	0.00	0.00	0.00
睾丸癌	0.00	0.00	0.00	0.00	0.00	0.00

综合医院泌尿外科疑难病种（疾病合并治疗方法）病死率（%）

（参见第 29 页：说明 5）

疑难病种名称	三级综合医院			二级综合医院		
	25 分位	50 分位	75 分位	25 分位	50 分位	75 分位
复杂性或巨大肾完全性鹿角结石	0.00	0.00	0.00	0.00	0.00	0.00
高龄肾盂输尿管肿瘤	0.00	0.00	0.00	0.00	0.00	0.00
肌层浸润性膀胱癌	0.00	0.00	0.00	0.00	0.00	0.00
局限性前列腺癌	0.00	0.00	0.00	0.00	0.00	0.00
肾盂输尿管连接部狭窄	0.00	0.00	0.00	0.00	0.00	0.00
复杂性尿道狭窄	0.00	0.00	0.00	0.00	0.00	0.00
巨大肾肿瘤	0.00	0.00	0.00	0.00	0.00	0.00
巨大肾上腺肿瘤	0.00	0.00	0.00	0.00	0.00	0.00
难治性化脓肾及感染性多囊肾	0.00	0.00	0.00	0.00	0.00	0.00
肾癌合并长段腔静脉癌栓	0.00	0.00	0.00	-	-	-
难诊断性前列腺癌	0.00	0.00	0.00	0.00	0.00	0.00
低位梗阻性无精子症	0.00	0.00	0.00	-	-	-
高位梗阻性无精子症	0.00	0.00	0.00	-	-	-
精索静脉曲张	0.00	0.00	0.00	0.00	0.00	0.00
阴茎癌	0.00	0.00	0.00	0.00	0.00	0.00
睾丸癌	0.00	0.00	0.00	0.00	0.00	0.00

2.11.4　平均住院日

综合医院泌尿外科疑难病种平均住院日（天）

疑难病种名称	三级综合医院			二级综合医院		
	25 分位	50 分位	75 分位	25 分位	50 分位	75 分位
复杂性或巨大肾完全性鹿角结石	8.23	10.35	12.32	5.73	7.14	9.30
高龄肾盂输尿管肿瘤	14.67	18.32	22.00	9.00	15.00	21.33
肌层浸润性膀胱癌	12.59	14.79	17.28	9.43	11.67	14.90
局限性前列腺癌	10.11	13.16	16.00	8.43	11.34	16.38
肾盂输尿管连接部狭窄	10.75	13.00	16.00	5.00	9.14	13.33
复杂性尿道狭窄	8.20	10.50	14.11	4.50	7.50	10.11
巨大肾肿瘤	9.92	11.50	13.57	6.70	8.44	10.50
巨大肾上腺肿瘤	8.92	10.47	12.29	5.43	6.70	8.17
难治性化脓肾及感染性多囊肾	8.50	10.16	11.88	7.53	9.00	10.65
肾癌合并长段腔静脉癌栓	7.67	14.00	19.50	6.00	6.00	6.00
难诊断性前列腺癌	10.11	13.13	16.06	8.38	11.33	16.36
低位梗阻性无精子症	4.50	6.50	9.00	2.00	2.00	5.00
高位梗阻性无精子症	4.50	6.50	9.00	2.00	2.00	5.00

疑难病种名称	三级综合医院			二级综合医院		
	25分位	50分位	75分位	25分位	50分位	75分位
精索静脉曲张	5.18	6.71	8.18	5.25	6.63	7.25
阴茎癌	13.06	16.00	21.00	10.25	12.00	18.00
睾丸癌	9.50	12.00	17.00	6.00	10.00	12.00

综合医院泌尿外科疑难病种（疾病合并治疗方法）平均住院日（天）

（参见第29页：说明5）

疑难病种名称	三级综合医院			二级综合医院		
	25分位	50分位	75分位	25分位	50分位	75分位
复杂性或巨大肾完全性鹿角结石	13.39	16.00	18.67	12.65	13.50	14.98
高龄肾盂输尿管肿瘤	18.57	21.00	27.00	17.56	24.00	26.25
肌层浸润性膀胱癌	24.14	30.00	36.00	19.00	25.00	32.00
局限性前列腺癌	19.00	27.50	33.00	18.33	18.33	41.00
肾盂输尿管连接部狭窄	13.50	16.25	20.00	12.50	14.00	17.50
复杂性尿道狭窄	8.00	12.00	16.00	14.00	14.00	14.00
巨大肾肿瘤	16.00	18.75	22.00	15.33	17.00	20.00
巨大肾上腺肿瘤	15.00	16.92	20.60	14.40	16.67	19.00
难治性化脓肾及感染性多囊肾	15.00	19.00	26.00	11.00	14.00	18.00
肾癌合并长段腔静脉癌栓	19.50	24.00	29.00	–	–	–
难诊断性前列腺癌	14.67	17.80	20.30	13.40	14.00	19.50
低位梗阻性无精子症	8.00	9.00	13.50	–	–	–
高位梗阻性无精子症	8.00	9.00	11.00	–	–	–
精索静脉曲张	5.37	6.98	8.38	5.39	6.80	7.75
阴茎癌	14.57	17.50	21.50	11.33	15.00	19.00
睾丸癌	9.00	12.00	17.00	6.50	9.00	11.50

2.11.5 平均住院费用

综合医院泌尿外科疑难病种平均住院费用（元）

疑难病种名称	三级综合医院			二级综合医院		
	25分位	50分位	75分位	25分位	50分位	75分位
复杂性或巨大肾完全性鹿角结石	8803.87	11723.67	16200.10	3789.58	6628.01	9242.16
高龄肾盂输尿管肿瘤	17348.44	22661.81	30789.18	7854.59	13727.50	22410.00
肌层浸润性膀胱癌	13586.03	18108.57	22812.02	6412.40	9704.52	13773.82
局限性前列腺癌	10692.03	14707.38	18883.82	5176.05	8184.70	11920.86
肾盂输尿管连接部狭窄	10205.83	14981.89	19164.47	3315.75	6040.94	11066.44
复杂性尿道狭窄	6168.94	8480.75	11557.15	2584.44	3596.87	5032.73
巨大肾肿瘤	10132.40	14040.21	17592.16	4382.92	6213.28	10360.44

疑难病种名称	三级综合医院			二级综合医院		
	25 分位	50 分位	75 分位	25 分位	50 分位	75 分位
巨大肾上腺肿瘤	8400.14	11570.79	14429.73	3654.72	5324.15	6662.93
难治性化脓肾及感染性多囊肾	9464.88	11532.77	13778.77	4699.15	7673.36	10707.88
肾癌合并长段腔静脉癌栓	7503.78	15949.53	32658.46	6911.67	6911.67	6911.67
难诊断性前列腺癌	10692.03	14780.53	19031.39	5154.14	8184.70	11920.86
低位梗阻性无精子症	3658.36	5432.98	8215.51	784.92	784.92	1974.08
高位梗阻性无精子症	3658.36	5432.98	8215.51	784.92	784.92	1974.08
精索静脉曲张	5214.73	6690.41	8158.43	3592.64	4431.99	6666.45
阴茎癌	10387.33	13427.18	18892.91	5462.00	7824.36	10111.89
睾丸癌	8325.75	11622.78	15567.71	4199.89	7223.79	9605.10

综合医院泌尿外科疑难病种（疾病合并治疗方法）平均住院费用（元）

（参见第 29 页：说明 5）

疑难病种名称	三级综合医院			二级综合医院		
	25 分位	50 分位	75 分位	25 分位	50 分位	75 分位
复杂性或巨大肾完全性鹿角结石	19024.08	23315.90	26692.91	11786.26	15682.65	19138.20
高龄肾盂输尿管肿瘤	25106.19	30894.57	39012.27	21216.08	27889.55	31803.15
肌层浸润性膀胱癌	34448.74	45011.16	58531.49	22261.16	34083.26	43567.45
局限性前列腺癌	27463.13	35205.29	43843.76	21049.07	21049.07	29610.58
肾盂输尿管连接部狭窄	15568.80	19618.70	23329.58	10018.38	10941.55	16507.68
复杂性尿道狭窄	7995.15	8526.15	12495.29	6921.90	6921.90	6921.90
巨大肾肿瘤	21777.56	26154.31	32884.46	13494.02	20130.12	26858.79
巨大肾上腺肿瘤	19507.75	28003.67	33583.38	13072.00	15862.19	23420.86
难治性化脓肾及感染性多囊肾	20234.69	27645.26	35276.81	10394.53	12967.53	21584.63
肾癌合并长段腔静脉癌栓	54253.73	61443.21	142153.30	–	–	–
难诊断性前列腺癌	18439.37	21947.98	25306.13	13375.69	17865.02	24868.77
低位梗阻性无精子症	5215.76	16186.49	16507.42	–	–	–
高位梗阻性无精子症	8304.77	9979.18	13890.11	–	–	–
精索静脉曲张	5566.62	6940.48	8586.76	4066.22	4768.83	6901.31
阴茎癌	11638.14	14608.68	19768.97	7824.36	9778.01	13748.87
睾丸癌	9197.14	11669.30	15358.35	7036.29	7889.52	11802.17

2.11.6 药占比

综合医院泌尿外科疑难病种药占比（%）

疑难病种名称	三级综合医院			二级综合医院		
	25 分位	50 分位	75 分位	25 分位	50 分位	75 分位
复杂性或巨大肾完全性鹿角结石	22.69	29.26	35.89	23.20	28.93	36.35
高龄肾盂输尿管肿瘤	27.69	35.95	43.49	23.86	36.63	49.85
肌层浸润性膀胱癌	29.23	37.49	45.43	30.74	37.53	47.74
局限性前列腺癌	32.51	43.84	53.17	29.29	43.86	53.21
肾盂输尿管连接部狭窄	19.05	29.19	34.95	23.17	35.75	41.03
复杂性尿道狭窄	25.38	36.34	43.82	21.59	34.96	43.22
巨大肾肿瘤	24.44	31.44	36.84	23.96	31.91	39.49
巨大肾上腺肿瘤	21.85	28.12	32.43	19.53	24.08	30.65
难治性化脓肾及感染性多囊肾	23.00	29.50	35.92	24.44	30.37	37.09
肾癌合并长段腔静脉癌栓	23.10	36.15	49.07	0.00	0.00	0.00
难诊断性前列腺癌	33.41	43.30	52.94	29.29	43.86	53.21
低位梗阻性无精子症	4.57	21.13	32.43	0.00	0.00	17.79
高位梗阻性无精子症	4.57	21.13	32.52	0.00	0.00	17.79
精索静脉曲张	18.30	25.92	33.10	16.32	21.65	29.08
阴茎癌	27.46	38.19	49.19	23.34	38.30	48.40
睾丸癌	19.82	32.22	39.23	16.80	28.91	40.44

综合医院泌尿外科疑难病种（疾病合并治疗方法）药占比（%）

（参见第 29 页：说明 5）

疑难病种名称	三级综合医院			二级综合医院		
	25 分位	50 分位	75 分位	25 分位	50 分位	75 分位
复杂性或巨大肾完全性鹿角结石	22.29	28.80	35.22	18.23	24.22	28.92
高龄肾盂输尿管肿瘤	25.05	33.82	40.53	23.23	36.30	38.45
肌层浸润性膀胱癌	28.07	33.53	39.22	17.82	28.14	36.44
局限性前列腺癌	25.44	32.87	40.63	17.83	17.83	25.80
肾盂输尿管连接部狭窄	21.99	31.33	38.22	16.76	27.64	40.80
复杂性尿道狭窄	30.75	37.63	49.77	26.70	26.70	26.70
巨大肾肿瘤	24.22	31.02	37.12	22.52	31.24	37.02
巨大肾上腺肿瘤	24.40	31.27	37.02	15.15	21.06	29.23
难治性化脓肾及感染性多囊肾	23.98	32.96	40.75	15.17	34.20	40.41
肾癌合并长段腔静脉癌栓	23.10	24.67	49.13	–	–	–
难诊断性前列腺癌	26.46	34.21	41.63	18.94	26.60	39.98
低位梗阻性无精子症	26.53	37.79	43.20	–	–	–
高位梗阻性无精子症	23.11	33.44	41.91	–	–	–

疑难病种名称	三级综合医院			二级综合医院		
	25分位	50分位	75分位	25分位	50分位	75分位
精索静脉曲张	17.72	26.20	33.41	17.55	21.74	27.23
阴茎癌	27.13	38.20	47.12	17.93	35.72	45.15
睾丸癌	22.25	31.54	38.13	15.11	26.38	33.57

2.11.7 耗材占比

综合医院泌尿外科疑难病种耗材占比（%）

疑难病种名称	三级综合医院			二级综合医院		
	25分位	50分位	75分位	25分位	50分位	75分位
复杂性或巨大肾完全性鹿角结石	1.82	15.23	23.43	0.23	6.07	15.72
高龄肾盂输尿管肿瘤	1.19	9.57	18.57	0.12	5.86	11.29
肌层浸润性膀胱癌	1.96	10.27	16.59	2.27	6.39	11.39
局限性前列腺癌	0.81	6.02	10.79	0.80	2.74	7.87
肾盂输尿管连接部狭窄	1.78	14.61	24.27	0.68	6.35	10.98
复杂性尿道狭窄	1.25	10.53	16.63	0.08	3.82	9.13
巨大肾肿瘤	3.17	14.11	19.61	1.09	6.86	12.08
巨大肾上腺肿瘤	3.26	14.87	22.58	0.94	6.67	12.97
难治性化脓肾及感染性多囊肾	2.10	11.82	17.89	1.54	5.91	12.70
肾癌合并长段腔静脉癌栓	0.00	4.28	7.63	0.00	0.00	0.00
难诊断性前列腺癌	0.81	6.02	10.95	0.80	3.29	7.87
低位梗阻性无精子症	0.00	6.15	12.59	2.18	2.18	2.42
高位梗阻性无精子症	0.00	7.93	13.44	2.18	2.18	2.42
精索静脉曲张	2.36	13.19	21.08	2.55	9.04	18.75
阴茎癌	1.02	6.79	12.19	0.45	4.35	6.88
睾丸癌	0.00	5.12	10.28	1.30	3.11	10.08

综合医院泌尿外科疑难病种（疾病合并治疗方法）耗材占比（%）

（参见第29页：说明5）

疑难病种名称	三级综合医院			二级综合医院		
	25分位	50分位	75分位	25分位	50分位	75分位
复杂性或巨大肾完全性鹿角结石	0.68	21.18	30.28	7.32	17.01	26.54
高龄肾盂输尿管肿瘤	0.96	13.22	21.91	2.26	8.55	17.95
肌层浸润性膀胱癌	1.35	15.48	24.33	6.36	12.39	14.17
局限性前列腺癌	3.56	16.94	26.63	12.79	12.79	22.91
肾盂输尿管连接部狭窄	0.17	14.86	24.33	0.06	10.48	18.75
复杂性尿道狭窄	0.00	8.10	19.06	0.00	0.00	0.00
巨大肾肿瘤	3.62	14.71	22.19	2.82	11.81	17.60

疑难病种名称	三级综合医院			二级综合医院		
	25 分位	50 分位	75 分位	25 分位	50 分位	75 分位
巨大肾上腺肿瘤	15.44	23.30	30.72	0.00	0.00	24.70
难治性化脓肾及感染性多囊肾	0.00	10.67	20.76	0.09	10.30	13.10
肾癌合并长段腔静脉癌栓	8.59	15.03	16.91	-	-	-
难诊断性前列腺癌	0.05	13.23	19.03	6.36	14.00	17.83
低位梗阻性无精子症	0.00	0.00	25.14	-	-	-
高位梗阻性无精子症	0.31	8.93	14.66	-	-	-
精索静脉曲张	1.96	13.10	21.76	3.20	9.37	19.54
阴茎癌	1.02	7.86	13.59	1.79	4.86	7.98
睾丸癌	0.13	6.47	13.21	3.00	4.98	12.21

2.11.8 抗菌药物使用率

综合医院泌尿外科疑难病种抗菌药物使用率（%）

疑难病种名称	三级综合医院			二级综合医院		
	25 分位	50 分位	75 分位	25 分位	50 分位	75 分位
复杂性或巨大肾完全性鹿角结石	54.32	77.55	88.89	33.33	58.62	84.00
高龄肾盂输尿管肿瘤	38.89	77.27	100.00	0.00	83.33	100.00
肌层浸润性膀胱癌	48.00	81.82	93.67	33.33	61.54	92.86
局限性前列腺癌	32.43	51.72	72.00	22.22	50.00	63.64
肾盂输尿管连接部狭窄	50.00	80.00	100.00	50.00	100.00	100.00
复杂性尿道狭窄	63.64	83.33	100.00	40.00	94.44	100.00
巨大肾肿瘤	26.47	44.44	56.38	14.29	30.00	42.31
巨大肾上腺肿瘤	18.00	30.00	50.00	12.50	20.00	35.71
难治性化脓肾及感染性多囊肾	23.53	46.44	72.73	29.41	58.33	83.33
肾癌合并长段腔静脉癌栓	0.00	0.00	100.00	-	-	-
难诊断性前列腺癌	32.43	51.72	73.91	12.50	50.00	62.50
低位梗阻性无精子症	0.00	50.00	92.31	0.00	0.00	0.00
高位梗阻性无精子症	0.00	50.00	92.31	0.00	0.00	0.00
精索静脉曲张	0.00	14.29	41.03	0.00	6.34	58.14
阴茎癌	50.00	100.00	100.00	0.00	100.00	100.00
睾丸癌	0.00	50.00	100.00	0.00	50.00	100.00

综合医院泌尿外科疑难病种（疾病合并治疗方法）抗菌药物使用率（%）

（参见第 29 页：说明 5）

疑难病种名称	三级综合医院			二级综合医院		
	25 分位	50 分位	75 分位	25 分位	50 分位	75 分位
复杂性或巨大肾完全性鹿角结石	81.67	100.00	100.00	60.00	100.00	100.00
高龄肾盂输尿管肿瘤	83.33	100.00	100.00	77.78	100.00	100.00
肌层浸润性膀胱癌	100.00	100.00	100.00	0.00	100.00	100.00
局限性前列腺癌	100.00	100.00	100.00	0.00	0.00	100.00
肾盂输尿管连接部狭窄	100.00	100.00	100.00	50.00	100.00	100.00
复杂性尿道狭窄	100.00	100.00	100.00	-	-	-
巨大肾肿瘤	62.50	100.00	100.00	100.00	100.00	100.00
巨大肾上腺肿瘤	43.65	86.96	100.00	66.67	66.67	100.00
难治性化脓肾及感染性多囊肾	100.00	100.00	100.00	0.00	100.00	100.00
肾癌合并长段腔静脉癌栓	100.00	100.00	100.00	-	-	-
难诊断性前列腺癌	75.00	100.00	100.00	100.00	100.00	100.00
低位梗阻性无精子症	0.00	0.00	100.00	-	-	-
高位梗阻性无精子症	50.00	100.00	100.00	-	-	-
精索静脉曲张	0.00	15.00	43.75	0.00	6.50	60.00
阴茎癌	75.00	100.00	100.00	100.00	100.00	100.00
睾丸癌	0.00	80.00	100.00	0.00	50.00	100.00

2.12　胸外科

2.12.1　出院人次

综合医院胸外科疑难病种出院人次

疑难病种名称	三级综合医院			二级综合医院		
	25 分位	50 分位	75 分位	25 分位	50 分位	75 分位
高位食管癌	30	64	140	8	24	60
胸腺癌	1	2	5	1	1	2
间皮瘤	1	2	5	1	2	3
纵隔炎	1	1	2	1	1	1
支气管胸膜瘘	1	1	2	1	1	1
气管肿瘤	1	1	2	1	1	2
颈段食管癌	1	1	1	1	1	1
漏斗胸	1	2	5	1	1	1

综合医院胸外科疑难病种（疾病合并治疗方法）出院人次

（参见第 29 页：说明 5）

疑难病种名称	三级综合医院			二级综合医院		
	25 分位	50 分位	75 分位	25 分位	50 分位	75 分位
高位食管癌	2	7	18	1	2	4
胸腺癌	1	1	1	–	–	–
间皮瘤	1	1	1	–	–	–
纵隔炎	2	2	2	–	–	–
支气管胸膜瘘	1	1	2	–	–	–
气管肿瘤	1	1	2	–	–	–
颈段食管癌	–	–	–			
漏斗胸	1	2	6	1	1	1

2.12.2 疾病构成

综合医院胸外科疑难病种疾病构成（%）

疑难病种名称	三级综合医院			二级综合医院		
	25 分位	50 分位	75 分位	25 分位	50 分位	75 分位
高位食管癌	0.09	0.16	0.29	0.05	0.13	0.22
胸腺癌	0.00	0.01	0.01	0.00	0.01	0.01
间皮瘤	0.00	0.00	0.01	0.00	0.01	0.01
纵隔炎	0.00	0.00	0.00	0.00	0.00	0.00
支气管胸膜瘘	0.00	0.00	0.00	0.00	0.00	0.00
气管肿瘤	0.00	0.00	0.01	0.00	0.00	0.01
颈段食管癌	0.00	0.00	0.00	0.00	0.00	0.00
漏斗胸	0.00	0.00	0.01	0.00	0.00	0.00

综合医院胸外科疑难病种（疾病合并治疗方法）疾病构成（%）

（参见第 29 页：说明 5）

疑难病种名称	三级综合医院			二级综合医院		
	25 分位	50 分位	75 分位	25 分位	50 分位	75 分位
高位食管癌	0.01	0.01	0.04	0.00	0.01	0.02
胸腺癌	0.00	0.00	0.00	–	–	–
间皮瘤	0.00	0.00	0.00	–	–	–
纵隔炎	0.00	0.00	0.00	–	–	–
支气管胸膜瘘	0.00	0.00	0.00	–	–	–
气管肿瘤	0.00	0.00	0.00	–	–	–
颈段食管癌	–	–	–	–	–	–
漏斗胸	0.00	0.00	0.01	0.00	0.00	0.00

2.12.3 病死率

综合医院胸外科疑难病种病死率（%）

疑难病种名称	三级综合医院			二级综合医院		
	25 分位	50 分位	75 分位	25 分位	50 分位	75 分位
高位食管癌	0.00	2.96	8.51	0.00	0.00	3.33
胸腺癌	0.00	0.00	0.00	0.00	0.00	0.00
间皮瘤	0.00	0.00	0.00	0.00	0.00	0.00
纵隔炎	0.00	0.00	0.00	0.00	0.00	0.00
支气管胸膜瘘	0.00	0.00	0.00	0.00	0.00	0.00
气管肿瘤	0.00	0.00	0.00	0.00	0.00	0.00
颈段食管癌	0.00	0.00	0.00	0.00	0.00	0.00
漏斗胸	0.00	0.00	0.00	0.00	0.00	0.00

综合医院胸外科疑难病种（疾病合并治疗方法）病死率（%）
（参见第 29 页：说明 5）

疑难病种名称	三级综合医院			二级综合医院		
	25 分位	50 分位	75 分位	25 分位	50 分位	75 分位
高位食管癌	0.00	0.00	0.00	0.00	0.00	0.00
胸腺癌	0.00	0.00	0.00	–	–	–
间皮瘤	0.00	0.00	0.00	–	–	–
纵隔炎	0.00	0.00	0.00	–	–	–
支气管胸膜瘘	0.00	0.00	0.00	–	–	–
气管肿瘤	0.00	0.00	0.00	–	–	–
颈段食管癌	–	–	–	–	–	–
漏斗胸	0.00	0.00	0.00	0.00	0.00	0.00

2.12.4 平均住院日

综合医院胸外科疑难病种平均住院日（天）

疑难病种名称	三级综合医院			二级综合医院		
	25 分位	50 分位	75 分位	25 分位	50 分位	75 分位
高位食管癌	13.04	15.88	19.52	9.04	11.41	14.02
胸腺癌	10.50	16.00	22.00	4.00	6.00	21.00
间皮瘤	9.00	13.00	20.00	6.25	11.00	15.50
纵隔炎	10.00	14.00	25.00	6.00	6.00	6.00
支气管胸膜瘘	12.50	19.33	30.00	28.00	28.00	28.00
气管肿瘤	8.00	15.00	22.00	6.50	8.00	10.00
颈段食管癌	6.00	11.00	22.00	7.00	7.00	7.00
漏斗胸	8.00	10.33	12.38	1.00	6.00	9.00

综合医院胸外科疑难病种（疾病合并治疗方法）平均住院日（天）

（参见第 29 页：说明 5）

疑难病种名称	三级综合医院			二级综合医院		
	25 分位	50 分位	75 分位	25 分位	50 分位	75 分位
高位食管癌	22.60	26.00	30.00	18.00	24.75	26.81
胸腺癌	8.40	13.00	15.00	–	–	–
间皮瘤	21.00	26.00	32.00	–	–	–
纵隔炎	25.00	25.00	25.00	–	–	–
支气管胸膜瘘	11.50	11.50	168.00	–	–	–
气管肿瘤	17.00	25.33	33.00	–	–	–
颈段食管癌	–	–	–	–	–	–
漏斗胸	9.33	11.33	16.10	9.00	9.00	9.00

2.12.5 平均住院费用

综合医院胸外科疑难病种平均住院费用（元）

疑难病种名称	三级综合医院			二级综合医院		
	25 分位	50 分位	75 分位	25 分位	50 分位	75 分位
高位食管癌	15607.67	22315.40	29004.83	6188.48	8837.84	13614.04
胸腺癌	11288.50	18064.80	29216.72	3384.86	6850.18	11708.00
间皮瘤	8389.93	14904.52	29422.82	4023.00	7520.80	11866.31
纵隔炎	11494.48	25145.04	55796.02	4168.70	4168.70	4168.70
支气管胸膜瘘	11506.50	16903.71	32950.34	18714.95	18714.95	18714.95
气管肿瘤	10036.17	15161.59	29127.00	3502.26	4049.00	4512.50
颈段食管癌	3953.59	11128.38	37554.49	4940.97	4940.97	4940.97
漏斗胸	7661.53	24108.12	31555.40	886.48	6329.96	9559.23

综合医院胸外科疑难病种（疾病合并治疗方法）平均住院费用（元）

（参见第 29 页：说明 5）

疑难病种名称	三级综合医院			二级综合医院		
	25 分位	50 分位	75 分位	25 分位	50 分位	75 分位
高位食管癌	48094.66	58108.97	74717.53	34738.00	42900.37	53362.28
胸腺癌	25721.77	34653.16	38112.78	–	–	–
间皮瘤	22017.50	31148.33	45747.91	–	–	–
纵隔炎	113889.82	113889.82	113889.82	–	–	–
支气管胸膜瘘	23908.64	23908.64	57869.41	–	–	–
气管肿瘤	22222.45	33734.00	58363.18	–	–	–
颈段食管癌	–	–	–	–	–	–
漏斗胸	25278.54	29429.85	38084.94	9886.14	9886.14	9886.14

2.12.6　药占比

综合医院胸外科疑难病种药占比（%）

疑难病种名称	三级综合医院			二级综合医院		
	25 分位	50 分位	75 分位	25 分位	50 分位	75 分位
高位食管癌	31.07	38.43	46.49	35.30	44.77	56.28
胸腺癌	25.24	35.78	49.27	25.04	39.67	48.69
间皮瘤	26.98	41.12	52.02	31.20	48.21	65.52
纵隔炎	34.33	44.56	52.81	50.76	50.76	50.76
支气管胸膜瘘	38.50	47.32	50.20	48.83	48.83	48.83
气管肿瘤	22.79	33.75	44.22	16.30	51.34	51.58
颈段食管癌	18.17	31.24	53.23	38.44	38.44	38.44
漏斗胸	7.85	13.66	22.90	0.00	10.66	15.92

综合医院胸外科疑难病种（疾病合并治疗方法）药占比（%）
（参见第 29 页：说明 5）

疑难病种名称	三级综合医院			二级综合医院		
	25 分位	50 分位	75 分位	25 分位	50 分位	75 分位
高位食管癌	26.61	33.45	40.06	26.04	30.17	34.05
胸腺癌	23.93	25.53	37.57	–	–	–
间皮瘤	15.69	33.06	45.52	–	–	–
纵隔炎	55.61	55.61	55.61	–	–	–
支气管胸膜瘘	22.83	22.83	49.76	–	–	–
气管肿瘤	33.75	38.11	48.18	–	–	–
颈段食管癌	–	–	–	–	–	–
漏斗胸	6.01	12.31	16.56	23.16	23.16	23.16

2.12.7　耗材占比

综合医院胸外科疑难病种耗材占比（%）

疑难病种名称	三级综合医院			二级综合医院		
	25 分位	50 分位	75 分位	25 分位	50 分位	75 分位
高位食管癌	2.76	12.31	19.85	1.20	5.78	12.03
胸腺癌	1.33	5.39	12.50	0.77	3.16	5.79
间皮瘤	1.08	4.07	8.08	0.00	1.18	3.50
纵隔炎	0.00	1.91	17.34	4.16	4.16	4.16
支气管胸膜瘘	0.00	6.77	13.54	7.87	7.87	7.87
气管肿瘤	0.00	3.69	9.85	1.53	2.06	4.62
颈段食管癌	0.18	2.66	6.75	1.74	1.74	1.74
漏斗胸	1.15	13.35	62.56	0.00	0.14	0.64

综合医院胸外科疑难病种（疾病合并治疗方法）耗材占比（%）

（参见第 29 页：说明 5）

疑难病种名称	三级综合医院			二级综合医院		
	25 分位	50 分位	75 分位	25 分位	50 分位	75 分位
高位食管癌	5.97	23.91	31.70	13.62	21.14	28.30
胸腺癌	3.27	19.58	24.77	–	–	–
间皮瘤	6.04	7.98	14.96	–	–	–
纵隔炎	0.00	0.00	0.00	–	–	–
支气管胸膜瘘	0.00	0.00	15.92	–	–	–
气管肿瘤	2.19	10.65	15.71	–	–	–
颈段食管癌	–	–	–	–	–	–
漏斗胸	0.00	50.00	63.55	17.12	17.12	17.12

2.12.8 抗菌药物使用率

综合医院胸外科疑难病种抗菌药物使用率（%）

疑难病种名称	三级综合医院			二级综合医院		
	25 分位	50 分位	75 分位	25 分位	50 分位	75 分位
高位食管癌	28.87	41.03	54.55	25.00	36.54	50.00
胸腺癌	0.00	33.33	75.00	0.00	0.00	50.00
间皮瘤	0.00	40.00	85.71	0.00	66.67	100.00
纵隔炎	100.00	100.00	100.00	100.00	100.00	100.00
支气管胸膜瘘	100.00	100.00	100.00	–	–	–
气管肿瘤	0.00	100.00	100.00	0.00	50.00	100.00
颈段食管癌	0.00	0.00	100.00	–	–	–
漏斗胸	0.00	66.67	100.00	100.00	100.00	100.00

综合医院胸外科疑难病种（疾病合并治疗方法）抗菌药物使用率（%）

（参见第 29 页：说明 5）

疑难病种名称	三级综合医院			二级综合医院		
	25 分位	50 分位	75 分位	25 分位	50 分位	75 分位
高位食管癌	87.50	100.00	100.00	100.00	100.00	100.00
胸腺癌	100.00	100.00	100.00	–	–	–
间皮瘤	0.00	100.00	100.00	–	–	–
纵隔炎	–	–	–	–	–	–
支气管胸膜瘘	100.00	100.00	100.00	–	–	–
气管肿瘤	100.00	100.00	100.00	–	–	–
颈段食管癌	–	–	–	–	–	–
漏斗胸	57.14	100.00	100.00	–	–	–

2.13　大血管外科

2.13.1　出院人次

综合医院大血管外科疑难病种出院人次

疑难病种名称	三级综合医院			二级综合医院		
	25 分位	50 分位	75 分位	25 分位	50 分位	75 分位
冠心病	335	816	1545	301	697	1199
主动脉夹层	4	14	30	2	5	9
室间隔缺损	1	4	18	1	1	1
房间隔缺损	2	7	25	1	1	3
动脉导管未闭	2	4	10	1	1	1
肺动脉狭窄	1	1	2	1	1	1
肺静脉异位引流	1	2	3	–	–	–
部分心内膜垫缺损	1	1	2	–	–	–
法洛四联征	1	2	4	1	1	1
二尖瓣狭窄	2	4	10	1	2	11
二尖瓣关闭不全	3	7	23	1	2	8
主动脉瓣狭窄	1	2	4	1	1	2
主动脉瓣关闭不全	2	5	14	1	1	2
三尖瓣关闭不全	1	2	5	1	1	1
心脏良性肿瘤	1	2	5	1	1	1
复杂婴幼儿先心病	16	39	94	4	9	19
主动脉瘤	2	4	11	1	2	3
新生儿大动脉转位	1	1	2	1	1	1
完全心内膜垫缺损	1	1	2	–	–	–
肺动脉闭锁	1	1	3	1	1	1
心室双出口	1	1	3	–	–	–
单心室	1	1	2	–	–	–
联合瓣膜病	2	5	19	1	2	9
心房纤颤	7	22	48	2	6	32

综合医院大血管外科疑难病种（疾病合并治疗方法）出院人次

（参见第 29 页：说明 5）

疑难病种名称	三级综合医院			二级综合医院		
	25 分位	50 分位	75 分位	25 分位	50 分位	75 分位
冠心病	12	38	103	7	15	40
主动脉夹层	1	3	7	–	–	–
室间隔缺损	2	5	18	–	–	–
房间隔缺损	3	7	21	2	3	3

疑难病种名称	三级综合医院			二级综合医院		
	25 分位	50 分位	75 分位	25 分位	50 分位	75 分位
动脉导管未闭	1	3	10	1	1	2
肺动脉狭窄	1	1	1	–	–	–
肺静脉异位引流	1	2	3	–	–	–
部分心内膜垫缺损	1	2	3	–	–	–
法洛四联征	1	2	4	–	–	–
二尖瓣狭窄	1	2	5	–	–	–
二尖瓣关闭不全	1	5	11	1	1	2
主动脉瓣狭窄	1	1	4	3	3	3
主动脉瓣关闭不全	1	3	8	1	1	1
三尖瓣关闭不全	1	1	2	–	–	–
心脏良性肿瘤	1	2	4	–	–	–
复杂婴幼儿先心病	3	8	30	1	2	5
主动脉瘤	1	1	1	–	–	–
新生儿大动脉转位	1	1	1	–	–	–
完全心内膜垫缺损	1	1	2	–	–	–
肺动脉闭锁	1	2	2	–	–	–
心室双出口	1	2	5	–	–	–
单心室	1	1	1	–	–	–
联合瓣膜病	1	4	13	1	1	3
心房纤颤	2	3	12	3	3	3

2.13.2 疾病构成

综合医院大血管外科疑难病种疾病构成（%）

疑难病种名称	三级综合医院			二级综合医院		
	25 分位	50 分位	75 分位	25 分位	50 分位	75 分位
冠心病	0.81	1.87	3.86	1.68	3.79	6.26
主动脉夹层	0.01	0.03	0.06	0.01	0.02	0.03
室间隔缺损	0.00	0.01	0.03	0.00	0.00	0.01
房间隔缺损	0.01	0.02	0.04	0.00	0.01	0.01
动脉导管未闭	0.00	0.01	0.02	0.00	0.00	0.00
肺动脉狭窄	0.00	0.00	0.00	0.00	0.00	0.01
肺静脉异位引流	0.00	0.00	0.01	–	–	–
部分心内膜垫缺损	0.00	0.00	0.00	–	–	–
法洛四联征	0.00	0.00	0.01	0.00	0.00	0.00
二尖瓣狭窄	0.00	0.01	0.02	0.01	0.01	0.03
二尖瓣关闭不全	0.01	0.02	0.04	0.00	0.01	0.04
主动脉瓣狭窄	0.00	0.01	0.01	0.00	0.00	0.01

疑难病种名称	三级综合医院			二级综合医院		
	25 分位	50 分位	75 分位	25 分位	50 分位	75 分位
主动脉瓣关闭不全	0.01	0.01	0.03	0.00	0.00	0.01
三尖瓣关闭不全	0.00	0.00	0.01	0.00	0.01	0.01
心脏良性肿瘤	0.00	0.00	0.01	0.00	0.00	0.00
复杂婴幼儿先心病	0.06	0.10	0.19	0.03	0.04	0.06
主动脉瘤	0.01	0.01	0.02	0.00	0.01	0.01
新生儿大动脉转位	0.00	0.00	0.00	0.00	0.00	0.00
完全心内膜垫缺损	0.00	0.00	0.00	–	–	–
肺动脉闭锁	0.00	0.00	0.01	0.00	0.01	0.01
心室双出口	0.00	0.00	0.01	–	–	–
单心室	0.00	0.00	0.00	–	–	–
联合瓣膜病	0.01	0.01	0.05	0.00	0.01	0.03
心房纤颤	0.02	0.06	0.12	0.01	0.04	0.07

综合医院大血管外科疑难病种（疾病合并治疗方法）疾病构成（%）

（参见第 29 页：说明 5）

疑难病种名称	三级综合医院			二级综合医院		
	25 分位	50 分位	75 分位	25 分位	50 分位	75 分位
冠心病	0.03	0.09	0.22	0.03	0.05	0.13
主动脉夹层	0.00	0.00	0.01	–	–	–
室间隔缺损	0.00	0.01	0.02	–	–	–
房间隔缺损	0.01	0.01	0.03	0.00	0.00	0.01
动脉导管未闭	0.00	0.01	0.01	0.00	0.00	0.00
肺动脉狭窄	0.00	0.00	0.00	–	–	–
肺静脉异位引流	0.00	0.00	0.01	–	–	–
部分心内膜垫缺损	0.00	0.00	0.00	–	–	–
法洛四联征	0.00	0.00	0.01	–	–	–
二尖瓣狭窄	0.00	0.00	0.01	–	–	–
二尖瓣关闭不全	0.00	0.01	0.02	0.00	0.00	0.00
主动脉瓣狭窄	0.00	0.00	0.00	0.00	0.00	0.00
主动脉瓣关闭不全	0.00	0.01	0.01	0.00	0.00	0.00
三尖瓣关闭不全	0.00	0.00	0.00	–	–	–
心脏良性肿瘤	0.00	0.00	0.01	–	–	–
复杂婴幼儿先心病	0.01	0.02	0.05	0.00	0.01	0.01
主动脉瘤	0.00	0.00	0.00	–	–	–
新生儿大动脉转位	0.00	0.00	0.00	–	–	–
完全心内膜垫缺损	0.00	0.00	0.00	–	–	–
肺动脉闭锁	0.00	0.00	0.01	–	–	–

疑难病种名称	三级综合医院			二级综合医院		
	25 分位	50 分位	75 分位	25 分位	50 分位	75 分位
心室双出口	0.00	0.00	0.01	–	–	–
单心室	0.00	0.00	0.00	–	–	–
联合瓣膜病	0.00	0.01	0.02	0.00	0.00	0.01
心房纤颤	0.00	0.01	0.01	0.02	0.02	0.02

2.13.3 病死率

综合医院大血管外科疑难病种病死率（%）

疑难病种名称	三级综合医院			二级综合医院		
	25 分位	50 分位	75 分位	25 分位	50 分位	75 分位
冠心病	0.13	0.49	1.02	0.00	0.41	0.67
主动脉夹层	0.00	1.10	8.33	0.00	0.00	0.00
室间隔缺损	0.00	0.00	0.00	0.00	0.00	0.00
房间隔缺损	0.00	0.00	0.00	0.00	0.00	0.00
动脉导管未闭	0.00	0.00	0.00	0.00	0.00	0.00
肺动脉狭窄	0.00	0.00	0.00	0.00	0.00	0.00
肺静脉异位引流	0.00	0.00	0.00	–	–	–
部分心内膜垫缺损	0.00	0.00	0.00	–	–	–
法洛四联征	0.00	0.00	0.00	0.00	0.00	0.00
二尖瓣狭窄	0.00	0.00	0.00	0.00	0.00	0.00
二尖瓣关闭不全	0.00	0.00	0.00	0.00	0.00	0.00
主动脉瓣狭窄	0.00	0.00	0.00	0.00	0.00	0.00
主动脉瓣关闭不全	0.00	0.00	0.00	0.00	0.00	0.00
三尖瓣关闭不全	0.00	0.00	0.00	0.00	0.00	0.00
心脏良性肿瘤	0.00	0.00	0.00	0.00	0.00	0.00
复杂婴幼儿先心病	0.00	0.00	1.23	0.00	0.00	0.00
主动脉瘤	0.00	0.00	10.00	0.00	0.00	0.00
新生儿大动脉转位	0.00	0.00	0.00	0.00	0.00	0.00
完全心内膜垫缺损	0.00	0.00	0.00	–	–	–
肺动脉闭锁	0.00	0.00	0.00	0.00	0.00	0.00
心室双出口	0.00	0.00	0.00	–	–	–
单心室	0.00	0.00	0.00	–	–	–
联合瓣膜病	0.00	0.00	0.00	0.00	0.00	0.00
心房纤颤	0.00	0.00	0.00	0.00	0.00	0.00

综合医院大血管外科疑难病种（疾病合并治疗方法）病死率（%）

（参见第 29 页：说明 5）

疑难病种名称	三级综合医院			二级综合医院		
	25 分位	50 分位	75 分位	25 分位	50 分位	75 分位
冠心病	0.00	0.00	0.00	0.00	0.00	0.00
主动脉夹层	0.00	0.00	5.00	–	–	–
室间隔缺损	0.00	0.00	0.00	–	–	–
房间隔缺损	0.00	0.00	0.00	0.00	0.00	0.00
动脉导管未闭	0.00	0.00	0.00	0.00	0.00	0.00
肺动脉狭窄	0.00	0.00	0.00	–	–	–
肺静脉异位引流	0.00	0.00	0.00	–	–	–
部分心内膜垫缺损	0.00	0.00	0.00	–	–	–
法洛四联征	0.00	0.00	0.00	–	–	–
二尖瓣狭窄	0.00	0.00	0.00	–	–	–
二尖瓣关闭不全	0.00	0.00	0.00	0.00	0.00	0.00
主动脉瓣狭窄	0.00	0.00	0.00	0.00	0.00	0.00
主动脉瓣关闭不全	0.00	0.00	0.00	0.00	0.00	0.00
三尖瓣关闭不全	0.00	0.00	0.00	–	–	–
心脏良性肿瘤	0.00	0.00	0.00	–	–	–
复杂婴幼儿先心病	0.00	0.00	0.00	0.00	0.00	0.00
主动脉瘤	0.00	0.00	100.00	–	–	–
新生儿大动脉转位	0.00	0.00	100.00	–	–	–
完全心内膜垫缺损	0.00	0.00	0.00	–	–	–
肺动脉闭锁	0.00	0.00	0.00	–	–	–
心室双出口	0.00	0.00	40.00	–	–	–
单心室	0.00	0.00	100.00	–	–	–
联合瓣膜病	0.00	0.00	0.00	0.00	0.00	0.00
心房纤颤	0.00	0.00	0.00	0.00	0.00	0.00

2.13.4 平均住院日

综合医院大血管外科疑难病种平均住院日（天）

疑难病种名称	三级综合医院			二级综合医院		
	25 分位	50 分位	75 分位	25 分位	50 分位	75 分位
冠心病	8.25	9.39	10.80	7.57	8.52	10.47
主动脉夹层	5.52	8.86	12.38	2.67	4.50	7.00
室间隔缺损	6.80	11.50	16.00	4.00	7.00	7.50
房间隔缺损	7.23	9.86	12.33	4.00	6.33	8.00
动脉导管未闭	6.00	8.50	10.67	2.00	5.00	10.00

疑难病种名称	三级综合医院			二级综合医院		
	25 分位	50 分位	75 分位	25 分位	50 分位	75 分位
肺动脉狭窄	6.00	10.10	17.00	4.00	4.00	6.00
肺静脉异位引流	6.00	16.00	22.33	–	–	–
部分心内膜垫缺损	11.00	16.89	21.00	–	–	–
法洛四联征	7.00	13.00	20.42	4.00	4.00	5.00
二尖瓣狭窄	8.77	11.06	14.00	6.00	8.50	10.09
二尖瓣关闭不全	9.54	12.40	16.81	6.00	8.00	10.00
主动脉瓣狭窄	7.00	10.50	16.00	4.00	7.00	11.00
主动脉瓣关闭不全	8.25	11.00	17.33	7.30	9.00	11.00
三尖瓣关闭不全	7.00	9.00	14.00	4.00	7.00	7.75
心脏良性肿瘤	11.75	16.80	22.00	3.00	3.00	5.00
复杂婴幼儿先心病	6.92	8.67	10.22	6.11	7.58	9.52
主动脉瘤	4.50	8.81	12.50	1.50	3.40	7.23
新生儿大动脉转位	2.67	5.00	9.00	1.00	1.00	1.00
完全心内膜垫缺损	9.00	12.00	19.36	–	–	–
肺动脉闭锁	4.00	9.00	16.00	9.00	10.00	28.00
心室双出口	13.00	17.50	32.00	–	–	–
单心室	1.00	4.00	10.00	–	–	–
联合瓣膜病	8.00	11.30	15.83	6.50	8.67	11.00
心房纤颤	7.23	8.33	9.85	6.00	6.82	8.20

综合医院大血管外科疑难病种（疾病合并治疗方法）平均住院日（天）

（参见第 29 页：说明 5）

疑难病种名称	三级综合医院			二级综合医院		
	25 分位	50 分位	75 分位	25 分位	50 分位	75 分位
冠心病	9.79	11.79	14.58	8.68	10.20	11.86
主动脉夹层	18.94	24.00	31.00	–	–	–
室间隔缺损	12.67	16.00	21.13	–	–	–
房间隔缺损	8.80	12.14	16.75	11.67	15.00	15.00
动脉导管未闭	7.00	9.00	11.00	6.00	6.00	27.00
肺动脉狭窄	11.00	19.25	22.00	–	–	–
肺静脉异位引流	16.00	20.50	26.00	–	–	–
部分心内膜垫缺损	12.00	21.00	26.67	–	–	–
法洛四联征	19.00	22.60	29.43	–	–	–
二尖瓣狭窄	20.00	26.00	35.00	–	–	–
二尖瓣关闭不全	23.23	27.06	32.60	30.50	30.50	36.00
主动脉瓣狭窄	18.00	25.63	31.00	23.33	23.33	23.33
主动脉瓣关闭不全	21.00	27.19	30.88	20.00	20.00	20.00

疑难病种名称	三级综合医院			二级综合医院		
	25 分位	50 分位	75 分位	25 分位	50 分位	75 分位
三尖瓣关闭不全	20.15	24.00	31.50	–	–	–
心脏良性肿瘤	16.00	19.67	24.00	–	–	–
复杂婴幼儿先心病	10.00	14.18	18.50	7.00	11.00	12.80
主动脉瘤	18.00	35.00	87.00	–	–	–
新生儿大动脉转位	14.00	14.00	21.00	–	–	–
完全心内膜垫缺损	13.00	21.00	24.00	–	–	–
肺动脉闭锁	9.50	19.25	29.00	–	–	–
心室双出口	16.00	27.80	28.18	–	–	–
单心室	10.00	14.00	27.00	–	–	–
联合瓣膜病	23.00	28.33	33.00	24.00	24.00	27.00
心房纤颤	8.81	10.00	13.75	20.33	20.33	20.33

2.13.5 平均住院费用

综合医院大血管外科疑难病种平均住院费用（元）

疑难病种名称	三级综合医院			二级综合医院		
	25 分位	50 分位	75 分位	25 分位	50 分位	75 分位
冠心病	9328.41	12056.72	16130.79	4737.38	6466.14	8283.84
主动脉夹层	7063.90	31049.85	54144.15	2998.27	4762.85	8201.85
室间隔缺损	9284.12	20456.57	30948.37	2570.98	4448.54	5061.56
房间隔缺损	8978.52	18902.10	27853.92	3282.44	4647.18	6731.02
动脉导管未闭	10317.27	17457.35	24104.78	2663.17	3008.45	7903.48
肺动脉狭窄	4513.87	12074.10	25810.75	1480.71	1480.71	2230.66
肺静脉异位引流	19429.71	40661.53	51261.22	–	–	–
部分心内膜垫缺损	22871.80	35609.34	65724.22	–	–	–
法洛四联征	4866.90	11421.40	40067.28	2258.59	3699.71	4228.70
二尖瓣狭窄	7078.26	11621.08	24646.31	3785.10	6026.61	6545.21
二尖瓣关闭不全	7347.02	14154.23	42664.86	4277.76	5430.89	6385.57
主动脉瓣狭窄	6240.80	10338.35	47416.76	3369.59	4069.30	5597.87
主动脉瓣关闭不全	7024.06	15053.22	44172.92	3235.56	5483.19	7078.55
三尖瓣关闭不全	5532.19	9134.13	24241.14	1533.61	4708.50	4789.26
心脏良性肿瘤	25123.58	42980.63	58356.50	3242.24	6257.76	6659.13
复杂婴幼儿先心病	7119.40	10318.68	16233.44	3388.76	4431.92	6204.29
主动脉瘤	6309.48	30671.55	66600.83	2522.86	4126.26	7068.51
新生儿大动脉转位	3432.79	6207.53	11094.17	3901.71	3901.71	3901.71
完全心内膜垫缺损	4389.20	27667.74	33501.43	–	–	–
肺动脉闭锁	3506.57	11087.88	23669.66	4375.82	7795.20	13746.90
心室双出口	17451.02	29346.26	64826.05	–	–	–

疑难病种名称	三级综合医院			二级综合医院		
	25 分位	50 分位	75 分位	25 分位	50 分位	75 分位
单心室	2887.41	4821.18	13330.76	–	–	–
联合瓣膜病	6170.39	10595.82	34020.78	3523.62	4510.29	6997.85
心房纤颤	6110.06	8877.75	12619.90	3769.66	3928.64	5877.46

综合医院大血管外科疑难病种（疾病合并治疗方法）平均住院费用（元）

（参见第 29 页：说明 5）

疑难病种名称	三级综合医院			二级综合医院		
	25 分位	50 分位	75 分位	25 分位	50 分位	75 分位
冠心病	44668.38	51489.53	61284.74	36884.24	42330.26	47910.00
主动脉夹层	145153.89	166922.47	211846.71	–	–	–
室间隔缺损	32578.89	40413.14	47420.43	–	–	–
房间隔缺损	27188.50	32067.56	41498.62	24847.55	36930.53	42538.18
动脉导管未闭	18736.50	24381.09	28570.51	30067.65	30067.65	41550.03
肺动脉狭窄	32930.51	44547.11	48892.47	–	–	–
肺静脉异位引流	44345.62	51261.22	59989.61	–	–	–
部分心内膜垫缺损	29977.98	57495.58	148782.33	–	–	–
法洛四联征	42338.07	55443.13	65695.74	–	–	–
二尖瓣狭窄	73354.93	89594.29	119720.03	–	–	–
二尖瓣关闭不全	72379.55	92699.41	118736.57	88601.87	88601.87	111885.47
主动脉瓣狭窄	83489.99	111432.33	147191.72	66787.41	66787.41	66787.41
主动脉瓣关闭不全	76448.80	90675.99	115577.62	56598.08	56598.08	56598.08
三尖瓣关闭不全	83670.32	93011.81	122012.65	–	–	–
心脏良性肿瘤	48459.04	56461.57	64133.00	–	–	–
复杂婴幼儿先心病	27116.80	36954.27	49325.00	20987.19	25344.10	31748.46
主动脉瘤	176866.48	176866.48	216435.78	–	–	–
新生儿大动脉转位	29633.97	29633.97	111899.73	–	–	–
完全心内膜垫缺损	29967.24	49365.14	71947.55	–	–	–
肺动脉闭锁	32602.91	47252.53	69881.98	–	–	–
心室双出口	79209.38	82868.51	96061.52	–	–	–
单心室	38591.67	52178.29	58755.45	–	–	–
联合瓣膜病	81079.59	98861.12	128208.05	78892.74	78892.74	93732.41
心房纤颤	56082.43	67388.40	76607.97	96445.37	96445.37	96445.37

2.13.6 药占比

综合医院大血管外科疑难病种药占比（%）

疑难病种名称	三级综合医院			二级综合医院		
	25分位	50分位	75分位	25分位	50分位	75分位
冠心病	25.76	32.56	37.49	32.96	41.87	48.04
主动脉夹层	11.81	17.70	25.73	15.22	23.90	31.36
室间隔缺损	11.61	19.06	26.82	25.19	30.24	36.71
房间隔缺损	12.51	19.78	29.03	14.24	25.87	39.60
动脉导管未闭	6.01	12.38	20.89	4.24	15.49	30.08
肺动脉狭窄	10.86	22.54	35.20	10.21	10.21	16.90
肺静脉异位引流	11.85	20.61	26.35	–	–	–
部分心内膜垫缺损	12.29	20.09	23.53	–	–	–
法洛四联征	13.24	21.71	32.43	18.18	28.06	34.16
二尖瓣狭窄	23.63	33.95	46.29	26.44	43.96	49.96
二尖瓣关闭不全	21.79	32.06	42.54	26.03	39.49	50.23
主动脉瓣狭窄	20.82	31.32	42.07	19.71	28.35	45.61
主动脉瓣关闭不全	21.25	29.02	39.37	18.60	39.29	47.70
三尖瓣关闭不全	18.35	32.00	43.00	27.66	35.89	47.75
心脏良性肿瘤	19.96	26.34	34.21	0.00	9.62	29.07
复杂婴幼儿先心病	19.17	26.79	32.61	26.12	34.88	43.77
主动脉瘤	8.26	14.08	24.81	14.00	19.85	37.58
新生儿大动脉转位	11.34	18.46	35.08	4.16	4.16	4.16
完全心内膜垫缺损	12.70	23.04	28.90	–	–	–
肺动脉闭锁	11.70	24.39	42.10	28.51	31.91	73.35
心室双出口	9.23	13.89	24.23	–	–	–
单心室	8.24	16.73	28.15	–	–	–
联合瓣膜病	22.86	31.60	43.62	31.18	40.19	48.97
心房纤颤	23.97	34.01	41.90	30.44	40.11	47.84

综合医院大血管外科疑难病种（疾病合并治疗方法）药占比（%）

（参见第29页：说明5）

疑难病种名称	三级综合医院			二级综合医院		
	25分位	50分位	75分位	25分位	50分位	75分位
冠心病	10.03	13.22	18.21	8.36	11.17	13.13
主动脉夹层	18.31	22.85	30.03	–	–	–
室间隔缺损	10.12	17.76	24.32	–	–	–
房间隔缺损	7.63	14.85	21.66	3.76	13.49	20.18
动脉导管未闭	4.24	7.95	13.99	2.66	2.66	15.76

疑难病种名称	三级综合医院			二级综合医院		
	25 分位	50 分位	75 分位	25 分位	50 分位	75 分位
肺动脉狭窄	7.32	10.86	16.92	–	–	–
肺静脉异位引流	13.49	18.82	26.35	–	–	–
部分心内膜垫缺损	11.16	23.53	27.63	–	–	–
法洛四联征	10.50	18.19	21.93	–	–	–
二尖瓣狭窄	16.36	21.04	25.50	–	–	–
二尖瓣关闭不全	16.42	19.97	28.74	23.33	23.33	26.36
主动脉瓣狭窄	14.17	19.92	25.09	14.38	14.38	14.38
主动脉瓣关闭不全	16.64	21.36	25.75	17.03	17.03	17.03
三尖瓣关闭不全	18.35	23.73	27.36	–	–	–
心脏良性肿瘤	22.48	25.57	33.11	–	–	–
复杂婴幼儿先心病	9.32	15.94	21.58	2.77	4.61	16.45
主动脉瘤	0.00	0.00	42.43	–	–	–
新生儿大动脉转位	5.32	5.32	20.00	–	–	–
完全心内膜垫缺损	19.95	27.63	28.90	–	–	–
肺动脉闭锁	0.94	1.95	19.17	–	–	–
心室双出口	14.51	22.54	24.46	–	–	–
单心室	7.52	9.02	9.47	–	–	–
联合瓣膜病	15.49	20.90	24.21	15.22	15.22	20.44
心房纤颤	2.53	5.38	8.19	9.25	9.25	9.25

2.13.7 耗材占比

综合医院大血管外科疑难病种耗材占比（%）

疑难病种名称	三级综合医院			二级综合医院		
	25 分位	50 分位	75 分位	25 分位	50 分位	75 分位
冠心病	3.27	17.05	27.94	1.10	4.53	13.12
主动脉夹层	0.99	24.28	55.32	0.02	3.05	7.41
室间隔缺损	3.01	18.07	36.32	0.00	1.54	7.84
房间隔缺损	1.46	23.66	43.35	0.00	2.48	10.01
动脉导管未闭	1.56	27.39	57.07	5.19	7.54	13.95
肺动脉狭窄	0.00	5.02	23.16	0.00	0.00	10.77
肺静脉异位引流	0.00	9.44	25.28	–	–	–
部分心内膜垫缺损	0.00	3.48	25.52	–	–	–
法洛四联征	1.21	5.47	20.61	0.00	0.08	0.21
二尖瓣狭窄	0.65	4.27	19.05	0.00	2.29	7.52
二尖瓣关闭不全	0.82	6.66	30.38	0.00	1.44	5.98
主动脉瓣狭窄	0.46	5.50	21.37	2.32	4.30	12.44
主动脉瓣关闭不全	1.65	8.58	31.63	0.00	0.43	4.82

疑难病种名称	三级综合医院			二级综合医院		
	25 分位	50 分位	75 分位	25 分位	50 分位	75 分位
三尖瓣关闭不全	0.17	3.99	14.18	0.15	13.05	14.87
心脏良性肿瘤	1.27	17.95	27.72	0.00	0.83	3.17
复杂婴幼儿先心病	1.73	12.75	27.64	0.21	2.76	8.18
主动脉瘤	0.25	9.67	55.89	0.72	3.06	7.87
新生儿大动脉转位	0.00	4.33	13.14	47.83	47.83	47.83
完全心内膜垫缺损	0.00	3.48	16.25	–	–	–
肺动脉闭锁	0.00	2.35	9.76	0.00	4.71	6.74
心室双出口	0.00	4.80	24.98	–	–	–
单心室	0.00	2.25	12.26	–	–	–
联合瓣膜病	1.10	5.05	25.15	0.00	2.09	5.78
心房纤颤	0.66	5.25	18.78	1.72	2.68	5.76

综合医院大血管外科疑难病种（疾病合并治疗方法）耗材占比（%）

（参见第 29 页：说明 5）

疑难病种名称	三级综合医院			二级综合医院		
	25 分位	50 分位	75 分位	25 分位	50 分位	75 分位
冠心病	0.38	55.61	64.92	22.40	64.04	67.63
主动脉夹层	0.03	35.11	43.77	–	–	–
室间隔缺损	0.00	23.01	36.71	–	–	–
房间隔缺损	12.22	43.70	55.88	45.91	48.47	64.53
动脉导管未闭	1.56	48.63	68.93	42.73	42.73	81.86
肺动脉狭窄	0.00	2.03	30.12	–	–	–
肺静脉异位引流	0.00	2.39	25.28	–	–	–
部分心内膜垫缺损	2.38	19.01	26.50	–	–	–
法洛四联征	0.09	19.59	27.50	–	–	–
二尖瓣狭窄	0.29	40.32	45.48	–	–	–
二尖瓣关闭不全	3.03	37.54	44.89	33.26	33.26	38.90
主动脉瓣狭窄	0.00	38.69	46.43	49.80	49.80	49.80
主动脉瓣关闭不全	0.24	34.79	45.47	46.83	46.83	46.83
三尖瓣关闭不全	0.00	22.89	35.13	–	–	–
心脏良性肿瘤	1.36	21.64	30.27	–	–	–
复杂婴幼儿先心病	4.89	35.18	48.62	0.00	50.85	64.21
主动脉瘤	0.00	0.00	21.57	–	–	–
新生儿大动脉转位	0.00	0.00	2.75	–	–	–
完全心内膜垫缺损	18.50	20.50	25.55	–	–	–
肺动脉闭锁	0.00	0.00	2.15	–	–	–
心室双出口	0.00	19.85	29.36	–	–	–

疑难病种名称	三级综合医院			二级综合医院		
	25 分位	50 分位	75 分位	25 分位	50 分位	75 分位
单心室	2.25	14.50	36.62	–	–	–
联合瓣膜病	1.33	39.43	46.21	4.95	4.95	39.00
心房纤颤	0.00	71.29	81.15	0.00	0.00	0.00

2.13.8 抗菌药物使用率

综合医院大血管外科疑难病种抗菌药物使用率（%）

疑难病种名称	三级综合医院			二级综合医院		
	25 分位	50 分位	75 分位	25 分位	50 分位	75 分位
冠心病	8.04	15.17	21.13	15.63	23.92	32.53
主动脉夹层	16.67	35.71	57.14	0.00	14.29	25.00
室间隔缺损	4.55	50.00	82.35	0.00	0.00	0.00
房间隔缺损	20.88	40.00	66.67	0.00	0.00	20.00
动脉导管未闭	0.00	25.00	66.67	0.00	0.00	0.00
肺动脉狭窄	0.00	0.00	66.67	0.00	0.00	0.00
肺静脉异位引流	0.00	80.00	100.00	–	–	–
部分心内膜垫缺损	0.00	60.00	100.00	–	–	–
法洛四联征	0.00	57.14	100.00	0.00	0.00	50.00
二尖瓣狭窄	18.18	50.00	65.00	0.00	0.00	18.18
二尖瓣关闭不全	20.00	41.94	58.33	0.00	16.22	50.00
主动脉瓣狭窄	0.00	33.33	61.54	0.00	0.00	0.00
主动脉瓣关闭不全	10.00	42.86	66.67	0.00	33.33	100.00
三尖瓣关闭不全	0.00	0.00	43.48	0.00	0.00	0.00
心脏良性肿瘤	0.00	84.62	100.00	0.00	0.00	100.00
复杂婴幼儿先心病	7.41	17.61	31.62	11.11	21.05	33.33
主动脉瘤	0.00	37.50	59.09	0.00	0.00	50.00
新生儿大动脉转位	0.00	50.00	100.00	–	–	–
完全心内膜垫缺损	0.00	71.43	100.00	–	–	–
肺动脉闭锁	0.00	50.00	100.00	0.00	0.00	0.00
心室双出口	50.00	100.00	100.00	–	–	–
单心室	0.00	50.00	100.00	–	–	–
联合瓣膜病	16.67	40.68	70.27	0.00	7.69	50.00
心房纤颤	5.13	14.29	25.00	0.00	12.64	27.27

综合医院大血管外科疑难病种（疾病合并治疗方法）抗菌药物使用率（%）

（参见第 29 页：说明 5）

疑难病种名称	三级综合医院			二级综合医院		
	25 分位	50 分位	75 分位	25 分位	50 分位	75 分位
冠心病	5.56	12.50	25.00	0.00	11.02	22.37
主动脉夹层	77.50	100.00	100.00	–	–	–
室间隔缺损	59.74	93.75	100.00	–	–	–
房间隔缺损	21.55	55.56	100.00	33.33	33.33	100.00
动脉导管未闭	0.00	25.00	62.50	0.00	0.00	100.00
肺动脉狭窄	0.00	0.00	100.00	–	–	–
肺静脉异位引流	0.00	100.00	100.00	–	–	–
部分心内膜垫缺损	88.00	100.00	100.00	–	–	–
法洛四联征	75.00	100.00	100.00	–	–	–
二尖瓣狭窄	100.00	100.00	100.00	–	–	–
二尖瓣关闭不全	97.73	100.00	100.00	100.00	100.00	100.00
主动脉瓣狭窄	50.00	100.00	100.00	100.00	100.00	100.00
主动脉瓣关闭不全	83.33	100.00	100.00	100.00	100.00	100.00
三尖瓣关闭不全	50.00	100.00	100.00	–	–	–
心脏良性肿瘤	100.00	100.00	100.00	–	–	–
复杂婴幼儿先心病	30.00	63.27	97.06	0.00	0.00	80.00
主动脉瘤	100.00	100.00	100.00	–	–	–
新生儿大动脉转位	0.00	0.00	0.00	–	–	–
完全心内膜垫缺损	87.50	100.00	100.00	–	–	–
肺动脉闭锁	0.00	0.00	75.00	–	–	–
心室双出口	80.00	80.00	100.00	–	–	–
单心室	0.00	100.00	100.00	–	–	–
联合瓣膜病	97.50	100.00	100.00	0.00	0.00	0.00
心房纤颤	0.00	0.00	15.91	0.00	0.00	0.00

2.14　妇科

2.14.1　出院人次

综合医院妇科疑难病种出院人次

疑难病种名称	三级综合医院			二级综合医院		
	25 分位	50 分位	75 分位	25 分位	50 分位	75 分位
妇科恶性肿瘤	47	104	223	15	28	64
重度盆腔脓肿	2	4	7	1	2	3
子宫剖宫产瘢痕处妊娠	3	8	20	3	7	9
复发性子宫内膜异位症	39	95	164	12	25	68

疑难病种名称	三级综合医院			二级综合医院		
	25 分位	50 分位	75 分位	25 分位	50 分位	75 分位
重度复杂性盆腔脏器脱垂	15	31	50	7	15	21
纵隔子宫	1	3	7	1	2	2
直肠阴道瘘、膀胱阴道瘘	1	2	3	1	1	1
生殖道畸形	3	5	12	1	2	4
阴道直肠隔子宫内膜异位症	1	1	1	–	–	–

综合医院妇科疑难病种（疾病合并治疗方法）出院人次

（参见第 29 页：说明 5）

疑难病种名称	三级综合医院			二级综合医院		
	25 分位	50 分位	75 分位	25 分位	50 分位	75 分位
妇科恶性肿瘤	17	38	84	5	11	19
重度盆腔脓肿	1	2	3	1	1	1
子宫剖宫产瘢痕处妊娠	1	3	6	1	1	2
复发性子宫内膜异位症	1	1	4	1	1	3
重度复杂性盆腔脏器脱垂	1	4	10	1	1	2
纵隔子宫	1	2	4	1	1	1
直肠阴道瘘、膀胱阴道瘘	1	1	2	1	1	1
生殖道畸形	1	1	3	1	1	4
阴道直肠隔子宫内膜异位症	1	1	1	–	–	–

2.14.2 疾病构成

综合医院妇科疑难病种疾病构成（%）

疑难病种名称	三级综合医院			二级综合医院		
	25 分位	50 分位	75 分位	25 分位	50 分位	75 分位
妇科恶性肿瘤	0.16	0.28	0.40	0.07	0.11	0.21
重度盆腔脓肿	0.01	0.01	0.01	0.00	0.01	0.01
子宫剖宫产瘢痕处妊娠	0.01	0.02	0.04	0.01	0.01	0.03
复发性子宫内膜异位症	0.14	0.21	0.31	0.07	0.12	0.20
重度复杂性盆腔脏器脱垂	0.05	0.07	0.10	0.04	0.06	0.08
纵隔子宫	0.00	0.01	0.01	0.00	0.00	0.01
直肠阴道瘘、膀胱阴道瘘	0.00	0.00	0.01	0.00	0.00	0.01
生殖道畸形	0.01	0.01	0.03	0.00	0.01	0.02
阴道直肠隔子宫内膜异位症	0.00	0.00	0.00	–	–	–

综合医院妇科疑难病种（疾病合并治疗方法）疾病构成（%）

（参见第 29 页：说明 5）

疑难病种名称	三级综合医院			二级综合医院		
	25 分位	50 分位	75 分位	25 分位	50 分位	75 分位
妇科恶性肿瘤	0.05	0.10	0.17	0.02	0.04	0.07
重度盆腔脓肿	0.00	0.00	0.01	0.00	0.00	0.01
子宫剖宫产瘢痕处妊娠	0.00	0.01	0.01	0.00	0.00	0.01
复发性子宫内膜异位症	0.00	0.00	0.01	0.00	0.00	0.01
重度复杂性盆腔脏器脱垂	0.00	0.01	0.02	0.00	0.00	0.01
纵隔子宫	0.00	0.00	0.01	0.00	0.00	0.00
直肠阴道瘘、膀胱阴道瘘	0.00	0.00	0.00	0.00	0.00	0.00
生殖道畸形	0.00	0.00	0.01	0.00	0.00	0.01
阴道直肠隔子宫内膜异位症	0.00	0.00	0.00	–	–	–

2.14.3 病死率

综合医院妇科疑难病种病死率（%）

疑难病种名称	三级综合医院			二级综合医院		
	25 分位	50 分位	75 分位	25 分位	50 分位	75 分位
妇科恶性肿瘤	0.00	0.66	2.74	0.00	0.00	1.49
重度盆腔脓肿	0.00	0.00	0.00	0.00	0.00	0.00
子宫剖宫产瘢痕处妊娠	0.00	0.00	0.00	0.00	0.00	0.00
复发性子宫内膜异位症	0.00	0.00	0.00	0.00	0.00	0.00
重度复杂性盆腔脏器脱垂	0.00	0.00	0.00	0.00	0.00	0.00
纵隔子宫	0.00	0.00	0.00	0.00	0.00	0.00
直肠阴道瘘、膀胱阴道瘘	0.00	0.00	0.00	0.00	0.00	0.00
生殖道畸形	0.00	0.00	0.00	0.00	0.00	0.00
阴道直肠隔子宫内膜异位症	0.00	0.00	0.00	–	–	–

综合医院妇科疑难病种（疾病合并治疗方法）病死率（%）

（参见第 29 页：说明 5）

疑难病种名称	三级综合医院			二级综合医院		
	25 分位	50 分位	75 分位	25 分位	50 分位	75 分位
妇科恶性肿瘤	0.00	0.00	0.00	0.00	0.00	0.00
重度盆腔脓肿	0.00	0.00	0.00	0.00	0.00	0.00
子宫剖宫产瘢痕处妊娠	0.00	0.00	0.00	0.00	0.00	0.00
复发性子宫内膜异位症	0.00	0.00	0.00	0.00	0.00	0.00
重度复杂性盆腔脏器脱垂	0.00	0.00	0.00	0.00	0.00	0.00
纵隔子宫	0.00	0.00	0.00	0.00	0.00	0.00

疑难病种名称	三级综合医院			二级综合医院		
	25 分位	50 分位	75 分位	25 分位	50 分位	75 分位
直肠阴道瘘、膀胱阴道瘘	0.00	0.00	0.00	0.00	0.00	0.00
生殖道畸形	0.00	0.00	0.00	0.00	0.00	0.00
阴道直肠隔子宫内膜异位症	0.00	0.00	0.00	—	—	—

2.14.4 平均住院日

综合医院妇科疑难病种平均住院日（天）

疑难病种名称	三级综合医院			二级综合医院		
	25 分位	50 分位	75 分位	25 分位	50 分位	75 分位
妇科恶性肿瘤	12.14	14.86	17.36	8.46	10.55	13.88
重度盆腔脓肿	9.00	12.56	15.00	7.00	8.00	11.00
子宫剖宫产瘢痕处妊娠	6.08	8.00	10.80	5.00	6.21	7.83
复发性子宫内膜异位症	8.20	9.26	10.24	7.64	8.85	10.16
重度复杂性盆腔脏器脱垂	9.69	10.79	12.12	8.33	10.44	12.00
纵隔子宫	4.82	6.13	7.50	4.00	4.50	8.00
直肠阴道瘘、膀胱阴道瘘	11.00	16.00	21.00	14.00	21.00	30.00
生殖道畸形	5.50	6.50	8.20	4.75	6.25	9.00
阴道直肠隔子宫内膜异位症	7.00	8.00	11.00	—	—	—

综合医院妇科疑难病种（疾病合并治疗方法）平均住院日（天）
（参见第 29 页：说明 5）

疑难病种名称	三级综合医院			二级综合医院		
	25 分位	50 分位	75 分位	25 分位	50 分位	75 分位
妇科恶性肿瘤	15.21	18.16	21.20	12.00	14.69	18.00
重度盆腔脓肿	11.00	13.00	16.67	7.00	9.00	13.00
子宫剖宫产瘢痕处妊娠	7.00	8.54	10.00	7.00	8.00	11.00
复发性子宫内膜异位症	6.63	8.00	9.36	7.00	8.00	9.50
重度复杂性盆腔脏器脱垂	10.00	11.00	12.67	8.00	9.00	15.43
纵隔子宫	5.67	7.00	8.10	7.00	7.00	9.00
直肠阴道瘘、膀胱阴道瘘	13.00	18.00	21.00	63.00	63.00	63.00
生殖道畸形	4.00	7.00	13.33	2.00	2.25	3.00
阴道直肠隔子宫内膜异位症	8.00	8.00	8.00	—	—	—

2.14.5 平均住院费用

综合医院妇科疑难病种平均住院费用（元）

疑难病种名称	三级综合医院			二级综合医院		
	25 分位	50 分位	75 分位	25 分位	50 分位	75 分位
妇科恶性肿瘤	11911.22	15868.38	21464.66	5618.22	8495.58	11328.53
重度盆腔脓肿	9045.22	12782.56	17756.48	3768.97	5802.55	9533.43
子宫剖宫产瘢痕处妊娠	6275.00	8933.91	11462.73	5103.54	6214.00	9011.19
复发性子宫内膜异位症	9332.56	11328.19	13678.78	6519.15	7481.25	10435.81
重度复杂性盆腔脏器脱垂	8826.82	10431.08	12876.33	5796.59	7627.60	9320.32
纵隔子宫	6333.97	7941.16	10458.88	3251.42	6145.08	11354.88
直肠阴道瘘、膀胱阴道瘘	8695.16	14345.60	21049.30	1575.32	6395.18	17545.35
生殖道畸形	5729.23	7721.43	10064.04	3081.62	5190.76	8100.55
阴道直肠隔子宫内膜异位症	7358.64	11957.55	23631.96	–	–	–

综合医院妇科疑难病种（疾病合并治疗方法）平均住院费用（元）

（参见第 29 页：说明 5）

疑难病种名称	三级综合医院			二级综合医院		
	25 分位	50 分位	75 分位	25 分位	50 分位	75 分位
妇科恶性肿瘤	16497.56	21298.23	28323.70	10793.45	13450.99	17899.15
重度盆腔脓肿	14129.66	18482.23	24227.83	7791.14	11456.69	19948.04
子宫剖宫产瘢痕处妊娠	9289.04	13217.08	17045.05	9797.66	10256.70	11787.91
复发性子宫内膜异位症	7267.78	10573.70	13936.82	5725.00	10634.53	12644.64
重度复杂性盆腔脏器脱垂	10866.96	14792.75	20502.83	6599.12	10697.87	14455.57
纵隔子宫	7871.14	10052.22	13320.54	10503.43	11423.78	17563.39
直肠阴道瘘、膀胱阴道瘘	10228.67	15246.51	17125.19	42970.84	42970.84	42970.84
生殖道畸形	4110.35	7278.19	12845.81	419.32	1550.30	2159.78
阴道直肠隔子宫内膜异位症	7358.64	7358.64	7358.64	–	–	–

2.14.6 药占比

综合医院妇科疑难病种药占比（%）

疑难病种名称	三级综合医院			二级综合医院		
	25 分位	50 分位	75 分位	25 分位	50 分位	75 分位
妇科恶性肿瘤	26.10	34.17	39.72	25.63	33.25	46.49
重度盆腔脓肿	27.11	37.46	44.30	22.36	29.27	41.52
子宫剖宫产瘢痕处妊娠	15.51	21.31	28.07	17.72	23.19	25.78
复发性子宫内膜异位症	19.61	26.53	31.22	15.80	21.42	24.82
重度复杂性盆腔脏器脱垂	16.77	24.24	30.00	15.21	20.72	25.46

疑难病种名称	三级综合医院			二级综合医院		
	25 分位	50 分位	75 分位	25 分位	50 分位	75 分位
纵隔子宫	15.66	23.24	31.03	17.68	21.39	24.92
直肠阴道瘘、膀胱阴道瘘	25.25	35.99	44.36	10.99	24.81	44.98
生殖道畸形	16.53	23.10	29.27	12.86	20.51	24.92
阴道直肠隔子宫内膜异位症	27.97	29.51	42.77	–	–	–

综合医院妇科疑难病种（疾病合并治疗方法）药占比（%）

（参见第 29 页：说明 5）

疑难病种名称	三级综合医院			二级综合医院		
	25 分位	50 分位	75 分位	25 分位	50 分位	75 分位
妇科恶性肿瘤	22.54	28.73	34.49	19.39	23.32	31.43
重度盆腔脓肿	24.01	35.13	42.26	20.37	28.36	30.01
子宫剖宫产瘢痕处妊娠	17.58	23.07	26.98	0.00	15.75	32.47
复发性子宫内膜异位症	17.06	22.51	28.75	21.76	25.64	36.10
重度复杂性盆腔脏器脱垂	16.27	20.45	27.31	13.53	18.05	22.70
纵隔子宫	18.07	24.76	33.29	23.01	24.92	27.99
直肠阴道瘘、膀胱阴道瘘	25.98	37.02	47.38	53.31	53.31	53.31
生殖道畸形	15.85	24.41	31.40	7.12	9.78	36.30
阴道直肠隔子宫内膜异位症	27.97	27.97	27.97	–	–	–

2.14.7 耗材占比

综合医院妇科疑难病种耗材占比（%）

疑难病种名称	三级综合医院			二级综合医院		
	25 分位	50 分位	75 分位	25 分位	50 分位	75 分位
妇科恶性肿瘤	1.74	7.74	12.76	1.08	5.17	10.33
重度盆腔脓肿	0.62	7.35	12.05	0.00	3.73	9.32
子宫剖宫产瘢痕处妊娠	0.44	11.61	19.76	0.02	6.92	10.25
复发性子宫内膜异位症	2.08	12.03	19.20	2.88	9.79	14.98
重度复杂性盆腔脏器脱垂	2.02	11.89	18.52	2.21	6.97	12.40
纵隔子宫	0.79	13.46	21.66	0.00	6.03	13.26
直肠阴道瘘、膀胱阴道瘘	1.22	10.68	18.52	0.00	2.17	14.32
生殖道畸形	1.46	11.96	19.04	0.68	4.94	12.74
阴道直肠隔子宫内膜异位症	1.85	6.23	19.53	–	–	–

综合医院妇科疑难病种（疾病合并治疗方法）耗材占比（%）

（参见第29页：说明5）

疑难病种名称	三级综合医院			二级综合医院		
	25分位	50分位	75分位	25分位	50分位	75分位
妇科恶性肿瘤	2.02	11.01	16.87	2.77	8.72	13.28
重度盆腔脓肿	0.24	9.80	16.40	3.47	9.14	23.22
子宫剖宫产瘢痕处妊娠	0.00	15.17	23.70	0.00	0.00	10.38
复发性子宫内膜异位症	0.00	10.29	18.04	3.28	7.09	9.85
重度复杂性盆腔脏器脱垂	3.08	14.87	27.02	2.77	7.40	9.27
纵隔子宫	1.03	14.05	21.84	0.00	4.64	15.30
直肠阴道瘘、膀胱阴道瘘	0.00	8.17	16.61	9.67	9.67	9.67
生殖道畸形	0.79	8.87	15.14	0.00	1.43	8.04
阴道直肠隔子宫内膜异位症	1.85	1.85	1.85	–	–	–

2.14.8 抗菌药物使用率

综合医院妇科疑难病种抗菌药物使用率（%）

疑难病种名称	三级综合医院			二级综合医院		
	25分位	50分位	75分位	25分位	50分位	75分位
妇科恶性肿瘤	30.00	54.96	74.19	17.22	44.44	75.00
重度盆腔脓肿	50.00	100.00	100.00	85.71	100.00	100.00
子宫剖宫产瘢痕处妊娠	16.67	66.67	87.50	50.00	82.19	100.00
复发性子宫内膜异位症	29.20	67.48	88.24	38.33	71.11	88.89
重度复杂性盆腔脏器脱垂	47.06	80.95	89.29	53.33	77.78	94.34
纵隔子宫	0.00	75.00	100.00	0.00	50.00	100.00
直肠阴道瘘、膀胱阴道瘘	50.00	100.00	100.00	0.00	100.00	100.00
生殖道畸形	8.33	71.43	100.00	20.00	50.00	100.00
阴道直肠隔子宫内膜异位症	100.00	100.00	100.00	–	–	–

综合医院妇科疑难病种（疾病合并治疗方法）抗菌药物使用率（%）

（参见第29页：说明5）

疑难病种名称	三级综合医院			二级综合医院		
	25分位	50分位	75分位	25分位	50分位	75分位
妇科恶性肿瘤	68.00	93.41	99.63	62.50	88.24	100.00
重度盆腔脓肿	100.00	100.00	100.00	100.00	100.00	100.00
子宫剖宫产瘢痕处妊娠	0.00	100.00	100.00	100.00	100.00	100.00
复发性子宫内膜异位症	0.00	83.33	100.00	0.00	0.00	100.00
重度复杂性盆腔脏器脱垂	33.33	100.00	100.00	100.00	100.00	100.00
纵隔子宫	75.00	100.00	100.00	0.00	0.00	100.00

疑难病种名称	三级综合医院			二级综合医院		
	25 分位	50 分位	75 分位	25 分位	50 分位	75 分位
直肠阴道瘘、膀胱阴道瘘	100.00	100.00	100.00	–	–	–
生殖道畸形	0.00	100.00	100.00	0.00	50.00	100.00
阴道直肠隔子宫内膜异位症	100.00	100.00	100.00	–	–	–

2.15 产科

2.15.1 出院人次

综合医院产科疑难病种出院人次

疑难病种名称	三级综合医院			二级综合医院		
	25 分位	50 分位	75 分位	25 分位	50 分位	75 分位
妊娠期高血压疾病	25	70	134	5	14	49
妊娠期糖尿病	12	34	80	2	8	31
前置胎盘	9	27	55	3	7	21
胎膜早破	56	182	319	21	69	234
胎盘早剥	4	7	16	1	3	10
妊娠合并心脏病	1	2	5	1	1	1
妊娠合并外科疾病	2	4	7	1	1	3
妊娠合并肝肾疾病	2	9	23	2	3	20
羊水栓塞	1	1	2	1	1	1
产后出血	6	17	33	2	6	15
早产	9	26	62	3	14	36
妊娠期急性脂肪肝	1	1	3	1	1	1
妊娠合并肝内胆汁淤积综合征	2	6	18	2	5	23
HELLP 综合征	1	2	4	1	3	16

综合医院产科疑难病种（疾病合并治疗方法）出院人次

（参见第 29 页：说明 5）

疑难病种名称	三级综合医院			二级综合医院		
	25 分位	50 分位	75 分位	25 分位	50 分位	75 分位
妊娠期高血压疾病	25	70	134	5	14	49
妊娠期糖尿病	12	34	80	2	8	31
前置胎盘	6	18	39	2	4	9
胎膜早破	15	43	114	9	26	72
胎盘早剥	3	6	12	1	3	6
妊娠合并心脏病	1	2	4	1	1	1
妊娠合并外科疾病	1	1	2	1	1	1
妊娠合并肝肾疾病	2	9	23	2	3	20

疑难病种名称	三级综合医院			二级综合医院		
	25 分位	50 分位	75 分位	25 分位	50 分位	75 分位
羊水栓塞	1	1	2	1	1	1
产后出血	6	17	33	2	6	15
早产	9	26	62	3	14	36
妊娠期急性脂肪肝	1	1	3	1	1	1
妊娠合并肝内胆汁淤积综合征	2	6	18	2	5	23
HELLP 综合征	1	2	4	1	3	16

2.15.2 疾病构成

综合医院产科疑难病种疾病构成（%）

疑难病种名称	三级综合医院			二级综合医院		
	25 分位	50 分位	75 分位	25 分位	50 分位	75 分位
妊娠期高血压疾病	0.06	0.17	0.30	0.02	0.07	0.16
妊娠期糖尿病	0.02	0.09	0.18	0.01	0.03	0.11
前置胎盘	0.03	0.06	0.12	0.01	0.03	0.06
胎膜早破	0.17	0.40	0.68	0.13	0.36	0.71
胎盘早剥	0.01	0.02	0.03	0.01	0.01	0.02
妊娠合并心脏病	0.00	0.01	0.01	0.00	0.00	0.00
妊娠合并外科疾病	0.00	0.01	0.01	0.00	0.01	0.01
妊娠合并肝肾疾病	0.01	0.02	0.04	0.01	0.02	0.04
羊水栓塞	0.00	0.00	0.00	0.00	0.00	0.00
产后出血	0.02	0.03	0.07	0.01	0.02	0.05
早产	0.02	0.07	0.13	0.02	0.06	0.14
妊娠期急性脂肪肝	0.00	0.00	0.00	0.00	0.00	0.00
妊娠合并肝内胆汁淤积综合征	0.00	0.01	0.04	0.01	0.02	0.06
HELLP 综合征	0.00	0.00	0.01	0.01	0.01	0.09

综合医院产科疑难病种（疾病合并治疗方法）疾病构成（%）

（参见第 29 页：说明 5）

疑难病种名称	三级综合医院			二级综合医院		
	25 分位	50 分位	75 分位	25 分位	50 分位	75 分位
妊娠期高血压疾病	0.06	0.17	0.30	0.02	0.07	0.16
妊娠期糖尿病	0.02	0.09	0.18	0.01	0.03	0.11
前置胎盘	0.02	0.04	0.08	0.01	0.01	0.03
胎膜早破	0.04	0.10	0.21	0.05	0.11	0.23
胎盘早剥	0.01	0.02	0.02	0.01	0.01	0.02
妊娠合并心脏病	0.00	0.00	0.01	0.00	0.00	0.00

疑难病种名称	三级综合医院			二级综合医院		
	25 分位	50 分位	75 分位	25 分位	50 分位	75 分位
妊娠合并外科疾病	0.00	0.00	0.00	0.00	0.00	0.01
妊娠合并肝肾疾病	0.01	0.02	0.04	0.01	0.02	0.04
羊水栓塞	0.00	0.00	0.00	0.00	0.00	0.00
产后出血	0.02	0.03	0.07	0.01	0.02	0.05
早产	0.02	0.07	0.13	0.02	0.06	0.14
妊娠期急性脂肪肝	0.00	0.00	0.00	0.00	0.00	0.00
妊娠合并肝内胆汁淤积综合征	0.00	0.01	0.04	0.01	0.02	0.06
HELLP 综合征	0.00	0.00	0.01	0.01	0.01	0.09

2.15.3 病死率

综合医院产科疑难病种病死率（%）

疑难病种名称	三级综合医院			二级综合医院		
	25 分位	50 分位	75 分位	25 分位	50 分位	75 分位
妊娠期高血压疾病	0.00	0.00	0.00	0.00	0.00	0.00
妊娠期糖尿病	0.00	0.00	0.00	0.00	0.00	0.00
前置胎盘	0.00	0.00	0.00	0.00	0.00	0.00
胎膜早破	0.00	0.00	0.00	0.00	0.00	0.00
胎盘早剥	0.00	0.00	0.00	0.00	0.00	0.00
妊娠合并心脏病	0.00	0.00	0.00	0.00	0.00	0.00
妊娠合并外科疾病	0.00	0.00	0.00	0.00	0.00	0.00
妊娠合并肝肾疾病	0.00	0.00	0.00	0.00	0.00	0.00
羊水栓塞	0.00	0.00	0.00	0.00	0.00	33.33
产后出血	0.00	0.00	0.00	0.00	0.00	0.00
早产	0.00	0.00	0.00	0.00	0.00	0.00
妊娠期急性脂肪肝	0.00	0.00	0.00	0.00	0.00	0.00
妊娠合并肝内胆汁淤积综合征	0.00	0.00	0.00	0.00	0.00	0.00
HELLP 综合征	0.00	0.00	0.00	0.00	0.00	0.00

综合医院产科疑难病种（疾病合并治疗方法）病死率（%）

（参见第 29 页：说明 5）

疑难病种名称	三级综合医院			二级综合医院		
	25 分位	50 分位	75 分位	25 分位	50 分位	75 分位
妊娠期高血压疾病	0.00	0.00	0.00	0.00	0.00	0.00
妊娠期糖尿病	0.00	0.00	0.00	0.00	0.00	0.00
前置胎盘	0.00	0.00	0.00	0.00	0.00	0.00
胎膜早破	0.00	0.00	0.00	0.00	0.00	0.00

疑难病种名称	三级综合医院			二级综合医院		
	25 分位	50 分位	75 分位	25 分位	50 分位	75 分位
胎盘早剥	0.00	0.00	0.00	0.00	0.00	0.00
妊娠合并心脏病	0.00	0.00	0.00	0.00	0.00	0.00
妊娠合并外科疾病	0.00	0.00	0.00	0.00	0.00	0.00
妊娠合并肝肾疾病	0.00	0.00	0.00	0.00	0.00	0.00
羊水栓塞	0.00	0.00	0.00	0.00	0.00	33.33
产后出血	0.00	0.00	0.00	0.00	0.00	0.00
早产	0.00	0.00	0.00	0.00	0.00	0.00
妊娠期急性脂肪肝	0.00	0.00	0.00	0.00	0.00	0.00
妊娠合并肝内胆汁淤积综合征	0.00	0.00	0.00	0.00	0.00	0.00
HELLP 综合征	0.00	0.00	0.00	0.00	0.00	0.00

2.15.4 平均住院日

综合医院产科疑难病种平均住院日（天）

疑难病种名称	三级综合医院			二级综合医院		
	25 分位	50 分位	75 分位	25 分位	50 分位	75 分位
妊娠期高血压疾病	6.00	6.98	8.07	4.96	6.14	7.00
妊娠期糖尿病	5.36	6.22	7.33	4.76	6.00	7.50
前置胎盘	6.38	7.88	9.37	5.00	6.00	7.89
胎膜早破	4.17	4.74	5.53	4.00	4.58	5.40
胎盘早剥	5.17	6.14	7.33	4.50	5.78	7.00
妊娠合并心脏病	4.25	6.00	7.00	5.00	6.00	7.00
妊娠合并外科疾病	5.00	6.83	8.50	3.00	5.50	7.00
妊娠合并肝肾疾病	5.55	7.44	9.00	4.00	6.25	7.68
羊水栓塞	6.00	9.00	13.00	5.00	6.00	10.00
产后出血	5.00	6.14	7.20	4.05	5.72	6.58
早产	3.79	4.57	5.72	3.00	4.00	5.17
妊娠期急性脂肪肝	5.86	9.00	12.00	1.00	1.00	2.00
妊娠合并肝内胆汁淤积综合征	6.00	7.33	9.00	5.00	7.00	8.76
HELLP 综合征	6.00	8.50	11.00	4.33	6.00	6.98

综合医院产科疑难病种（疾病合并治疗方法）平均住院日（天）

（参见第 29 页：说明 5）

疑难病种名称	三级综合医院			二级综合医院		
	25 分位	50 分位	75 分位	25 分位	50 分位	75 分位
妊娠期高血压疾病	6.00	6.98	8.07	4.96	6.14	7.00
妊娠期糖尿病	5.36	6.22	7.33	4.76	6.00	7.50

疑难病种名称	三级综合医院			二级综合医院		
	25 分位	50 分位	75 分位	25 分位	50 分位	75 分位
前置胎盘	7.07	8.73	10.29	6.00	7.21	8.50
胎膜早破	5.61	6.23	7.00	5.25	6.03	6.83
胎盘早剥	5.50	6.41	7.50	4.80	6.00	7.00
妊娠合并心脏病	5.56	7.00	8.00	5.00	6.00	7.00
妊娠合并外科疾病	8.00	9.80	15.00	5.00	6.00	9.00
妊娠合并肝肾疾病	5.55	7.44	9.00	4.00	6.25	7.68
羊水栓塞	6.00	9.00	13.00	5.00	6.00	10.00
产后出血	5.00	6.14	7.20	4.05	5.72	6.58
早产	3.79	4.57	5.72	3.00	4.00	5.17
妊娠期急性脂肪肝	5.86	9.00	12.00	1.00	1.00	2.00
妊娠合并肝内胆汁淤积综合征	6.00	7.33	9.00	5.00	7.00	8.76
HELLP 综合征	6.00	8.50	11.00	4.33	6.00	6.98

2.15.5 平均住院费用

综合医院产科疑难病种平均住院费用（元）

疑难病种名称	三级综合医院			二级综合医院		
	25 分位	50 分位	75 分位	25 分位	50 分位	75 分位
妊娠期高血压疾病	6400.45	8060.56	9792.22	3296.52	4866.41	6245.30
妊娠期糖尿病	3765.83	4890.89	6240.71	2860.79	3501.65	4831.63
前置胎盘	5512.00	7570.76	9480.49	2384.45	4147.77	6500.44
胎膜早破	4103.84	5076.44	6393.67	2758.56	3661.61	4801.32
胎盘早剥	6912.31	8830.93	11298.21	4721.76	5912.12	8279.81
妊娠合并心脏病	5077.04	7215.17	10355.33	3391.93	5103.97	7228.05
妊娠合并外科疾病	3191.51	6065.67	9593.39	1583.85	2890.43	6080.22
妊娠合并肝肾疾病	4737.22	6536.75	9057.50	2139.32	3293.00	5152.45
羊水栓塞	11686.93	22190.40	45789.95	14207.26	21140.27	136737.19
产后出血	5838.29	7780.52	10593.64	3455.01	5102.61	7635.86
早产	2362.90	3310.93	4679.71	1376.45	2292.89	3350.81
妊娠期急性脂肪肝	9432.28	19893.53	43951.25	1160.10	1556.02	2356.22
妊娠合并肝内胆汁淤积综合征	4748.50	6774.11	8587.56	2918.06	4747.95	6055.97
HELLP 综合征	8568.49	14524.39	24551.67	3110.45	4011.46	6903.61

综合医院产科疑难病种（疾病合并治疗方法）平均住院费用（元）

（参见第 29 页：说明 5）

疑难病种名称	三级综合医院			二级综合医院		
	25 分位	50 分位	75 分位	25 分位	50 分位	75 分位
妊娠期高血压疾病	6400.45	8060.56	9792.22	3296.52	4866.41	6245.30
妊娠期糖尿病	3765.83	4890.89	6240.71	2860.79	3501.65	4831.63
前置胎盘	8646.04	10238.42	12571.03	5270.26	7269.58	9511.80
胎膜早破	6747.43	8030.90	9397.16	4660.67	5566.59	7746.23
胎盘早剥	7874.97	9632.52	12547.35	5326.16	7736.19	9208.89
妊娠合并心脏病	7650.08	9193.18	11643.12	4191.34	5103.97	7228.05
妊娠合并外科疾病	9815.49	15066.00	31326.66	5750.71	8624.12	12399.41
妊娠合并肝肾疾病	4737.22	6536.75	9057.50	2139.32	3293.00	5152.45
羊水栓塞	11686.93	22190.40	45789.95	14207.26	21140.27	136737.19
产后出血	5838.29	7780.52	10593.64	3455.01	5102.61	7635.86
早产	2362.90	3310.93	4679.71	1376.45	2292.89	3350.81
妊娠期急性脂肪肝	9432.28	19893.53	43951.25	1160.10	1556.02	2356.22
妊娠合并肝内胆汁淤积综合征	4748.50	6774.11	8587.56	2918.06	4747.95	6055.97
HELLP 综合征	8568.49	14524.39	24551.67	3110.45	4011.46	6903.61

2.15.6 药占比

综合医院产科疑难病种药占比（%）

疑难病种名称	三级综合医院			二级综合医院		
	25 分位	50 分位	75 分位	25 分位	50 分位	75 分位
妊娠期高血压疾病	17.71	22.31	29.95	10.96	16.45	23.70
妊娠期糖尿病	11.75	18.38	23.85	8.82	16.39	20.33
前置胎盘	17.86	23.83	30.47	13.64	20.02	24.86
胎膜早破	13.71	19.74	26.99	10.27	15.02	20.89
胎盘早剥	18.78	23.79	30.48	13.81	18.89	26.09
妊娠合并心脏病	10.61	20.08	25.77	9.67	19.93	37.67
妊娠合并外科疾病	22.35	33.97	45.40	15.30	24.16	36.23
妊娠合并肝肾疾病	18.79	26.41	36.01	16.14	21.29	31.14
羊水栓塞	15.80	24.91	31.12	15.92	19.86	27.10
产后出血	17.74	24.03	32.05	16.26	21.95	28.03
早产	7.87	15.87	23.19	6.42	13.70	18.37
妊娠期急性脂肪肝	21.15	29.46	41.91	0.56	2.21	7.92
妊娠合并肝内胆汁淤积综合征	18.08	26.15	35.18	11.76	20.11	28.96
HELLP 综合征	18.18	25.28	34.11	8.62	17.45	22.34

综合医院产科疑难病种（疾病合并治疗方法）药占比（%）

（参见第 29 页：说明 5）

疑难病种名称	三级综合医院			二级综合医院		
	25 分位	50 分位	75 分位	25 分位	50 分位	75 分位
妊娠期高血压疾病	17.71	22.31	29.95	10.96	16.45	23.70
妊娠期糖尿病	11.75	18.38	23.85	8.82	16.39	20.33
前置胎盘	20.04	26.01	31.57	14.73	21.06	29.38
胎膜早破	19.55	25.42	31.34	12.31	18.73	25.49
胎盘早剥	19.46	25.37	32.36	15.37	20.74	26.87
妊娠合并心脏病	18.61	24.07	29.37	9.67	20.25	26.01
妊娠合并外科疾病	25.03	36.20	44.09	10.82	15.30	39.36
妊娠合并肝肾疾病	18.79	26.41	36.01	16.14	21.29	31.14
羊水栓塞	15.80	24.91	31.12	15.92	19.86	27.10
产后出血	17.74	24.03	32.05	16.26	21.95	28.03
早产	7.87	15.87	23.19	6.42	13.70	18.37
妊娠期急性脂肪肝	21.15	29.46	41.91	0.56	2.21	7.92
妊娠合并肝内胆汁淤积综合征	18.08	26.15	35.18	11.76	20.11	28.96
HELLP 综合征	18.18	25.28	34.11	8.62	17.45	22.34

2.15.7 耗材占比

综合医院产科疑难病种耗材占比（%）

疑难病种名称	三级综合医院			二级综合医院		
	25 分位	50 分位	75 分位	25 分位	50 分位	75 分位
妊娠期高血压疾病	3.68	11.20	17.73	2.71	8.13	13.74
妊娠期糖尿病	1.01	9.16	15.65	0.96	5.46	9.47
前置胎盘	2.92	11.53	19.23	1.22	5.84	10.82
胎膜早破	2.92	10.08	16.09	1.22	6.71	13.23
胎盘早剥	2.19	10.47	17.44	1.16	7.18	15.18
妊娠合并心脏病	0.00	9.02	17.32	0.00	0.44	5.82
妊娠合并外科疾病	0.50	5.08	11.57	0.54	4.37	11.23
妊娠合并肝肾疾病	0.85	7.94	14.12	0.98	3.33	8.31
羊水栓塞	2.75	9.30	11.64	0.58	9.13	11.83
产后出血	2.61	7.99	13.52	0.58	3.75	8.44
早产	1.57	6.46	11.14	0.64	7.72	11.27
妊娠期急性脂肪肝	0.00	4.35	12.74	0.00	0.00	1.72
妊娠合并肝内胆汁淤积综合征	0.00	6.40	14.27	1.01	4.45	8.84
HELLP 综合征	0.00	7.47	13.09	0.00	0.91	14.12

综合医院产科疑难病种（疾病合并治疗方法）耗材占比（%）

（参见第 29 页：说明 5）

疑难病种名称	三级综合医院			二级综合医院		
	25 分位	50 分位	75 分位	25 分位	50 分位	75 分位
妊娠期高血压疾病	3.68	11.20	17.73	2.71	8.13	13.74
妊娠期糖尿病	1.01	9.16	15.65	0.96	5.46	9.47
前置胎盘	4.92	13.13	21.30	2.91	7.92	12.17
胎膜早破	3.80	13.28	20.68	0.83	8.54	16.76
胎盘早剥	2.24	11.52	19.61	0.99	9.73	16.72
妊娠合并心脏病	3.70	10.64	20.46	0.00	0.00	5.82
妊娠合并外科疾病	0.00	9.18	15.45	0.00	3.86	11.97
妊娠合并肝肾疾病	0.85	7.94	14.12	0.98	3.33	8.31
羊水栓塞	2.75	9.30	11.64	0.58	9.13	11.83
产后出血	2.61	7.99	13.52	0.58	3.75	8.44
早产	1.57	6.46	11.14	0.64	7.72	11.27
妊娠期急性脂肪肝	0.00	4.35	12.74	0.00	0.00	1.72
妊娠合并肝内胆汁淤积综合征	0.00	6.40	14.27	1.01	4.45	8.84
HELLP 综合征	0.00	7.47	13.09	0.00	0.91	14.12

2.15.8　抗菌药物使用率

综合医院产科疑难病种抗菌药物使用率（%）

疑难病种名称	三级综合医院			二级综合医院		
	25 分位	50 分位	75 分位	25 分位	50 分位	75 分位
妊娠期高血压疾病	21.88	58.00	76.82	2.83	52.78	66.67
妊娠期糖尿病	2.86	32.81	57.69	0.00	16.67	42.86
前置胎盘	14.29	57.78	75.72	2.63	46.67	72.50
胎膜早破	11.11	51.08	79.76	1.19	35.90	68.25
胎盘早剥	24.00	75.00	100.00	30.77	75.00	100.00
妊娠合并心脏病	0.00	50.00	100.00	0.00	66.67	100.00
妊娠合并外科疾病	28.57	78.57	100.00	0.00	100.00	100.00
妊娠合并肝肾疾病	9.86	47.37	66.67	0.00	41.67	50.00
羊水栓塞	50.00	100.00	100.00	0.00	0.00	100.00
产后出血	21.88	70.59	88.89	33.33	50.00	80.00
早产	0.00	18.82	34.92	0.00	7.63	47.06
妊娠期急性脂肪肝	20.00	100.00	100.00	0.00	0.00	0.00
妊娠合并肝内胆汁淤积综合征	0.00	43.48	76.19	0.00	50.00	66.67
HELLP 综合征	50.00	93.33	100.00	0.00	33.33	76.27

综合医院产科疑难病种（疾病合并治疗方法）抗菌药物使用率（%）

（参见第 29 页：说明 5）

疑难病种名称	三级综合医院			二级综合医院		
	25 分位	50 分位	75 分位	25 分位	50 分位	75 分位
妊娠期高血压疾病	21.88	58.00	76.82	2.83	52.78	66.67
妊娠期糖尿病	2.86	32.81	57.69	0.00	16.67	42.86
前置胎盘	33.33	90.91	100.00	50.00	98.80	100.00
胎膜早破	30.77	82.86	99.34	9.80	87.50	99.23
胎盘早剥	28.57	100.00	100.00	25.00	100.00	100.00
妊娠合并心脏病	20.00	100.00	100.00	100.00	100.00	100.00
妊娠合并外科疾病	33.33	100.00	100.00	100.00	100.00	100.00
妊娠合并肝肾疾病	9.86	47.37	66.67	0.00	41.67	50.00
羊水栓塞	50.00	100.00	100.00	0.00	0.00	100.00
产后出血	21.88	70.59	88.89	33.33	50.00	80.00
早产	0.00	18.82	34.92	0.00	7.63	47.06
妊娠期急性脂肪肝	20.00	100.00	100.00	0.00	0.00	0.00
妊娠合并肝内胆汁淤积综合征	0.00	43.48	76.19	0.00	50.00	66.67
HELLP 综合征	50.00	93.33	100.00	0.00	33.33	76.27

2.16　儿科

2.16.1　出院人次

综合医院儿科疑难病种出院人次

疑难病种名称	三级综合医院			二级综合医院		
	25 分位	50 分位	75 分位	25 分位	50 分位	75 分位
咳嗽变异性哮喘	1	2	6	1	1	4
哮喘危重状态	1	1	1	2	2	2
难治性肺炎	405	816	1353	348	812	1484
难治性重症肺炎支原体肺炎	2	10	64	4	42	117
闭塞性细支气管炎	1	2	13	1	1	1
热性惊厥	3	18	38	5	22	75
病毒性脑炎	4	25	94	2	7	27
免疫性血小板减少症	1	3	10	1	1	2
溶血性贫血	1	4	23	3	23	46
黄疸待查	1	2	4	1	6	26
腹痛待查	1	1	1	–	–	–
肝脾大待查	1	1	3	1	1	1
慢性腹泻合并营养不良	1	2	3	1	1	3
急性消化道出血	2	3	6	1	1	7

疑难病种名称	三级综合医院			二级综合医院		
	25 分位	50 分位	75 分位	25 分位	50 分位	75 分位
胆汁淤积性肝炎	1	1	3	1	1	1
炎症性肠病	21	67	143	31	124	259
重症急性胰腺炎	1	2	3	1	1	1
肝硬化并发症	1	1	4	1	1	1
慢性肾功能不全	1	1	1	–	–	–
肾小管酸中毒	1	2	3	–	–	–
复杂先天性心脏病	1	2	8	1	2	4
严重心律失常	2	4	8	1	2	4
感染性心内膜炎	1	1	1	–	–	–
扩张性心肌病	1	2	4	–	–	–
高血压	1	1	2	1	1	1
肥厚性心肌病	1	1	2	1	1	1
先天性免疫缺陷病	1	2	10	8	8	8
肺含铁血黄素沉积症	1	1	2	–	–	–
先天性气管、支气管发育畸形	1	1	2	–	–	–
肺动静脉瘘	–	–	–	–	–	–
癫痫	4	11	34	2	5	12
脑性瘫痪	1	2	6	1	1	2
重型脑炎	5	21	101	1	6	52
重症肌无力	1	2	4	–	–	–
急性脑脊髓炎	2	4	11	1	1	16
遗传代谢性疾病	1	1	2	–	–	–
神经血管性头痛	1	1	3	3	4	6
急性播散性脑脊髓膜炎	1	1	4	–	–	–
再生障碍性贫血	1	3	17	1	4	8
急性淋巴细胞性白血病	1	3	11	2	2	2
淋巴瘤	1	2	6	–	–	–
急性髓细胞性白血病	1	3	10	–	–	–
急性早幼粒细胞性白血病	4	6	8	–	–	–
嗜血细胞综合征	1	2	14	–	–	–
郎格罕细胞组织细胞增多症	1	13	16	–	–	–
慢性髓细胞性白血病	1	2	2	–	–	–
溶血尿毒综合征	1	1	3	2	2	2
混合性结缔组织病	–	–	–	–	–	–
巨噬细胞活化综合征	2	14	18	–	–	–
左室致密化不全	1	1	4	–	–	–
心内膜弹力纤维增生症	1	1	2	–	–	–

综合医院儿科疑难病种（疾病合并治疗方法）出院人次

（参见第 29 页：说明 5）

疑难病种名称	三级综合医院			二级综合医院		
	25 分位	50 分位	75 分位	25 分位	50 分位	75 分位
咳嗽变异性哮喘	11	11	11	–	–	–
哮喘危重状态	–	–	–	–	–	–
难治性肺炎	–	–	–	–	–	–
难治性重症肺炎支原体肺炎	–	–	–	–	–	–
闭塞性细支气管炎	–	–	–	–	–	–
热性惊厥	3	18	38	5	22	75
病毒性脑炎	12	12	12	–	–	–
免疫性血小板减少症	1	1	4	–	–	–
溶血性贫血	2	2	5	–	–	–
黄疸待查	1	2	4	1	6	26
腹痛待查	1	1	1	–	–	–
肝脾大待查	1	1	3	1	1	1
慢性腹泻合并营养不良	1	2	3	1	1	3
急性消化道出血	–	–	–	–	–	–
胆汁淤积性肝炎	1	1	3	1	1	1
炎症性肠病	2	2	2	–	–	–
重症急性胰腺炎	–	–	–	–	–	–
肝硬化并发症	1	1	4	1	1	1
慢性肾功能不全	–	–	–	–	–	–
肾小管酸中毒	1	2	3	–	–	–
复杂先天性心脏病	1	2	38	–	–	–
严重心律失常	1	1	1	–	–	–
感染性心内膜炎	–	–	–	–	–	–
扩张性心肌病	1	2	4	–	–	–
高血压	1	1	2	1	1	1
肥厚性心肌病	1	1	2	1	1	1
先天性免疫缺陷病	1	2	10	8	8	8
肺含铁血黄素沉积症	–	–	–	–	–	–
先天性气管、支气管发育畸形	–	–	–	–	–	–
肺动静脉瘘	–	–	–	–	–	–
癫痫	–	–	–	–	–	–
脑性瘫痪	1	2	6	1	1	2
重型脑炎	28	28	28	–	–	–
重症肌无力	–	–	–	–	–	–
急性脑脊髓炎	16	16	16	–	–	–
遗传代谢性疾病	1	1	2	–	–	–

疑难病种名称	三级综合医院			二级综合医院		
	25分位	50分位	75分位	25分位	50分位	75分位
神经血管性头痛	–	–	–	–	–	–
急性播散性脑脊髓膜炎	1	1	3	–	–	–
再生障碍性贫血	1	1	3	–	–	–
急性淋巴细胞性白血病	1	1	6	–	–	–
淋巴瘤	–	–	–	–	–	–
急性髓细胞性白血病	3	3	3	–	–	–
急性早幼粒细胞性白血病	2	2	2	–	–	–
嗜血细胞综合征	–	–	–	–	–	–
郎格罕细胞组织细胞增多症	–	–	–	–	–	–
慢性髓细胞性白血病	–	–	–	–	–	–
溶血尿毒综合征	–	–	–	–	–	–
混合性结缔组织病	–	–	–	–	–	–
巨噬细胞活化综合征	–	–	–	–	–	–
左室致密化不全	1	1	4	–	–	–
心内膜弹力纤维增生症	1	1	2	–	–	–

2.16.2 疾病构成

综合医院儿科疑难病种疾病构成（%）

疑难病种名称	三级综合医院			二级综合医院		
	25分位	50分位	75分位	25分位	50分位	75分位
咳嗽变异性哮喘	0.00	0.00	0.01	0.00	0.00	0.01
哮喘危重状态	0.00	0.00	0.00	0.01	0.01	0.01
难治性肺炎	1.12	1.87	3.35	1.74	3.34	5.23
难治性重症肺炎支原体肺炎	0.01	0.03	0.14	0.01	0.08	0.47
闭塞性细支气管炎	0.00	0.01	0.04	0.00	0.00	0.00
热性惊厥	0.01	0.03	0.09	0.02	0.11	0.21
病毒性脑炎	0.01	0.04	0.18	0.00	0.03	0.12
免疫性血小板减少症	0.00	0.01	0.03	0.00	0.00	0.00
溶血性贫血	0.00	0.01	0.06	0.01	0.03	0.11
黄疸待查	0.00	0.00	0.01	0.00	0.02	0.06
腹痛待查	0.00	0.00	0.00	–	–	–
肝脾大待查	0.00	0.00	0.00	0.00	0.00	0.00
慢性腹泻合并营养不良	0.00	0.00	0.01	0.00	0.00	0.01
急性消化道出血	0.00	0.01	0.01	0.00	0.00	0.01
胆汁淤积性肝炎	0.00	0.00	0.01	0.01	0.01	0.01
炎症性肠病	0.07	0.16	0.34	0.20	0.45	0.96
重症急性胰腺炎	0.00	0.00	0.01	0.00	0.00	0.00

疑难病种名称	三级综合医院			二级综合医院		
	25分位	50分位	75分位	25分位	50分位	75分位
肝硬化并发症	0.00	0.00	0.00	0.00	0.00	0.00
慢性肾功能不全	0.00	0.00	0.00	–	–	–
肾小管酸中毒	0.00	0.00	0.01	–	–	–
复杂先天性心脏病	0.00	0.00	0.01	0.00	0.01	0.01
严重心律失常	0.00	0.01	0.02	0.00	0.01	0.01
感染性心内膜炎	0.00	0.00	0.00	–	–	–
扩张性心肌病	0.00	0.00	0.01	–	–	–
高血压	0.00	0.00	0.00	0.00	0.00	0.01
肥厚性心肌病	0.00	0.00	0.00	0.00	0.00	0.00
先天性免疫缺陷病	0.00	0.00	0.02	0.01	0.01	0.01
肺含铁血黄素沉积症	0.00	0.00	0.00	–	–	–
先天性气管、支气管发育畸形	0.00	0.00	0.00	–	–	–
肺动静脉瘘	–	–	–	–	–	–
癫痫	0.01	0.03	0.05	0.01	0.01	0.03
脑性瘫痪	0.00	0.00	0.01	0.00	0.00	0.01
重型脑炎	0.01	0.05	0.20	0.01	0.02	0.21
重症肌无力	0.00	0.00	0.00	–	–	–
急性脑脊髓炎	0.00	0.01	0.02	0.00	0.01	0.03
遗传代谢性疾病	0.00	0.00	0.00	–	–	–
神经血管性头痛	0.00	0.00	0.01	0.01	0.01	0.01
急性播散性脑脊髓膜炎	0.00	0.00	0.01	–	–	–
再生障碍性贫血	0.00	0.01	0.04	0.00	0.01	0.01
急性淋巴细胞性白血病	0.00	0.01	0.03	0.00	0.00	0.00
淋巴瘤	0.00	0.00	0.01	–	–	–
急性髓细胞性白血病	0.00	0.00	0.01	–	–	–
急性早幼粒细胞性白血病	0.01	0.01	0.01	–	–	–
嗜血细胞综合征	0.00	0.00	0.01	–	–	–
郎格罕细胞组织细胞增多症	0.00	0.02	0.03	–	–	–
慢性髓细胞性白血病	0.00	0.00	0.00	–	–	–
溶血尿毒综合征	0.00	0.00	0.00	0.01	0.01	0.01
混合性结缔组织病	–	–	–	–	–	–
巨噬细胞活化综合征	0.00	0.01	0.03	–	–	–
左室致密化不全	0.00	0.00	0.01	–	–	–
心内膜弹力纤维增生症	0.00	0.00	0.00	–	–	–

综合医院儿科疑难病种（疾病合并治疗方法）疾病构成（%）

（参见第 29 页：说明 5）

疑难病种名称	三级综合医院			二级综合医院		
	25 分位	50 分位	75 分位	25 分位	50 分位	75 分位
咳嗽变异性哮喘	0.02	0.02	0.02	–	–	–
哮喘危重状态	–	–	–	–	–	–
难治性肺炎	–	–	–	–	–	–
难治性重症肺炎支原体肺炎	–	–	–	–	–	–
闭塞性细支气管炎	–	–	–	–	–	–
热性惊厥	0.01	0.03	0.09	0.02	0.11	0.21
病毒性脑炎	0.02	0.02	0.02	–	–	–
免疫性血小板减少症	0.00	0.00	0.01	–	–	–
溶血性贫血	0.00	0.00	0.02	–	–	–
黄疸待查	0.00	0.00	0.01	0.00	0.02	0.06
腹痛待查	0.00	0.00	0.00	–	–	–
肝脾大待查	0.00	0.00	0.00	0.00	0.00	0.00
慢性腹泻合并营养不良	0.00	0.00	0.01	0.00	0.00	0.01
急性消化道出血	–	–	–	–	–	–
胆汁淤积性肝炎	0.00	0.00	0.01	0.01	0.01	0.01
炎症性肠病	0.00	0.00	0.00	–	–	–
重症急性胰腺炎	–	–	–	–	–	–
肝硬化并发症	0.00	0.00	0.00	0.00	0.00	0.00
慢性肾功能不全	–	–	–	–	–	–
肾小管酸中毒	0.00	0.00	0.01	–	–	–
复杂先天性心脏病	0.00	0.00	0.05	–	–	–
严重心律失常	0.00	0.00	0.00	–	–	–
感染性心内膜炎	–	–	–	–	–	–
扩张性心肌病	0.00	0.00	0.01	–	–	–
高血压	0.00	0.00	0.00	0.00	0.00	0.01
肥厚性心肌病	0.00	0.00	0.00	0.00	0.00	0.00
先天性免疫缺陷病	0.00	0.00	0.02	0.01	0.01	0.01
肺含铁血黄素沉积症	–	–	–	–	–	–
先天性气管、支气管发育畸形	–	–	–	–	–	–
肺动静脉瘘	–	–	–	–	–	–
癫痫	–	–	–	–	–	–
脑性瘫痪	0.00	0.00	0.01	0.00	0.00	0.01
重型脑炎	0.05	0.05	0.05	–	–	–
重症肌无力	–	–	–	–	–	–
急性脑脊髓炎	0.03	0.03	0.03	–	–	–

疑难病种名称	三级综合医院			二级综合医院		
	25 分位	50 分位	75 分位	25 分位	50 分位	75 分位
遗传代谢性疾病	0.00	0.00	0.00	–	–	–
神经血管性头痛	–	–	–	–	–	–
急性播散性脑脊髓膜炎	0.00	0.00	0.01	–	–	–
再生障碍性贫血	0.00	0.00	0.01	–	–	–
急性淋巴细胞性白血病	0.00	0.00	0.01	–	–	–
淋巴瘤	–	–	–	–	–	–
急性髓细胞性白血病	0.00	0.00	0.00	–	–	–
急性早幼粒细胞性白血病	0.00	0.00	0.00	–	–	–
嗜血细胞综合征	–	–	–	–	–	–
郎格罕细胞组织细胞增多症	–	–	–	–	–	–
慢性髓细胞性白血病	–	–	–	–	–	–
溶血尿毒综合征	–	–	–	–	–	–
混合性结缔组织病	–	–	–	–	–	–
巨噬细胞活化综合征	–	–	–	–	–	–
左室致密化不全	0.00	0.00	0.01	–	–	–
心内膜弹力纤维增生症	0.00	0.00	0.00	–	–	–

2.16.3 病死率

综合医院儿科疑难病种病死率（%）

疑难病种名称	三级综合医院			二级综合医院		
	25 分位	50 分位	75 分位	25 分位	50 分位	75 分位
咳嗽变异性哮喘	0.00	0.00	0.00	0.00	0.00	0.00
哮喘危重状态	0.00	0.00	0.00	0.00	0.00	0.00
难治性肺炎	0.00	0.00	0.02	0.00	0.00	0.00
难治性重症肺炎支原体肺炎	0.00	0.00	0.00	0.00	0.00	0.00
闭塞性细支气管炎	0.00	0.00	0.00	0.00	0.00	0.00
热性惊厥	0.00	0.00	0.00	0.00	0.00	0.00
病毒性脑炎	0.00	0.00	0.00	0.00	0.00	0.00
免疫性血小板减少症	0.00	0.00	0.00	0.00	0.00	0.00
溶血性贫血	0.00	0.00	0.00	0.00	0.00	0.00
黄疸待查	0.00	0.00	0.00	0.00	0.00	0.00
腹痛待查	0.00	0.00	0.00	–	–	–
肝脾大待查	0.00	0.00	0.00	0.00	0.00	0.00
慢性腹泻合并营养不良	0.00	0.00	0.00	0.00	0.00	0.00
急性消化道出血	0.00	0.00	0.00	0.00	0.00	0.00
胆汁淤积性肝炎	0.00	0.00	0.00	0.00	0.00	0.00
炎症性肠病	0.00	0.00	0.00	0.00	0.00	0.00

疑难病种名称	三级综合医院			二级综合医院		
	25 分位	50 分位	75 分位	25 分位	50 分位	75 分位
重症急性胰腺炎	0.00	0.00	0.00	0.00	0.00	0.00
肝硬化并发症	0.00	0.00	0.00	0.00	0.00	0.00
慢性肾功能不全	0.00	0.00	0.00	-	-	-
肾小管酸中毒	0.00	0.00	0.00	-	-	-
复杂先天性心脏病	0.00	0.00	0.00	0.00	0.00	0.00
严重心律失常	0.00	0.00	0.00	0.00	0.00	0.00
感染性心内膜炎	0.00	0.00	0.00	-	-	-
扩张性心肌病	0.00	0.00	0.00	-	-	-
高血压	0.00	0.00	0.00	0.00	0.00	0.00
肥厚性心肌病	0.00	0.00	0.00	0.00	0.00	0.00
先天性免疫缺陷病	0.00	0.00	0.00	0.00	0.00	0.00
肺含铁血黄素沉积症	0.00	0.00	0.00	-	-	-
先天性气管、支气管发育畸形	0.00	0.00	0.00	-	-	-
肺动静脉瘘	-	-	-	-	-	-
癫痫	0.00	0.00	0.00	0.00	0.00	0.00
脑性瘫痪	0.00	0.00	0.00	0.00	0.00	0.00
重型脑炎	0.00	0.00	0.00	0.00	0.00	0.00
重症肌无力	0.00	0.00	0.00	-	-	-
急性脑脊髓炎	0.00	0.00	0.00	0.00	0.00	0.00
遗传代谢性疾病	0.00	0.00	0.00	-	-	-
神经血管性头痛	0.00	0.00	0.00	0.00	0.00	0.00
急性播散性脑脊髓膜炎	0.00	0.00	0.00	-	-	-
再生障碍性贫血	0.00	0.00	0.00	0.00	0.00	0.00
急性淋巴细胞性白血病	0.00	0.00	0.00	0.00	0.00	0.00
淋巴瘤	0.00	0.00	0.00	-	-	-
急性髓细胞性白血病	0.00	0.00	0.00	-	-	-
急性早幼粒细胞性白血病	0.00	0.00	0.00	-	-	-
嗜血细胞综合征	0.00	0.00	0.00	-	-	-
郎格罕细胞组织细胞增多症	0.00	0.00	0.00	-	-	-
慢性髓细胞性白血病	0.00	0.00	0.00	-	-	-
溶血尿毒综合征	0.00	0.00	0.00	0.00	0.00	0.00
混合性结缔组织病	-	-	-	-	-	-
巨噬细胞活化综合征	0.00	0.00	0.00	-	-	-
左室致密化不全	0.00	0.00	0.00	-	-	-
心内膜弹力纤维增生症	0.00	0.00	0.00	-	-	-

综合医院儿科疑难病种（疾病合并治疗方法）病死率（%）

（参见第 29 页：说明 5）

疑难病种名称	三级综合医院			二级综合医院		
	25 分位	50 分位	75 分位	25 分位	50 分位	75 分位
咳嗽变异性哮喘	0.00	0.00	0.00	–	–	–
哮喘危重状态	–	–	–	–	–	–
难治性肺炎	–	–	–	–	–	–
难治性重症肺炎支原体肺炎	–	–	–	–	–	–
闭塞性细支气管炎	–	–	–	–	–	–
热性惊厥	0.00	0.00	0.00	0.00	0.00	0.00
病毒性脑炎	0.00	0.00	0.00	–	–	–
免疫性血小板减少症	0.00	0.00	0.00	–	–	–
溶血性贫血	0.00	0.00	0.00	–	–	–
黄疸待查	0.00	0.00	0.00	0.00	0.00	0.00
腹痛待查	0.00	0.00	0.00	–	–	–
肝脾大待查	0.00	0.00	0.00	0.00	0.00	0.00
慢性腹泻合并营养不良	0.00	0.00	0.00	–	–	–
急性消化道出血	–	–	–	–	–	–
胆汁淤积性肝炎	0.00	0.00	0.00	0.00	0.00	0.00
炎症性肠病	0.00	0.00	0.00	–	–	–
重症急性胰腺炎	–	–	–	–	–	–
肝硬化并发症	0.00	0.00	0.00	0.00	0.00	0.00
慢性肾功能不全	–	–	–	–	–	–
肾小管酸中毒	0.00	0.00	0.00	–	–	–
复杂先天性心脏病	0.00	0.00	0.00	–	–	–
严重心律失常	0.00	0.00	0.00	–	–	–
感染性心内膜炎	–	–	–	–	–	–
扩张性心肌病	0.00	0.00	0.00	–	–	–
高血压	0.00	0.00	0.00	0.00	0.00	0.00
肥厚性心肌病	0.00	0.00	0.00	0.00	0.00	0.00
先天性免疫缺陷病	0.00	0.00	0.00	0.00	0.00	0.00
肺含铁血黄素沉积症	–	–	–	–	–	–
先天性气管、支气管发育畸形	–	–	–	–	–	–
肺动静脉瘘	–	–	–	–	–	–
癫痫	–	–	–	–	–	–
脑性瘫痪	0.00	0.00	0.00	0.00	0.00	0.00
重型脑炎	0.00	0.00	0.00	–	–	–
重症肌无力	–	–	–	–	–	–
急性脑脊髓炎	0.00	0.00	0.00	–	–	–

疑难病种名称	三级综合医院			二级综合医院		
	25 分位	50 分位	75 分位	25 分位	50 分位	75 分位
遗传代谢性疾病	0.00	0.00	0.00	—	—	—
神经血管性头痛	—	—	—	—	—	—
急性播散性脑脊髓膜炎	0.00	0.00	0.00	—	—	—
再生障碍性贫血	0.00	0.00	0.00	—	—	—
急性淋巴细胞性白血病	0.00	0.00	0.00	—	—	—
淋巴瘤	—	—	—	—	—	—
急性髓细胞性白血病	0.00	0.00	0.00	—	—	—
急性早幼粒细胞性白血病	0.00	0.00	0.00	—	—	—
嗜血细胞综合征	—	—	—	—	—	—
郎格罕细胞组织细胞增多症	—	—	—	—	—	—
慢性髓细胞性白血病	—	—	—	—	—	—
溶血尿毒综合征	—	—	—	—	—	—
混合性结缔组织病	—	—	—	—	—	—
巨噬细胞活化综合征	—	—	—	—	—	—
左室致密化不全	0.00	0.00	0.00	—	—	—
心内膜弹力纤维增生症	0.00	0.00	0.00	—	—	—

2.16.4 平均住院日

综合医院儿科疑难病种平均住院日（天）

疑难病种名称	三级综合医院			二级综合医院		
	25 分位	50 分位	75 分位	25 分位	50 分位	75 分位
咳嗽变异性哮喘	5.00	6.86	8.00	4.00	6.00	6.22
哮喘危重状态	6.00	6.00	9.00	5.50	5.50	5.50
难治性肺炎	6.77	7.78	8.58	5.71	6.56	7.86
难治性重症肺炎支原体肺炎	7.00	8.35	10.00	6.00	7.15	8.63
闭塞性细支气管炎	8.47	8.67	13.00	6.00	6.00	6.00
热性惊厥	4.00	4.78	5.70	3.38	4.33	5.28
病毒性脑炎	7.68	9.22	11.09	4.53	8.41	9.65
免疫性血小板减少症	5.00	6.67	8.33	3.00	4.50	8.50
溶血性贫血	3.23	5.16	7.00	1.14	3.17	5.00
黄疸待查	3.00	4.33	6.22	2.85	4.00	5.20
腹痛待查	1.00	1.00	1.00	—	—	—
肝脾大待查	3.33	4.00	11.00	7.00	7.00	7.00
慢性腹泻合并营养不良	3.50	7.00	11.00	1.00	2.67	3.00
急性消化道出血	3.75	5.00	6.56	1.50	3.57	5.00
胆汁淤积性肝炎	2.00	4.50	10.33	6.00	6.00	6.00
炎症性肠病	4.03	4.68	5.43	3.44	4.21	5.08

疑难病种名称	三级综合医院			二级综合医院		
	25 分位	50 分位	75 分位	25 分位	50 分位	75 分位
重症急性胰腺炎	5.00	8.89	10.20	5.00	6.00	8.00
肝硬化并发症	3.00	4.00	6.43	2.00	6.33	7.00
慢性肾功能不全	1.00	5.00	13.00	−	−	−
肾小管酸中毒	5.00	8.00	9.00	−	−	−
复杂先天性心脏病	3.00	4.53	7.00	1.33	3.33	4.60
严重心律失常	3.00	4.00	6.00	1.10	2.38	3.50
感染性心内膜炎	5.00	12.00	26.00	−	−	−
扩张性心肌病	6.67	8.50	10.43	−	−	−
高血压	3.00	4.33	7.00	7.00	7.00	14.00
肥厚性心肌病	6.00	6.00	9.50	1.00	1.00	1.00
先天性免疫缺陷病	1.05	3.16	7.00	1.88	1.88	1.88
肺含铁血黄素沉积症	1.00	7.00	11.00	−	−	−
先天性气管、支气管发育畸形	7.00	9.00	16.00	−	−	−
肺动静脉瘘	−	−	−	−	−	−
癫痫	3.00	4.32	5.33	2.00	2.71	3.25
脑性瘫痪	5.67	9.00	14.00	4.00	4.00	8.00
重型脑炎	6.81	8.42	10.50	4.18	6.00	9.00
重症肌无力	4.86	5.75	7.00	−	−	−
急性脑脊髓炎	5.00	7.87	11.26	2.00	3.67	7.40
遗传代谢性疾病	2.00	4.00	6.00	−	−	−
神经血管性头痛	3.00	4.08	6.00	5.00	5.63	7.00
急性播散性脑脊髓膜炎	5.00	11.00	14.13	−	−	−
再生障碍性贫血	2.00	3.19	5.75	1.00	2.75	3.38
急性淋巴细胞性白血病	1.00	2.82	7.78	1.00	3.00	3.25
淋巴瘤	5.75	9.00	14.64	−	−	−
急性髓细胞性白血病	5.81	10.50	18.33	−	−	−
急性早幼粒细胞性白血病	13.19	14.63	19.50	−	−	−
嗜血细胞综合征	2.00	5.00	9.00	−	−	−
郎格罕细胞组织细胞增多症	3.00	4.06	5.61	−	−	−
慢性髓细胞性白血病	6.00	8.00	19.50	−	−	−
溶血尿毒综合征	5.00	6.00	14.00	9.50	9.50	9.50
混合性结缔组织病	−	−	−	−	−	−
巨噬细胞活化综合征	5.28	8.71	10.29	−	−	−
左室致密化不全	6.75	6.75	7.00	−	−	−
心内膜弹力纤维增生症	4.00	8.00	10.00	−	−	−

综合医院儿科疑难病种（疾病合并治疗方法）平均住院日（天）

（参见第 29 页：说明 5）

疑难病种名称	三级综合医院			二级综合医院		
	25 分位	50 分位	75 分位	25 分位	50 分位	75 分位
咳嗽变异性哮喘	4.91	4.91	4.91	–	–	–
哮喘危重状态	–	–	–	–	–	–
难治性肺炎	–	–	–	–	–	–
难治性重症肺炎支原体肺炎	–	–	–	–	–	–
闭塞性细支气管炎	–	–	–	–	–	–
热性惊厥	4.00	4.78	5.70	3.38	4.33	5.28
病毒性脑炎	9.75	9.75	9.75	–	–	–
免疫性血小板减少症	10.00	10.00	11.50	–	–	–
溶血性贫血	7.00	10.00	13.50	–	–	–
黄疸待查	3.00	4.33	6.22	2.85	4.00	5.20
腹痛待查	1.00	1.00	1.00	–	–	–
肝脾大待查	3.33	4.00	11.00	7.00	7.00	7.00
慢性腹泻合并营养不良	3.50	7.00	11.00	1.00	2.67	3.00
急性消化道出血	–	–	–	–	–	–
胆汁淤积性肝炎	2.00	4.50	10.33	6.00	6.00	6.00
炎症性肠病	7.00	7.00	7.00	–	–	–
重症急性胰腺炎	–	–	–	–	–	–
肝硬化并发症	3.00	4.00	6.43	2.00	6.33	7.00
慢性肾功能不全	–	–	–	–	–	–
肾小管酸中毒	5.00	8.00	9.00	–	–	–
复杂先天性心脏病	6.83	11.82	24.00	–	–	–
严重心律失常	8.00	8.00	8.00	–	–	–
感染性心内膜炎	–	–	–	–	–	–
扩张性心肌病	6.67	8.50	10.43	–	–	–
高血压	3.00	4.33	7.00	7.00	7.00	14.00
肥厚性心肌病	6.00	6.00	9.50	1.00	1.00	1.00
先天性免疫缺陷病	1.05	3.16	7.00	1.88	1.88	1.88
肺含铁血黄素沉积症	–	–	–	–	–	–
先天性气管、支气管发育畸形	–	–	–	–	–	–
肺动静脉瘘	–	–	–	–	–	–
癫痫	–	–	–	–	–	–
脑性瘫痪	5.67	9.00	14.00	4.00	4.00	8.00
重型脑炎	9.18	9.18	9.18	–	–	–
重症肌无力	–	–	–	–	–	–
急性脑脊髓炎	8.75	8.75	8.75	–	–	–

疑难病种名称	三级综合医院			二级综合医院		
	25 分位	50 分位	75 分位	25 分位	50 分位	75 分位
遗传代谢性疾病	2.00	4.00	6.00	–	–	–
神经血管性头痛	–	–	–	–	–	–
急性播散性脑脊髓膜炎	5.00	11.00	14.13	–	–	–
再生障碍性贫血	4.33	4.33	52.00	–	–	–
急性淋巴细胞性白血病	14.00	14.00	29.83	–	–	–
淋巴瘤	–	–	–	–	–	–
急性髓细胞性白血病	17.33	17.33	17.33	–	–	–
急性早幼粒细胞性白血病	29.00	29.00	29.00	–	–	–
嗜血细胞综合征	–	–	–	–	–	–
郎格罕细胞组织细胞增多症	–	–	–	–	–	–
慢性髓细胞性白血病	–	–	–	–	–	–
溶血尿毒综合征	–	–	–	–	–	–
混合性结缔组织病	–	–	–	–	–	–
巨噬细胞活化综合征	–	–	–	–	–	–
左室致密化不全	6.75	7.00	13.00	–	–	–
心内膜弹力纤维增生症	4.00	8.00	10.00	–	–	–

2.16.5 平均住院费用

综合医院儿科疑难病种平均住院费用（元）

疑难病种名称	三级综合医院			二级综合医院		
	25 分位	50 分位	75 分位	25 分位	50 分位	75 分位
咳嗽变异性哮喘	2921.59	3507.82	4972.20	915.16	2208.16	3584.28
哮喘危重状态	9469.50	9469.50	11617.49	2253.90	2253.90	2253.90
难治性肺炎	3114.69	3815.00	4629.43	1640.30	2288.66	2792.91
难治性重症肺炎支原体肺炎	2575.67	3789.03	5423.31	1961.39	2331.99	2838.75
闭塞性细支气管炎	3058.31	5785.55	22697.47	2239.50	2239.50	2239.50
热性惊厥	2003.05	2668.86	3519.49	1161.44	1569.78	2045.25
病毒性脑炎	4046.18	5381.52	7609.50	1773.71	2544.04	4248.31
免疫性血小板减少症	3622.21	6236.14	8534.22	1998.15	4272.83	6664.83
溶血性贫血	1982.38	3461.45	5424.80	1235.32	2058.21	3042.50
黄疸待查	1561.73	2429.82	3875.04	999.03	1700.74	2123.23
腹痛待查	784.88	784.88	936.28	–	–	–
肝脾大待查	3775.66	6977.10	15827.40	3048.35	3048.35	3048.35
慢性腹泻合并营养不良	2643.58	5242.00	8457.14	740.20	1428.87	1765.04
急性消化道出血	2186.37	3819.29	5609.90	1216.17	1902.38	3053.05
胆汁淤积性肝炎	2895.11	3775.28	7051.67	1857.78	1857.78	1857.78
炎症性肠病	1651.36	2100.44	2855.64	942.38	1378.22	1675.49

疑难病种名称	三级综合医院			二级综合医院		
	25分位	50分位	75分位	25分位	50分位	75分位
重症急性胰腺炎	2444.79	5782.58	11092.00	2011.95	2032.79	3747.22
肝硬化并发症	1722.36	2986.85	5581.93	1641.82	2026.77	2329.70
慢性肾功能不全	3491.20	7092.96	8871.77	–	–	–
肾小管酸中毒	3559.18	5392.72	11368.26	–	–	–
复杂先天性心脏病	2745.64	4646.33	8637.48	1291.22	2285.80	5306.67
严重心律失常	1612.11	2556.13	3715.65	757.45	971.67	1526.18
感染性心内膜炎	3181.32	14582.23	35493.85	–	–	–
扩张性心肌病	7051.25	8686.79	11306.55	–	–	–
高血压	1912.13	3081.50	5795.94	3779.33	3779.33	5807.13
肥厚性心肌病	3961.94	8301.02	8384.21	260.47	260.47	260.47
先天性免疫缺陷病	3131.30	3748.43	7044.16	2663.10	2663.10	2663.10
肺含铁血黄素沉积症	1815.86	4097.06	17085.88			
先天性气管、支气管发育畸形	4734.63	6606.82	15318.77	–	–	–
肺动静脉瘘	–	–	–			
癫痫	1729.70	2556.00	3348.87	887.85	1173.10	1539.20
脑性瘫痪	2385.21	4353.42	6631.78	1641.78	1784.44	2193.93
重型脑炎	3922.13	5256.09	7514.94	1478.44	2201.81	3879.05
重症肌无力	2186.68	3265.62	6635.63	–	–	–
急性脑脊髓炎	3183.50	5147.58	10190.81	788.14	1932.36	3751.05
遗传代谢性疾病	1656.04	3466.30	7676.72	–	–	–
神经血管性头痛	1794.51	2519.62	3038.93	1288.77	1364.06	1612.59
急性播散性脑脊髓膜炎	8105.76	12207.06	19189.00			
再生障碍性贫血	2513.83	3472.92	6540.84	1431.99	1893.32	2924.14
急性淋巴细胞性白血病	1658.80	3719.38	8047.80	938.32	2715.71	2904.61
淋巴瘤	3754.46	9789.00	13751.38	–	–	–
急性髓细胞性白血病	3693.00	9874.61	25334.59	–	–	–
急性早幼粒细胞性白血病	11787.25	13450.41	23499.73	–	–	–
嗜血细胞综合征	4721.99	5972.43	13210.36	–	–	–
郎格罕细胞组织细胞增多症	1761.49	3688.62	5477.89	–	–	–
慢性髓细胞性白血病	7503.37	7732.89	12084.61	–	–	–
溶血尿毒综合征	3641.12	11035.91	26515.57	6806.05	6806.05	6806.05
混合性结缔组织病	–	–	–			
巨噬细胞活化综合征	6654.58	13118.08	14625.53	–	–	–
左室致密化不全	4262.43	4262.43	12007.17	–	–	–
心内膜弹力纤维增生症	4731.04	5694.18	6636.65	–	–	–

综合医院儿科疑难病种（疾病合并治疗方法）平均住院费用（元）

（参见第 29 页：说明 5）

疑难病种名称	三级综合医院			二级综合医院		
	25 分位	50 分位	75 分位	25 分位	50 分位	75 分位
咳嗽变异性哮喘	3009.74	3009.74	3009.74	–	–	–
哮喘危重状态	–	–	–	–	–	–
难治性肺炎						
难治性重症肺炎支原体肺炎						
闭塞性细支气管炎						
热性惊厥	2003.05	2668.86	3519.49	1161.44	1569.78	2045.25
病毒性脑炎	4946.93	4946.93	4946.93	–	–	–
免疫性血小板减少症	5853.81	5853.81	12085.70	–	–	–
溶血性贫血	7158.65	18459.76	22998.18	–	–	–
黄疸待查	1561.73	2429.82	3875.04	999.03	1700.74	2123.23
腹痛待查	784.88	784.88	936.28	–	–	–
肝脾大待查	3775.66	6977.10	15827.40	3048.35	3048.35	3048.35
慢性腹泻合并营养不良	2643.58	5242.00	8457.14	740.20	1428.87	1765.04
急性消化道出血	–	–	–	–	–	–
胆汁淤积性肝炎	2895.11	3775.28	7051.67	1857.78	1857.78	1857.78
炎症性肠病	2738.04	2738.04	2738.04	–	–	–
重症急性胰腺炎	–	–	–	–	–	–
肝硬化并发症	1722.36	2986.85	5581.93	1641.82	2026.77	2329.70
慢性肾功能不全	–	–	–	–	–	–
肾小管酸中毒	3559.18	5392.72	11368.26	–	–	–
复杂先天性心脏病	22970.22	26264.65	40280.16	–	–	–
严重心律失常	25028.99	25028.99	25028.99	–	–	–
感染性心内膜炎	–	–	–	–	–	–
扩张性心肌病	7051.25	8686.79	11306.55	–	–	–
高血压	1912.13	3081.50	5795.94	3779.33	3779.33	5807.13
肥厚性心肌病	3961.94	8301.02	8384.21	260.47	260.47	260.47
先天性免疫缺陷病	3131.30	3748.43	7044.16	2663.10	2663.10	2663.10
肺含铁血黄素沉积症	–	–	–	–	–	–
先天性气管、支气管发育畸形	–	–	–	–	–	–
肺动静脉瘘	–	–	–	–	–	–
癫痫	–	–	–	–	–	–
脑性瘫痪	2385.21	4353.42	6631.78	1641.78	1784.44	2193.93
重型脑炎	5521.54	5521.54	5521.54	–	–	–
重症肌无力	–	–	–	–	–	–
急性脑脊髓炎	5952.50	5952.50	5952.50	–	–	–

疑难病种名称	三级综合医院			二级综合医院		
	25 分位	50 分位	75 分位	25 分位	50 分位	75 分位
遗传代谢性疾病	1656.04	3466.30	7676.72	–	–	–
神经血管性头痛	–	–	–	–	–	–
急性播散性脑脊髓膜炎	8105.76	12207.06	17138.93	–	–	–
再生障碍性贫血	3331.50	3331.50	213098.80	–	–	–
急性淋巴细胞性白血病	8186.59	8186.59	39136.55	–	–	–
淋巴瘤	–	–	–	–	–	–
急性髓细胞性白血病	22628.16	22628.16	22628.16	–	–	–
急性早幼粒细胞性白血病	13103.22	13103.22	13103.22	–	–	–
嗜血细胞综合征	–	–	–	–	–	–
郎格罕细胞组织细胞增多症	–	–	–	–	–	–
慢性髓细胞性白血病	–	–	–	–	–	–
溶血尿毒综合征	–	–	–	–	–	–
混合性结缔组织病	–	–	–	–	–	–
巨噬细胞活化综合征	–	–	–	–	–	–
左室致密化不全	4262.43	12007.17	22799.88	–	–	–
心内膜弹力纤维增生症	4731.04	5694.18	6636.65	–	–	–

2.16.6 药占比

综合医院儿科疑难病种药占比（%）

疑难病种名称	三级综合医院			二级综合医院		
	25 分位	50 分位	75 分位	25 分位	50 分位	75 分位
咳嗽变异性哮喘	27.77	37.35	46.86	33.32	44.89	50.51
哮喘危重状态	12.20	12.20	23.62	31.15	31.15	31.15
难治性肺炎	33.24	41.95	49.07	35.61	39.60	47.17
难治性重症肺炎支原体肺炎	35.74	43.79	51.78	32.99	38.35	43.65
闭塞性细支气管炎	45.29	54.99	62.70	53.34	53.34	53.34
热性惊厥	21.85	30.03	38.60	25.88	33.70	41.34
病毒性脑炎	26.04	38.45	49.13	29.19	37.16	50.58
免疫性血小板减少症	21.72	36.37	62.91	11.35	46.12	59.49
溶血性贫血	9.18	17.70	23.11	5.32	7.68	15.34
黄疸待查	7.18	14.80	30.40	3.36	13.66	29.84
腹痛待查	1.78	1.78	13.51	–	–	–
肝脾大待查	8.19	19.65	27.13	34.44	34.44	34.44
慢性腹泻合并营养不良	10.84	18.31	28.42	10.93	14.83	15.26
急性消化道出血	13.96	27.51	35.74	10.21	20.36	26.30
胆汁淤积性肝炎	10.50	11.11	29.35	28.21	28.21	28.21
炎症性肠病	24.40	32.93	41.28	28.26	32.84	38.31

疑难病种名称	三级综合医院			二级综合医院		
	25 分位	50 分位	75 分位	25 分位	50 分位	75 分位
重症急性胰腺炎	34.19	46.16	57.51	14.66	31.08	37.84
肝硬化并发症	7.92	19.18	25.30	12.57	21.14	28.79
慢性肾功能不全	18.22	19.36	32.35	–	–	–
肾小管酸中毒	9.32	12.86	19.66	–	–	–
复杂先天性心脏病	8.46	16.46	23.26	9.87	16.20	27.91
严重心律失常	11.81	21.07	30.92	11.07	21.96	32.88
感染性心内膜炎	28.53	47.52	63.07	–	–	–
扩张性心肌病	30.55	37.76	41.97	–	–	–
高血压	5.50	9.67	15.05	11.08	11.08	75.91
肥厚性心肌病	15.30	15.63	21.22	52.20	52.20	52.20
先天性免疫缺陷病	11.66	38.94	65.95	78.98	78.98	78.98
肺含铁血黄素沉积症	13.37	19.03	22.84	–	–	–
先天性气管、支气管发育畸形	5.67	22.95	27.08	–	–	–
肺动静脉瘘	–	–	–	–	–	–
癫痫	11.66	22.50	29.30	17.64	24.03	32.42
脑性瘫痪	9.15	31.99	50.32	10.19	11.76	23.87
重型脑炎	25.16	36.81	47.38	21.74	33.42	41.96
重症肌无力	7.50	26.04	32.72	–	–	–
急性脑脊髓炎	24.81	34.99	48.36	11.66	22.05	40.53
遗传代谢性疾病	2.36	15.02	23.15	–	–	–
神经血管性头痛	4.49	24.21	31.95	20.06	27.90	33.84
急性播散性脑脊髓膜炎	35.64	46.17	52.73	–	–	–
再生障碍性贫血	2.45	17.09	31.82	2.34	8.69	19.32
急性淋巴细胞性白血病	7.95	22.95	41.03	2.42	12.31	16.70
淋巴瘤	22.10	27.64	37.35	–	–	–
急性髓细胞性白血病	15.92	31.60	42.10	–	–	–
急性早幼粒细胞性白血病	35.23	43.98	51.97	–	–	–
嗜血细胞综合征	18.60	26.98	42.64	–	–	–
郎格罕细胞组织细胞增多症	7.19	23.60	34.90	–	–	–
慢性髓细胞性白血病	10.29	19.46	31.83	–	–	–
溶血尿毒综合征	5.89	8.27	32.73	19.33	19.33	19.33
混合性结缔组织病	–	–	–	–	–	–
巨噬细胞活化综合征	26.98	37.80	42.64	–	–	–
左室致密化不全	24.29	24.29	52.18	–	–	–
心内膜弹力纤维增生症	33.41	38.37	40.52	–	–	–

综合医院儿科疑难病种（疾病合并治疗方法）药占比（%）

（参见第29页：说明5）

疑难病种名称	三级综合医院			二级综合医院		
	25分位	50分位	75分位	25分位	50分位	75分位
咳嗽变异性哮喘	26.67	26.67	26.67	–	–	–
哮喘危重状态	–	–	–	–	–	–
难治性肺炎	–	–	–	–	–	–
难治性重症肺炎支原体肺炎	–	–	–	–	–	–
闭塞性细支气管炎	–	–	–	–	–	–
热性惊厥	21.85	30.03	38.60	25.88	33.70	41.34
病毒性脑炎	34.69	34.69	34.69	–	–	–
免疫性血小板减少症	31.76	31.76	36.27	–	–	–
溶血性贫血	17.71	22.38	35.71	–	–	–
黄疸待查	7.18	14.80	30.40	3.36	13.66	29.84
腹痛待查	1.78	1.78	13.51	–	–	–
肝脾大待查	8.19	19.65	27.13	34.44	34.44	34.44
慢性腹泻合并营养不良	10.84	18.31	28.42	10.93	14.83	15.26
急性消化道出血	–	–	–	–	–	–
胆汁淤积性肝炎	10.50	11.11	29.35	28.21	28.21	28.21
炎症性肠病	42.50	42.50	42.50	–	–	–
重症急性胰腺炎	–	–	–	–	–	–
肝硬化并发症	7.92	19.18	25.30	12.57	21.14	28.79
慢性肾功能不全	–	–	–	–	–	–
肾小管酸中毒	9.32	12.86	19.66	–	–	–
复杂先天性心脏病	3.92	7.07	19.25	–	–	–
严重心律失常	2.95	2.95	2.95	–	–	–
感染性心内膜炎	–	–	–	–	–	–
扩张性心肌病	30.55	37.76	41.97	–	–	–
高血压	5.50	9.67	15.05	11.08	11.08	75.91
肥厚性心肌病	15.30	15.63	21.22	52.20	52.20	52.20
先天性免疫缺陷病	11.66	38.94	65.95	78.98	78.98	78.98
肺含铁血黄素沉积症	–	–	–	–	–	–
先天性气管、支气管发育畸形	–	–	–	–	–	–
肺动静脉瘘	–	–	–	–	–	–
癫痫	–	–	–	–	–	–
脑性瘫痪	9.15	31.99	50.32	10.19	11.76	23.87
重型脑炎	34.15	34.15	34.15	–	–	–
重症肌无力	–	–	–	–	–	–
急性脑脊髓炎	33.82	33.82	33.82	–	–	–

疑难病种名称	三级综合医院			二级综合医院		
	25 分位	50 分位	75 分位	25 分位	50 分位	75 分位
遗传代谢性疾病	2.36	15.02	23.15	–	–	–
神经血管性头痛	–	–	–	–	–	–
急性播散性脑脊髓膜炎	35.64	46.40	60.82	–	–	–
再生障碍性贫血	23.05	23.05	41.07	–	–	–
急性淋巴细胞性白血病	44.69	44.69	58.73	–	–	–
淋巴瘤	–	–	–	–	–	–
急性髓细胞性白血病	25.14	25.14	25.14	–	–	–
急性早幼粒细胞性白血病	33.54	33.54	33.54	–	–	–
嗜血细胞综合征	–	–	–	–	–	–
郎格罕细胞组织细胞增多症	–	–	–	–	–	–
慢性髓细胞性白血病	–	–	–	–	–	–
溶血尿毒综合征	–	–	–	–	–	–
混合性结缔组织病	–	–	–	–	–	–
巨噬细胞活化综合征	–	–	–	–	–	–
左室致密化不全	24.29	49.26	52.18	–	–	–
心内膜弹力纤维增生症	33.41	38.37	40.52	–	–	–

2.16.7 耗材占比

综合医院儿科疑难病种耗材占比（%）

疑难病种名称	三级综合医院			二级综合医院		
	25 分位	50 分位	75 分位	25 分位	50 分位	75 分位
咳嗽变异性哮喘	0.27	5.01	7.97	0.00	5.20	12.28
哮喘危重状态	1.20	1.20	4.39	0.00	0.00	0.00
难治性肺炎	0.04	5.37	8.53	0.73	5.73	8.68
难治性重症肺炎支原体肺炎	0.00	4.79	7.88	0.06	5.21	7.08
闭塞性细支气管炎	0.00	1.29	1.89	6.59	6.59	6.59
热性惊厥	0.84	4.15	7.96	0.81	7.09	9.09
病毒性脑炎	0.16	4.39	7.80	0.72	3.99	8.36
免疫性血小板减少症	0.12	1.91	6.13	3.06	3.80	4.04
溶血性贫血	0.72	4.03	7.12	0.00	3.66	7.11
黄疸待查	1.13	5.38	9.75	0.00	1.73	10.82
腹痛待查	0.00	0.00	25.86	–	–	–
肝脾大待查	0.66	4.87	13.54	0.00	0.00	0.00
慢性腹泻合并营养不良	2.07	6.24	11.90	0.00	0.21	1.39
急性消化道出血	0.11	4.71	9.65	0.00	1.57	6.39
胆汁淤积性肝炎	3.72	6.86	9.96	12.69	12.69	12.69
炎症性肠病	0.00	4.80	8.51	1.30	5.77	9.35

疑难病种名称	三级综合医院			二级综合医院		
	25 分位	50 分位	75 分位	25 分位	50 分位	75 分位
重症急性胰腺炎	0.00	3.27	7.38	0.00	0.79	7.15
肝硬化并发症	0.05	2.13	13.39	0.00	0.12	4.16
慢性肾功能不全	1.54	5.95	10.97	–	–	–
肾小管酸中毒	2.54	5.71	12.48	–	–	–
复杂先天性心脏病	0.00	5.82	15.21	0.39	8.45	10.68
严重心律失常	1.11	4.74	9.41	0.27	6.99	12.27
感染性心内膜炎	0.00	3.05	7.44	–	–	–
扩张性心肌病	2.78	5.91	7.65	–	–	–
高血压	1.31	3.05	8.74	0.39	0.39	1.24
肥厚性心肌病	7.27	7.89	12.07	0.00	0.00	0.00
先天性免疫缺陷病	0.00	0.64	4.78	0.00	0.00	0.00
肺含铁血黄素沉积症	3.92	5.76	6.73	–	–	–
先天性气管、支气管发育畸形	0.00	1.98	6.63	–	–	–
肺动静脉瘘	–	–	–			
癫痫	0.00	3.90	7.70	0.00	5.31	9.34
脑性瘫痪	0.00	1.28	5.79	0.81	1.39	4.03
重型脑炎	0.15	4.39	8.33	0.05	2.52	8.15
重症肌无力	1.44	3.06	5.84	–	–	–
急性脑脊髓炎	0.10	3.73	9.68	0.05	2.70	8.31
遗传代谢性疾病	1.42	6.85	7.64	–	–	–
神经血管性头痛	0.03	2.89	6.37	0.23	0.28	8.96
急性播散性脑脊髓膜炎	2.21	5.50	8.39	–	–	–
再生障碍性贫血	1.10	2.63	4.69	0.44	1.92	2.95
急性淋巴细胞性白血病	0.00	4.28	6.26	1.01	1.17	3.32
淋巴瘤	0.00	6.19	13.17	–	–	–
急性髓细胞性白血病	0.00	2.84	5.18	–	–	–
急性早幼粒细胞性白血病	2.87	5.99	9.12	–	–	–
嗜血细胞综合征	1.39	2.46	5.27	–	–	–
郎格罕细胞组织细胞增多症	0.00	2.70	14.88	–	–	–
慢性髓细胞性白血病	0.75	1.56	7.73	–	–	–
溶血尿毒综合征	0.00	1.31	7.01	0.00	0.00	0.00
混合性结缔组织病	–	–	–	–	–	–
巨噬细胞活化综合征	1.75	4.52	6.90	–	–	–
左室致密化不全	6.97	6.97	7.37	–	–	–
心内膜弹力纤维增生症	1.71	2.08	6.59	–	–	–

综合医院儿科疑难病种（疾病合并治疗方法）耗材占比（%）

（参见第 29 页：说明 5）

疑难病种名称	三级综合医院			二级综合医院		
	25 分位	50 分位	75 分位	25 分位	50 分位	75 分位
咳嗽变异性哮喘	0.00	0.00	0.00	–	–	–
哮喘危重状态	–	–	–	–	–	–
难治性肺炎	–	–	–	–	–	–
难治性重症肺炎支原体肺炎	–	–	–	–	–	–
闭塞性细支气管炎	–	–	–	–	–	–
热性惊厥	0.84	4.15	7.96	0.81	7.09	9.09
病毒性脑炎	0.00	0.00	0.00	–	–	–
免疫性血小板减少症	0.00	0.00	0.00	–	–	–
溶血性贫血	0.00	16.78	19.48	–	–	–
黄疸待查	1.13	5.38	9.75	0.00	1.73	10.82
腹痛待查	0.00	0.00	25.86	–	–	–
肝脾大待查	0.66	4.87	13.54	0.00	0.00	0.00
慢性腹泻合并营养不良	2.07	6.24	11.90	0.00	0.21	1.39
急性消化道出血	–	–	–	–	–	–
胆汁淤积性肝炎	3.72	6.86	9.96	12.69	12.69	12.69
炎症性肠病	0.00	0.00	0.00	–	–	–
重症急性胰腺炎	–	–	–	–	–	–
肝硬化并发症	0.05	2.13	13.39	0.00	0.12	4.16
慢性肾功能不全	–	–	–	–	–	–
肾小管酸中毒	2.54	5.71	12.48	–	–	–
复杂先天性心脏病	0.00	21.60	56.69	–	–	–
严重心律失常	57.20	57.20	57.20	–	–	–
感染性心内膜炎	–	–	–	–	–	–
扩张性心肌病	2.78	5.91	7.65	–	–	–
高血压	1.31	3.05	8.74	0.39	0.39	1.24
肥厚性心肌病	7.27	7.89	12.07	0.00	0.00	0.00
先天性免疫缺陷病	0.00	0.64	4.78	0.00	0.00	0.00
肺含铁血黄素沉积症	–	–	–	–	–	–
先天性气管、支气管发育畸形	–	–	–	–	–	–
肺动静脉瘘	–	–	–	–	–	–
癫痫	–	–	–	–	–	–
脑性瘫痪	0.00	1.28	5.79	0.81	1.39	4.03
重型脑炎	0.00	0.00	0.00	–	–	–
重症肌无力	–	–	–	–	–	–
急性脑脊髓炎	0.00	0.00	0.00	–	–	–

疑难病种名称	三级综合医院			二级综合医院		
	25 分位	50 分位	75 分位	25 分位	50 分位	75 分位
遗传代谢性疾病	1.42	6.85	7.64	–	–	–
神经血管性头痛	–	–	–	–	–	–
急性播散性脑脊髓膜炎	2.05	5.49	8.39	–	–	–
再生障碍性贫血	0.00	0.00	2.58	–	–	–
急性淋巴细胞性白血病	2.01	2.01	4.34	–	–	–
淋巴瘤	–	–	–	–	–	–
急性髓细胞性白血病	1.84	1.84	1.84	–	–	–
急性早幼粒细胞性白血病	6.69	6.69	6.69	–	–	–
嗜血细胞综合征	–	–	–	–	–	–
郎格罕细胞组织细胞增多症	–	–	–	–	–	–
慢性髓细胞性白血病	–	–	–	–	–	–
溶血尿毒综合征	–	–	–	–	–	–
混合性结缔组织病	–	–	–	–	–	–
巨噬细胞活化综合征	–	–	–	–	–	–
左室致密化不全	1.47	6.97	7.37	–	–	–
心内膜弹力纤维增生症	1.71	2.08	6.59	–	–	–

2.16.8 抗菌药物使用率

综合医院儿科疑难病种抗菌药物使用率（%）

疑难病种名称	三级综合医院			二级综合医院		
	25 分位	50 分位	75 分位	25 分位	50 分位	75 分位
咳嗽变异性哮喘	33.33	78.57	100.00	0.00	100.00	100.00
哮喘危重状态	100.00	100.00	100.00	–	–	–
难治性肺炎	66.43	88.89	96.89	42.11	74.07	89.42
难治性重症肺炎支原体肺炎	50.00	93.75	100.00	0.00	63.49	96.39
闭塞性细支气管炎	50.00	66.67	100.00	100.00	100.00	100.00
热性惊厥	46.67	71.43	93.48	12.09	50.00	90.41
病毒性脑炎	44.44	73.33	96.84	25.88	50.00	88.89
免疫性血小板减少症	0.00	27.42	50.00	0.00	0.00	100.00
溶血性贫血	0.00	10.00	50.00	0.00	0.00	4.35
黄疸待查	0.00	0.00	20.00	0.00	0.00	0.00
腹痛待查	0.00	0.00	0.00	–	–	–
肝脾大待查	0.00	33.33	50.00	–	–	–
慢性腹泻合并营养不良	0.00	50.00	100.00	0.00	0.00	0.00
急性消化道出血	0.00	50.00	85.71	0.00		50.00
胆汁淤积性肝炎	0.00	41.96	100.00	0.00	0.00	0.00
炎症性肠病	23.33	46.89	71.43	4.04	25.00	50.00

疑难病种名称	三级综合医院			二级综合医院		
	25 分位	50 分位	75 分位	25 分位	50 分位	75 分位
重症急性胰腺炎	50.00	100.00	100.00	0.00	0.00	100.00
肝硬化并发症	0.00	71.43	100.00	0.00	0.00	0.00
慢性肾功能不全	66.67	100.00	100.00	–	–	–
肾小管酸中毒	16.67	66.67	100.00	–	–	–
复杂先天性心脏病	0.00	66.67	100.00	0.00	0.00	50.00
严重心律失常	10.00	25.00	44.44	0.00	0.00	0.00
感染性心内膜炎	100.00	100.00	100.00	–	–	–
扩张性心肌病	40.00	66.67	100.00	–	–	–
高血压	0.00	0.00	50.00	0.00	0.00	0.00
肥厚性心肌病	0.00	0.00	100.00	0.00	0.00	0.00
先天性免疫缺陷病	11.25	34.62	100.00	0.00	0.00	0.00
肺含铁血黄素沉积症	0.00	0.00	100.00	–	–	–
先天性气管、支气管发育畸形	0.00	0.00	100.00	–	–	–
肺动静脉瘘	–	–	–	–	–	–
癫痫	0.00	18.03	47.46	0.00	5.26	33.33
脑性瘫痪	0.00	16.67	75.00	0.00	0.00	0.00
重型脑炎	54.53	70.15	94.32	0.00	44.06	82.69
重症肌无力	0.00	0.00	12.00	–	–	–
急性脑脊髓炎	50.00	72.73	100.00	0.00	33.82	100.00
遗传代谢性疾病	0.00	0.00	50.00	–	–	–
神经血管性头痛	0.00	0.00	83.93	0.00	0.00	12.50
急性播散性脑脊髓膜炎	0.00	41.18	100.00	–	–	–
再生障碍性贫血	0.00	38.46	50.00	0.00	0.00	3.42
急性淋巴细胞性白血病	0.00	25.00	60.00	0.00	0.00	0.00
淋巴瘤	0.00	33.33	61.11	–	–	–
急性髓细胞性白血病	50.00	66.67	100.00	–	–	–
急性早幼粒细胞性白血病	37.50	50.00	62.50	–	–	–
嗜血细胞综合征	33.33	51.61	100.00	–	–	–
郎格罕细胞组织细胞增多症	6.25	13.04	17.86	–	–	–
慢性髓细胞性白血病	50.00	100.00	100.00	–	–	–
溶血尿毒综合征	0.00	0.00	60.00	–	–	–
混合性结缔组织病	–	–	–	–	–	–
巨噬细胞活化综合征	47.06	51.61	100.00	–	–	–
左室致密化不全	25.00	25.00	25.00	–	–	–
心内膜弹力纤维增生症	40.00	40.00	100.00	–	–	–

综合医院儿科疑难病种（疾病合并治疗方法）抗菌药物使用率（%）

（参见第 29 页：说明 5）

疑难病种名称	三级综合医院			二级综合医院		
	25 分位	50 分位	75 分位	25 分位	50 分位	75 分位
咳嗽变异性哮喘	–	–	–	–	–	–
哮喘危重状态	–	–	–	–	–	–
难治性肺炎	–	–	–	–	–	–
难治性重症肺炎支原体肺炎	–	–	–	–	–	–
闭塞性细支气管炎	–	–	–	–	–	–
热性惊厥	46.67	71.43	93.48	12.09	50.00	90.41
病毒性脑炎	–	–	–	–	–	–
免疫性血小板减少症	–	–	–	–	–	–
溶血性贫血	100.00	100.00	100.00	–	–	–
黄疸待查	0.00	0.00	20.00	0.00	0.00	0.00
腹痛待查	0.00	0.00	0.00	–	–	–
肝脾大待查	0.00	33.33	50.00	–	–	–
慢性腹泻合并营养不良	0.00	50.00	100.00	0.00	0.00	0.00
急性消化道出血	–	–	–	–	–	–
胆汁淤积性肝炎	0.00	41.96	100.00	0.00	0.00	0.00
炎症性肠病	–	–	–	–	–	–
重症急性胰腺炎	–	–	–	–	–	–
肝硬化并发症	0.00	71.43	100.00	0.00	0.00	0.00
慢性肾功能不全	–	–	–	–	–	–
肾小管酸中毒	16.67	66.67	100.00	–	–	–
复杂先天性心脏病	0.00	36.17	100.00	–	–	–
严重心律失常	–	–	–	–	–	–
感染性心内膜炎	–	–	–	–	–	–
扩张性心肌病	40.00	66.67	100.00	–	–	–
高血压	0.00	0.00	50.00	0.00	0.00	0.00
肥厚性心肌病	0.00	0.00	100.00	0.00	0.00	0.00
先天性免疫缺陷病	11.25	34.62	100.00	0.00	0.00	0.00
肺含铁血黄素沉积症	–	–	–	–	–	–
先天性气管、支气管发育畸形	–	–	–	–	–	–
肺动静脉瘘	–	–	–	–	–	–
癫痫	–	–	–	–	–	–
脑性瘫痪	0.00	16.67	75.00	0.00	0.00	0.00
重型脑炎	–	–	–	–	–	–
重症肌无力	–	–	–	–	–	–
急性脑脊髓炎	–	–	–	–	–	–

疑难病种名称	三级综合医院			二级综合医院		
	25 分位	50 分位	75 分位	25 分位	50 分位	75 分位
遗传代谢性疾病	0.00	0.00	50.00	–	–	–
神经血管性头痛	–	–	–	–	–	–
急性播散性脑脊髓膜炎	37.50	50.00	100.00	–	–	–
再生障碍性贫血	100.00	100.00	100.00	–	–	–
急性淋巴细胞性白血病	0.00	0.00	83.33	–	–	–
淋巴瘤	–	–	–	–	–	–
急性髓细胞性白血病	100.00	100.00	100.00	–	–	–
急性早幼粒细胞性白血病	50.00	50.00	50.00	–	–	–
嗜血细胞综合征	–	–	–	–	–	–
郎格罕细胞组织细胞增多症	–	–	–	–	–	–
慢性髓细胞性白血病	–	–	–	–	–	–
溶血尿毒综合征	–	–	–	–	–	–
混合性结缔组织病	–	–	–	–	–	–
巨噬细胞活化综合征	–	–	–	–	–	–
左室致密化不全	25.00	25.00	100.00	–	–	–
心内膜弹力纤维增生症	40.00	40.00	100.00	–	–	–

2.17 新生儿科

2.17.1 出院人次

综合医院新生儿科疑难病种出院人次

疑难病种名称	三级综合医院			二级综合医院		
	25 分位	50 分位	75 分位	25 分位	50 分位	75 分位
先天性肾上腺皮质增生症	1	1	1	–	–	–
重症高胆红素血症	30	93	186	12	43	446
难治性低血糖	3	6	20	2	2	6
极低和超低体重儿	2	3	8	1	1	26
新生儿败血症、感染性休克	–	–	–	–	–	–
新生儿持续性肺动脉高压	1	1	1	–	–	–
苯丙酮尿症	–	–	–	–	–	–
早产儿真菌感染合并深部器官定植	1	3	8	4	4	4
DiGeorge 综合征	–	–	–	–	–	–
枫（槭）糖尿病	–	–	–	–	–	–
先天性婴儿肌萎缩症	–	–	–	–	–	–
WAS 综合征	–	–	–	–	–	–
早期小儿动脉导管未闭	1	2	3	1	1	1
食道闭锁	1	1	2	–	–	–

综合医院新生儿科疑难病种（疾病合并治疗方法）出院人次

（参见第 29 页：说明 5）

疑难病种名称	三级综合医院			二级综合医院		
	25 分位	50 分位	75 分位	25 分位	50 分位	75 分位
先天性肾上腺皮质增生症	–	–	–	–	–	–
重症高胆红素血症	1	1	2	–	–	–
难治性低血糖	3	3	3	–	–	–
极低和超低体重儿	1	1	5	–	–	–
新生儿败血症、感染性休克	–	–	–	–	–	–
新生儿持续性肺动脉高压	–	–	–	–	–	–
苯丙酮尿症	–	–	–	–	–	–
早产儿真菌感染合并深部器官定植	1	3	8	4	4	4
DiGeorge 综合征	–	–	–	–	–	–
枫（槭）糖尿病	–	–	–	–	–	–
先天性婴儿肌萎缩症	–	–	–	–	–	–
WAS 综合征	–	–	–	–	–	–
早期小儿动脉导管未闭	–	–	–	–	–	–
食道闭锁	5	5	5	–	–	–

2.17.2 疾病构成

综合医院新生儿科疑难病种疾病构成（%）

疑难病种名称	三级综合医院			二级综合医院		
	25 分位	50 分位	75 分位	25 分位	50 分位	75 分位
先天性肾上腺皮质增生症	0.00	0.00	0.00	–	–	–
重症高胆红素血症	0.07	0.23	0.38	0.03	0.14	1.08
难治性低血糖	0.01	0.02	0.04	0.01	0.01	0.08
极低和超低体重儿	0.00	0.01	0.02	0.00	0.00	0.14
新生儿败血症、感染性休克	–	–	–	–	–	–
新生儿持续性肺动脉高压	0.00	0.00	0.00	–	–	–
苯丙酮尿症	–	–	–	–	–	–
早产儿真菌感染合并深部器官定植	0.00	0.01	0.01	0.02	0.02	0.02
DiGeorge 综合征	–	–	–	–	–	–
枫（槭）糖尿病	–	–	–	–	–	–
先天性婴儿肌萎缩症	–	–	–	–	–	–
WAS 综合征	–	–	–	–	–	–
早期小儿动脉导管未闭	0.00	0.00	0.01	0.00	0.00	0.00
食道闭锁	0.00	0.00	0.00	–	–	–

综合医院新生儿科疑难病种（疾病合并治疗方法）疾病构成（%）

（参见第 29 页：说明 5）

疑难病种名称	三级综合医院			二级综合医院		
	25 分位	50 分位	75 分位	25 分位	50 分位	75 分位
先天性肾上腺皮质增生症	–	–	–	–	–	–
重症高胆红素血症	0.00	0.00	0.00	–	–	–
难治性低血糖	0.00	0.00	0.00	–	–	–
极低和超低体重儿	0.00	0.00	0.00	–	–	–
新生儿败血症、感染性休克	–	–	–	–	–	–
新生儿持续性肺动脉高压	–	–	–	–	–	–
苯丙酮尿症	–	–	–	–	–	–
早产儿真菌感染合并深部器官定植	0.00	0.01	0.01	0.02	0.02	0.02
DiGeorge 综合征	–	–	–	–	–	–
枫（械）糖尿病	–	–	–	–	–	–
先天性婴儿肌萎缩症	–	–	–	–	–	–
WAS 综合征	–	–	–	–	–	–
早期小儿动脉导管未闭	–	–	–	–	–	–
食道闭锁	0.00	0.00	0.00	–	–	–

2.17.3 病死率

综合医院新生儿科疑难病种病死率（%）

疑难病种名称	三级综合医院			二级综合医院		
	25 分位	50 分位	75 分位	25 分位	50 分位	75 分位
先天性肾上腺皮质增生症	0.00	0.00	0.00	–	–	–
重症高胆红素血症	0.00	0.00	0.00	0.00	0.00	0.00
难治性低血糖	0.00	0.00	0.00	0.00	0.00	0.00
极低和超低体重儿	0.00	0.00	0.00	0.00	0.00	0.00
新生儿败血症、感染性休克	–	–	–	–	–	–
新生儿持续性肺动脉高压	0.00	0.00	0.00	–	–	–
苯丙酮尿症	–	–	–	–	–	–
早产儿真菌感染合并深部器官定植	0.00	0.00	0.00	0.00	0.00	0.00
DiGeorge 综合征	–	–	–	–	–	–
枫（械）糖尿病	–	–	–	–	–	–
先天性婴儿肌萎缩症	–	–	–	–	–	–
WAS 综合征	–	–	–	–	–	–
早期小儿动脉导管未闭	0.00	0.00	0.00	0.00	0.00	0.00
食道闭锁	0.00	0.00	0.00	–	–	–

综合医院新生儿科疑难病种（疾病合并治疗方法）病死率（%）

（参见第 29 页：说明 5）

疑难病种名称	三级综合医院			二级综合医院		
	25 分位	50 分位	75 分位	25 分位	50 分位	75 分位
先天性肾上腺皮质增生症	–	–	–	–	–	–
重症高胆红素血症	0.00	0.00	0.00	–	–	–
难治性低血糖	0.00	0.00	0.00	–	–	–
极低和超低体重儿	0.00	0.00	0.00	–	–	–
新生儿败血症、感染性休克	–	–	–	–	–	–
新生儿持续性肺动脉高压	–	–	–	–	–	–
苯丙酮尿症	–	–	–	–	–	–
早产儿真菌感染合并深部器官定植	0.00	0.00	0.00	0.00	0.00	0.00
DiGeorge 综合征	–	–	–	–	–	–
枫（槭）糖尿病	–	–	–	–	–	–
先天性婴儿肌萎缩症	–	–	–	–	–	–
WAS 综合征	–	–	–	–	–	–
早期小儿动脉导管未闭	–	–	–	–	–	–
食道闭锁	0.00	0.00	0.00	–	–	–

2.17.4 平均住院日

综合医院新生儿科疑难病种平均住院日（天）

疑难病种名称	三级综合医院			二级综合医院		
	25 分位	50 分位	75 分位	25 分位	50 分位	75 分位
先天性肾上腺皮质增生症	5.00	5.00	5.00	–	–	–
重症高胆红素血症	3.80	4.57	5.24	2.83	3.67	4.24
难治性低血糖	5.00	6.47	8.14	2.00	3.63	5.25
极低和超低体重儿	5.93	8.75	12.00	5.00	5.69	10.00
新生儿败血症、感染性休克	–	–	–	–	–	–
新生儿持续性肺动脉高压	1.00	2.00	7.00	–	–	–
苯丙酮尿症	–	–	–	–	–	–
早产儿真菌感染合并深部器官定植	4.75	6.90	12.33	2.75	2.75	2.75
DiGeorge 综合征	–	–	–	–	–	–
枫（槭）糖尿病	–	–	–	–	–	–
先天性婴儿肌萎缩症	–	–	–	–	–	–
WAS 综合征	–	–	–	–	–	–
早期小儿动脉导管未闭	2.33	4.00	6.44	1.00	1.00	10.00
食道闭锁	1.50	2.00	5.50	–	–	–

综合医院新生儿科疑难病种（疾病合并治疗方法）平均住院日（天）

（参见第 29 页：说明 5）

疑难病种名称	三级综合医院			二级综合医院		
	25 分位	50 分位	75 分位	25 分位	50 分位	75 分位
先天性肾上腺皮质增生症	–	–	–	–	–	–
重症高胆红素血症	11.00	11.00	13.00	–	–	–
难治性低血糖	21.00	21.00	21.00	–	–	–
极低和超低体重儿	10.00	10.00	43.20	–	–	–
新生儿败血症、感染性休克	–	–	–	–	–	–
新生儿持续性肺动脉高压	–	–	–	–	–	–
苯丙酮尿症	–	–	–	–	–	–
早产儿真菌感染合并深部器官定植	4.75	6.90	12.33	2.75	2.75	2.75
DiGeorge 综合征	–	–	–	–	–	–
枫（槭）糖尿病	–	–	–	–	–	–
先天性婴儿肌萎缩症	–	–	–	–	–	–
WAS 综合征	–	–	–	–	–	–
早期小儿动脉导管未闭	–	–	–	–	–	–
食道闭锁	18.00	18.00	18.00			

2.17.5 平均住院费用

综合医院新生儿科疑难病种平均住院费用（元）

疑难病种名称	三级综合医院			二级综合医院		
	25 分位	50 分位	75 分位	25 分位	50 分位	75 分位
先天性肾上腺皮质增生症	9895.70	9895.70	9895.70	–	–	–
重症高胆红素血症	3071.13	4131.94	5618.92	2553.11	2679.67	3187.21
难治性低血糖	4884.16	7651.96	10298.42	2336.62	2476.05	5895.56
极低和超低体重儿	5559.87	8819.74	15241.28	4301.29	5099.86	7917.15
新生儿败血症、感染性休克	–	–	–	–	–	–
新生儿持续性肺动脉高压	2341.00	7272.46	8088.38	–	–	–
苯丙酮尿症	–	–	–	–	–	–
早产儿真菌感染合并深部器官定植	4348.36	7514.63	11999.96	1873.03	1873.03	1873.03
DiGeorge 综合征	–	–	–	–	–	–
枫（槭）糖尿病	–	–	–	–	–	–
先天性婴儿肌萎缩症	–	–	–	–	–	–
WAS 综合征	–	–	–	–	–	–
早期小儿动脉导管未闭	3287.19	3736.39	4661.51	2663.17	2663.17	3019.68
食道闭锁	3571.07	3930.21	13723.65	–	–	–

综合医院新生儿科疑难病种（疾病合并治疗方法）平均住院费用（元）

（参见第29页：说明5）

疑难病种名称	三级综合医院			二级综合医院		
	25分位	50分位	75分位	25分位	50分位	75分位
先天性肾上腺皮质增生症	–	–	–	–	–	–
重症高胆红素血症	12603.85	12603.85	13965.94	–	–	–
难治性低血糖	28927.19	28927.19	28927.19	–	–	–
极低和超低体重儿	12512.95	12512.95	55757.78	–	–	–
新生儿败血症、感染性休克	–	–	–	–	–	–
新生儿持续性肺动脉高压	–	–	–	–	–	–
苯丙酮尿症	–	–	–	–	–	–
早产儿真菌感染合并深部器官定植	4348.36	7514.63	11999.96	1873.03	1873.03	1873.03
DiGeorge综合征	–	–	–	–	–	–
枫（槭）糖尿病	–	–	–	–	–	–
先天性婴儿肌萎缩症	–	–	–	–	–	–
WAS综合征	–	–	–	–	–	–
早期小儿动脉导管未闭	–	–	–	–	–	–
食道闭锁	28622.91	28622.91	28622.91	–	–	–

2.17.6 药占比

综合医院新生儿科疑难病种药占比（%）

疑难病种名称	三级综合医院			二级综合医院		
	25分位	50分位	75分位	25分位	50分位	75分位
先天性肾上腺皮质增生症	6.95	6.95	6.95	–	–	–
重症高胆红素血症	5.90	12.82	18.82	7.35	13.82	18.11
难治性低血糖	11.93	17.92	23.38	16.58	16.92	21.92
极低和超低体重儿	7.54	13.81	20.34	4.86	24.17	25.98
新生儿败血症、感染性休克	–	–	–	–	–	–
新生儿持续性肺动脉高压	12.44	15.07	22.00	–	–	–
苯丙酮尿症	–	–	–	–	–	–
早产儿真菌感染合并深部器官定植	9.53	18.48	29.80	19.58	19.58	19.58
DiGeorge综合征	–	–	–	–	–	–
枫（槭）糖尿病	–	–	–	–	–	–
先天性婴儿肌萎缩症	–	–	–	–	–	–
WAS综合征	–	–	–	–	–	–
早期小儿动脉导管未闭	2.87	8.23	15.68	7.84	7.84	42.22
食道闭锁	12.78	17.69	32.54	–	–	–

综合医院新生儿科疑难病种（疾病合并治疗方法）药占比（%）

（参见第 29 页：说明 5）

疑难病种名称	三级综合医院			二级综合医院		
	25 分位	50 分位	75 分位	25 分位	50 分位	75 分位
先天性肾上腺皮质增生症	–	–	–	–	–	–
重症高胆红素血症	17.56	17.56	17.94	–	–	–
难治性低血糖	14.98	14.98	14.98	–	–	–
极低和超低体重儿	6.17	6.17	25.84	–	–	–
新生儿败血症、感染性休克	–	–	–	–	–	–
新生儿持续性肺动脉高压	–	–	–	–	–	–
苯丙酮尿症	–	–	–	–	–	–
早产儿真菌感染合并深部器官定植	9.53	18.48	29.80	19.58	19.58	19.58
DiGeorge 综合征	–	–	–	–	–	–
枫（槭）糖尿病	–	–	–	–	–	–
先天性婴儿肌萎缩症	–	–	–	–	–	–
WAS 综合征	–	–	–	–	–	–
早期小儿动脉导管未闭	–	–	–	–	–	–
食道闭锁	19.74	19.74	19.74	–	–	–

2.17.7 耗材占比

综合医院新生儿科疑难病种耗材占比（%）

疑难病种名称	三级综合医院			二级综合医院		
	25 分位	50 分位	75 分位	25 分位	50 分位	75 分位
先天性肾上腺皮质增生症	3.86	3.86	3.86	–	–	–
重症高胆红素血症	1.61	4.36	8.17	0.03	2.11	8.41
难治性低血糖	1.95	5.99	10.92	0.71	5.27	9.98
极低和超低体重儿	1.30	6.13	9.35	0.00	0.49	2.50
新生儿败血症、感染性休克	–	–	–	–	–	–
新生儿持续性肺动脉高压	0.00	3.83	10.21	–	–	–
苯丙酮尿症	–	–	–	–	–	–
早产儿真菌感染合并深部器官定植	3.22	7.27	11.13	0.45	0.45	0.45
DiGeorge 综合征	–	–	–	–	–	–
枫（槭）糖尿病	–	–	–	–	–	–
先天性婴儿肌萎缩症	–	–	–	–	–	–
WAS 综合征	–	–	–	–	–	–
早期小儿动脉导管未闭	3.72	8.81	10.14	7.72	7.72	9.84
食道闭锁	0.00	2.67	6.82	–	–	–

综合医院新生儿科疑难病种（疾病合并治疗方法）耗材占比（%）

（参见第 29 页：说明 5）

疑难病种名称	三级综合医院			二级综合医院		
	25 分位	50 分位	75 分位	25 分位	50 分位	75 分位
先天性肾上腺皮质增生症	–	–	–	–	–	–
重症高胆红素血症	4.11	4.11	4.26	–	–	–
难治性低血糖	9.08	9.08	9.08	–	–	–
极低和超低体重儿	9.76	9.76	10.85	–	–	–
新生儿败血症、感染性休克	–	–	–	–	–	–
新生儿持续性肺动脉高压	–	–	–	–	–	–
苯丙酮尿症	–	–	–	–	–	–
早产儿真菌感染合并深部器官定植	3.22	7.27	11.13	0.45	0.45	0.45
DiGeorge 综合征	–	–	–	–	–	–
枫（槭）糖尿病	–	–	–	–	–	–
先天性婴儿肌萎缩症	–	–	–	–	–	–
WAS 综合征	–	–	–	–	–	–
早期小儿动脉导管未闭	–	–	–	–	–	–
食道闭锁	15.92	15.92	15.92	–	–	–

2.17.8 抗菌药物使用率

综合医院新生儿科疑难病种抗菌药物使用率（%）

疑难病种名称	三级综合医院			二级综合医院		
	25 分位	50 分位	75 分位	25 分位	50 分位	75 分位
先天性肾上腺皮质增生症	100.00	100.00	100.00	–	–	–
重症高胆红素血症	4.36	18.92	37.84	0.69	9.30	25.00
难治性低血糖	11.54	50.00	67.74	44.10	50.00	75.00
极低和超低体重儿	0.00	25.00	75.00	0.00	0.00	76.92
新生儿败血症、感染性休克	–	–	–	–	–	–
新生儿持续性肺动脉高压	0.00	0.00	100.00	–	–	–
苯丙酮尿症	–	–	–	–	–	–
早产儿真菌感染合并深部器官定植	75.00	100.00	100.00	100.00	100.00	100.00
DiGeorge 综合征	–	–	–	–	–	–
枫（槭）糖尿病	–	–	–	–	–	–
先天性婴儿肌萎缩症	–	–	–	–	–	–
WAS 综合征	–	–	–	–	–	–
早期小儿动脉导管未闭	0.00	0.00	0.00	0.00	0.00	0.00
食道闭锁	0.00	60.00	100.00	–	–	–

综合医院新生儿科疑难病种（疾病合并治疗方法）抗菌药物使用率（%）

（参见第 29 页：说明 5）

疑难病种名称	三级综合医院			二级综合医院		
	25 分位	50 分位	75 分位	25 分位	50 分位	75 分位
先天性肾上腺皮质增生症	–	–	–	–	–	–
重症高胆红素血症	100.00	100.00	100.00	–	–	–
难治性低血糖	0.00	0.00	0.00	–	–	–
极低和超低体重儿	0.00	0.00	100.00	–	–	–
新生儿败血症、感染性休克	–	–	–	–	–	–
新生儿持续性肺动脉高压	–	–	–	–	–	–
苯丙酮尿症	–	–	–	–	–	–
早产儿真菌感染合并深部器官定植	75.00	100.00	100.00	100.00	100.00	100.00
DiGeorge 综合征	–	–	–	–	–	–
枫（槭）糖尿病	–	–	–	–	–	–
先天性婴儿肌萎缩症	–	–	–	–	–	–
WAS 综合征	–	–	–	–	–	–
早期小儿动脉导管未闭	–	–	–	–	–	–
食道闭锁	100.00	100.00	100.00	–	–	–

2.18 眼科

2.18.1 出院人次

综合医院眼科疑难病种出院人次

疑难病种名称	三级综合医院			二级综合医院		
	25 分位	50 分位	75 分位	25 分位	50 分位	75 分位
高度近视并发白内障	1	2	8	1	2	3
新生血管性青光眼	2	6	12	1	2	5
化脓性眼内炎	1	2	4	1	1	4
眼球内恶性肿物	1	1	2	–	–	–
球内非磁性异物	1	2	6	1	1	2
超高度近视散光	–	–	–	–	–	–
严重眼眶骨折	2	4	11	2	5	11
上睑下垂	2	6	13	1	2	4
睫状体脱离	1	1	2	1	1	1
眼睑肿瘤	2	4	8	1	1	3
复杂眼球破裂伤	3	6	14	1	2	4
恶性青光眼	2	3	9	2	4	10
巨大裂孔视网膜脱离	4	13	39	1	9	17
眼眶周围肿瘤（颅内、上颌窦等）眼眶内浸润	2	4	7	1	3	4

综合医院眼科疑难病种（疾病合并治疗方法）出院人次

（参见第 29 页：说明 5）

疑难病种名称	三级综合医院			二级综合医院		
	25 分位	50 分位	75 分位	25 分位	50 分位	75 分位
高度近视并发白内障	1	2	3	1	1	3
新生血管性青光眼	1	2	5	1	1	1
化脓性眼内炎	1	1	3	1	1	6
眼球内恶性肿物	1	1	1	-	-	-
球内非磁性异物	1	2	4	1	1	1
超高度近视散光	-	-	-	-	-	-
严重眼眶骨折	1	2	2	-	-	-
上睑下垂	1	1	3	1	1	2
睫状体脱离	1	2	5	-	-	-
眼睑肿瘤	1	3	6	1	1	2
复杂眼球破裂伤	1	3	7	1	1	2
恶性青光眼	2	3	9	2	4	10
巨大裂孔视网膜脱离	3	15	33	5	5	14
眼眶周围肿瘤（颅内、上颌窦等）眼眶内浸润	1	1	3	2	2	2

2.18.2 疾病构成

综合医院眼科疑难病种疾病构成（%）

疑难病种名称	三级综合医院			二级综合医院		
	25 分位	50 分位	75 分位	25 分位	50 分位	75 分位
高度近视并发白内障	0.00	0.01	0.01	0.00	0.01	0.02
新生血管性青光眼	0.01	0.01	0.02	0.01	0.01	0.01
化脓性眼内炎	0.00	0.00	0.01	0.00	0.01	0.01
眼球内恶性肿物	0.00	0.00	0.00	-	-	-
球内非磁性异物	0.00	0.01	0.01	0.00	0.00	0.01
超高度近视散光	-	-	-	-	-	-
严重眼眶骨折	0.00	0.01	0.02	0.01	0.02	0.03
上睑下垂	0.01	0.01	0.02	0.00	0.01	0.01
睫状体脱离	0.00	0.00	0.00	0.00	0.00	0.00
眼睑肿瘤	0.01	0.01	0.02	0.00	0.01	0.01
复杂眼球破裂伤	0.01	0.01	0.03	0.01	0.01	0.01
恶性青光眼	0.00	0.01	0.02	0.01	0.01	0.03
巨大裂孔视网膜脱离	0.01	0.03	0.07	0.01	0.03	0.05
眼眶周围肿瘤（颅内、上颌窦等）眼眶内浸润	0.01	0.01	0.02	0.01	0.01	0.02

综合医院眼科疑难病种（疾病合并治疗方法）疾病构成（%）

（参见第 29 页：说明 5）

疑难病种名称	三级综合医院			二级综合医院		
	25 分位	50 分位	75 分位	25 分位	50 分位	75 分位
高度近视并发白内障	0.00	0.00	0.01	0.00	0.01	0.01
新生血管性青光眼	0.00	0.00	0.01	0.00	0.00	0.00
化脓性眼内炎	0.00	0.00	0.00	0.00	0.00	0.01
眼球内恶性肿物	0.00	0.00	0.00	–	–	–
球内非磁性异物	0.00	0.00	0.01	0.00	0.00	0.01
超高度近视散光	–	–	–	–	–	–
严重眼眶骨折	0.00	0.00	0.01	–	–	–
上睑下垂	0.00	0.00	0.01	0.00	0.00	0.01
睫状体脱离	0.00	0.00	0.00	–	–	–
眼睑肿瘤	0.00	0.01	0.01	0.00	0.00	0.01
复杂眼球破裂伤	0.00	0.01	0.01	0.00	0.00	0.01
恶性青光眼	0.00	0.01	0.02	0.01	0.01	0.03
巨大裂孔视网膜脱离	0.01	0.02	0.05	0.01	0.01	0.04
眼眶周围肿瘤（颅内、上颌窦等）眼眶内浸润	0.00	0.00	0.01	0.00	0.00	0.00

2.18.3 病死率

综合医院眼科疑难病种病死率（%）

疑难病种名称	三级综合医院			二级综合医院		
	25 分位	50 分位	75 分位	25 分位	50 分位	75 分位
高度近视并发白内障	0.00	0.00	0.00	0.00	0.00	0.00
新生血管性青光眼	0.00	0.00	0.00	0.00	0.00	0.00
化脓性眼内炎	0.00	0.00	0.00	0.00	0.00	0.00
眼球内恶性肿物	0.00	0.00	0.00	–	–	–
球内非磁性异物	0.00	0.00	0.00	0.00	0.00	0.00
超高度近视散光	–	–	–	–	–	–
严重眼眶骨折	0.00	0.00	0.00	0.00	0.00	0.00
上睑下垂	0.00	0.00	0.00	0.00	0.00	0.00
睫状体脱离	0.00	0.00	0.00	0.00	0.00	0.00
眼睑肿瘤	0.00	0.00	0.00	0.00	0.00	0.00
复杂眼球破裂伤	0.00	0.00	0.00	0.00	0.00	0.00
恶性青光眼	0.00	0.00	0.00	0.00	0.00	0.00
巨大裂孔视网膜脱离	0.00	0.00	0.00	0.00	0.00	0.00
眼眶周围肿瘤（颅内、上颌窦等）眼眶内浸润	0.00	0.00	0.00	0.00	0.00	0.00

综合医院眼科疑难病种（疾病合并治疗方法）病死率（%）

（参见第 29 页：说明 5）

疑难病种名称	三级综合医院			二级综合医院		
	25 分位	50 分位	75 分位	25 分位	50 分位	75 分位
高度近视并发白内障	0.00	0.00	0.00	0.00	0.00	0.00
新生血管性青光眼	0.00	0.00	0.00	0.00	0.00	0.00
化脓性眼内炎	0.00	0.00	0.00	0.00	0.00	0.00
眼球内恶性肿物	0.00	0.00	0.00	–	–	–
球内非磁性异物	0.00	0.00	0.00	0.00	0.00	0.00
超高度近视散光	–	–	–	–	–	–
严重眼眶骨折	0.00	0.00	0.00	–	–	–
上睑下垂	0.00	0.00	0.00	0.00	0.00	0.00
睫状体脱离	0.00	0.00	0.00	–	–	–
眼睑肿瘤	0.00	0.00	0.00	0.00	0.00	0.00
复杂眼球破裂伤	0.00	0.00	0.00	0.00	0.00	0.00
恶性青光眼	0.00	0.00	0.00	0.00	0.00	0.00
巨大裂孔视网膜脱离	0.00	0.00	0.00	0.00	0.00	0.00
眼眶周围肿瘤（颅内、上颌窦等）眼眶内浸润	0.00	0.00	0.00	0.00	0.00	0.00

2.18.4 平均住院日

综合医院眼科疑难病种平均住院日（天）

疑难病种名称	三级综合医院			二级综合医院		
	25 分位	50 分位	75 分位	25 分位	50 分位	75 分位
高度近视并发白内障	3.33	4.46	6.88	4.00	6.00	9.00
新生血管性青光眼	6.89	9.50	11.86	4.50	7.50	9.67
化脓性眼内炎	7.00	10.00	14.75	6.00	8.67	11.25
眼球内恶性肿物	5.00	9.00	9.50	–	–	–
球内非磁性异物	6.00	8.50	11.67	4.00	4.00	7.00
超高度近视散光	–	–	–	–	–	–
严重眼眶骨折	6.67	9.25	12.71	5.71	7.93	10.60
上睑下垂	5.06	7.00	8.50	4.43	6.00	8.00
睫状体脱离	6.00	8.00	11.00	2.00	7.00	12.00
眼睑肿瘤	7.00	9.00	12.22	5.00	6.00	8.57
复杂眼球破裂伤	8.00	10.92	14.13	7.00	8.78	12.00
恶性青光眼	6.75	8.50	11.33	6.33	8.11	10.00
巨大裂孔视网膜脱离	6.83	8.85	11.20	7.17	8.47	9.00
眼眶周围肿瘤（颅内、上颌窦等）眼眶内浸润	6.63	9.43	12.33	4.00	6.13	9.00

综合医院眼科疑难病种（疾病合并治疗方法）平均住院日（天）

（参见第 29 页：说明 5）

疑难病种名称	三级综合医院			二级综合医院		
	25 分位	50 分位	75 分位	25 分位	50 分位	75 分位
高度近视并发白内障	3.67	5.00	7.00	2.74	4.00	4.33
新生血管性青光眼	8.00	11.33	16.50	12.00	12.00	12.00
化脓性眼内炎	9.50	12.00	16.00	15.00	15.00	16.33
眼球内恶性肿物	7.00	7.00	9.00	—	—	—
球内非磁性异物	8.00	10.13	14.00	5.00	16.00	20.00
超高度近视散光	—	—	—			
严重眼眶骨折	8.00	9.00	14.00	—		—
上睑下垂	5.10	7.00	9.60	3.75	4.00	7.00
睫状体脱离	6.50	6.80	11.75	—		—
眼睑肿瘤	5.33	7.50	9.67	4.00	6.00	7.00
复杂眼球破裂伤	8.81	12.00	16.45	5.00	9.33	12.00
恶性青光眼	6.75	8.50	11.33	6.33	8.11	10.00
巨大裂孔视网膜脱离	7.83	9.54	11.39	7.80	9.47	10.67
眼眶周围肿瘤（颅内、上颌窦等）眼眶内浸润	6.76	8.84	14.00	4.50	4.50	4.50

2.18.5 平均住院费用

综合医院眼科疑难病种平均住院费用（元）

疑难病种名称	三级综合医院			二级综合医院		
	25 分位	50 分位	75 分位	25 分位	50 分位	75 分位
高度近视并发白内障	5238.80	6786.50	8209.20	2545.05	6198.97	9198.06
新生血管性青光眼	3297.00	5451.94	8128.12	1537.65	3211.89	4923.91
化脓性眼内炎	4374.03	6625.35	10449.90	2496.52	3554.15	4795.02
眼球内恶性肿物	2330.00	4130.35	6279.26	—	—	—
球内非磁性异物	5098.62	9094.79	12448.65	2649.99	4294.91	6969.27
超高度近视散光	—	—	—	—	—	—
严重眼眶骨折	4069.52	6522.16	11870.65	2568.39	3703.67	4842.69
上睑下垂	3050.68	4311.84	5614.34	1888.29	2902.92	4684.96
睫状体脱离	2325.96	4299.83	8002.82	1050.67	3490.11	5995.74
眼睑肿瘤	4218.78	6280.62	9736.66	2342.79	3287.21	4423.92
复杂眼球破裂伤	5950.25	8885.56	12136.59	3316.56	4985.54	7041.19
恶性青光眼	3422.04	5876.03	7991.17	3099.72	3645.67	5576.51
巨大裂孔视网膜脱离	6250.29	9099.87	11679.02	7621.87	8520.29	10346.52
眼眶周围肿瘤（颅内、上颌窦等）眼眶内浸润	6170.01	9221.47	15180.30	2601.55	4643.29	7548.73

综合医院眼科疑难病种（疾病合并治疗方法）平均住院费用（元）

（参见第 29 页：说明 5）

疑难病种名称	三级综合医院			二级综合医院		
	25 分位	50 分位	75 分位	25 分位	50 分位	75 分位
高度近视并发白内障	6009.20	7385.55	8881.95	2410.39	2545.05	9198.06
新生血管性青光眼	6011.38	8685.71	13273.17	7214.69	7214.69	7214.69
化脓性眼内炎	10884.76	13611.54	20471.54	20099.13	20099.13	20408.47
眼球内恶性肿物	4130.35	4435.00	6279.26	—	—	—
球内非磁性异物	10565.42	16148.09	19454.00	9482.63	9588.89	20411.16
超高度近视散光	—	—	—	—	—	—
严重眼眶骨折	12299.00	20837.98	29249.57	—	—	—
上睑下垂	3279.40	4230.57	6278.13	2376.61	2792.77	4390.15
睫状体脱离	3403.37	4092.83	6501.30	—	—	—
眼睑肿瘤	2884.78	4531.36	6672.84	2227.86	3122.59	3828.33
复杂眼球破裂伤	6902.16	10654.75	16700.15	3659.53	5572.93	7624.94
恶性青光眼	3422.04	5876.03	7991.17	3099.72	3645.67	5576.51
巨大裂孔视网膜脱离	9329.54	12545.01	15844.25	8904.87	11116.56	13646.12
眼眶周围肿瘤（颅内、上颌窦等）眼眶内浸润	4990.47	8438.20	13846.99	4238.08	4238.08	4238.08

2.18.6 药占比

综合医院眼科疑难病种药占比（%）

疑难病种名称	三级综合医院			二级综合医院		
	25 分位	50 分位	75 分位	25 分位	50 分位	75 分位
高度近视并发白内障	2.69	6.12	10.24	2.59	5.13	10.47
新生血管性青光眼	14.22	26.26	39.40	17.74	27.38	41.89
化脓性眼内炎	22.81	31.34	49.37	21.67	39.29	54.01
眼球内恶性肿物	11.41	18.50	26.08	—	—	—
球内非磁性异物	16.67	26.10	36.63	8.93	18.29	24.80
超高度近视散光	—	—	—	—	—	—
严重眼眶骨折	27.71	41.28	57.06	28.14	43.02	52.61
上睑下垂	10.75	17.82	28.07	10.66	19.17	29.82
睫状体脱离	12.43	25.11	50.04	14.68	15.96	33.79
眼睑肿瘤	13.05	25.70	37.46	13.78	19.76	36.23
复杂眼球破裂伤	23.01	32.29	43.27	15.11	27.91	40.39
恶性青光眼	10.06	19.29	30.75	8.09	17.53	20.83
巨大裂孔视网膜脱离	7.79	14.63	23.44	7.77	16.11	21.03
眼眶周围肿瘤（颅内、上颌窦等）眼眶内浸润	20.05	29.53	40.69	12.02	23.56	34.55

综合医院眼科疑难病种（疾病合并治疗方法）药占比（%）

（参见第 29 页：说明 5）

疑难病种名称	三级综合医院			二级综合医院		
	25 分位	50 分位	75 分位	25 分位	50 分位	75 分位
高度近视并发白内障	2.70	4.85	10.70	0.52	2.59	5.13
新生血管性青光眼	7.42	29.59	51.40	19.63	19.63	19.63
化脓性眼内炎	11.85	26.07	32.81	19.57	19.57	20.71
眼球内恶性肿物	11.41	21.60	33.17	–	–	–
球内非磁性异物	10.65	18.86	27.42	8.93	20.23	24.80
超高度近视散光	–	–	–	–	–	–
严重眼眶骨折	12.58	17.38	18.86	–	–	–
上睑下垂	8.63	14.56	31.08	22.77	24.46	35.75
睫状体脱离	15.69	26.99	48.12	–	–	–
眼睑肿瘤	7.31	14.15	25.09	12.29	15.07	26.91
复杂眼球破裂伤	17.35	33.01	44.05	24.75	31.82	38.13
恶性青光眼	10.06	19.29	30.75	8.09	17.53	20.83
巨大裂孔视网膜脱离	7.30	13.33	20.12	9.07	14.73	16.38
眼眶周围肿瘤（颅内、上颌窦等）眼眶内浸润	14.86	25.71	34.08	31.53	31.53	31.53

2.18.7 耗材占比

综合医院眼科疑难病种耗材占比（%）

疑难病种名称	三级综合医院			二级综合医院		
	25 分位	50 分位	75 分位	25 分位	50 分位	75 分位
高度近视并发白内障	19.64	35.59	49.99	2.92	23.67	38.82
新生血管性青光眼	0.32	4.80	13.37	0.80	3.08	10.10
化脓性眼内炎	0.02	4.38	17.53	0.00	2.61	8.86
眼球内恶性肿物	0.00	1.55	5.07	–	–	–
球内非磁性异物	1.36	14.29	25.24	0.00	4.75	9.14
超高度近视散光	–	–	–	–	–	–
严重眼眶骨折	0.15	2.31	10.08	0.00	1.40	4.22
上睑下垂	0.21	5.61	9.78	0.94	2.90	7.26
睫状体脱离	0.00	1.58	12.81	4.02	6.75	15.30
眼睑肿瘤	0.37	4.47	9.57	0.07	3.37	6.63
复杂眼球破裂伤	0.02	8.43	18.33	0.12	5.65	12.73
恶性青光眼	0.12	7.78	16.88	0.03	5.70	15.28
巨大裂孔视网膜脱离	1.88	24.02	35.49	0.00	6.98	22.62
眼眶周围肿瘤（颅内、上颌窦等）眼眶内浸润	0.04	6.34	11.98	0.00	2.82	9.41

综合医院眼科疑难病种（疾病合并治疗方法）耗材占比（%）

（参见第 29 页：说明 5）

疑难病种名称	三级综合医院			二级综合医院		
	25 分位	50 分位	75 分位	25 分位	50 分位	75 分位
高度近视并发白内障	19.06	37.14	47.10	0.00	3.07	23.67
新生血管性青光眼	0.00	3.07	10.05	6.47	6.47	6.47
化脓性眼内炎	1.13	20.86	30.98	1.74	1.74	23.99
眼球内恶性肿物	0.00	4.06	9.93	–	–	–
球内非磁性异物	16.38	31.57	38.87	0.00	4.75	25.98
超高度近视散光	–	–	–	–	–	–
严重眼眶骨折	0.00	43.54	52.49	–	–	–
上睑下垂	0.00	3.27	9.01	0.00	1.84	2.56
睫状体脱离	0.00	3.56	8.63	–	–	–
眼睑肿瘤	0.01	4.92	9.49	0.47	3.01	6.92
复杂眼球破裂伤	3.86	10.33	20.86	0.12	5.65	8.57
恶性青光眼	0.12	7.78	16.88	0.03	5.70	15.28
巨大裂孔视网膜脱离	17.09	32.03	44.09	3.13	6.04	30.70
眼眶周围肿瘤（颅内、上颌窦等）眼眶内浸润	0.01	6.07	12.52	2.16	2.16	2.16

2.18.8 抗菌药物使用率

综合医院眼科疑难病种抗菌药物使用率（%）

疑难病种名称	三级综合医院			二级综合医院		
	25 分位	50 分位	75 分位	25 分位	50 分位	75 分位
高度近视并发白内障	0.00	0.00	0.00	0.00	0.00	0.00
新生血管性青光眼	0.00	0.00	23.08	0.00	50.00	62.50
化脓性眼内炎	92.86	100.00	100.00	8.33	50.00	100.00
眼球内恶性肿物	0.00	0.00	100.00	–	–	–
球内非磁性异物	50.00	100.00	100.00	50.00	100.00	100.00
超高度近视散光	–	–	–	–	–	–
严重眼眶骨折	6.90	50.00	80.26	0.00	42.11	72.34
上睑下垂	0.00	0.00	33.33	0.00	0.00	66.67
睫状体脱离	0.00	0.00	50.00	0.00	100.00	100.00
眼睑肿瘤	0.00	20.00	60.00	0.00	28.57	75.00
复杂眼球破裂伤	60.71	91.67	100.00	60.00	100.00	100.00
恶性青光眼	0.00	0.00	40.00	5.56	15.38	66.67
巨大裂孔视网膜脱离	0.00	11.76	70.00	8.70	25.00	85.71
眼眶周围肿瘤（颅内、上颌窦等）眼眶内浸润	0.00	30.77	50.00	0.00	22.22	60.00

综合医院眼科疑难病种（疾病合并治疗方法）抗菌药物使用率（%）

（参见第 29 页：说明 5）

疑难病种名称	三级综合医院			二级综合医院		
	25 分位	50 分位	75 分位	25 分位	50 分位	75 分位
高度近视并发白内障	0.00	0.00	0.00	0.00	0.00	0.00
新生血管性青光眼	0.00	0.00	25.00	100.00	100.00	100.00
化脓性眼内炎	100.00	100.00	100.00	100.00	100.00	100.00
眼球内恶性肿物	0.00	0.00	0.00	-	-	-
球内非磁性异物	100.00	100.00	100.00	100.00	100.00	100.00
超高度近视散光	-	-	-	-	-	-
严重眼眶骨折	0.00	100.00	100.00	-	-	-
上睑下垂	0.00	0.00	50.00	0.00	50.00	100.00
睫状体脱离	0.00	0.00	0.00	-	-	-
眼睑肿瘤	0.00	0.00	50.00	0.00	0.00	100.00
复杂眼球破裂伤	50.00	100.00	100.00	0.00	100.00	100.00
恶性青光眼	0.00	0.00	40.00	5.56	15.38	66.67
巨大裂孔视网膜脱离	0.00	26.92	85.51	20.00	60.00	100.00
眼眶周围肿瘤（颅内、上颌窦等）眼眶内浸润	0.00	50.00	100.00	50.00	50.00	50.00

2.19 耳鼻喉科

2.19.1 出院人次

综合医院耳鼻喉科疑难病种出院人次

疑难病种名称	三级综合医院			二级综合医院		
	25 分位	50 分位	75 分位	25 分位	50 分位	75 分位
耳性眩晕	2	7	52	2	4	18
第一腮裂囊肿及瘘管	2	4	8	1	2	2
耳廓化脓性软骨膜炎	1	2	4	1	1	4
外耳道胆脂瘤	2	4	10	1	2	3
急性化脓性中耳炎	1	3	5	1	3	8
慢性化脓性中耳炎	2	7	19	2	4	7
粘连性中耳炎	1	1	2	1	1	1
鼓室硬化症	1	1	2	1	1	1
中耳胆固醇肉芽肿	2	6	15	1	2	4
耳源性颅外并发症	18	34	62	6	14	34
耳源性颅内并发症	6	15	36	2	5	13
梅尼埃病	5	10	19	3	7	12
良性阵发性位置性眩晕	8	24	60	2	5	45

疑难病种名称	三级综合医院			二级综合医院		
	25 分位	50 分位	75 分位	25 分位	50 分位	75 分位
突发性聋	38	71	119	4	19	36
周围性面瘫	17	33	61	6	13	33
耳廓肿瘤	2	4	8	1	2	2
外耳道良性肿瘤	1	2	4	1	1	2
鼻咽纤维血管瘤	1	3	6	1	1	2
鼻腔鼻窦良恶性肿瘤	3	7	16	2	3	5
慢性泪囊炎	3	11	28	1	9	19
脑脊液鼻漏	1	2	3	1	1	1
重度喉阻塞	1	2	4	1	1	1
耳硬化症	1	1	3	1	1	1
侧颅底肿瘤	4	9	31	2	7	15
双耳极重度感音神经性聋	1	5	12	2	3	3
中耳或外耳道恶性肿瘤	1	2	4	1	1	1
中耳畸形	1	2	4	–	–	–
外耳道闭锁	1	2	4	1	4	6
听神经瘤	1	2	7	1	1	2
内耳畸形伴脑脊液耳漏	–	–	–	–	–	–
视神经管骨折	1	1	1	1	1	1
鼻颅底交通性肿瘤	3	7	16	2	3	5
重度阻塞性睡眠呼吸暂停综合征	6	13	29	1	2	6
晚期喉癌下咽癌	6	14	33	2	4	9
喉神经麻痹	1	2	4	1	1	3
咽旁间隙肿瘤	18	51	106	6	13	34
喉部肿瘤	6	13	28	1	4	9

综合医院耳鼻喉科疑难病种（疾病合并治疗方法）出院人次

（参见第 29 页：说明 5）

疑难病种名称	三级综合医院			二级综合医院		
	25 分位	50 分位	75 分位	25 分位	50 分位	75 分位
耳性眩晕	1	1	1	1	1	1
第一腮裂囊肿及瘘管	1	3	7	1	1	2
耳廓化脓性软骨膜炎	1	1	3	1	1	2
外耳道胆脂瘤	2	3	8	1	2	2
急性化脓性中耳炎	1	1	2	–	–	–
慢性化脓性中耳炎	2	5	15	1	2	7
粘连性中耳炎	1	1	2	–	–	–
鼓室硬化症	1	1	2	–	–	–

疑难病种名称	三级综合医院			二级综合医院		
	25 分位	50 分位	75 分位	25 分位	50 分位	75 分位
中耳胆固醇肉芽肿	3	5	14	1	2	3
耳源性颅外并发症	1	1	2	1	1	3
耳源性颅内并发症	1	1	2	–	–	–
梅尼埃病	1	1	7	–	–	–
良性阵发性位置性眩晕	–	–	–	–	–	–
突发性聋	1	3	7	–	–	–
周围性面瘫	1	1	2	–	–	–
耳廓肿瘤	2	3	6	1	2	2
外耳道良性肿瘤	1	1	1	–	–	–
鼻咽纤维血管瘤	1	1	1	–	–	–
鼻腔鼻窦良恶性肿瘤	2	3	7	1	1	2
慢性泪囊炎	2	7	19	3	9	22
脑脊液鼻漏	1	2	4	1	1	1
重度喉阻塞	1	1	2	1	1	3
耳硬化症	–	–	–	–	–	–
侧颅底肿瘤	1	2	7	1	2	3
双耳极重度感音神经性聋	1	6	36	–	–	–
中耳或外耳道恶性肿瘤	1	1	1	1	1	1
中耳畸形	1	2	2	–	–	–
外耳道闭锁	1	1	2	–	–	–
听神经瘤	1	2	4	–	–	–
内耳畸形伴脑脊液耳漏	–	–	–	–	–	–
视神经管骨折	–	–	–	–	–	–
鼻颅底交通性肿瘤	2	3	7	1	1	2
重度阻塞性睡眠呼吸暂停综合征	4	8	17	1	1	4
晚期喉癌下咽癌	6	14	33	2	4	9
喉神经麻痹	1	1	2	1	1	1
咽旁间隙肿瘤	8	22	48	2	5	12
喉部肿瘤	3	7	17	1	2	5

2.19.2 疾病构成

综合医院耳鼻喉科疑难病种疾病构成（%）

疑难病种名称	三级综合医院			二级综合医院		
	25 分位	50 分位	75 分位	25 分位	50 分位	75 分位
耳性眩晕	0.01	0.02	0.10	0.01	0.02	0.04
第一腮裂囊肿及瘘管	0.00	0.01	0.01	0.00	0.00	0.01
耳廓化脓性软骨膜炎	0.00	0.01	0.01	0.00	0.00	0.01

疑难病种名称	三级综合医院			二级综合医院		
	25 分位	50 分位	75 分位	25 分位	50 分位	75 分位
外耳道胆脂瘤	0.01	0.01	0.02	0.00	0.01	0.01
急性化脓性中耳炎	0.00	0.01	0.01	0.01	0.01	0.03
慢性化脓性中耳炎	0.01	0.02	0.04	0.01	0.02	0.02
粘连性中耳炎	0.00	0.00	0.00	0.00	0.00	0.00
鼓室硬化症	0.00	0.00	0.00	0.00	0.00	0.00
中耳胆固醇肉芽肿	0.01	0.01	0.03	0.01	0.01	0.01
耳源性颅外并发症	0.04	0.09	0.14	0.03	0.08	0.15
耳源性颅内并发症	0.02	0.04	0.06	0.01	0.02	0.04
梅尼埃病	0.01	0.02	0.04	0.01	0.03	0.05
良性阵发性位置性眩晕	0.02	0.06	0.12	0.01	0.02	0.13
突发性聋	0.11	0.16	0.24	0.02	0.06	0.15
周围性面瘫	0.04	0.09	0.14	0.04	0.07	0.15
耳廓肿瘤	0.00	0.00	0.01	0.00	0.01	0.01
外耳道良性肿瘤	0.00	0.00	0.01	0.00	0.00	0.01
鼻咽纤维血管瘤	0.00	0.01	0.01	0.00	0.00	0.01
鼻腔鼻窦良恶性肿瘤	0.01	0.02	0.03	0.01	0.01	0.02
慢性泪囊炎	0.01	0.02	0.04	0.01	0.02	0.06
脑脊液鼻漏	0.00	0.00	0.01	0.00	0.00	0.01
重度喉阻塞	0.00	0.00	0.01	0.00	0.00	0.01
耳硬化症	0.00	0.00	0.00	0.00	0.00	0.00
侧颅底肿瘤	0.01	0.02	0.06	0.01	0.02	0.05
双耳极重度感音神经性聋	0.00	0.01	0.04	0.00	0.01	0.03
中耳或外耳道恶性肿瘤	0.00	0.00	0.01	0.00	0.00	0.01
中耳畸形	0.00	0.00	0.00	–	–	–
外耳道闭锁	0.00	0.00	0.01	0.00	0.02	0.02
听神经瘤	0.00	0.01	0.01	0.00	0.00	0.01
内耳畸形伴脑脊液耳漏	–	–	–	–	–	–
视神经管骨折	0.00	0.00	0.00	0.00	0.00	0.00
鼻颅底交通性肿瘤	0.01	0.02	0.03	0.01	0.01	0.02
重度阻塞性睡眠呼吸暂停综合征	0.02	0.03	0.06	0.00	0.01	0.03
晚期喉癌下咽癌	0.02	0.03	0.06	0.01	0.01	0.03
喉神经麻痹	0.00	0.00	0.01	0.00	0.01	0.01
咽旁间隙肿瘤	0.06	0.12	0.19	0.03	0.06	0.10
喉部肿瘤	0.02	0.04	0.05	0.01	0.01	0.03

综合医院耳鼻喉科疑难病种（疾病合并治疗方法）疾病构成（%）

（参见第 29 页：说明 5）

疑难病种名称	三级综合医院			二级综合医院		
	25 分位	50 分位	75 分位	25 分位	50 分位	75 分位
耳性眩晕	0.00	0.00	0.00	0.01	0.01	0.01
第一腮裂囊肿及瘘管	0.00	0.01	0.01	0.00	0.00	0.00
耳廓化脓性软骨膜炎	0.00	0.00	0.01	0.00	0.00	0.01
外耳道胆脂瘤	0.00	0.01	0.02	0.00	0.00	0.01
急性化脓性中耳炎	0.00	0.00	0.00	–	–	–
慢性化脓性中耳炎	0.00	0.01	0.03	0.00	0.01	0.02
粘连性中耳炎	0.00	0.00	0.00	–	–	–
鼓室硬化症	0.00	0.00	0.00	–	–	–
中耳胆固醇肉芽肿	0.01	0.01	0.03	0.00	0.01	0.01
耳源性颅外并发症	0.00	0.00	0.00	0.00	0.00	0.01
耳源性颅内并发症	0.00	0.00	0.00	–	–	–
梅尼埃病	0.00	0.00	0.00	–	–	–
良性阵发性位置性眩晕	–	–	–	–	–	–
突发性聋	0.00	0.01	0.02	–	–	–
周围性面瘫	0.00	0.00	0.00	–	–	–
耳廓肿瘤	0.00	0.01	0.01	0.00	0.00	0.01
外耳道良性肿瘤	0.00	0.00	0.00	–	–	–
鼻咽纤维血管瘤	0.00	0.00	0.00	–	–	–
鼻腔鼻窦良恶性肿瘤	0.00	0.01	0.01	0.00	0.00	0.01
慢性泪囊炎	0.01	0.02	0.03	0.01	0.02	0.06
脑脊液鼻漏	0.00	0.00	0.01	0.01	0.01	0.01
重度喉阻塞	0.00	0.00	0.00	0.00	0.00	0.01
耳硬化症	–	–	–	–	–	–
侧颅底肿瘤	0.00	0.00	0.01	0.00	0.00	0.01
双耳极重度感音神经性聋	0.00	0.01	0.10	–	–	–
中耳或外耳道恶性肿瘤	0.00	0.00	0.00	0.00	0.00	0.00
中耳畸形	0.00	0.00	0.00	–	–	–
外耳道闭锁	0.00	0.00	0.01	–	–	–
听神经瘤	0.00	0.00	0.01	–	–	–
内耳畸形伴脑脊液耳漏	–	–	–	–	–	–
视神经管骨折	–	–	–	–	–	–
鼻颅底交通性肿瘤	0.00	0.01	0.01	0.00	0.00	0.01
重度阻塞性睡眠呼吸暂停综合征	0.01	0.02	0.03	0.00	0.01	0.02
晚期喉癌下咽癌	0.02	0.03	0.06	0.01	0.01	0.03
喉神经麻痹	0.00	0.00	0.00	0.00	0.00	0.00

疑难病种名称	三级综合医院			二级综合医院		
	25 分位	50 分位	75 分位	25 分位	50 分位	75 分位
咽旁间隙肿瘤	0.03	0.05	0.09	0.01	0.02	0.04
喉部肿瘤	0.01	0.02	0.03	0.00	0.01	0.01

2.19.3 病死率

综合医院耳鼻喉科疑难病种病死率（%）

疑难病种名称	三级综合医院			二级综合医院		
	25 分位	50 分位	75 分位	25 分位	50 分位	75 分位
耳性眩晕	0.00	0.00	0.00	0.00	0.00	0.00
第一腮裂囊肿及瘘管	0.00	0.00	0.00	0.00	0.00	0.00
耳廓化脓性软骨膜炎	0.00	0.00	0.00	0.00	0.00	0.00
外耳道胆脂瘤	0.00	0.00	0.00	0.00	0.00	0.00
急性化脓性中耳炎	0.00	0.00	0.00	0.00	0.00	0.00
慢性化脓性中耳炎	0.00	0.00	0.00	0.00	0.00	0.00
粘连性中耳炎	0.00	0.00	0.00	0.00	0.00	0.00
鼓室硬化症	0.00	0.00	0.00	0.00	0.00	0.00
中耳胆固醇肉芽肿	0.00	0.00	0.00	0.00	0.00	0.00
耳源性颅外并发症	0.00	0.00	0.00	0.00	0.00	0.00
耳源性颅内并发症	0.00	0.00	0.58	0.00	0.00	0.00
梅尼埃病	0.00	0.00	0.00	0.00	0.00	0.00
良性阵发性位置性眩晕	0.00	0.00	0.00	0.00	0.00	0.00
突发性聋	0.00	0.00	0.00	0.00	0.00	0.00
周围性面瘫	0.00	0.00	0.00	0.00	0.00	0.00
耳廓肿瘤	0.00	0.00	0.00	0.00	0.00	0.00
外耳道良性肿瘤	0.00	0.00	0.00	0.00	0.00	0.00
鼻咽纤维血管瘤	0.00	0.00	0.00	0.00	0.00	0.00
鼻腔鼻窦良恶性肿瘤	0.00	0.00	0.00	0.00	0.00	0.00
慢性泪囊炎	0.00	0.00	0.00	0.00	0.00	0.00
脑脊液鼻漏	0.00	0.00	0.00	0.00	0.00	0.00
重度喉阻塞	0.00	0.00	0.00	0.00	0.00	0.00
耳硬化症	0.00	0.00	0.00	0.00	0.00	0.00
侧颅底肿瘤	0.00	0.00	3.64	0.00	0.00	0.00
双耳极重度感音神经性聋	0.00	0.00	0.00	0.00	0.00	0.00
中耳或外耳道恶性肿瘤	0.00	0.00	0.00	0.00	0.00	0.00
中耳畸形	0.00	0.00	0.00	—	—	—
外耳道闭锁	0.00	0.00	0.00	0.00	0.00	0.00
听神经瘤	0.00	0.00	0.00	0.00	0.00	0.00
内耳畸形伴脑脊液耳漏	—	—	—	—	—	—

疑难病种名称	三级综合医院			二级综合医院		
	25 分位	50 分位	75 分位	25 分位	50 分位	75 分位
视神经管骨折	0.00	0.00	0.00	0.00	0.00	0.00
鼻颅底交通性肿瘤	0.00	0.00	0.00	0.00	0.00	0.00
重度阻塞性睡眠呼吸暂停综合征	0.00	0.00	0.00	0.00	0.00	0.00
晚期喉癌下咽癌	0.00	0.00	3.70	0.00	0.00	0.00
喉神经麻痹	0.00	0.00	0.00	0.00	0.00	0.00
咽旁间隙肿瘤	0.00	0.00	1.85	0.00	0.00	0.00
喉部肿瘤	0.00	0.00	2.52	0.00	0.00	0.00

综合医院耳鼻喉科疑难病种（疾病合并治疗方法）病死率（%）

（参见第 29 页：说明 5）

疑难病种名称	三级综合医院			二级综合医院		
	25 分位	50 分位	75 分位	25 分位	50 分位	75 分位
耳性眩晕	0.00	0.00	0.00	0.00	0.00	0.00
第一腮裂囊肿及瘘管	0.00	0.00	0.00	0.00	0.00	0.00
耳廓化脓性软骨膜炎	0.00	0.00	0.00	0.00	0.00	0.00
外耳道胆脂瘤	0.00	0.00	0.00	0.00	0.00	0.00
急性化脓性中耳炎	0.00	0.00	0.00	–	–	–
慢性化脓性中耳炎	0.00	0.00	0.00	0.00	0.00	0.00
粘连性中耳炎	0.00	0.00	0.00	–	–	–
鼓室硬化症	0.00	0.00	0.00	–	–	–
中耳胆固醇肉芽肿	0.00	0.00	0.00	0.00	0.00	0.00
耳源性颅外并发症	0.00	0.00	0.00	0.00	0.00	0.00
耳源性颅内并发症	0.00	0.00	0.00	–	–	–
梅尼埃病	0.00	0.00	0.00	–	–	–
良性阵发性位置性眩晕	–	–	–	–	–	–
突发性聋	0.00	0.00	0.00	–	–	–
周围性面瘫	0.00	0.00	0.00	–	–	–
耳廓肿瘤	0.00	0.00	0.00	0.00	0.00	0.00
外耳道良性肿瘤	0.00	0.00	0.00	–	–	–
鼻咽纤维血管瘤	0.00	0.00	0.00			
鼻腔鼻窦良恶性肿瘤	0.00	0.00	0.00	0.00	0.00	0.00
慢性泪囊炎	0.00	0.00	0.00	0.00	0.00	0.00
脑脊液鼻漏	0.00	0.00	0.00	0.00	0.00	0.00
重度喉阻塞	0.00	0.00	0.00	0.00	0.00	0.00
耳硬化症	–	–	–	–	–	–
侧颅底肿瘤	0.00	0.00	0.00	0.00	0.00	0.00
双耳极重度感音神经性聋	0.00	0.00	0.00	–	–	–

疑难病种名称	三级综合医院			二级综合医院		
	25 分位	50 分位	75 分位	25 分位	50 分位	75 分位
中耳或外耳道恶性肿瘤	0.00	0.00	0.00	0.00	0.00	0.00
中耳畸形	0.00	0.00	0.00	－	－	－
外耳道闭锁	0.00	0.00	0.00	－	－	－
听神经瘤	0.00	0.00	0.00	－	－	－
内耳畸形伴脑脊液耳漏	－	－	－	－	－	－
视神经管骨折	－	－	－	－	－	－
鼻颅底交通性肿瘤	0.00	0.00	0.00	0.00	0.00	0.00
重度阻塞性睡眠呼吸暂停综合征	0.00	0.00	0.00	0.00	0.00	0.00
晚期喉癌下咽癌	0.00	0.00	3.70	0.00	0.00	0.00
喉神经麻痹	0.00	0.00	0.00	0.00	0.00	0.00
咽旁间隙肿瘤	0.00	0.00	0.00	0.00	0.00	0.00
喉部肿瘤	0.00	0.00	0.00	0.00	0.00	0.00

2.19.4　平均住院日

综合医院耳鼻喉科疑难病种平均住院日（天）

疑难病种名称	三级综合医院			二级综合医院		
	25 分位	50 分位	75 分位	25 分位	50 分位	75 分位
耳性眩晕	6.62	8.00	10.00	4.67	7.00	9.40
第一腮裂囊肿及瘘管	7.60	9.00	11.33	7.40	9.00	14.00
耳廓化脓性软骨膜炎	6.00	7.75	11.00	4.50	6.88	10.00
外耳道胆脂瘤	6.50	8.00	9.67	5.40	6.33	9.00
急性化脓性中耳炎	6.23	7.67	9.46	5.00	7.00	8.00
慢性化脓性中耳炎	8.83	10.00	12.46	6.50	8.25	9.60
粘连性中耳炎	8.00	9.00	11.00	0.00	0.00	0.00
鼓室硬化症	8.00	9.00	10.00	10.00	10.00	10.00
中耳胆固醇肉芽肿	10.06	11.77	14.00	8.40	10.00	11.50
耳源性颅外并发症	9.06	10.44	12.57	7.35	9.41	12.33
耳源性颅内并发症	10.24	13.98	18.38	5.45	8.00	11.55
梅尼埃病	7.00	8.45	10.00	5.25	7.00	9.25
良性阵发性位置性眩晕	6.50	7.46	9.22	5.33	6.91	8.80
突发性聋	9.42	10.91	12.57	7.74	9.11	11.23
周围性面瘫	9.05	10.49	12.62	7.71	10.00	12.60
耳廓肿瘤	6.75	8.33	10.00	5.00	6.00	7.50
外耳道良性肿瘤	5.88	7.00	9.00	3.50	5.00	8.00
鼻咽纤维血管瘤	6.00	7.25	9.00	3.00	5.00	6.50
鼻腔鼻窦良恶性肿瘤	7.75	10.43	14.63	5.33	8.50	11.85
慢性泪囊炎	5.43	7.11	8.73	5.78	7.35	9.00

疑难病种名称	三级综合医院			二级综合医院		
	25 分位	50 分位	75 分位	25 分位	50 分位	75 分位
脑脊液鼻漏	9.00	16.00	22.72	14.00	17.00	21.00
重度喉阻塞	4.50	7.40	9.63	4.17	7.00	8.00
耳硬化症	7.50	9.00	10.40	11.00	11.00	11.00
侧颅底肿瘤	9.36	15.57	23.81	7.00	10.22	14.50
双耳极重度感音神经性聋	8.00	10.47	13.00	7.00	8.00	13.00
中耳或外耳道恶性肿瘤	7.50	11.50	16.50	5.00	8.00	10.50
中耳畸形	10.50	11.00	20.00	–	–	–
外耳道闭锁	4.50	7.00	9.68	6.00	6.25	7.17
听神经瘤	10.67	17.89	23.00	4.00	7.00	14.00
内耳畸形伴脑脊液耳漏	–	–	–	–	–	–
视神经管骨折	7.50	14.00	21.00	7.00	9.00	30.00
鼻颅底交通性肿瘤	7.75	10.43	14.63	5.33	8.50	11.85
重度阻塞性睡眠呼吸暂停综合征	7.96	9.29	11.33	5.71	8.00	11.00
晚期喉癌下咽癌	13.30	18.14	23.22	6.81	11.22	16.67
喉神经麻痹	5.50	8.00	11.00	4.00	6.00	7.67
咽旁间隙肿瘤	9.31	11.46	15.35	7.71	9.57	11.31
喉部肿瘤	11.96	16.05	21.50	6.00	9.50	13.20

综合医院耳鼻喉科疑难病种（疾病合并治疗方法）平均住院日（天）

（参见第 29 页：说明 5）

疑难病种名称	三级综合医院			二级综合医院		
	25 分位	50 分位	75 分位	25 分位	50 分位	75 分位
耳性眩晕	2.00	18.00	19.00	13.00	13.00	13.00
第一腮裂囊肿及瘘管	7.95	9.33	11.67	5.00	7.00	9.00
耳廓化脓性软骨膜炎	7.75	9.00	11.50	7.00	9.00	12.00
外耳道胆脂瘤	6.90	8.17	10.00	5.00	6.00	8.00
急性化脓性中耳炎	8.38	13.00	17.00	–	–	–
慢性化脓性中耳炎	9.90	11.00	14.44	8.00	10.00	11.00
粘连性中耳炎	10.00	11.00	14.00	–	–	–
鼓室硬化症	9.00	9.33	10.00	–	–	–
中耳胆固醇肉芽肿	11.00	12.40	15.73	9.25	10.67	14.00
耳源性颅外并发症	9.00	11.50	14.00	4.00	5.00	8.67
耳源性颅内并发症	25.00	29.00	38.00	–	–	–
梅尼埃病	11.00	12.00	15.00	–	–	–
良性阵发性位置性眩晕	–	–	–	–	–	–
突发性聋	6.67	14.00	15.00	–	–	–
周围性面瘫	12.00	13.00	14.00	–	–	–

疑难病种名称	三级综合医院			二级综合医院		
	25 分位	50 分位	75 分位	25 分位	50 分位	75 分位
耳廓肿瘤	6.25	8.00	10.00	4.00	5.00	7.50
外耳道良性肿瘤	8.00	8.00	11.00	–	–	–
鼻咽纤维血管瘤	7.00	11.00	13.00	–	–	–
鼻腔鼻窦良恶性肿瘤	7.67	9.67	13.50	7.00	9.00	10.00
慢性泪囊炎	6.14	7.59	9.14	6.48	7.17	9.00
脑脊液鼻漏	19.14	28.75	30.00	21.00	21.00	21.00
重度喉阻塞	7.00	9.70	12.75	1.00	5.00	14.00
耳硬化症	–	–	–	–	–	–
侧颅底肿瘤	9.00	13.00	21.23	6.33	8.00	11.20
双耳极重度感音神经性聋	8.04	9.55	11.11	–	–	–
中耳或外耳道恶性肿瘤	12.00	17.00	26.00	12.00	12.00	12.00
中耳畸形	8.00	10.00	20.00	–	–	–
外耳道闭锁	9.00	10.00	11.50	–	–	–
听神经瘤	9.50	19.50	24.00	–	–	–
内耳畸形伴脑脊液耳漏	–	–	–	–	–	–
视神经管骨折	–	–	–	–	–	–
鼻颅底交通性肿瘤	7.67	9.50	13.00	7.00	9.00	10.00
重度阻塞性睡眠呼吸暂停综合征	9.00	10.48	13.09	8.00	9.00	13.00
晚期喉癌下咽癌	13.30	18.14	23.22	6.81	11.22	16.67
喉神经麻痹	8.00	9.00	14.00	9.00	9.00	9.00
咽旁间隙肿瘤	8.90	10.76	12.75	7.00	9.60	12.00
喉部肿瘤	13.00	17.40	23.31	6.00	8.83	14.29

2.19.5　平均住院费用

综合医院耳鼻喉科疑难病种平均住院费用（元）

疑难病种名称	三级综合医院			二级综合医院		
	25 分位	50 分位	75 分位	25 分位	50 分位	75 分位
耳性眩晕	4815.33	6240.00	8268.98	2596.19	3979.44	5452.54
第一腮裂囊肿及瘘管	6263.16	8217.57	10328.43	5614.97	6689.41	7621.43
耳廓化脓性软骨膜炎	2890.12	3649.86	5324.47	1485.38	2851.36	3317.69
外耳道胆脂瘤	4894.76	6486.78	8214.96	1914.47	2540.10	4478.18
急性化脓性中耳炎	2724.78	3852.05	5726.17	1465.06	2114.38	3135.18
慢性化脓性中耳炎	6113.30	8178.24	11664.80	2685.36	3005.91	4749.53
粘连性中耳炎	7080.37	9427.50	12771.96	21.57	21.57	21.57
鼓室硬化症	9903.75	16263.49	18365.05	0.00	0.00	0.00
中耳胆固醇肉芽肿	8358.51	11600.51	14153.56	3015.35	6325.58	8766.76
耳源性颅外并发症	5632.85	6853.96	8479.48	3215.32	4360.22	6231.05

疑难病种名称	三级综合医院			二级综合医院		
	25 分位	50 分位	75 分位	25 分位	50 分位	75 分位
耳源性颅内并发症	10118.22	17114.41	27010.42	3434.09	5148.26	10737.95
梅尼埃病	4313.73	5536.11	7295.63	2696.55	3518.97	4532.62
良性阵发性位置性眩晕	4655.19	5812.67	7556.68	2789.84	3830.12	5022.89
突发性聋	5108.69	6763.55	8856.69	3058.98	3907.64	5037.19
周围性面瘫	5659.44	6891.04	8581.69	3304.67	4524.71	6231.05
耳廓肿瘤	4167.38	5662.66	8046.12	1665.47	2681.37	5276.00
外耳道良性肿瘤	4003.40	5703.22	7227.89	2498.04	3514.14	6372.49
鼻咽纤维血管瘤	3994.06	6153.85	8159.00	2201.07	2872.14	3831.35
鼻腔鼻窦良恶性肿瘤	6934.76	10668.58	17036.28	3917.39	5315.53	9621.08
慢性泪囊炎	2984.27	3947.04	5379.20	2382.28	3185.62	4218.60
脑脊液鼻漏	4274.66	11703.08	21742.09	8132.07	8653.58	19561.99
重度喉阻塞	4257.77	7322.70	10817.75	2241.39	4100.04	5861.19
耳硬化症	8227.03	10476.41	14824.00	14059.78	14059.78	14059.78
侧颅底肿瘤	9676.17	17064.97	25327.03	3232.50	6338.78	8307.96
双耳极重度感音神经性聋	4707.08	7478.46	10402.89	3213.07	5521.26	6370.81
中耳或外耳道恶性肿瘤	5726.95	9981.41	14551.43	2238.53	4623.66	6903.55
中耳畸形	14921.39	16616.07	68197.21	—	—	—
外耳道闭锁	2996.80	5265.27	8538.09	1657.88	2662.68	3357.47
听神经瘤	8446.90	34231.38	46658.00	1894.06	4509.33	11771.49
内耳畸形伴脑脊液耳漏	—	—	—	—	—	—
视神经管骨折	10295.02	12705.64	22777.02	5792.74	11683.80	32240.49
鼻颅底交通性肿瘤	6934.76	10668.58	17036.28	3917.39	5315.53	9621.08
重度阻塞性睡眠呼吸暂停综合征	7041.22	9425.98	12159.23	3425.34	5626.83	7793.39
晚期喉癌下咽癌	13567.27	18662.85	25560.31	4467.17	8573.91	14220.79
喉神经麻痹	3935.39	6007.02	9008.40	1972.35	3031.33	4345.33
咽旁间隙肿瘤	8012.94	11546.93	16425.75	4265.63	5872.21	8390.95
喉部肿瘤	11512.25	16779.51	22780.82	4462.18	6691.72	13812.73

综合医院耳鼻喉科疑难病种（疾病合并治疗方法）平均住院费用（元）

（参见第 29 页：说明 5）

疑难病种名称	三级综合医院			二级综合医院		
	25 分位	50 分位	75 分位	25 分位	50 分位	75 分位
耳性眩晕	4593.36	12359.50	16837.38	7226.50	7226.50	7226.50
第一腮裂囊肿及瘘管	6918.37	8922.78	11600.76	1613.19	6577.43	7621.43
耳廓化脓性软骨膜炎	3924.98	5123.36	8438.22	3062.17	3246.20	6114.13
外耳道胆脂瘤	5160.95	7496.83	9142.18	2003.62	3249.32	5750.64
急性化脓性中耳炎	7283.79	10018.61	12072.34	—	—	—

疑难病种名称	三级综合医院			二级综合医院		
	25 分位	50 分位	75 分位	25 分位	50 分位	75 分位
慢性化脓性中耳炎	9060.94	11432.37	14512.88	3768.11	6507.80	11184.91
粘连性中耳炎	14532.00	14572.62	19417.10	–	–	–
鼓室硬化症	14257.11	16263.49	18365.05	–	–	–
中耳胆固醇肉芽肿	10756.11	12725.41	15469.46	5828.80	9217.77	12400.75
耳源性颅外并发症	5349.67	14836.16	23368.00	907.62	2500.39	2697.07
耳源性颅内并发症	39787.92	64257.99	104696.38	–	–	–
梅尼埃病	13894.54	14152.00	24325.12	–	–	–
良性阵发性位置性眩晕	–	–	–	–	–	–
突发性聋	5996.24	6348.86	7519.00	–	–	–
周围性面瘫	16028.00	18123.10	28222.43	–	–	–
耳廓肿瘤	3900.77	5714.67	8257.16	1986.00	2681.37	5411.58
外耳道良性肿瘤	10092.30	10092.30	10191.60	–	–	–
鼻咽纤维血管瘤	6846.15	13772.97	23500.95	–	–	–
鼻腔鼻窦良恶性肿瘤	7805.90	11191.92	16252.94	4626.13	5661.60	12362.69
慢性泪囊炎	3453.70	4465.49	5826.93	2752.03	3785.93	4786.01
脑脊液鼻漏	28607.26	33124.62	35211.96	83339.72	83339.72	83339.72
重度喉阻塞	7224.08	10961.10	16559.45	2241.39	5399.87	45307.37
耳硬化症	–	–	–	–	–	–
侧颅底肿瘤	8820.79	15846.23	28817.33	3763.96	7019.06	19613.40
双耳极重度感音神经性聋	13986.06	24377.28	78163.43	–	–	–
中耳或外耳道恶性肿瘤	14499.60	17467.08	23966.70	4623.66	4623.66	4623.66
中耳畸形	14921.39	15144.26	19046.78	–	–	–
外耳道闭锁	8452.92	9935.47	14055.53	–	–	–
听神经瘤	20906.94	35524.95	59204.25	–	–	–
内耳畸形伴脑脊液耳漏	–	–	–	–	–	–
视神经管骨折	–	–	–	–	–	–
鼻颅底交通性肿瘤	7805.90	11191.92	16139.94	4626.13	5661.60	12362.69
重度阻塞性睡眠呼吸暂停综合征	9015.72	11958.00	15360.85	6184.94	7741.50	10157.14
晚期喉癌下咽癌	13567.27	18662.85	25560.31	4467.17	8573.91	14220.79
喉神经麻痹	7536.25	13317.00	19339.51	9868.71	9868.71	9868.71
咽旁间隙肿瘤	7739.06	10366.54	13997.49	5336.95	7686.45	8869.92
喉部肿瘤	13597.58	19078.08	27846.90	5190.09	7223.85	15161.25

2.19.6 药占比

综合医院耳鼻喉科疑难病种药占比（%）

疑难病种名称	三级综合医院			二级综合医院		
	25 分位	50 分位	75 分位	25 分位	50 分位	75 分位
耳性眩晕	31.97	41.12	49.44	29.19	40.80	47.03
第一鳃裂囊肿及瘘管	19.52	28.12	36.24	20.40	26.53	29.57
耳廓化脓性软骨膜炎	25.13	40.52	55.36	29.53	38.35	51.15
外耳道胆脂瘤	22.76	31.78	39.44	20.12	29.41	37.27
急性化脓性中耳炎	26.77	38.63	48.36	29.58	39.73	45.87
慢性化脓性中耳炎	26.15	33.62	41.23	20.45	30.43	39.59
粘连性中耳炎	23.39	28.13	35.52	0.00	0.00	0.00
鼓室硬化症	24.82	25.74	36.42	—	—	—
中耳胆固醇肉芽肿	26.91	34.12	39.66	17.56	24.46	38.86
耳源性颅外并发症	36.10	43.01	51.64	33.83	42.54	47.96
耳源性颅内并发症	37.38	45.74	51.89	26.12	35.23	45.85
梅尼埃病	34.62	41.58	51.32	35.41	43.76	49.86
良性阵发性位置性眩晕	32.53	39.23	46.80	36.23	41.54	46.00
突发性聋	41.57	52.95	61.27	37.59	48.00	55.93
周围性面瘫	36.15	43.38	51.91	33.84	42.94	49.90
耳廓肿瘤	19.35	27.33	36.64	4.99	15.42	31.11
外耳道良性肿瘤	19.06	28.32	36.13	8.67	16.93	29.36
鼻咽纤维血管瘤	14.63	22.52	34.28	12.34	24.62	30.26
鼻腔鼻窦良恶性肿瘤	18.05	28.82	35.11	19.00	28.09	37.35
慢性泪囊炎	11.45	26.05	34.74	12.90	22.54	33.37
脑脊液鼻漏	19.24	40.56	53.71	47.26	50.02	62.60
重度喉阻塞	24.30	37.15	45.30	21.33	36.75	43.50
耳硬化症	27.11	31.89	40.46	40.27	40.27	40.27
侧颅底肿瘤	21.38	31.31	44.07	30.67	44.50	55.96
双耳极重度感音神经性聋	31.11	42.04	59.89	28.93	37.13	47.41
中耳或外耳道恶性肿瘤	18.46	29.18	40.08	13.82	22.34	29.06
中耳畸形	28.58	30.72	36.41	—	—	—
外耳道闭锁	14.56	26.75	35.29	24.89	26.22	30.32
听神经瘤	25.09	36.57	43.14	24.44	26.83	40.88
内耳畸形伴脑脊液耳漏	—	—	—	—	—	—
视神经管骨折	40.90	50.34	61.40	49.89	56.85	64.36
鼻颅底交通性肿瘤	18.05	28.82	35.11	19.00	28.09	37.35
重度阻塞性睡眠呼吸暂停综合征	23.92	31.84	37.58	22.38	27.68	34.44
晚期喉癌下咽癌	27.13	35.27	42.00	26.22	39.98	49.94
喉神经麻痹	18.63	32.38	44.03	15.24	34.54	42.78

疑难病种名称	三级综合医院			二级综合医院		
	25 分位	50 分位	75 分位	25 分位	50 分位	75 分位
咽旁间隙肿瘤	22.48	31.20	38.45	24.60	31.36	44.47
喉部肿瘤	25.89	33.84	41.42	24.71	36.06	43.68

综合医院耳鼻喉科疑难病种（疾病合并治疗方法）药占比（%）

（参见第 29 页：说明 5）

疑难病种名称	三级综合医院			二级综合医院		
	25 分位	50 分位	75 分位	25 分位	50 分位	75 分位
耳性眩晕	42.11	47.61	56.63	51.67	51.67	51.67
第一腮裂囊肿及瘘管	19.57	27.61	37.32	19.23	21.95	31.70
耳廓化脓性软骨膜炎	24.77	35.70	45.30	6.37	35.78	59.46
外耳道胆脂瘤	23.21	31.23	39.50	12.05	28.68	33.28
急性化脓性中耳炎	29.62	34.91	54.24	–	–	–
慢性化脓性中耳炎	24.28	31.88	39.80	12.94	23.47	29.23
粘连性中耳炎	22.32	22.37	30.30	–	–	–
鼓室硬化症	25.74	36.42	37.81	–	–	–
中耳胆固醇肉芽肿	27.74	34.50	40.52	17.40	21.33	34.80
耳源性颅外并发症	25.02	32.77	44.62	23.57	40.64	50.24
耳源性颅内并发症	37.43	43.14	51.89	–	–	–
梅尼埃病	27.30	35.12	52.19			
良性阵发性位置性眩晕	–	–	–			
突发性聋	44.02	51.55	62.20	–	–	–
周围性面瘫	32.30	42.00	47.89			
耳廓肿瘤	19.16	27.61	37.15	6.04	11.36	22.74
外耳道良性肿瘤	45.51	45.51	49.05	–	–	–
鼻咽纤维血管瘤	22.20	25.39	61.09	–	–	–
鼻腔鼻窦良恶性肿瘤	21.96	28.51	34.05	17.23	22.10	30.53
慢性泪囊炎	13.92	26.70	35.88	11.15	24.84	33.28
脑脊液鼻漏	30.59	38.75	41.22	47.26	47.26	47.26
重度喉阻塞	27.32	34.89	46.16	14.11	21.33	32.56
耳硬化症	–	–	–			
侧颅底肿瘤	19.64	28.18	38.48	13.60	17.63	27.11
双耳极重度感音神经性聋	1.40	7.20	29.15	–	–	–
中耳或外耳道恶性肿瘤	22.03	26.28	31.09	0.71	0.71	0.71
中耳畸形	25.62	27.48	28.58	–	–	–
外耳道闭锁	25.92	31.80	37.90			
听神经瘤	15.77	20.05	38.42	–	–	–
内耳畸形伴脑脊液耳漏						

疑难病种名称	三级综合医院			二级综合医院		
	25 分位	50 分位	75 分位	25 分位	50 分位	75 分位
视神经管骨折	–	–	–	–	–	–
鼻颅底交通性肿瘤	21.96	28.51	33.18	17.23	22.10	30.53
重度阻塞性睡眠呼吸暂停综合征	25.13	32.70	39.08	22.98	28.27	32.06
晚期喉癌下咽癌	27.13	35.27	42.00	26.22	39.98	49.94
喉神经麻痹	33.67	38.36	48.43	54.46	54.46	54.46
咽旁间隙肿瘤	21.52	27.95	36.09	16.50	23.52	29.33
喉部肿瘤	26.12	33.90	39.88	19.97	23.11	28.32

2.19.7 耗材占比

综合医院耳鼻喉科疑难病种耗材占比（%）

疑难病种名称	三级综合医院			二级综合医院		
	25 分位	50 分位	75 分位	25 分位	50 分位	75 分位
耳性眩晕	0.21	1.41	3.15	0.37	2.28	3.69
第一腮裂囊肿及瘘管	0.57	10.65	16.09	3.69	9.56	13.48
耳廓化脓性软骨膜炎	0.00	1.60	5.67	0.00	0.26	1.46
外耳道胆脂瘤	1.24	8.29	13.28	0.12	2.61	4.78
急性化脓性中耳炎	0.57	3.13	9.60	0.53	2.78	6.47
慢性化脓性中耳炎	0.72	6.37	12.47	0.30	2.71	6.00
粘连性中耳炎	0.21	8.59	19.78	16.55	16.55	16.55
鼓室硬化症	7.72	18.99	30.77	–	–	–
中耳胆固醇肉芽肿	0.95	8.54	15.56	0.00	2.44	11.11
耳源性颅外并发症	0.25	1.73	3.47	0.13	1.43	3.26
耳源性颅内并发症	0.63	5.75	9.40	0.02	3.66	8.38
梅尼埃病	0.14	1.72	3.08	0.01	1.29	2.87
良性阵发性位置性眩晕	0.00	1.33	2.93	0.41	2.17	3.61
突发性聋	0.12	1.55	2.89	0.19	1.51	3.02
周围性面瘫	0.12	1.58	3.34	0.12	1.18	2.93
耳廓肿瘤	0.55	6.43	12.28	0.00	2.59	6.90
外耳道良性肿瘤	0.90	7.90	13.84	0.00	1.33	6.27
鼻咽纤维血管瘤	2.04	9.89	15.87	0.00	1.39	7.52
鼻腔鼻窦良恶性肿瘤	0.91	5.68	11.86	0.37	4.71	6.42
慢性泪囊炎	0.85	7.58	13.73	0.44	4.92	7.91
脑脊液鼻漏	0.58	3.53	12.07	1.27	1.51	3.93
重度喉阻塞	0.50	5.65	13.18	0.00	7.03	10.84
耳硬化症	2.04	2.53	21.01	7.71	7.71	7.71
侧颅底肿瘤	0.43	3.12	5.70	0.10	2.60	5.84
双耳极重度感音神经性聋	0.00	1.30	2.91	0.05	1.32	3.38

疑难病种名称	三级综合医院			二级综合医院		
	25 分位	50 分位	75 分位	25 分位	50 分位	75 分位
中耳或外耳道恶性肿瘤	0.00	3.02	10.18	0.00	1.34	6.97
中耳畸形	14.48	29.11	39.79	–	–	–
外耳道闭锁	0.00	3.28	13.49	4.84	5.51	6.06
听神经瘤	0.10	11.99	22.62	0.00	2.08	3.77
内耳畸形伴脑脊液耳漏	–	–	–	–	–	–
视神经管骨折	0.42	1.55	5.34	0.00	3.12	7.11
鼻颅底交通性肿瘤	0.91	5.68	11.86	0.37	4.71	6.42
重度阻塞性睡眠呼吸暂停综合征	1.51	5.99	12.53	0.42	3.37	11.55
晚期喉癌下咽癌	0.58	5.68	9.24	0.24	3.33	7.53
喉神经麻痹	0.00	2.01	6.33	0.43	1.40	6.39
咽旁间隙肿瘤	1.39	6.32	11.50	1.41	4.39	8.88
喉部肿瘤	0.55	5.64	9.84	0.26	3.60	8.69

综合医院耳鼻喉科疑难病种（疾病合并治疗方法）耗材占比（%）

（参见第 29 页：说明 5）

疑难病种名称	三级综合医院			二级综合医院		
	25 分位	50 分位	75 分位	25 分位	50 分位	75 分位
耳性眩晕	1.24	1.43	15.37	4.77	4.77	4.77
第一腮裂囊肿及瘘管	1.27	12.19	16.64	0.00	7.84	11.08
耳廓化脓性软骨膜炎	0.00	3.52	8.45	0.21	0.41	11.57
外耳道胆脂瘤	1.24	8.64	14.49	0.10	2.07	4.78
急性化脓性中耳炎	0.74	5.25	16.22	–	–	–
慢性化脓性中耳炎	0.86	9.69	15.82	1.44	4.95	13.51
粘连性中耳炎	8.59	12.93	38.15	–	–	–
鼓室硬化症	10.38	18.07	30.77	–	–	–
中耳胆固醇肉芽肿	1.44	10.31	16.29	1.99	8.77	17.00
耳源性颅外并发症	0.00	8.11	16.07	0.00	2.01	4.80
耳源性颅内并发症	0.00	8.21	13.59	–	–	–
梅尼埃病	0.00	13.61	15.85	–	–	–
良性阵发性位置性眩晕	–	–	–	–	–	–
突发性聋	0.42	3.20	3.43	–	–	–
周围性面瘫	0.00	7.90	20.96	–	–	–
耳廓肿瘤	0.00	7.65	13.25	0.00	5.08	9.02
外耳道良性肿瘤	14.18	14.18	15.58	–	–	–
鼻咽纤维血管瘤	5.23	13.03	17.63	–	–	–
鼻腔鼻窦良恶性肿瘤	0.91	9.77	15.89	2.45	5.34	17.82
慢性泪囊炎	0.96	6.45	12.12	0.44	3.96	7.91

疑难病种名称	三级综合医院			二级综合医院		
	25 分位	50 分位	75 分位	25 分位	50 分位	75 分位
脑脊液鼻漏	0.00	8.78	17.63	0.00	0.00	0.00
重度喉阻塞	0.00	8.44	15.92	0.00	7.50	17.34
耳硬化症	—	—	—	—	—	—
侧颅底肿瘤	0.55	6.32	14.26	2.81	5.31	12.77
双耳极重度感音神经性聋	0.00	13.92	85.48	—	—	—
中耳或外耳道恶性肿瘤	0.00	6.54	12.93	6.71	6.71	6.71
中耳畸形	14.48	39.91	40.82	—	—	—
外耳道闭锁	0.00	10.47	15.87	—	—	—
听神经瘤	0.00	12.41	23.07	—	—	—
内耳畸形伴脑脊液耳漏	—	—	—	—	—	—
视神经管骨折	—	—	—	—	—	—
鼻颅底交通性肿瘤	0.91	9.81	15.87	0.33	5.34	17.82
重度阻塞性睡眠呼吸暂停综合征	0.93	8.21	16.91	0.61	9.11	19.97
晚期喉癌下咽癌	0.58	5.68	9.24	0.24	3.33	7.53
喉神经麻痹	3.59	10.14	13.49	22.61	22.61	22.61
咽旁间隙肿瘤	2.23	10.02	15.52	1.81	6.22	12.08
喉部肿瘤	1.61	9.10	13.22	5.04	9.21	16.40

2.19.8 抗菌药物使用率

综合医院耳鼻喉科疑难病种抗菌药物使用率（%）

疑难病种名称	三级综合医院			二级综合医院		
	25 分位	50 分位	75 分位	25 分位	50 分位	75 分位
耳性眩晕	0.00	0.00	3.80	0.00	0.00	3.42
第一腮裂囊肿及瘘管	12.50	75.00	100.00	40.00	100.00	100.00
耳廓化脓性软骨膜炎	50.00	100.00	100.00	100.00	100.00	100.00
外耳道胆脂瘤	50.00	90.91	100.00	0.00	100.00	100.00
急性化脓性中耳炎	50.00	100.00	100.00	31.25	92.31	100.00
慢性化脓性中耳炎	56.25	90.91	100.00	0.00	100.00	100.00
粘连性中耳炎	50.00	100.00	100.00	0.00	0.00	0.00
鼓室硬化症	100.00	100.00	100.00	0.00	0.00	0.00
中耳胆固醇肉芽肿	66.67	100.00	100.00	0.00	80.00	100.00
耳源性颅外并发症	2.63	6.40	17.50	0.00	8.00	18.18
耳源性颅内并发症	49.45	66.67	82.35	0.00	34.48	66.67
梅尼埃病	0.00	0.00	7.14	0.00	0.00	12.50
良性阵发性位置性眩晕	0.00	0.88	5.56	0.00	0.00	0.79
突发性聋	0.00	2.99	6.67	0.00	2.78	8.33
周围性面瘫	0.00	4.13	11.76	0.00	2.70	15.38

疑难病种名称	三级综合医院			二级综合医院		
	25 分位	50 分位	75 分位	25 分位	50 分位	75 分位
耳廓肿瘤	25.00	66.67	100.00	0.00	0.00	100.00
外耳道良性肿瘤	25.00	75.00	100.00	0.00	100.00	100.00
鼻咽纤维血管瘤	0.00	36.36	87.76	0.00	100.00	100.00
鼻腔鼻窦良恶性肿瘤	25.00	66.67	90.00	33.33	62.96	100.00
慢性泪囊炎	9.35	55.00	88.73	46.15	89.47	100.00
脑脊液鼻漏	0.00	75.00	100.00	100.00	100.00	100.00
重度喉阻塞	46.67	100.00	100.00	0.00	100.00	100.00
耳硬化症	0.00	50.00	100.00	100.00	100.00	100.00
侧颅底肿瘤	11.11	33.33	53.85	20.00	42.86	66.67
双耳极重度感音神经性聋	0.00	0.00	20.00	0.00	0.00	0.00
中耳或外耳道恶性肿瘤	50.00	100.00	100.00	0.00	100.00	100.00
中耳畸形	0.00	95.83	100.00	–	–	–
外耳道闭锁	16.67	90.91	100.00	50.00	50.00	94.12
听神经瘤	0.00	50.00	100.00	0.00	0.00	50.00
内耳畸形伴脑脊液耳漏	–	–	–	–	–	–
视神经管骨折	0.00	50.00	100.00	0.00	100.00	100.00
鼻颅底交通性肿瘤	25.00	66.67	90.00	33.33	62.96	100.00
重度阻塞性睡眠呼吸暂停综合征	20.00	50.00	77.78	0.00	36.36	70.97
晚期喉癌下咽癌	45.45	66.67	80.00	27.27	50.00	75.00
喉神经麻痹	0.00	28.57	78.57	12.50	16.67	100.00
咽旁间隙肿瘤	22.92	46.71	70.99	17.65	38.46	80.00
喉部肿瘤	35.71	70.00	85.71	33.33	53.33	80.00

综合医院耳鼻喉科疑难病种（疾病合并治疗方法）抗菌药物使用率（%）

（参见第 29 页：说明 5）

疑难病种名称	三级综合医院			二级综合医院		
	25 分位	50 分位	75 分位	25 分位	50 分位	75 分位
耳性眩晕	100.00	100.00	100.00	100.00	100.00	100.00
第一腮裂囊肿及瘘管	33.33	80.00	100.00	50.00	100.00	100.00
耳廓化脓性软骨膜炎	75.00	100.00	100.00	0.00	100.00	100.00
外耳道胆脂瘤	50.00	100.00	100.00	100.00	100.00	100.00
急性化脓性中耳炎	100.00	100.00	100.00	–	–	–
慢性化脓性中耳炎	53.33	100.00	100.00	0.00	100.00	100.00
粘连性中耳炎	100.00	100.00	100.00	–	–	–
鼓室硬化症	100.00	100.00	100.00	–	–	–
中耳胆固醇肉芽肿	82.35	100.00	100.00	0.00	100.00	100.00
耳源性颅外并发症	100.00	100.00	100.00	0.00	0.00	0.00

疑难病种名称	三级综合医院			二级综合医院		
	25 分位	50 分位	75 分位	25 分位	50 分位	75 分位
耳源性颅内并发症	100.00	100.00	100.00	–	–	–
梅尼埃病	85.71	85.71	100.00	–	–	–
良性阵发性位置性眩晕	–	–	–	–	–	–
突发性聋	0.00	0.00	0.00	–	–	–
周围性面瘫	100.00	100.00	100.00	–	–	–
耳廓肿瘤	25.00	83.33	100.00	0.00	0.00	100.00
外耳道良性肿瘤	100.00	100.00	100.00	–	–	–
鼻咽纤维血管瘤	100.00	100.00	100.00	–	–	–
鼻腔鼻窦良恶性肿瘤	66.67	100.00	100.00	66.67	100.00	100.00
慢性泪囊炎	14.29	83.33	100.00	50.00	94.44	100.00
脑脊液鼻漏	100.00	100.00	100.00	100.00	100.00	100.00
重度喉阻塞	50.00	100.00	100.00	0.00	0.00	66.67
耳硬化症	–	–	–	–	–	–
侧颅底肿瘤	25.00	83.33	100.00	50.00	66.67	100.00
双耳极重度感音神经性聋	100.00	100.00	100.00	–	–	–
中耳或外耳道恶性肿瘤	100.00	100.00	100.00	0.00	0.00	0.00
中耳畸形	100.00	100.00	100.00	–	–	–
外耳道闭锁	100.00	100.00	100.00	–	–	–
听神经瘤	0.00	50.00	100.00	–	–	–
内耳畸形伴脑脊液耳漏	–	–	–	–	–	–
视神经管骨折	–	–	–	–	–	–
鼻颅底交通性肿瘤	66.67	100.00	100.00	100.00	100.00	100.00
重度阻塞性睡眠呼吸暂停综合征	66.67	100.00	100.00	66.67	100.00	100.00
晚期喉癌下咽癌	45.45	66.67	80.00	27.27	50.00	75.00
喉神经麻痹	33.33	100.00	100.00	–	–	–
咽旁间隙肿瘤	12.50	51.61	89.33	7.14	40.00	76.92
喉部肿瘤	53.85	94.74	100.00	0.00	71.43	100.00

2.20 口腔科

2.20.1 出院人次

综合医院口腔科疑难病种出院人次

疑难病种名称	三级综合医院			二级综合医院		
	25 分位	50 分位	75 分位	25 分位	50 分位	75 分位
舌癌	2	4	10	1	2	5
髁状突骨折	5	12	23	1	4	8
牙龈癌	2	3	6	1	1	2

疑难病种名称	三级综合医院			二级综合医院		
	25 分位	50 分位	75 分位	25 分位	50 分位	75 分位
颌骨成釉细胞瘤	2	5	9	1	2	3
颊癌	1	2	3	1	1	2
口底癌	1	2	4	1	1	1
颌骨骨纤维异样增殖症	1	1	2	1	1	1
结外型恶性淋巴瘤	21	52	108	6	13	26
面神经损伤	1	1	2	1	1	1
口腔颌面部间隙感染	6	13	29	3	7	18
颌骨骨折	7	16	29	2	5	10
唇裂	2	5	16	1	1	2
腭裂	3	6	20	1	1	1
KM 综合征	1	1	2	2	2	2
颞下颌关节强直	1	1	1	1	1	1
颞下颌关节疾病	1	1	3	1	2	3
动静脉瘘	1	1	1	–	–	–

综合医院口腔科疑难病种（疾病合并治疗方法）出院人次

（参见第 29 页：说明 5）

疑难病种名称	三级综合医院			二级综合医院		
	25 分位	50 分位	75 分位	25 分位	50 分位	75 分位
舌癌	1	2	6	1	2	2
髁状突骨折	1	2	6	1	1	3
牙龈癌	1	2	4	–	–	–
颌骨成釉细胞瘤	1	1	3	1	1	1
颊癌	1	1	3	–	–	–
口底癌	1	2	3	–	–	–
颌骨骨纤维异样增殖症	1	1	1	1	1	1
结外型恶性淋巴瘤	1	2	4	–	–	–
面神经损伤	–	–	–	–	–	–
口腔颌面部间隙感染	1	3	6	1	1	1
颌骨骨折	3	9	18	1	2	6
唇裂	2	5	15	1	1	1
腭裂	2	6	15	1	1	2
KM 综合征	1	1	2	2	2	2
颞下颌关节强直	1	1	1	1	1	1
颞下颌关节疾病	1	1	1	–	–	–
动静脉瘘	1	1	1	–	–	–

2.20.2 疾病构成

综合医院口腔科疑难病种疾病构成（%）

疑难病种名称	三级综合医院			二级综合医院		
	25 分位	50 分位	75 分位	25 分位	50 分位	75 分位
舌癌	0.00	0.01	0.02	0.00	0.01	0.02
髁状突骨折	0.01	0.03	0.05	0.01	0.01	0.03
牙龈癌	0.00	0.01	0.01	0.00	0.00	0.01
颌骨成釉细胞瘤	0.01	0.01	0.02	0.00	0.01	0.01
颊癌	0.00	0.00	0.01	0.00	0.01	0.01
口底癌	0.00	0.00	0.01	0.00	0.00	0.00
颌骨骨纤维异样增殖症	0.00	0.00	0.00	0.00	0.00	0.00
结外型恶性淋巴瘤	0.07	0.12	0.20	0.03	0.05	0.10
面神经损伤	0.00	0.00	0.00	0.00	0.00	0.00
口腔颌面部间隙感染	0.02	0.03	0.06	0.01	0.03	0.05
颌骨骨折	0.02	0.04	0.06	0.01	0.02	0.03
唇裂	0.00	0.01	0.02	0.00	0.00	0.01
腭裂	0.01	0.01	0.03	0.00	0.00	0.01
KM 综合征	0.00	0.00	0.00	0.00	0.00	0.00
颞下颌关节强直	0.00	0.00	0.00	0.00	0.00	0.00
颞下颌关节疾病	0.00	0.00	0.01	0.00	0.00	0.01
动静脉瘘	0.00	0.00	0.00	–	–	–

综合医院口腔科疑难病种（疾病合并治疗方法）疾病构成（%）

（参见第 29 页：说明 5）

疑难病种名称	三级综合医院			二级综合医院		
	25 分位	50 分位	75 分位	25 分位	50 分位	75 分位
舌癌	0.00	0.01	0.01	0.00	0.00	0.01
髁状突骨折	0.00	0.01	0.01	0.00	0.01	0.02
牙龈癌	0.00	0.00	0.00	–	–	–
颌骨成釉细胞瘤	0.00	0.00	0.00	0.00	0.00	0.00
颊癌	0.00	0.00	0.00	–	–	–
口底癌	0.00	0.00	0.00	–	–	–
颌骨骨纤维异样增殖症	0.00	0.00	0.00	0.00	0.00	0.00
结外型恶性淋巴瘤	0.00	0.00	0.01	–	–	–
面神经损伤	–	–	–			
口腔颌面部间隙感染	0.00	0.01	0.01	0.00	0.00	0.00
颌骨骨折	0.01	0.02	0.03	0.00	0.01	0.02
唇裂	0.00	0.01	0.02	0.00	0.00	0.00
腭裂	0.00	0.01	0.03	0.00	0.00	0.01

疑难病种名称	三级综合医院			二级综合医院		
	25 分位	50 分位	75 分位	25 分位	50 分位	75 分位
KM 综合征	0.00	0.00	0.00	0.00	0.00	0.00
颞下颌关节强直	0.00	0.00	0.01	0.00	0.00	0.00
颞下颌关节疾病	0.00	0.00	0.00	–	–	–
动静脉瘘	0.00	0.00	0.00	–	–	–

2.20.3 病死率

综合医院口腔科疑难病种病死率（%）

疑难病种名称	三级综合医院			二级综合医院		
	25 分位	50 分位	75 分位	25 分位	50 分位	75 分位
舌癌	0.00	0.00	0.00	0.00	0.00	0.00
髁状突骨折	0.00	0.00	0.00	0.00	0.00	0.00
牙龈癌	0.00	0.00	0.00	0.00	0.00	0.00
颌骨成釉细胞瘤	0.00	0.00	0.00	0.00	0.00	0.00
颊癌	0.00	0.00	0.00	0.00	0.00	0.00
口底癌	0.00	0.00	0.00	0.00	0.00	0.00
颌骨骨纤维异样增殖症	0.00	0.00	0.00			
结外型恶性淋巴瘤	0.00	1.75	5.26	0.00	0.00	0.00
面神经损伤	0.00	0.00	0.00			
口腔颌面部间隙感染	0.00	0.00	0.00	0.00	0.00	0.00
颌骨骨折	0.00	0.00	0.00	0.00	0.00	0.00
唇裂	0.00	0.00	0.00			
腭裂	0.00	0.00	0.00	0.00	0.00	0.00
KM 综合征	0.00	0.00	0.00	0.00	0.00	0.00
颞下颌关节强直	0.00	0.00	0.00	0.00	0.00	0.00
颞下颌关节疾病	0.00	0.00	0.00	0.00	0.00	0.00
动静脉瘘	0.00	0.00	0.00	–	–	–

综合医院口腔科疑难病种（疾病合并治疗方法）病死率（%）

（参见第 29 页：说明 5）

疑难病种名称	三级综合医院			二级综合医院		
	25 分位	50 分位	75 分位	25 分位	50 分位	75 分位
舌癌	0.00	0.00	0.00	0.00	0.00	0.00
髁状突骨折	0.00	0.00	0.00	0.00	0.00	0.00
牙龈癌	0.00	0.00	0.00	–	–	–
颌骨成釉细胞瘤	0.00	0.00	0.00	0.00	0.00	0.00
颊癌	0.00	0.00	0.00	–	–	–

疑难病种名称	三级综合医院			二级综合医院		
	25 分位	50 分位	75 分位	25 分位	50 分位	75 分位
口底癌	0.00	0.00	0.00	–	–	–
颌骨骨纤维异样增殖症	0.00	0.00	0.00	0.00	0.00	0.00
结外型恶性淋巴瘤	0.00	0.00	0.00	–	–	–
面神经损伤	–	–	–	–	–	–
口腔颌面部间隙感染	0.00	0.00	0.00	0.00	0.00	0.00
颌骨骨折	0.00	0.00	0.00	0.00	0.00	0.00
唇裂	0.00	0.00	0.00	0.00	0.00	0.00
腭裂	0.00	0.00	0.00	0.00	0.00	0.00
KM 综合征	0.00	0.00	0.00	0.00	0.00	0.00
颞下颌关节强直	0.00	0.00	0.00	0.00	0.00	0.00
颞下颌关节疾病	0.00	0.00	0.00	–	–	–
动静脉瘘	0.00	0.00	0.00	–	–	–

2.20.4 平均住院日

综合医院口腔科疑难病种平均住院日（天）

疑难病种名称	三级综合医院			二级综合医院		
	25 分位	50 分位	75 分位	25 分位	50 分位	75 分位
舌癌	10.00	14.60	21.75	5.14	8.50	17.00
髁状突骨折	10.40	13.27	17.47	6.75	13.00	17.30
牙龈癌	9.38	15.77	22.00	5.00	9.00	12.00
颌骨成釉细胞瘤	7.00	9.00	11.40	4.67	7.00	8.33
颊癌	9.00	14.20	22.00	8.00	9.00	10.00
口底癌	10.00	15.50	22.71	4.00	7.00	21.00
颌骨骨纤维异样增殖症	5.00	8.00	10.00	4.00	4.00	11.00
结外型恶性淋巴瘤	11.29	14.06	17.10	7.70	10.12	12.17
面神经损伤	7.50	11.00	17.00	1.00	8.00	91.00
口腔颌面部间隙感染	7.00	8.70	10.78	6.00	6.80	9.33
颌骨骨折	10.67	13.25	16.43	7.00	11.55	14.40
唇裂	6.50	8.13	9.89	5.00	7.00	11.00
腭裂	6.30	7.96	10.25	2.43	4.00	7.00
KM 综合征	2.00	5.00	6.71	4.00	4.00	4.00
颞下颌关节强直	7.00	12.00	18.00	17.00	17.00	19.00
颞下颌关节疾病	7.00	9.31	13.50	7.00	8.00	8.00
动静脉瘘	5.00	10.50	13.33	–	–	–

综合医院口腔科疑难病种（疾病合并治疗方法）平均住院日（天）

（参见第 29 页：说明 5）

疑难病种名称	三级综合医院			二级综合医院		
	25 分位	50 分位	75 分位	25 分位	50 分位	75 分位
舌癌	11.75	18.00	24.00	7.00	12.50	19.00
髁状突骨折	8.50	14.00	17.00	10.00	13.00	15.14
牙龈癌	16.00	18.50	29.00	–	–	–
颌骨成釉细胞瘤	9.33	12.12	15.33	3.00	6.00	10.00
颊癌	16.50	23.00	32.00	–	–	–
口底癌	21.40	23.00	32.00	–	–	–
颌骨骨纤维异样增殖症	4.00	4.00	11.00	4.00	4.00	4.00
结外型恶性淋巴瘤	8.00	14.25	25.00	–	–	–
面神经损伤	–	–	–	–	–	–
口腔颌面部间隙感染	7.00	9.75	13.00	6.00	16.00	96.00
颌骨骨折	12.93	16.00	19.90	13.00	15.33	22.67
唇裂	7.22	8.83	10.50	6.00	6.00	6.00
腭裂	6.82	9.00	12.00	2.50	2.50	7.00
KM 综合征	2.00	5.00	6.71	4.00	4.00	4.00
颞下颌关节强直	7.00	10.00	12.00	19.00	19.00	19.00
颞下颌关节疾病	7.00	11.00	16.00	–	–	–
动静脉瘘	12.00	13.00	16.00	–	–	–

2.20.5 平均住院费用

综合医院口腔科疑难病种平均住院费用（元）

疑难病种名称	三级综合医院			二级综合医院		
	25 分位	50 分位	75 分位	25 分位	50 分位	75 分位
舌癌	8397.10	15179.12	25364.57	2660.28	6265.00	9224.73
髁状突骨折	12147.98	18856.24	25235.22	4936.47	11844.77	18725.19
牙龈癌	8670.97	16514.14	27327.75	2477.25	6847.16	11998.29
颌骨成釉细胞瘤	6099.82	9118.00	12895.84	3334.17	4028.00	6441.00
颊癌	9003.59	16055.35	26094.62	2853.95	4704.39	10821.63
口底癌	8843.21	20046.05	32104.83	2302.50	3717.01	9968.56
颌骨骨纤维异样增殖症	3987.38	5881.06	10609.45	2690.67	2690.67	5669.63
结外型恶性淋巴瘤	11825.56	16381.22	21606.32	4467.83	7126.60	10576.98
面神经损伤	4603.00	8932.46	13362.47	962.84	2725.95	11560.18
口腔颌面部间隙感染	3938.78	5770.25	8680.46	2489.80	3281.90	3997.67
颌骨骨折	10738.47	17745.29	24975.17	4019.60	8214.72	14003.02
唇裂	3077.65	4713.97	6476.88	2163.73	5868.03	7717.45

疑难病种名称	三级综合医院			二级综合医院		
	25 分位	50 分位	75 分位	25 分位	50 分位	75 分位
腭裂	3194.25	4778.24	6692.61	1097.15	2174.74	4340.24
KM 综合征	3674.01	4222.25	5213.00	1437.45	1437.45	1437.45
颞下颌关节强直	5775.53	12360.71	18265.35	8011.19	8011.19	13465.49
颞下颌关节疾病	3729.32	5592.21	10664.82	4255.22	4529.77	5247.17
动静脉瘘	6491.16	12221.47	16856.63	–	–	–

综合医院口腔科疑难病种（疾病合并治疗方法）平均住院费用（元）

（参见第 29 页：说明 5）

疑难病种名称	三级综合医院			二级综合医院		
	25 分位	50 分位	75 分位	25 分位	50 分位	75 分位
舌癌	13772.63	25589.31	36439.22	3740.68	7364.56	15843.58
髁状突骨折	7597.90	21866.07	31202.94	6562.78	10205.78	19553.58
牙龈癌	18235.40	30501.47	41158.35	–	–	–
颌骨成釉细胞瘤	10573.54	15776.84	24176.25	1950.39	2273.52	4601.29
颊癌	16978.71	26735.41	45635.77	–	–	–
口底癌	27385.48	43367.83	54113.01	–	–	–
颌骨骨纤维异样增殖症	3343.38	3343.38	12132.73	2690.67	2690.67	2690.67
结外型恶性淋巴瘤	18258.00	27149.77	35952.58			
面神经损伤	–	–	–			
口腔颌面部间隙感染	5023.33	7386.32	11362.90	2265.79	5747.41	23678.41
颌骨骨折	18440.52	25728.82	34468.00	10472.16	23850.25	28004.51
唇裂	3749.75	5109.33	6680.38	6268.29	6268.29	6268.29
腭裂	4017.40	5187.83	7307.00	1585.22	1585.22	4340.24
KM 综合征	3674.01	4222.25	5213.00	1437.45	1437.45	1437.45
颞下颌关节强直	12360.71	12768.46	30731.60	8011.19	8011.19	8011.19
颞下颌关节疾病	8498.86	10735.48	14212.36	–	–	–
动静脉瘘	16663.28	16856.63	23543.98	–	–	–

2.20.6 药占比

综合医院口腔科疑难病种药占比（%）

疑难病种名称	三级综合医院			二级综合医院		
	25 分位	50 分位	75 分位	25 分位	50 分位	75 分位
舌癌	23.90	33.30	48.32	29.62	45.79	60.56
髁状突骨折	17.71	24.93	33.86	17.06	26.53	34.62
牙龈癌	19.47	29.97	42.70	12.38	25.69	42.50
颌骨成釉细胞瘤	17.44	26.57	33.80	8.27	14.63	28.62

疑难病种名称	三级综合医院			二级综合医院		
	25 分位	50 分位	75 分位	25 分位	50 分位	75 分位
颊癌	18.43	30.66	44.52	13.29	17.40	47.79
口底癌	22.17	32.37	42.47	22.39	32.17	54.29
颌骨骨纤维异样增殖症	15.06	25.68	34.91	3.07	3.07	16.14
结外型恶性淋巴瘤	35.06	44.49	52.87	36.50	47.95	56.69
面神经损伤	28.86	47.21	61.40	18.92	23.58	42.20
口腔颌面部间隙感染	29.45	42.16	50.10	26.04	37.95	46.85
颌骨骨折	18.63	26.32	36.62	17.06	27.01	34.63
唇裂	8.55	15.28	20.32	0.56	4.19	15.54
腭裂	12.54	18.76	25.95	0.03	5.25	34.52
KM 综合征	2.13	8.90	18.85	42.51	42.51	42.51
颞下颌关节强直	17.22	33.90	39.63	9.23	9.23	20.46
颞下颌关节疾病	9.79	28.53	39.84	23.10	44.16	52.07
动静脉瘘	8.86	15.98	28.74	–	–	–

综合医院口腔科疑难病种（疾病合并治疗方法）药占比（%）

（参见第 29 页：说明 5）

疑难病种名称	三级综合医院			二级综合医院		
	25 分位	50 分位	75 分位	25 分位	50 分位	75 分位
舌癌	23.34	31.73	37.96	21.89	27.26	32.97
髁状突骨折	13.80	21.79	33.28	10.63	19.27	29.93
牙龈癌	23.93	29.85	34.18	–	–	–
颌骨成釉细胞瘤	20.90	27.61	35.81	0.00	2.03	11.42
颊癌	23.85	29.97	39.50	–	–	–
口底癌	18.96	29.43	35.24	–	–	–
颌骨骨纤维异样增殖症	35.09	35.09	49.90	3.07	3.07	3.07
结外型恶性淋巴瘤	41.38	48.77	63.98	–	–	–
面神经损伤	–	–	–	–	–	–
口腔颌面部间隙感染	30.56	43.21	50.93	23.09	39.08	51.51
颌骨骨折	16.10	24.10	32.21	17.06	23.21	28.98
唇裂	10.06	15.26	20.90	16.24	16.24	16.24
腭裂	13.14	20.06	26.35	9.53	9.53	31.41
KM 综合征	2.13	8.90	18.85	42.51	42.51	42.51
颞下颌关节强直	18.99	33.90	47.36	20.46	20.46	20.46
颞下颌关节疾病	24.12	38.50	44.49	–	–	–
动静脉瘘	20.10	27.23	33.95	–	–	–

2.20.7 耗材占比

综合医院口腔科疑难病种耗材占比（%）

疑难病种名称	三级综合医院			二级综合医院		
	25 分位	50 分位	75 分位	25 分位	50 分位	75 分位
舌癌	0.00	4.24	12.61	0.51	2.78	6.40
髁状突骨折	1.12	27.62	44.24	1.15	16.53	37.09
牙龈癌	0.16	3.23	12.57	0.12	3.90	6.05
颌骨成釉细胞瘤	0.83	10.69	20.16	2.59	7.47	19.27
颊癌	0.42	3.65	10.46	0.45	1.57	5.58
口底癌	0.16	3.82	14.01	0.00	0.30	7.97
颌骨骨纤维异样增殖症	0.06	7.58	15.74	0.00	0.00	19.16
结外型恶性淋巴瘤	1.45	5.11	8.48	0.31	3.55	6.77
面神经损伤	0.00	1.30	4.00	0.00	0.41	5.78
口腔颌面部间隙感染	0.15	3.31	7.25	0.23	2.54	4.58
颌骨骨折	0.88	25.78	43.70	0.60	5.62	33.10
唇裂	0.00	9.45	18.52	0.23	0.81	6.47
腭裂	0.00	6.76	16.09	0.00	0.00	3.95
KM 综合征	0.00	1.34	5.66	0.29	0.29	0.29
颞下颌关节强直	0.00	5.51	23.05	2.02	2.02	6.24
颞下颌关节疾病	0.00	1.21	5.51	0.26	0.49	1.76
动静脉瘘	0.81	11.92	36.10	–	–	–

综合医院口腔科疑难病种（疾病合并治疗方法）耗材占比（%）

（参见第 29 页：说明 5）

疑难病种名称	三级综合医院			二级综合医院		
	25 分位	50 分位	75 分位	25 分位	50 分位	75 分位
舌癌	0.40	10.30	17.47	3.26	5.67	14.72
髁状突骨折	1.07	21.42	47.61	7.95	35.11	50.51
牙龈癌	2.83	13.68	18.53	–	–	–
颌骨成釉细胞瘤	0.00	14.06	27.22	0.00	0.00	0.15
颊癌	0.00	7.17	20.26	–	–	–
口底癌	0.00	6.35	18.48	–	–	–
颌骨骨纤维异样增殖症	9.23	9.23	14.67	0.00	0.00	0.00
结外型恶性淋巴瘤	0.00	3.48	15.43	–	–	–
面神经损伤	–	–	–	–	–	–
口腔颌面部间隙感染	0.00	4.24	9.33	4.33	8.03	17.47
颌骨骨折	1.45	31.43	47.99	6.23	28.88	39.83
唇裂	2.48	10.38	20.39	0.00	0.00	0.00

疑难病种名称	三级综合医院			二级综合医院		
	25 分位	50 分位	75 分位	25 分位	50 分位	75 分位
腭裂	0.00	8.48	17.45	0.00	0.00	20.82
KM 综合征	0.00	1.34	5.66	0.29	0.29	0.29
颞下颌关节强直	0.00	0.69	23.05	6.24	6.24	6.24
颞下颌关节疾病	0.00	0.00	4.78	–	–	–
动静脉瘘	0.00	6.69	22.36	–	–	–

2.20.8 抗菌药物使用率

综合医院口腔科疑难病种抗菌药物使用率（%）

疑难病种名称	三级综合医院			二级综合医院		
	25 分位	50 分位	75 分位	25 分位	50 分位	75 分位
舌癌	33.33	61.54	100.00	0.00	50.00	100.00
髁状突骨折	46.15	88.24	100.00	20.00	80.00	100.00
牙龈癌	0.00	50.00	80.00	0.00	0.00	50.00
颌骨成釉细胞瘤	0.00	66.67	88.89	0.00	20.00	100.00
颊癌	0.00	60.00	100.00	0.00	0.00	0.00
口底癌	0.00	75.00	100.00	0.00	0.00	100.00
颌骨骨纤维异样增殖症	0.00	50.00	100.00	100.00	100.00	100.00
结外型恶性淋巴瘤	21.69	33.33	50.00	0.00	19.70	38.46
面神经损伤	0.00	0.00	75.00	0.00	0.00	100.00
口腔颌面部间隙感染	66.67	95.00	100.00	43.48	94.44	100.00
颌骨骨折	50.00	88.46	96.67	13.64	60.00	100.00
唇裂	0.00	10.53	66.67	0.00	0.00	0.00
腭裂	0.00	33.33	85.71	0.00	0.00	0.00
KM 综合征	0.00	14.29	100.00	0.00	0.00	0.00
颞下颌关节强直	0.00	0.00	100.00	0.00	0.00	100.00
颞下颌关节疾病	0.00	0.00	100.00	0.00	0.00	50.00
动静脉瘘	0.00	0.00	25.00	–	–	–

综合医院口腔科疑难病种（疾病合并治疗方法）抗菌药物使用率（%）

（参见第 29 页：说明 5）

疑难病种名称	三级综合医院			二级综合医院		
	25 分位	50 分位	75 分位	25 分位	50 分位	75 分位
舌癌	83.33	100.00	100.00	100.00	100.00	100.00
髁状突骨折	0.00	100.00	100.00	0.00	100.00	100.00
牙龈癌	100.00	100.00	100.00	–	–	–
颌骨成釉细胞瘤	0.00	100.00	100.00	0.00	0.00	0.00

疑难病种名称	三级综合医院			二级综合医院		
	25分位	50分位	75分位	25分位	50分位	75分位
颊癌	0.00	100.00	100.00	–	–	–
口底癌	50.00	100.00	100.00	–	–	–
颌骨骨纤维异样增殖症	100.00	100.00	100.00	–	–	–
结外型恶性淋巴瘤	0.00	27.27	66.67	–	–	–
面神经损伤	–	–	–			
口腔颌面部间隙感染	55.56	100.00	100.00	0.00	100.00	100.00
颌骨骨折	50.00	100.00	100.00	50.00	100.00	100.00
唇裂	0.00	11.54	75.00	100.00	100.00	100.00
腭裂	0.00	40.00	100.00	0.00	0.00	100.00
KM综合征	0.00	14.29	100.00	0.00	0.00	0.00
颞下颌关节强直	0.00	100.00	100.00	100.00	100.00	100.00
颞下颌关节疾病	50.00	50.00	100.00	–	–	–
动静脉瘘	0.00	0.00	0.00	–	–	–

2.21 肿瘤科

2.21.1 出院人次

综合医院肿瘤科疑难病种出院人次

疑难病种名称	三级综合医院			二级综合医院		
	25分位	50分位	75分位	25分位	50分位	75分位
鼻咽癌	3	8	27	2	7	15
肺癌	164	287	503	50	119	257
乳腺癌	51	117	252	15	31	63
结直肠癌	80	162	308	25	48	103
脑胶质瘤	5	12	24	1	4	9
脊髓转移瘤	1	1	2	1	1	2
胰腺癌	17	33	57	6	12	22
膀胱癌	17	37	70	4	10	19
胃癌	72	137	268	29	44	90
骨转移癌	4	10	24	1	3	6
骨肉瘤	2	4	8	1	2	3
肾癌	9	19	40	2	6	13
肝癌	46	108	209	20	35	88
喉癌	5	10	24	1	4	7
下咽癌	2	4	10	1	2	6
甲状腺癌	15	47	94	3	8	16

<h3 style="text-align:center">综合医院肿瘤科疑难病种（疾病合并治疗方法）出院人次</h3>

（参见第 29 页：说明 5）

疑难病种名称	三级综合医院			二级综合医院		
	25 分位	50 分位	75 分位	25 分位	50 分位	75 分位
鼻咽癌	3	8	27	2	7	15
肺癌	164	287	503	50	119	257
乳腺癌	51	117	252	15	31	63
结直肠癌	80	162	308	25	48	103
脑胶质瘤	5	12	24	1	4	9
脊髓转移瘤	1	1	2	1	1	2
胰腺癌	17	33	57	6	12	22
膀胱癌	17	37	70	4	10	19
胃癌	72	137	268	29	44	90
骨转移癌	4	10	24	1	3	6
骨肉瘤	2	4	8	1	2	3
肾癌	9	19	40	2	6	13
肝癌	46	108	209	20	35	88
喉癌	5	10	24	1	4	7
下咽癌	2	4	10	1	2	6
甲状腺癌	15	47	94	3	8	16

2.21.2 疾病构成

<h3 style="text-align:center">综合医院肿瘤科疑难病种疾病构成（%）</h3>

疑难病种名称	三级综合医院			二级综合医院		
	25 分位	50 分位	75 分位	25 分位	50 分位	75 分位
鼻咽癌	0.01	0.02	0.05	0.01	0.02	0.05
肺癌	0.49	0.75	1.04	0.28	0.55	0.93
乳腺癌	0.16	0.29	0.46	0.08	0.12	0.26
结直肠癌	0.27	0.40	0.60	0.14	0.21	0.33
脑胶质瘤	0.01	0.03	0.06	0.01	0.02	0.03
脊髓转移瘤	0.00	0.00	0.00	0.00	0.00	0.00
胰腺癌	0.06	0.08	0.12	0.03	0.05	0.10
膀胱癌	0.06	0.09	0.15	0.03	0.04	0.07
胃癌	0.24	0.39	0.54	0.14	0.23	0.37
骨转移癌	0.01	0.03	0.05	0.00	0.01	0.02
骨肉瘤	0.01	0.01	0.02	0.00	0.01	0.01
肾癌	0.03	0.05	0.08	0.01	0.03	0.04
肝癌	0.16	0.26	0.39	0.10	0.16	0.29
喉癌	0.01	0.03	0.04	0.01	0.01	0.03

疑难病种名称	三级综合医院			二级综合医院		
	25分位	50分位	75分位	25分位	50分位	75分位
下咽癌	0.00	0.01	0.02	0.00	0.00	0.01
甲状腺癌	0.05	0.10	0.19	0.01	0.02	0.05

综合医院肿瘤科疑难病种（疾病合并治疗方法）疾病构成（%）

（参见第29页：说明5）

疑难病种名称	三级综合医院			二级综合医院		
	25分位	50分位	75分位	25分位	50分位	75分位
鼻咽癌	0.01	0.02	0.05	0.01	0.02	0.05
肺癌	0.49	0.75	1.04	0.28	0.55	0.93
乳腺癌	0.16	0.29	0.46	0.08	0.12	0.26
结直肠癌	0.27	0.40	0.60	0.14	0.21	0.33
脑胶质瘤	0.01	0.03	0.06	0.01	0.02	0.03
脊髓转移瘤	0.00	0.00	0.00	0.00	0.00	0.00
胰腺癌	0.06	0.08	0.12	0.03	0.05	0.10
膀胱癌	0.06	0.09	0.15	0.03	0.04	0.07
胃癌	0.24	0.39	0.54	0.14	0.23	0.37
骨转移癌	0.01	0.03	0.05	0.00	0.01	0.02
骨肉瘤	0.01	0.01	0.02	0.00	0.01	0.01
肾癌	0.03	0.05	0.08	0.01	0.03	0.04
肝癌	0.16	0.26	0.39	0.10	0.16	0.29
喉癌	0.01	0.03	0.04	0.01	0.01	0.03
下咽癌	0.00	0.01	0.02	0.00	0.00	0.01
甲状腺癌	0.05	0.10	0.19	0.01	0.02	0.05

2.21.3 病死率

综合医院肿瘤科疑难病种病死率（%）

疑难病种名称	三级综合医院			二级综合医院		
	25分位	50分位	75分位	25分位	50分位	75分位
鼻咽癌	0.00	0.00	3.33	0.00	0.00	0.00
肺癌	1.14	4.58	10.18	0.00	0.62	3.97
乳腺癌	0.00	0.42	2.29	0.00	0.00	0.00
结直肠癌	0.00	1.78	5.45	0.00	0.00	2.53
脑胶质瘤	0.00	0.00	7.14	0.00	0.00	0.00
脊髓转移瘤	0.00	0.00	0.00	0.00	0.00	0.00
胰腺癌	0.75	7.14	16.67	0.00	0.00	11.11
膀胱癌	0.00	0.00	1.75	0.00	0.00	0.00

疑难病种名称	三级综合医院			二级综合医院		
	25分位	50分位	75分位	25分位	50分位	75分位
胃癌	0.33	2.47	6.11	0.00	0.00	2.78
骨转移癌	0.00	0.00	1.30	0.00	0.00	0.00
骨肉瘤	0.00	0.00	0.00	0.00	0.00	0.00
肾癌	0.00	0.00	4.69	0.00	0.00	0.00
肝癌	0.96	5.05	12.33	0.00	1.14	8.45
喉癌	0.00	0.00	2.70	0.00	0.00	0.00
下咽癌	0.00	0.00	0.00	0.00	0.00	0.00
甲状腺癌	0.00	0.00	0.00	0.00	0.00	0.00

综合医院肿瘤科疑难病种（疾病合并治疗方法）病死率（%）

（参见第29页：说明5）

疑难病种名称	三级综合医院			二级综合医院		
	25分位	50分位	75分位	25分位	50分位	75分位
鼻咽癌	0.00	0.00	3.33	0.00	0.00	0.00
肺癌	1.14	4.58	10.18	0.00	0.62	3.97
乳腺癌	0.00	0.42	2.29	0.00	0.00	0.00
结直肠癌	0.00	1.78	5.45	0.00	0.00	2.53
脑胶质瘤	0.00	0.00	7.14	0.00	0.00	0.00
脊髓转移瘤	0.00	0.00	0.00	0.00	0.00	0.00
胰腺癌	0.75	7.14	16.67	0.00	0.00	11.11
膀胱癌	0.00	0.00	1.75	0.00	0.00	0.00
胃癌	0.33	2.47	6.11	0.00	0.00	2.78
骨转移癌	0.00	0.00	1.30	0.00	0.00	0.00
骨肉瘤	0.00	0.00	0.00	0.00	0.00	0.00
肾癌	0.00	0.00	4.69	0.00	0.00	0.00
肝癌	0.96	5.05	12.33	0.00	1.14	8.45
喉癌	0.00	0.00	2.70	0.00	0.00	0.00
下咽癌	0.00	0.00	0.00	0.00	0.00	0.00
甲状腺癌	0.00	0.00	0.00	0.00	0.00	0.00

2.21.4 平均住院日

综合医院肿瘤科疑难病种平均住院日（天）

疑难病种名称	三级综合医院			二级综合医院		
	25分位	50分位	75分位	25分位	50分位	75分位
鼻咽癌	9.33	15.00	27.00	7.00	11.00	15.50
肺癌	12.23	14.05	16.52	9.68	11.63	13.87

疑难病种名称	三级综合医院			二级综合医院		
	25分位	50分位	75分位	25分位	50分位	75分位
乳腺癌	11.74	15.11	18.62	8.13	12.00	16.80
结直肠癌	14.92	17.82	20.34	11.88	14.86	16.85
脑胶质瘤	14.00	19.00	23.83	5.80	11.67	20.30
脊髓转移瘤	6.00	12.09	26.00	10.00	14.00	20.50
胰腺癌	12.55	15.38	18.56	10.20	13.83	18.33
膀胱癌	12.59	14.79	17.28	9.43	11.67	15.07
胃癌	12.85	15.38	17.52	9.95	12.20	13.78
骨转移癌	8.06	11.22	14.26	7.00	10.00	12.50
骨肉瘤	9.50	15.00	20.89	6.00	10.00	18.00
肾癌	13.14	15.85	18.78	9.00	12.20	15.36
肝癌	11.07	13.00	15.14	9.82	11.56	14.76
喉癌	13.00	17.88	24.00	6.50	11.29	16.55
下咽癌	11.14	17.50	26.29	7.50	11.00	19.50
甲状腺癌	9.07	10.67	12.63	8.50	10.26	12.43

综合医院肿瘤科疑难病种（疾病合并治疗方法）平均住院日（天）

（参见第29页：说明5）

疑难病种名称	三级综合医院			二级综合医院		
	25分位	50分位	75分位	25分位	50分位	75分位
鼻咽癌	9.33	15.00	27.00	7.00	11.00	15.50
肺癌	12.23	14.05	16.52	9.68	11.63	13.87
乳腺癌	11.74	15.11	18.62	8.13	12.00	16.80
结直肠癌	14.92	17.82	20.34	11.88	14.86	16.85
脑胶质瘤	14.00	19.00	23.83	5.80	11.67	20.30
脊髓转移瘤	6.00	12.09	26.00	10.00	14.00	20.50
胰腺癌	12.55	15.38	18.56	10.20	13.83	18.33
膀胱癌	12.59	14.79	17.28	9.43	11.67	15.07
胃癌	12.85	15.38	17.52	9.95	12.20	13.78
骨转移癌	8.06	11.22	14.26	7.00	10.00	12.50
骨肉瘤	9.50	15.00	20.89	6.00	10.00	18.00
肾癌	13.14	15.85	18.78	9.00	12.20	15.36
肝癌	11.07	13.00	15.14	9.82	11.56	14.76
喉癌	13.00	17.88	24.00	6.50	11.29	16.55
下咽癌	11.14	17.50	26.29	7.50	11.00	19.50
甲状腺癌	9.07	10.67	12.63	8.50	10.26	12.43

2.21.5 平均住院费用

综合医院肿瘤科疑难病种平均住院费用（元）

疑难病种名称	三级综合医院			二级综合医院		
	25 分位	50 分位	75 分位	25 分位	50 分位	75 分位
鼻咽癌	9076.18	16373.91	27939.89	3578.07	6370.04	8545.08
肺癌	12968.73	15980.30	21807.07	6009.55	7702.93	12169.18
乳腺癌	12489.58	16141.28	20582.57	5457.03	7756.67	15144.51
结直肠癌	21217.29	27392.07	35609.26	7975.80	13852.11	19637.19
脑胶质瘤	16206.04	28260.96	40504.48	4752.18	9733.21	14967.07
脊髓转移瘤	5197.60	16339.92	28254.40	5561.48	6220.22	16567.18
胰腺癌	14006.00	20915.92	28116.65	6499.31	9700.75	15357.03
膀胱癌	13586.03	18043.23	22654.26	6740.67	9704.52	13773.82
胃癌	17128.36	23048.32	29253.07	6908.25	10813.80	15919.83
骨转移癌	8163.62	12775.58	18873.75	4660.31	8335.80	11760.86
骨肉瘤	9802.30	16642.16	26317.25	3329.83	5977.72	14438.88
肾癌	15132.35	19876.87	25924.47	6283.79	7928.67	16749.37
肝癌	12592.77	16023.65	20701.09	5303.39	7568.71	11851.83
喉癌	12801.47	18445.63	25362.35	4458.89	6806.66	14220.79
下咽癌	10120.21	17890.36	26688.70	5619.32	9344.01	22211.20
甲状腺癌	11929.30	14179.78	17813.02	7067.41	9346.11	12005.62

综合医院肿瘤科疑难病种（疾病合并治疗方法）平均住院费用（元）

（参见第 29 页：说明 5）

疑难病种名称	三级综合医院			二级综合医院		
	25 分位	50 分位	75 分位	25 分位	50 分位	75 分位
鼻咽癌	9076.18	16373.91	27939.89	3578.07	6370.04	8545.08
肺癌	12968.73	15980.30	21807.07	6009.55	7702.93	12169.18
乳腺癌	12489.58	16141.28	20582.57	5457.03	7756.67	15144.51
结直肠癌	21217.29	27392.07	35609.26	7975.80	13852.11	19637.19
脑胶质瘤	16206.04	28260.96	40504.48	4752.18	9733.21	14967.07
脊髓转移瘤	5197.60	16339.92	28254.40	5561.48	6220.22	16567.18
胰腺癌	14006.00	20915.92	28116.65	6499.31	9700.75	15357.03
膀胱癌	13586.03	18043.23	22654.26	6740.67	9704.52	13773.82
胃癌	17128.36	23048.32	29253.07	6908.25	10813.80	15919.83
骨转移癌	8163.62	12775.58	18873.75	4660.31	8335.80	11760.86
骨肉瘤	9802.30	16642.16	26317.25	3329.83	5977.72	14438.88
肾癌	15132.35	19876.87	25924.47	6283.79	7928.67	16749.37
肝癌	12592.77	16023.65	20701.09	5303.39	7568.71	11851.83
喉癌	12801.47	18445.63	25362.35	4458.89	6806.66	14220.79

疑难病种名称	三级综合医院			二级综合医院		
	25 分位	50 分位	75 分位	25 分位	50 分位	75 分位
下咽癌	10120.21	17890.36	26688.70	5619.32	9344.01	22211.20
甲状腺癌	11929.30	14179.78	17813.02	7067.41	9346.11	12005.62

2.21.6 药占比

综合医院肿瘤科疑难病种药占比（%）

疑难病种名称	三级综合医院			二级综合医院		
	25 分位	50 分位	75 分位	25 分位	50 分位	75 分位
鼻咽癌	20.07	30.70	44.20	27.78	45.20	55.96
肺癌	36.09	43.14	50.03	41.33	47.18	54.74
乳腺癌	28.93	38.52	45.59	33.62	41.59	51.57
结直肠癌	33.23	39.25	43.96	29.92	40.97	47.07
脑胶质瘤	29.55	38.36	47.79	33.14	41.96	51.16
脊髓转移瘤	16.77	27.52	48.53	35.77	52.14	61.78
胰腺癌	39.82	47.37	53.10	40.02	50.16	60.81
膀胱癌	29.44	37.49	45.43	30.74	37.32	47.74
胃癌	35.56	41.65	47.57	36.72	44.42	52.48
骨转移癌	28.25	39.67	48.91	31.18	42.53	47.27
骨肉瘤	22.63	31.42	41.36	22.42	38.45	52.88
肾癌	27.67	34.41	40.46	32.67	37.76	49.14
肝癌	39.49	44.04	50.93	41.10	50.12	55.69
喉癌	25.98	34.66	41.99	26.12	39.98	44.31
下咽癌	24.44	36.08	47.38	27.78	46.24	72.05
甲状腺癌	18.81	25.89	32.15	18.58	23.99	30.74

综合医院肿瘤科疑难病种（疾病合并治疗方法）药占比（%）

（参见第 29 页：说明 5）

疑难病种名称	三级综合医院			二级综合医院		
	25 分位	50 分位	75 分位	25 分位	50 分位	75 分位
鼻咽癌	20.07	30.70	44.20	27.78	45.20	55.96
肺癌	36.09	43.14	50.03	41.33	47.18	54.74
乳腺癌	28.93	38.52	45.59	33.62	41.59	51.57
结直肠癌	33.23	39.25	43.96	29.92	40.97	47.07
脑胶质瘤	29.55	38.36	47.79	33.14	41.96	51.16
脊髓转移瘤	16.77	27.52	48.53	35.77	52.14	61.78
胰腺癌	39.82	47.37	53.10	40.02	50.16	60.81
膀胱癌	29.44	37.49	45.43	30.74	37.32	47.74

疑难病种名称	三级综合医院			二级综合医院		
	25 分位	50 分位	75 分位	25 分位	50 分位	75 分位
胃癌	35.56	41.65	47.57	36.72	44.42	52.48
骨转移癌	28.25	39.67	48.91	31.18	42.53	47.27
骨肉瘤	22.63	31.42	41.36	22.42	38.45	52.88
肾癌	27.67	34.41	40.46	32.67	37.76	49.14
肝癌	39.49	44.04	50.93	41.10	50.12	55.69
喉癌	25.98	34.66	41.99	26.12	39.98	44.31
下咽癌	24.44	36.08	47.38	27.78	46.24	72.05
甲状腺癌	18.81	25.89	32.15	18.58	23.99	30.74

2.21.7 耗材占比

综合医院肿瘤科疑难病种耗材占比（%）

疑难病种名称	三级综合医院			二级综合医院		
	25 分位	50 分位	75 分位	25 分位	50 分位	75 分位
鼻咽癌	0.33	2.56	4.50	0.26	2.43	5.63
肺癌	1.78	7.21	12.94	1.18	3.82	6.69
乳腺癌	1.67	8.93	13.81	1.41	4.98	9.19
结直肠癌	4.03	16.71	22.49	3.67	10.89	17.62
脑胶质瘤	0.77	8.77	17.23	0.01	2.82	9.13
脊髓转移瘤	0.00	0.69	6.09	1.07	5.53	20.74
胰腺癌	1.41	8.95	15.27	0.54	3.60	7.95
膀胱癌	2.21	10.27	16.50	2.27	6.39	11.39
胃癌	3.06	14.84	20.22	1.21	9.04	13.33
骨转移癌	0.58	4.26	10.88	0.10	1.78	5.71
骨肉瘤	0.49	6.51	22.49	0.07	2.27	6.48
肾癌	1.48	10.64	18.54	0.37	5.06	8.21
肝癌	2.30	9.43	13.51	0.94	4.62	7.78
喉癌	0.50	5.64	9.16	0.14	3.33	7.53
下咽癌	0.59	4.47	8.50	0.60	4.15	6.42
甲状腺癌	2.72	9.68	17.20	1.16	6.68	10.75

综合医院肿瘤科疑难病种（疾病合并治疗方法）耗材占比（%）

（参见第 29 页：说明 5）

疑难病种名称	三级综合医院			二级综合医院		
	25 分位	50 分位	75 分位	25 分位	50 分位	75 分位
鼻咽癌	0.33	2.56	4.50	0.26	2.43	5.63
肺癌	1.78	7.21	12.94	1.18	3.82	6.69

疑难病种名称	三级综合医院			二级综合医院		
	25 分位	50 分位	75 分位	25 分位	50 分位	75 分位
乳腺癌	1.67	8.93	13.81	1.41	4.98	9.19
结直肠癌	4.03	16.71	22.49	3.67	10.89	17.62
脑胶质瘤	0.77	8.77	17.23	0.01	2.82	9.13
脊髓转移瘤	0.00	0.69	6.09	1.07	5.53	20.74
胰腺癌	1.41	8.95	15.27	0.54	3.60	7.95
膀胱癌	2.21	10.27	16.50	2.27	6.39	11.39
胃癌	3.06	14.84	20.22	1.21	9.04	13.33
骨转移癌	0.58	4.26	10.88	0.10	1.78	5.71
骨肉瘤	0.49	6.51	22.49	0.07	2.27	6.48
肾癌	1.48	10.64	18.54	0.37	5.06	8.21
肝癌	2.30	9.43	13.51	0.94	4.62	7.78
喉癌	0.50	5.64	9.16	0.14	3.33	7.53
下咽癌	0.59	4.47	8.50	0.60	4.15	6.42
甲状腺癌	2.72	9.68	17.20	1.16	6.68	10.75

2.21.8 抗菌药物使用率

综合医院肿瘤科疑难病种抗菌药物使用率（%）

疑难病种名称	三级综合医院			二级综合医院		
	25 分位	50 分位	75 分位	25 分位	50 分位	75 分位
鼻咽癌	0.00	28.89	50.00	30.00	42.86	50.00
肺癌	33.95	50.68	66.67	30.54	56.25	66.15
乳腺癌	5.06	13.33	22.08	8.57	14.29	33.33
结直肠癌	41.46	58.81	74.48	26.54	46.67	64.71
脑胶质瘤	13.33	35.71	63.33	0.00	21.43	33.33
脊髓转移瘤	0.00	0.00	50.00	0.00	0.00	100.00
胰腺癌	27.27	38.18	50.00	12.82	36.36	50.00
膀胱癌	48.00	83.33	93.75	33.33	61.54	92.86
胃癌	27.67	40.98	55.98	17.60	32.88	43.60
骨转移癌	0.00	17.24	30.77	0.00	0.00	33.33
骨肉瘤	0.00	38.46	66.67	0.00	33.33	60.00
肾癌	33.33	60.00	80.23	20.00	37.50	66.67
肝癌	21.69	31.15	45.28	17.36	27.27	50.00
喉癌	50.00	68.75	85.00	14.29	50.00	75.00
下咽癌	16.67	60.00	77.78	0.00	50.00	77.78
甲状腺癌	2.44	10.00	21.52	0.00	12.50	26.32

综合医院肿瘤科疑难病种（疾病合并治疗方法）抗菌药物使用率（%）

（参见第 29 页：说明 5）

疑难病种名称	三级综合医院			二级综合医院		
	25 分位	50 分位	75 分位	25 分位	50 分位	75 分位
鼻咽癌	0.00	28.89	50.00	30.00	42.86	50.00
肺癌	33.95	50.68	66.67	30.54	56.25	66.15
乳腺癌	5.06	13.33	22.08	8.57	14.29	33.33
结直肠癌	41.46	58.81	74.48	26.54	46.67	64.71
脑胶质瘤	13.33	35.71	63.33	0.00	21.43	33.33
脊髓转移瘤	0.00	0.00	50.00	0.00	0.00	100.00
胰腺癌	27.27	38.18	50.00	12.82	36.36	50.00
膀胱癌	48.00	83.33	93.75	33.33	61.54	92.86
胃癌	27.67	40.98	55.98	17.60	32.88	43.60
骨转移癌	0.00	17.24	30.77	0.00	0.00	33.33
骨肉瘤	0.00	38.46	66.67	0.00	33.33	60.00
肾癌	33.33	60.00	80.23	20.00	37.50	66.67
肝癌	21.69	31.15	45.28	17.36	27.27	50.00
喉癌	50.00	68.75	85.00	14.29	50.00	75.00
下咽癌	16.67	60.00	77.78	0.00	50.00	77.78
甲状腺癌	2.44	10.00	21.52	0.00	12.50	26.32

第三篇 专科医院数据统计篇

与综合医院数据统计篇相同，本篇所有指标参考了《中国卫生和计划生育统计年鉴》等国家卫计委相关文件，但受专科医院的专业限制，对一些统计指标进行了取舍。此外，专科医院类别较多，而且医院数量不等，故所有数据以平均值的形式呈现。

1. 医院等级按三级和二级及未评级进行分类统计。

2. 专科类别分为传染病医院、心血管病医院、老年病医院、脑科医院、骨科医院、肾脏病医院、妇产（科）医院、儿童医院、肿瘤医院、精神病医院、眼科医院、口腔医院、康复医院及妇幼保健院 14 大类。

3. 各专科医院的前十位疾病按该类别中所有医院出院人次排序后取值统计。

4. 数据结果的呈现分高优指标和低优指标。病死率、平均住院日、平均住院费用、药占比、耗材占比等为低优指标，注意与高优指标的区别。

5. 表格中的"-"代表无此项数据。

一、专科医院总体概况

1　医疗质量

专科医院医疗质量指标

专科专业	三级专科医院				二级及未评级专科医院			
	平均病种数量	平均出院人次	平均手术人次	病死率（%）	平均病种数量	平均出院人次	平均手术人次	病死率（%）
传染病医院	181	6075	139	0.35	–	–	–	–
心血管病医院	350	18990	3942	0.41	54	652	310	0.31
老年病医院	–	–	–	–	369	17573	1	3.54
脑科医院	–	–	–	–	250	3393	1391	0.16
骨科医院	454	11572	5095	0.19	403	3985	1860	0.47
肾脏病医院	185	1638	515	0.37	144	1783	567	0.47
妇产（科）医院	207	11527	7807	0.03	142	4006	2216	0.00
儿童医院	1259	52165	8849	0.09	–	–	–	–
肿瘤医院	946	25596	5750	0.46	357	13532	504	0.33
精神病医院	344	8575	247	0.01	–	–	–	–
眼科医院	167	9649	8629	0.00	124	6330	5859	0.00
口腔医院	49	355	310	0.00	71	1054	0	0.00
康复医院	410	4842	2351	0.00	138	906	55	0.22
妇幼保健院	600	27545	12851	0.14	138	2633	0	0.00

2　医疗效率

专科医院医疗效率指标

专科专业	三级专科医院		二级及未评级专科医院	
	平均住院日（天）	平均住院费用（元）	平均住院日（天）	平均住院费用（元）
传染病医院	17.94	16884.95	–	–
心血管病医院	8.95	8529.43	12.89	0.00
老年病医院	–	–	11.31	7105.82
脑科医院	–	–	15.08	21138.01
骨科医院	14.05	5633.15	12.62	1034.84
肾脏病医院	12.75	0.00	11.50	3350.98
妇产（科）医院	5.84	2305.07	4.76	4277.72
儿童医院	8.12	1230.26	–	–
肿瘤医院	12.39	1696.62	10.84	8431.88
精神病医院	35.19	4658.40	–	–

专科专业	三级专科医院		二级及未评级专科医院	
	平均住院日（天）	平均住院费用（元）	平均住院日（天）	平均住院费用（元）
眼科医院	4.85	1535.37	5.07	1937.76
口腔医院	5.74	6778.07	9.32	2957.93
康复医院	17.61	8839.54	8.70	4266.07
妇幼保健院	6.96	1423.17	7.47	2390.21

3 卫生资源消耗

专科医院卫生资源消耗指标（%）

专科专业	三级专科医院			二级及未评级专科医院		
	药占比	耗材占比	抗菌药物使用率	药占比	耗材占比	抗菌药物使用率
传染病医院	51.34	7.48	12.83	–	–	–
心血管病医院	14.66	35.99	10.01	–	–	–
老年病医院	–	–	–	44.98	3.57	0.00
脑科医院	–	–	–	1.50	14.25	157.71
骨科医院	26.86	26.71	0.00	4.76	2.94	2.75
肾脏病医院	–	–	–	28.83	5.65	19.14
妇产（科）医院	18.68	7.71	0.00	4.24	1.58	16.16
儿童医院	28.82	10.73	15.15	–	–	–
肿瘤医院	44.94	9.58	3.07	73.69	4.69	0.00
精神病医院	16.89	1.35	7.19	–	–	–
眼科医院	6.15	23.98	4.77	4.06	0.00	0.00
口腔医院	0.00	0.00	–	0.00	0.00	–
康复医院	25.06	9.76	6.14	0.00	0.00	–
妇幼保健院	27.57	8.82	2.02	0.00	0.00	–

二、专科医院出院人次前十位疾病的质量与效率数据

1 传染病医院

1.1 医疗质量

传染病医院医疗质量指标

疾病名称	三级专科医院		二级及未评级专科医院	
	平均出院人次	病死率（%）	平均出院人次	病死率（%）
慢性乙型病毒性肝炎,不伴有δ因子	1655	0.00	–	–
其他和未特指的肝硬化	1152	0.26	–	–
未特指的肝恶性肿瘤	653	0.00	–	–
未特指的慢性肝炎	461	1.08	–	–
人类免疫缺陷病毒[HIV]病造成的多发性感染	373	0.27	–	–
麻疹伴有其他并发症	216	0.00	–	–
出血热伴有肾综合征	128	3.13	–	–
水痘伴有其他并发症	110	0.91	–	–
慢性丙型病毒性肝炎	108	0.00	–	–
未特指的人类免疫缺陷病毒[HIV]病	44	0.00	–	–

1.2 医疗效率

传染病医院医疗效率指标

疾病名称	三级专科医院		二级及未评级专科医院	
	平均住院日（天）	平均住院费用（元）	平均住院日（天）	平均住院费用（元）
慢性乙型病毒性肝炎,不伴有δ因子	18.29	10288.03	–	–
其他和未特指的肝硬化	17.11	15992.01	–	–
未特指的肝恶性肿瘤	13.70	18692.76	–	–
未特指的慢性肝炎	35.46	54739.15	–	–
人类免疫缺陷病毒[HIV]病造成的多发性感染	24.13	18449.54	–	–
麻疹伴有其他并发症	5.42	3201.20	–	–
出血热伴有肾综合征	12.59	25009.42	–	–
水痘伴有其他并发症	5.55	2884.25	–	–
慢性丙型病毒性肝炎	18.25	9278.61	–	–
未特指的人类免疫缺陷病毒[HIV]病	10.98	5891.64	–	–

1.3 卫生资源消耗

传染病医院卫生资源消耗指标（%）

疾病名称	三级专科医院			二级及未评级专科医院		
	药占比	耗材占比	抗菌药物使用率	药占比	耗材占比	抗菌药物使用率
慢性乙型病毒性肝炎,不伴有δ因子	59.44	1.41	0.74	–	–	–
其他和未特指的肝硬化	52.89	4.77	13.16	–	–	–
未特指的肝恶性肿瘤	42.31	21.02	6.48	–	–	–
未特指的慢性肝炎	49.65	11.61	13.66	–	–	–
人类免疫缺陷病毒[HIV]病造成的多发性感染	56.12	0.51	62.61	–	–	–
麻疹伴有其他并发症	42.71	1.45	8.07	–	–	–
出血热伴有肾综合征	40.46	9.61	6.07	–	–	–
水痘伴有其他并发症	36.11	1.53	13.51	–	–	–
慢性丙型病毒性肝炎	56.08	0.10	0.62	–	–	–
未特指的人类免疫缺陷病毒[HIV]病	33.86	0.14	28.74	–	–	–

2 心血管病医院

2.1 医疗质量

心血管病医院医疗质量指标

疾病名称	三级专科医院		二级及未评级专科医院	
	平均出院人次	病死率（%）	平均出院人次	病死率（%）
不稳定性心绞痛	3245	0.04	1	0.00
动脉硬化性心脏病	1991	0.07	24	0.00
特发性(原发性)高血压	1010	0.00	4	0.00
急性心内膜下心肌梗死	1007	0.94	–	–
未特指的心绞痛	966	0.00	–	–
其他类型的心绞痛	733	0.09	–	–
心房纤颤和扑动	719	0.00	7	0.00
室上性心动过速	658	0.05	10	0.00
室间隔缺损	601	0.17	119	0.00
房间隔缺损	430	0.08	73	0.00

2.2　医疗效率

心血管病医院医疗效率指标

疾病名称	三级专科医院		二级及未评级专科医院	
	平均住院日（天）	平均住院费用（元）	平均住院日（天）	平均住院费用（元）
不稳定性心绞痛	9.24	9286.29	1.00	0.00
动脉硬化性心脏病	4.73	2901.17	6.00	0.00
特发性(原发性)高血压	8.43	2695.67	4.25	0.00
急性心内膜下心肌梗死	9.64	22475.59	–	–
未特指的心绞痛	4.65	6237.68	–	–
其他类型的心绞痛	8.21	8585.47	–	–
心房纤颤和扑动	9.05	11419.67	9.14	0.00
室上性心动过速	4.08	7787.65	5.10	0.00
室间隔缺损	13.58	10112.30	14.03	0.00
房间隔缺损	11.01	9675.27	12.44	0.00

2.3　卫生资源消耗

心血管病医院卫生资源消耗指标（%）

疾病名称	三级专科医院			二级及未评级专科医院		
	药占比	耗材占比	抗菌药物使用率	药占比	耗材占比	抗菌药物使用率
不稳定性心绞痛	15.25	40.80	5.96	–	–	–
动脉硬化性心脏病	18.67	17.11	3.96	–	–	–
特发性(原发性)高血压	32.73	7.55	3.02	–	–	–
急性心内膜下心肌梗死	10.85	43.18	7.19	–	–	–
未特指的心绞痛	6.27	40.92	1.23	–	–	–
其他类型的心绞痛	12.87	44.02	4.58	–	–	–
心房纤颤和扑动	8.59	26.59	10.80	–	–	–
室上性心动过速	3.02	60.53	11.11	–	–	–
室间隔缺损	10.31	22.67	23.42	–	–	–
房间隔缺损	8.55	41.59	18.88	–	–	–

3 老年病医院

3.1 医疗质量

老年病医院医疗质量指标

疾病名称	三级专科医院		二级及未评级专科医院	
	平均出院人次	病死率（%）	平均出院人次	病死率（%）
椎基底动脉综合征	-	-	1997	3.10
未特指的支气管肺炎	-	-	1270	3.15
其他特指的脑血管疾病	-	-	1179	3.39
未特指的脑梗死	-	-	1130	2.12
动脉硬化性心脏病	-	-	1016	3.54
头晕和眩晕	-	-	759	3.03
特发性(原发性)高血压	-	-	674	4.15
其他特指的椎间盘移位	-	-	475	2.53
慢性阻塞性肺病伴有急性下呼吸道感染	-	-	385	1.56
肾盂积水伴有肾和输尿管结石梗阻	-	-	302	3.64

3.2 医疗效率

老年病医院医疗效率指标

疾病名称	三级专科医院		二级及未评级专科医院	
	平均住院日（天）	平均住院费用（元）	平均住院日（天）	平均住院费用（元）
椎基底动脉综合征	-	-	11.88	7073.82
未特指的支气管肺炎	-	-	11.63	7449.22
其他特指的脑血管疾病	-	-	10.95	7003.78
未特指的脑梗死	-	-	11.39	6973.24
动脉硬化性心脏病	-	-	12.02	7186.80
头晕和眩晕	-	-	12.01	7168.69
特发性(原发性)高血压	-	-	10.94	7039.89
其他特指的椎间盘移位	-	-	11.24	6783.67
慢性阻塞性肺病伴有急性下呼吸道感染	-	-	12.10	7609.36
肾盂积水伴有肾和输尿管结石梗阻	-	-	11.48	7048.63

3.3 卫生资源消耗

老年病医院卫生资源消耗指标（%）

疾病名称	三级专科医院			二级及未评级专科医院		
	药占比	耗材占比	抗菌药物使用率	药占比	耗材占比	抗菌药物使用率
椎基底动脉综合征	–	–	–	46.51	3.74	–
未特指的支气管肺炎	–	–	–	47.11	3.83	–
其他特指的脑血管疾病	–	–	–	43.86	3.81	–
未特指的脑梗死	–	–	–	45.77	3.65	–
动脉硬化性心脏病	–	–	–	46.27	3.63	–
头晕和眩晕	–	–	–	45.57	3.31	–
特发性(原发性)高血压	–	–	–	43.81	4.01	–
其他特指的椎间盘移位	–	–	–	43.62	4.07	–
慢性阻塞性肺病伴有急性下呼吸道感染	–	–	–	49.87	2.90	–
肾盂积水伴有肾和输尿管结石梗阻	–	–	–	45.18	2.94	–

4 脑科医院

4.1 医疗质量

脑科医院医疗质量指标

疾病名称	三级专科医院		二级及未评级专科医院	
	平均出院人次	病死率（%）	平均出院人次	病死率（%）
未特指的癫痫	–	–	932	0.00
其他癫痫	–	–	860	0.00
为肿瘤化学治疗疗程	–	–	655	0.00
未特指的脑恶性肿瘤	–	–	264	0.38
垂体良性肿瘤	–	–	214	0.00
脑膜良性肿瘤	–	–	208	0.96
颅咽管良性肿瘤	–	–	187	0.00
颅内占位性病变	–	–	140	0.00
额叶恶性肿瘤	–	–	131	0.00
脑神经良性肿瘤	–	–	94	0.00

4.2 医疗效率

脑科医院医疗效率指标

疾病名称	三级专科医院		二级及未评级专科医院	
	平均住院日（天）	平均住院费用（元）	平均住院日（天）	平均住院费用（元）
未特指的癫痫	-	-	1.35	3894.44
其他癫痫	-	-	16.67	54695.43
为肿瘤化学治疗疗程	-	-	5.09	15874.48
未特指的脑恶性肿瘤	-	-	20.13	77470.27
垂体良性肿瘤	-	-	14.53	56567.05
脑膜良性肿瘤	-	-	21.13	89389.85
颅咽管良性肿瘤	-	-	30.35	93720.29
颅内占位性病变	-	-	7.68	12392.90
额叶恶性肿瘤	-	-	18.43	74554.04
脑神经良性肿瘤	-	-	19.70	80734.78

4.3 卫生资源消耗

脑科医院卫生资源消耗指标（%）

疾病名称	三级专科医院			二级及未评级专科医院		
	药占比	耗材占比	抗菌药物使用率	药占比	耗材占比	抗菌药物使用率
未特指的癫痫	-	-	-	0.00	12.64	-
其他癫痫	-	-	-	0.00	30.86	-
为肿瘤化学治疗疗程	-	-	-	0.00	8.07	-
未特指的脑恶性肿瘤	-	-	-	0.00	9.99	-
垂体良性肿瘤	-	-	-	0.00	8.39	-
脑膜良性肿瘤	-	-	-	0.00	9.81	-
颅咽管良性肿瘤	-	-	-	0.00	7.32	-
颅内占位性病变	-	-	-	0.00	12.72	-
额叶恶性肿瘤	-	-	-	0.00	10.30	-
脑神经良性肿瘤	-	-	-	0.00	7.56	-

5　骨科医院

5.1　医疗质量

骨科医院医疗质量指标

疾病名称	三级专科医院		二级及未评级专科医院	
	平均出院人次	病死率（%）	平均出院人次	病死率（%）
涉及骨折板和其他内固定装置的随诊医疗	788	0.00	105	0.00
其他单个手指创伤性切断(完全)(部分)	332	0.00	259	0.00
其他特指的椎间盘移位	256	0.00	168	0.00
其他手指骨折	272	0.00	51	0.00
胫骨骨干骨折	225	0.00	81	0.00
腰椎骨折	191	0.00	65	0.00
前臂其他部位的骨折	188	0.00	60	0.00
头部未特指的损伤	108	0.00	82	0.00
拇指创伤性切断(完全)(部分)	65	0.00	112	0.00
仅两个或更多手指创伤性切断(完全)(部分)	31	0.00	129	0.00

5.2　医疗效率

骨科医院医疗效率指标

疾病名称	三级专科医院		二级及未评级专科医院	
	平均住院日（天）	平均住院费用（元）	平均住院日（天）	平均住院费用（元）
涉及骨折板和其他内固定装置的随诊医疗	6.99	2199.34	8.70	629.72
其他单个手指创伤性切断(完全)(部分)	12.95	3839.34	10.50	1344.67
其他特指的椎间盘移位	11.49	4991.94	12.49	638.56
其他手指骨折	9.58	2354.26	10.24	603.02
胫骨骨干骨折	16.20	9799.77	20.18	1754.12
腰椎骨折	16.27	9991.97	17.18	1711.05
前臂其他部位的骨折	8.75	3734.16	9.09	735.89
头部未特指的损伤	7.70	2173.14	5.10	32.76
拇指创伤性切断(完全)(部分)	14.69	4387.27	12.99	2004.20
仅两个或更多手指创伤性切断(完全)(部分)	20.87	12893.54	16.53	3347.48

5.3 卫生资源消耗

骨科医院卫生资源消耗指标（%）

疾病名称	三级专科医院			二级及未评级专科医院		
	药占比	耗材占比	抗菌药物使用率	药占比	耗材占比	抗菌药物使用率
涉及骨折板和其他内固定装置的随诊医疗	13.57	7.81	0.00	5.83	0.25	0.84
其他单个手指创伤性切断(完全)(部分)	12.42	3.35	0.00	1.35	0.05	1.72
其他特指的椎间盘移位	21.06	28.83	0.00	7.95	5.15	0.79
其他手指骨折	9.92	7.13	0.02	14.05	3.12	0.43
胫骨骨干骨折	13.15	33.03	0.00	7.76	11.07	2.51
腰椎骨折	21.42	36.51	0.00	5.35	7.01	0.28
前臂其他部位的骨折	3.83	2.10	0.00	23.03	21.53	0.19
头部未特指的损伤	15.44	2.08	0.00	27.87	3.24	7.89
拇指创伤性切断（完全)(部分)	3.60	3.52	0.00	0.76	0.03	0.50
仅两个或更多手指创伤性切断(完全)(部分)	15.27	11.71	0.00	0.33	0.01	2.93

6 肾脏病医院

6.1 医疗质量

肾脏病医院医疗质量指标

疾病名称	三级专科医院		二级及未评级专科医院	
	平均出院人次	病死率（%）	平均出院人次	病死率（%）
未特指的慢性肾衰竭	328	0.00	313	0.43
肾终末期疾病	150	0.00	125	0.27
非胰岛素依赖型糖尿病不伴有并发症	36	0.00	95	0.00
肾和输尿管其他特指的疾患	2	0.00	109	0.00
输尿管结石	-	-	96	0.00
未特指的急性支气管炎	6	0.00	80	0.00
前列腺增生	2	0.00	74	0.00
肾盂积水伴有肾和输尿管结石梗阻	5	0.00	67	0.00
肾病综合征, 未特指	31	0.00	39	0.00
其他的慢性肾衰竭	11	0.00	50	0.00

6.2　医疗效率

肾脏病医院医疗效率指标

疾病名称	三级专科医院		二级及未评级专科医院	
	平均住院日（天）	平均住院费用（元）	平均住院日（天）	平均住院费用（元）
未特指的慢性肾衰竭	15.01	–	15.22	3824.43
肾终末期疾病	13.72	–	16.34	2652.81
非胰岛素依赖型糖尿病不伴有并发症	12.14	–	12.57	2752.55
肾和输尿管其他特指的疾患	21.50	–	5.91	6239.65
输尿管结石	–	–	7.54	14873.04
未特指的急性支气管炎	12.17	–	12.03	3087.98
前列腺增生	8.50	–	11.98	11889.30
肾盂积水伴有肾和输尿管结石梗阻	7.20	–	9.25	9260.67
肾病综合征,未特指	13.77	–	12.47	6934.96
其他的慢性肾衰竭	10.45	–	13.34	2820.32

6.3　卫生资源消耗

肾脏病医院卫生资源消耗指标（%）

疾病名称	三级专科医院			二级及未评级专科医院		
	药占比	耗材占比	抗菌药物使用率	药占比	耗材占比	抗菌药物使用率
未特指的慢性肾衰竭	–	–	–	35.95	2.31	9.97
肾终末期疾病	–	–	–	0.49	0.05	16.64
非胰岛素依赖型糖尿病不伴有并发症	–	–	–	42.77	0.67	5.15
肾和输尿管其他特指的疾患	–	–	–	26.91	8.65	28.40
输尿管结石	–	–	–	24.66	14.13	29.57
未特指的急性支气管炎	–	–	–	61.11	0.62	29.66
前列腺增生	–	–	–	19.13	3.43	27.30
肾盂积水伴有肾和输尿管结石梗阻	–	–	–	22.05	15.30	33.64
肾病综合征,未特指	–	–	–	2.13	0.06	5.98
其他的慢性肾衰竭	–	–	–	50.89	0.64	3.07

7 妇产（科）医院

7.1 医疗质量

妇产（科）医院医疗质量指标

疾病名称	三级专科医院		二级及未评级专科医院	
	平均出院人次	病死率（%）	平均出院人次	病死率（%）
未特指的胎膜早破	2642	0.00	181	0.00
产程和分娩并发其他的脐带并发症	1874	0.00	16	0.00
产程和分娩并发脐带绕颈并伴有受压	1446	0.00	156	0.00
头位顺产	565	0.00	939	0.00
为以前的子宫手术瘢痕给予的孕产妇医疗	1258	0.00	244	0.00
其他早产婴儿	1208	0.17	44	0.00
妊娠期发生的糖尿病	786	0.00	144	0.00
稽留流产	576	0.00	45	0.00
医疗性流产,完全性或未特指,无并发症	467	0.00	148	0.00
输卵管妊娠	287	0.00	68	0.00

7.2 医疗效率

妇产（科）医院医疗效率指标

疾病名称	三级专科医院		二级及未评级专科医院	
	平均住院日（天）	平均住院费用（元）	平均住院日（天）	平均住院费用（元）
未特指的胎膜早破	4.72	7847.55	5.03	3179.34
产程和分娩并发其他的脐带并发症	4.71	7542.05	4.26	4046.13
产程和分娩并发脐带绕颈并伴有受压	4.56	7334.34	4.70	15492.53
头位顺产	4.39	3497.05	2.81	2174.46
为以前的子宫手术瘢痕给予的孕产妇医疗	6.33	9637.76	6.11	13161.47
其他早产婴儿	10.73	13010.37	8.90	3284.68
妊娠期发生的糖尿病	5.44	7774.59	5.05	24484.34
稽留流产	4.20	1875.40	2.28	810.76
医疗性流产,完全性或未特指,无并发症	5.30	1070.15	2.63	1487.09
输卵管妊娠	6.23	2137.64	4.69	2721.85

7.3 卫生资源消耗

妇产（科）医院卫生资源消耗指标（%）

疾病名称	三级专科医院			二级及未评级专科医院		
	药占比	耗材占比	抗菌药物使用率	药占比	耗材占比	抗菌药物使用率
未特指的胎膜早破	15.95	7.55	0.00	4.83	5.43	35.29
产程和分娩并发其他的脐带并发症	13.01	6.86	0.00	2.55	3.29	2.89
产程和分娩并发脐带绕颈并伴有受压	12.78	6.86	0.00	0.62	0.11	8.32
头位顺产	11.03	6.36	0.00	5.12	0.00	0.08
为以前的子宫手术瘢痕给予的孕产妇医疗	20.43	10.25	0.00	3.24	1.76	31.19
其他早产婴儿	26.95	4.71	0.00	11.04	3.83	6.29
妊娠期发生的糖尿病	13.86	6.94	0.00	0.31	0.00	14.46
稽留流产	10.88	3.11	0.00	6.50	2.49	4.67
医疗性流产,完全性或未特指,无并发症	15.99	5.37	0.00	3.15	1.99	3.34
输卵管妊娠	21.32	16.31	0.00	10.97	13.78	2.43

8 儿童医院

8.1 医疗质量

儿童医院医疗质量指标

疾病名称	三级专科医院		二级及未评级专科医院	
	平均出院人次	病死率（%）	平均出院人次	病死率（%）
未特指的支气管肺炎	4907	0.02	–	–
未特指的肺炎	3751	0.10	–	–
肠病毒性水疱性口炎伴有疹病	1411	0.05	–	–
未特指的先天性肺炎	1304	0.08	–	–
单侧或未特指的腹股沟疝,不伴有梗阻或坏疽	1232	0.00	–	–
肺的其他疾患	1165	0.00	–	–
支气管炎,未特指为急性或慢性	1051	0.01	–	–
未特指的癫痫	945	0.00	–	–
未特指的新生儿黄疸	896	0.00	–	–
变应性[过敏性]紫癜	890	0.00	–	–

8.2 医疗效率

儿童医院医疗效率指标

疾病名称	三级专科医院		二级及未评级专科医院	
	平均住院日（天）	平均住院费用（元）	平均住院日（天）	平均住院费用（元）
未特指的支气管肺炎	7.29	955.14	–	–
未特指的肺炎	8.46	1344.30	–	–
肠病毒性水疱性口炎伴有疹病	5.21	827.91	–	–
未特指的先天性肺炎	10.72	1976.32	–	–
单侧或未特指的腹股沟疝,不伴有梗阻或坏疽	2.59	646.73	–	–
肺的其他疾患	6.86	909.78	–	–
支气管炎,未特指为急性或慢性	5.60	661.96	–	–
未特指的癫痫	6.27	649.37	–	–
未特指的新生儿黄疸	6.54	1122.03	–	–
变应性[过敏性]紫癜	8.92	982.38	–	–

8.3 卫生资源消耗

儿童医院卫生资源消耗指标（%）

疾病名称	三级专科医院			二级及未评级专科医院		
	药占比	耗材占比	抗菌药物使用率	药占比	耗材占比	抗菌药物使用率
未特指的支气管肺炎	31.78	7.22	19.63	–	–	–
未特指的肺炎	35.19	3.56	17.59	–	–	–
肠病毒性水疱性口炎有疹病	36.08	6.12	5.79	–	–	–
未特指的先天性肺炎	25.79	5.82	21.01	–	–	–
单侧或未特指的腹股沟疝,不伴有梗阻或坏疽	16.22	22.60	1.14	–	–	–
肺的其他疾患	36.95	5.06	25.65	–	–	–
支气管炎,未特指为急性或慢性	31.16	3.69	11.26	–	–	–
未特指的癫痫	29.44	6.66	7.74	–	–	–
未特指的新生儿黄疸	20.82	7.36	10.17	–	–	–
变应性[过敏性]紫癜	35.57	5.25	8.66	–	–	–

9　肿瘤医院

9.1　医疗质量

肿瘤医院医疗质量指标

疾病名称	三级专科医院		二级及未评级专科医院	
	平均出院人次	病死率（%）	平均出院人次	病死率（%）
为肿瘤化学治疗疗程	9562	0.01	8748	0.01
恶性肿瘤联合治疗后的随诊检查	1274	0.00	2	0.00
放射治疗疗程	718	0.05	473	0.11
其他特指的医疗照顾	1127	0.00	7	0.00
未特指的支气管或肺恶性肿瘤	450	3.60	550	1.55
未特指的乳房恶性肿瘤	663	0.35	306	1.31
直肠恶性肿瘤	317	0.77	252	0.60
未特指的宫颈恶性肿瘤	536	0.19	27	0.00
乳房良性肿瘤	440	0.00	12	0.00
上叶,支气管或肺的恶性肿瘤	350	0.92	99	1.52

9.2　医疗效率

肿瘤医院医疗效率指标

疾病名称	三级专科医院		二级及未评级专科医院	
	平均住院日（天）	平均住院费用（元）	平均住院日（天）	平均住院费用（元）
为肿瘤化学治疗疗程	8.44	1428.73	9.08	8432.53
恶性肿瘤联合治疗后的随诊检查	5.98	1508.31	7.50	22934.81
放射治疗疗程	31.72	4186.49	22.56	16297.19
其他特指的医疗照顾	11.33	1961.86	4.29	0.00
未特指的支气管或肺恶性肿瘤	16.52	2065.30	14.59	13078.93
未特指的乳房恶性肿瘤	17.60	2244.98	17.48	11696.65
直肠恶性肿瘤	20.36	3436.93	13.73	12893.37
未特指的宫颈恶性肿瘤	16.83	2611.63	11.11	0.00
乳房良性肿瘤	7.64	823.43	9.33	0.00
上叶,支气管或肺的恶性肿瘤	16.50	3308.61	13.06	13127.13

9.3 卫生资源消耗

肿瘤医院卫生资源消耗指标（%）

疾病名称	三级专科医院			二级及未评级专科医院		
	药占比	耗材占比	抗菌药物使用率	药占比	耗材占比	抗菌药物使用率
为肿瘤化学治疗疗程	64.36	3.69	0.57	82.27	3.66	0.00
恶性肿瘤联合治疗后的随诊检查	45.12	5.77	2.68	79.76	9.66	0.00
放射治疗疗程	27.21	13.63	1.87	38.60	2.94	0.00
其他特指的医疗照顾	43.41	3.39	1.06	–	–	–
未特指的支气管或肺恶性肿瘤	46.88	6.95	2.86	64.78	4.12	0.00
未特指的乳房恶性肿瘤	38.11	12.48	1.05	58.09	3.80	0.00
直肠恶性肿瘤	40.97	14.58	5.46	54.16	14.75	0.00
未特指的宫颈恶性肿瘤	39.24	9.36	6.74	–	–	–
乳房良性肿瘤	11.43	32.02	0.78	–	–	–
上叶,支气管或肺的恶性肿瘤	40.84	18.59	4.64	68.83	3.91	0.00

10 精神病医院

10.1 医疗质量

精神病医院医疗质量指标

疾病名称	三级专科医院		二级及未评级专科医院	
	平均出院人次	病死率（%）	平均出院人次	病死率（%）
偏执型精神分裂症	722	0.05	–	–
未分化型精神分裂症	662	0.00	–	–
未特指的精神分裂症	576	0.00	–	–
轻度抑郁发作	481	0.00	–	–
复发性抑郁障碍,目前为中度发作	420	0.00	–	–
广泛性焦虑障碍	412	0.00	–	–
未特指的抑郁发作	244	0.00	–	–
双相情感障碍,目前为不伴有精神病性症状的躁狂发作	187	0.00	–	–
双相情感障碍,目前为伴有精神病性症状的躁狂发作	118	0.00	–	–
复发性抑郁障碍,目前为不伴有精神病性症状的重度发作	98	0.00	–	–

10.2　医疗效率

精神病医院医疗效率指标

疾病名称	三级专科医院		二级及未评级专科医院	
	平均住院日（天）	平均住院费用（元）	平均住院日（天）	平均住院费用（元）
偏执型精神分裂症	70.28	7268.47	–	–
未分化型精神分裂症	63.74	7633.79	–	–
未特指的精神分裂症	54.27	8084.01	–	–
轻度抑郁发作	19.95	3081.84	–	–
复发性抑郁障碍,目前为中度发作	20.11	3264.66	–	–
广泛性焦虑障碍	18.59	2869.47	–	–
未特指的抑郁发作	34.12	5183.75	–	–
双相情感障碍,目前为不伴有精神病性症状的躁狂发作	41.06	5212.01	–	–
双相情感障碍,目前为伴有精神病性症状的躁狂发作	45.80	5919.05	–	–
复发性抑郁障碍,目前为不伴有精神病性症状的重度发作	29.22	4760.01	–	–

10.3　卫生资源消耗

精神病医院卫生资源消耗指标（%）

疾病名称	三级专科医院			二级及未评级专科医院		
	药占比	耗材占比	抗菌药物使用率	药占比	耗材占比	抗菌药物使用率
偏执型精神分裂症	9.37	0.31	2.16	–	–	–
未分化型精神分裂症	8.84	0.51	3.07	–	–	–
未特指的精神分裂症	13.56	0.23	0.73	–	–	–
轻度抑郁发作	15.41	1.42	0.96	–	–	–
复发性抑郁障碍,目前为中度发作	17.98	1.33	1.87	–	–	–
广泛性焦虑障碍	15.54	1.40	0.57	–	–	–
未特指的抑郁发作	17.60	0.12	0.00	–	–	–
双相情感障碍,目前为不伴有精神病性症状的躁狂发作	10.42	0.62	3.15	–	–	–
双相情感障碍,目前为伴有精神病性症状的躁狂发作	11.15	0.68	3.56	–	–	–
复发性抑郁障碍,目前为不伴有精神病性症状的重度发作	15.92	1.04	4.36	–	–	–

11 眼科医院

11.1 医疗质量

眼科医院医疗质量指标

疾病名称	三级专科医院		二级及未评级专科医院	
	平均出院人次	病死率（%）	平均出院人次	病死率（%）
未特指的老年性白内障	2743	0.00	2159	0.00
翼状胬肉	900	0.00	507	0.00
并发性白内障	741	0.00	335	0.00
老年性初期白内障	–	–	674	0.00
视网膜脱离伴视网膜断裂	358	0.00	302	0.00
未特指的白内障	483	0.00	81	0.00
原发性闭角型青光眼	294	0.00	152	0.00
散开性共同性斜视	263	0.00	96	0.00
泪道慢性炎症	209	0.00	104	0.00
玻璃体出血	130	0.00	135	0.00

11.2 医疗效率

眼科医院医疗效率指标

疾病名称	三级专科医院		二级及未评级专科医院	
	平均住院日（天）	平均住院费用（元）	平均住院日（天）	平均住院费用（元）
未特指的老年性白内障	3.35	1500.26	3.05	1806.39
翼状胬肉	3.23	691.88	5.23	846.02
并发性白内障	3.84	1826.85	3.39	1955.42
老年性初期白内障	–	–	2.49	2104.81
视网膜脱离伴视网膜断裂	7.72	2763.69	7.78	2764.38
未特指的白内障	2.83	1275.55	3.45	3131.61
原发性闭角型青光眼	6.45	1867.60	8.97	1996.75
散开性共同性斜视	6.14	1204.91	4.83	1316.15
泪道慢性炎症	6.67	1320.24	6.18	1329.29
玻璃体出血	7.51	2459.83	8.60	4127.66

11.3　卫生资源消耗

眼科医院卫生资源消耗指标（%）

疾病名称	三级专科医院			二级及未评级专科医院		
	药占比	耗材占比	抗菌药物使用率	药占比	耗材占比	抗菌药物使用率
未特指的老年性白内障	1.77	29.56	1.15	3.63	0.00	–
翼状胬肉	3.84	13.10	0.60	5.46	0.00	–
并发性白内障	2.48	34.52	2.54	0.23	0.00	–
老年性初期白内障	–	–	–	0.00	0.00	–
视网膜脱离伴视网膜断裂	4.79	29.21	1.84	1.40	0.00	–
未特指的白内障	5.60	9.11	0.02	4.66	0.00	–
原发性闭角型青光眼	7.22	23.94	0.36	4.90	0.00	–
散开性共同性斜视	8.11	7.35	4.26	4.86	0.00	–
泪道慢性炎症	10.64	17.21	21.39	3.48	0.00	–
玻璃体出血	5.66	31.61	3.18	9.99	0.00	–

12　口腔医院

12.1　医疗质量

口腔医院医疗质量指标

疾病名称	三级专科医院		二级及未评级专科医院	
	平均出院人次	病死率（%）	平均出院人次	病死率（%）
埋伏牙	67	0.00	–	–
发育性牙源性囊肿	39	0.00	–	–
阻生牙	32	0.00	–	–
牙齿大小和形状异常	27	0.00	–	–
颌的其他囊肿	27	0.00	–	–
额外牙[多生牙]	19	0.00	–	–
未特指的腭裂	14	0.00	–	–
牙根囊肿	14	0.00	–	–
下颌骨良性肿瘤	12	0.00	–	–
涎腺黏液囊肿	10	0.00	–	–

12.2 医疗效率

口腔医院医疗效率指标

疾病名称	三级专科医院		二级及未评级专科医院	
	平均住院日 （天）	平均住院费用 （元）	平均住院日 （天）	平均住院费用 （元）
埋伏牙	4.81	5163.21	–	–
发育性牙源性囊肿	6.46	10036.82	–	–
阻生牙	4.63	4823.72	–	–
牙齿大小和形状异常	4.81	5799.22	–	–
颌的其他囊肿	6.56	8858.88	–	–
额外牙[多生牙]	3.53	4139.95	–	–
未特指的腭裂	6.14	4345.09	–	–
牙根囊肿	7.43	9659.54	–	–
下颌骨良性肿瘤	4.75	4876.66	–	–
涎腺黏液囊肿	5.50	5063.88	–	–

12.3 卫生资源消耗

口腔医院卫生资源消耗指标（%）

疾病名称	三级专科医院			二级及未评级专科医院		
	药占比	耗材占比	抗菌药物使用率	药占比	耗材占比	抗菌药物使用率
埋伏牙	0.00	0.00	–	–	–	–
发育性牙源性囊肿	0.00	0.00	–	–	–	–
阻生牙	0.00	0.00	–	–	–	–
牙齿大小和形状异常	0.00	0.00	–	–	–	–
颌的其他囊肿	0.00	0.00	–	–	–	–
额外牙[多生牙]	0.00	0.00	–	–	–	–
未特指的腭裂	0.00	0.00	–	–	–	–
牙根囊肿	0.00	0.00	–	–	–	–
下颌骨良性肿瘤	0.00	0.00	–	–	–	–
涎腺黏液囊肿	0.00	0.00	–	–	–	–

13　康复医院

13.1　医疗质量

康复医院医疗质量指标

疾病名称	三级专科医院		二级及未评级专科医院	
	平均出院人次	病死率（%）	平均出院人次	病死率（%）
未特指的老年性白内障	861	0.00	–	–
未特指的白内障	820	0.00	–	–
其他特指的椎间盘移位	220	0.00	74	0.00
未特指的大脑性瘫痪［脑瘫］	177	0.00	–	–
特发性(原发性)高血压	159	0.00	1	0.00
未特指的脑血管病	155	0.00	–	–
颈椎间盘疾患	–	–	137	0.00
未特指的脑梗死	99	0.00	33	0.00
其他的脊椎关节强硬	98	0.00	12	0.00
未特指的精神发育迟缓	92	0.00	–	–

13.2　医疗效率

康复医院医疗效率指标

疾病名称	三级专科医院		二级及未评级专科医院	
	平均住院日（天）	平均住院费用（元）	平均住院日（天）	平均住院费用（元）
未特指的老年性白内障	5.43	4430.71	–	–
未特指的白内障	5.09	6009.54	–	–
其他特指的椎间盘移位	10.60	6443.39	9.62	3876.16
未特指的大脑性瘫痪［脑瘫］	59.57	13321.14	–	–
特发性(原发性)高血压	16.97	6257.07	4.00	1963.30
未特指的脑血管病	25.42	18581.50	–	–
颈椎间盘疾患	–	–	8.33	4098.27
未特指的脑梗死	21.71	12803.55	9.12	4511.56
其他的脊椎关节强硬	11.04	5886.64	9.58	3817.49
未特指的精神发育迟缓	59.33	10675.87	–	–

13.3 卫生资源消耗

康复医院卫生资源消耗指标（%）

疾病名称	三级专科医院			二级及未评级专科医院		
	药占比	耗材占比	抗菌药物使用率	药占比	耗材占比	抗菌药物使用率
未特指的老年性白内障	1.23	26.88	3.61	–	–	–
未特指的白内障	3.01	42.71	1.94	–	–	–
其他特指的椎间盘移位	28.14	1.24	0.62	0.00	0.00	–
未特指的大脑性瘫痪[脑瘫]	4.72	0.58	18.04	–	–	–
特发性(原发性)高血压	44.98	1.06	3.86	0.00	0.00	–
未特指的脑血管病	40.24	0.25	4.18	–	–	–
颈椎间盘疾患	–	–	–	0.00	0.00	–
未特指的脑梗死	45.12	0.39	1.95	0.00	0.00	–
其他的脊椎关节强硬	30.56	0.79	0.14	0.00	0.00	–
未特指的精神发育迟缓	1.90	0.02	5.13	–	–	–

14 妇幼保健院

14.1 医疗质量

妇幼保健院医疗质量指标

疾病名称	三级专科医院		二级及未评级专科医院	
	平均出院人次	病死率（%）	平均出院人次	病死率（%）
分娩时Ⅰ度会阴裂伤	1584	0.00	–	–
未特指的支气管肺炎	1344	0.07	177	0.00
头位顺产	1061	0.00	–	–
为以前的子宫手术瘢痕给予的孕产妇医疗	1020	0.00	30	0.00
为肿瘤化学治疗疗程	986	0.00	–	–
未特指的急性支气管炎	770	0.00	7	0.00
未特指的新生儿黄疸	712	1.54	46	0.00
未特指的先天性肺炎	652	0.31	22	0.00
稽留流产	561	0.00	43	0.00
其他早产婴儿	585	1.45	16	0.00

14.2 医疗效率

妇幼保健院医疗效率指标

疾病名称	三级专科医院		二级及未评级专科医院	
	平均住院日（天）	平均住院费用（元）	平均住院日（天）	平均住院费用（元）
分娩时Ⅰ度会阴裂伤	3.21	1715.82	–	–
未特指的支气管肺炎	5.92	1009.23	5.52	2176.87
头位顺产	3.47	739.63	–	–
为以前的子宫手术瘢痕给予的孕产妇医疗	5.46	1492.48	5.10	2529.39
为肿瘤化学治疗疗程	8.49	3717.99	–	–
未特指的急性支气管炎	6.24	517.42	4.14	1243.30
未特指的新生儿黄疸	4.17	758.24	5.85	3388.32
未特指的先天性肺炎	9.60	2099.83	9.55	5049.99
稽留流产	4.27	564.58	3.95	2044.40
其他早产婴儿	9.83	1717.16	7.81	4999.69

14.3 卫生资源消耗

妇幼保健院卫生资源消耗指标（%）

疾病名称	三级专科医院			二级及未评级专科医院		
	药占比	耗材占比	抗菌药物使用率	药占比	耗材占比	抗菌药物使用率
分娩时Ⅰ度会阴裂伤	7.73	9.03	0.62	–	–	–
未特指的支气管肺炎	36.31	2.90	4.14	0.00	0.00	–
头位顺产	12.76	5.04	0.01	–	–	–
为以前的子宫手术瘢痕给予的孕产妇医疗	18.86	16.16	2.42	0.00	0.00	–
为肿瘤化学治疗疗程	68.15	2.79	0.04	–	–	–
未特指的急性支气管炎	36.14	7.59	8.94	0.00	0.00	–
未特指的新生儿黄疸	12.01	5.95	2.04	0.00	0.00	–
未特指的先天性肺炎	29.14	2.60	1.78	0.00	0.00	–
稽留流产	16.03	2.29	0.33	0.00	0.00	–
其他早产婴儿	25.54	5.46	1.93	0.00	0.00	–